研修医のための
外科の
診かた、動きかた

写真と症例でイメージできる
診察から基本手技・手術、全身管理

著 山岸文範
糸魚川総合病院副院長・教育研修センター長

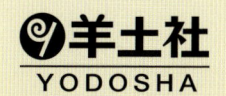
羊土社
YODOSHA

推薦のことば

〜総合診療医の立場から〜

初期研修医向けの「内科」や「救急診療科」についての基本的な事項をまとめた本は多数出ている．確かに「内科」と「救急診療科」は基本的臨床能力の中でも中心となる部分である．しかし，この2科目だけでは明らかに不十分だ．「外科」「産婦人科」そして「精神科」もメジャー診療科であり，基本的臨床能力のコアな部分に入っているのだ．

数年前になるが，このことに関する認識が不十分であったために，初期臨床研修カリキュラムの中の「外科」「産婦人科」「精神科」が必修科目から選択必修科目とされた．ここで「外科」が外された根拠は，救急診療科での研修を行う中で，外科の基本的事項が取得されるはずだとした誤った考えであった．このことの合併症は大きかった．外科研修を必修としないプログラムが全国に増え，臨床医学のメジャーである「外科」を臨床体験する貴重な機会が，多くの研修医の学びから失われたことは大変残念であった．

ちなみに，私が所属する群星沖縄プロジェクト病院群では，すべての基幹病院で外科研修を必修科目のままにしておいた．我々は「外科」を初期研修に必須のメジャー診療科と常に認識していたからだ．そんな中，最近になって，外科研修の必要性が再認識されるようになった．2020年度の初期臨床研修以降は，外科研修が必修科目となり，全国の研修プログラムが本来行われるべき研修に戻ることになる．喜ばしいことだ．

このタイミングに合わせた形で，初期研修医のための基本的外科研修のスタディーガイドとしてふさわしい本書が登場した．「外科」を研修する前に全国の研修医の皆さんにぜひ読んでいただきたい．本書を読むことで，外科研修で何を勉強すべきなのかが明らかになるのだ．それは外科に特異的な知識であり，併存疾患を多数抱える高齢の手術患者の周術期管理を安全に行うための基本であるが，それらを症例ベースで理解することができる．そしてもちろん，外科手術や外科的手技の基本的事項についても，わかりやすい図や写真を用いて解説されている．

内科系の診療科に将来進む予定の研修医にとっても，本書をガイドとすることによって，外科研修は貴重な機会となるだろう．腹痛を訴える患者さんなどの場合，外科的疾患が原因のことがあるが，そのような患者さんは最初は内科や救急診療科を受診することがほとんどなのだ．手術のタイミング，術前術後の管理，コンサルトの要領について熟知するためには，初期研修で外科を十分に研修することが将来にわたり役に立つであろう．

本書を手元に置きながら外科を研修することにより，わが国の初期研修医の外科研修が充実したものになると私は信じる．本書をたった一人でご執筆された山岸文範先生には心より敬服する．急性腹症疑いで外科医にコンサルトする際に，山岸先生先生がコンサルタントなら研修医はとても多くのことを勉強できるだろうと羨ましく思っていた．本書を読むことで，山岸式外科ベーシックスの学習機会がいよいよ全国の研修医に広がっていくのだ．これを実現してくれた羊土社の皆様方にも感謝を表したい．

　2019年5月

群星沖縄臨床研修センター長

徳田安春

推薦のことば

〜外科医の立場から〜

以前の学生実習の際，ある学生にこんなことを言われたのをよく覚えている．「外科の手術も楽しそうですが，僕は全身を診られる医者になりたいので，内科に進みたいと思っています」

私も彼と同様に，医学生時代は「全身を診られる」医師を目指しており，したがって内科医志望であった．医学部卒業後，内科医になりますと研修病院の病院長に啖呵を切り，臨床研修を開始した．しかし約25年前の時点ですでに内科の中での細分化が始まっており，内科はそれぞれの当該臓器の診療に終始していて，私が想像・期待していたような「全身を診る」という診療アプローチではないことに気づいた．そんな中，強制的にローテートした外科において，自分の手で患者を治すという充実感と素晴らしさに加えて，術前評価・術後管理，また合併症対策の中で，「全身を診る」必要性が多分にあることに目を開かされた．それまで外科の道に進むことなどついぞ考えてもいなかったが，たった2週間の外科研修の後に入局表明し，自分の人生を決めた．それから四半世紀が経過したが，いまだに自分は最高の判断をしたと思っている．

外科において「全身を診る」アプローチは外来初診時から始まる．診察室に入ってきた時点の患者の様子や表情までも，今後の治療方針決定の参考にしていく．そして，触診，視診，聴診，既往歴，常用薬，血液学的検査，画像診断などあらゆる情報を検討し，さらに患者の希望，家族の意向，社会的背景なども加味する．ここには病院の診療体制や過去の手術経験なども含まれるかもしれない．それらの膨大な情報を検討した上で，患者にとって最善の治療方針（手術の要否，術式など）を決定するのが外科医の仕事である．このような作業は術後管理においても当然必要とされる．人工呼吸器管理，心不全，肺炎，腎機能低下，肝機能障害，黄疸，栄養・水分管理，薬疹，不眠など，様々な問題を統合して考え，解決にあたってもちろん当該診療科にも相談するが，外科医が主体となって診断・治療を行い，きちんと患者を元気にして退院に導いていくのが多くの病院での実情であろう．業務の細分化・分散化が遅れているという見方もあるかもしれないが，「全身を診て」診断するだけでなく，治療そして退院まで継続診療できるのは外科だけであり，これは外科学のダイナミズムの一つでもある．

本書を執筆された山岸文範先生は，外科医業務だけでなく，総合内科的な診療のあり方を外科診療に導入し，若手医師の教育に精力的に取り組んでおられる．当学にもお越しいただき，学生や若手医師のご指導をお願いしているが，

彼らに絶大な人気がある．本書は，若手医師にとって日常臨床で必要となる知識を大変わかりやすく解説しており，非常に実践的で素晴らしいできあがりとなっている．「背中を見て覚えろ」的な教育が主体であった外科学において大変貴重な一冊であり，研修医を指導する側にとっても大いに参考となるだろう．「全身を診る」外科のダイナミズムの重要性を理解する上で，外科医志望者のみならず，すべての研修医が手にとることを強く勧めたい．

2019年5月

富山大学大学院　医学薬学研究部　消化器・腫瘍・総合外科　教授

藤井　努

序

　初期臨床研修医の君！ これからマッチング先を探そうという医学生の君！ 皆さんの大部分は外科医志望ではないと思います．しかしどこの研修病院を選ぼうとも来年から外科のローテーションは必修になります．「勘弁して」って感じの人もおられるでしょうね．……で，その大変そうな外科で何を学ぶべきか見当がつきますか？

　本書の中にその答えがあります．

　この本は初期臨床研修医を受け入れる側の外科指導医として「何を教えりゃいいのか？」という疑問から始まったものです．筆者の専門は肝胆膵外科ですが，外科は考えていないっていう研修医に何時間も肝臓や膵臓の手術で鉤引きをしてもらうのは気が引けます．しかもその間に説明するのは「この血管の名前は何？」くらいだったりします．いくら何でも時間が勿体ない…何か他に教えることはないのか？と考えました．外科医になるわけではないから高度な手術手技はいらないですよね．しかし持針器のもち方のような基本的手技なら一生役に立ちます．身体所見からの全身評価，腹痛の診断法などもおすすめです．そして何と言っても周術期管理の知識．これは皆さんがどの専門医になっても応用できるものです．心筋梗塞や感染症をはじめとした全身的なトラブルは日常であり，そのような合併症に対処する知識を徹底的に整理することができれば，それこそ教育する価値があるだろう．そんな思いから研修医のためのテキストを書き上げました．

　本書の元になるテキストは毎年，バージョンアップしながら糸魚川総合病院の研修医の皆さんに使ってきてもらいました．ありがたいことに外科の同僚も結構読んでくれています．手術患者が急速に高齢化しているからです．80歳代の膵頭十二指腸切除などの高難度手術も珍しくありません．多くの併存疾患を抱える高齢患者に周術期管理を安全に行おうとするなら，全身を診るための最新の知識は必須です．エビデンスを踏まえた知識を身につけていれば患者さんが100歳であっても合併症を予測して先手必勝の治療をすることができる．これがおもしろい！ 研修医ばかりでなく，患者さんを担当し始めたばかりの若き外科医や外科系hospitalistを目指す方にとっても本書の内容は周術期管理の面白さを知るきっかけとなってくれると思います．

　そして本書を参考にして外科研修する研修医の中から一人でも新たに外科医や手術患者を担当するhospitalistが生まれてくれたなら筆者としてはこれ以上の幸せはありません．

〔謝辞〕

　本書を執筆するにあたって本当に多く方々にお世話になりました．この場を借りて感謝申し上げます．

　田澤賢一先生，澤田成朗先生をはじめとした外科の同僚，樋口清博院長をはじめとして日夜熱心に教育活動に当たってくれる糸魚川総合病院のスタッフと，研修教育をサポートしてくれる石坂裕美氏．研修教育での戦友と呼び合っている上越総合病院の篭島 充院長，大堀高志先生には循環器の章で，中頭病院集中治療科 笹野幹雄先生，入江病院 入江聰五郎先生にもそれぞれの貴重な知識を教えていただきました．川崎幸病院 根本隆章先生には感染症の部分を，糸魚川総合病院の松尾光浩先生，水澤 圭先生，そして磯矢嵩亮先生，熊谷航一郎先生をはじめとした研修医諸君にも全般的なチェックをしていただいています．

　原稿を羊土社に紹介していただいた徳田安春先生，外科学における助言をいただいている富山大学 藤井 努教授には推薦文も書いていただきました．本書の執筆を根気よくサポートしていただいた羊土社の杉田真以子，保坂早苗両氏には特に感謝いたします．最後に，励まし続けてくれた妻と二人の娘たち，そして離れて暮らす母にも感謝を伝えたいと思います．

　2019年5月

糸魚川総合病院 副院長・教育研修センター長
山岸文範

研修医のための 外科の診かた、動きかた

目次

第4章　全身管理で勉強しよう

A 循環器

F　発熱・感染コントロール

第1章
術前の診察から
手術室まで

1　腹部診察の基本

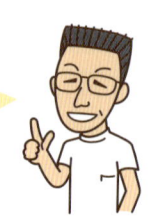

- ベルトをはずし鼠径部まで視診する
- 最初は患者さんの顔を見ながらそっと触診する
- ついで内部にある臓器をイメージしながら双手診で深く触診する

　外科イコール手術ではありません．手術手技は諸刃の剣であり診察する能力が伴わなければ患者さんに致命傷を与えます．逆に詳細な診察があればたとえ患者さんが100歳であっても目を瞠る恩恵をもたらしてくれます．ここではどんな腹部疾患でも重要な診察のポイントを示します．

1. 基本的なことだが，患者さんのプライバシーに留意し，病室のカーテンを開ける前に必ず声をかける．「おなかの診察をします」と言ってから開始する
2. 医師が右利きならば，なるべく患者さんの右側に立つ．ベッドに腰掛けるときは患者さんに断りを入れる
3. 【視診】特に初診時は鼠径部まで含めて視診を行う．ベルトははずしてもらおう．腸閉塞で原因となる鼠径，大腿ヘルニアを見逃すと，外科医に叱られるので気をつけて（^_^;）
4. 【触診】腹部をそっと触る．この時点で，腹膜刺激症状の有無を確認する（図1）

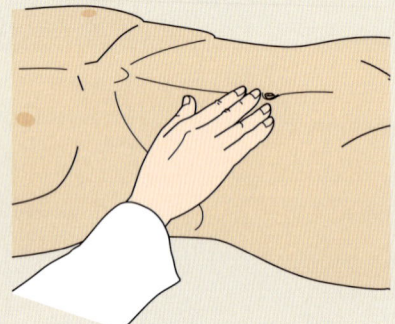

図1 ● 腹部単手による基本的触診（表在性触診）

5. 【聴診】腸蠕動音の聴診は臍上部の1カ所でOK．高血圧，動脈硬化，高齢者では血管雑音も確認しておく
6. 【打診】小腸，大腸内のガスの分布をみる．打診するときは同じ場所をポンポンと2回叩かず，ポンと1回で済ます．そして腹部全体を叩いていく．上行結腸，横行結腸，胃に鼓音があるのは正常．右下腹部もほぼ常にガスがある．腹満があってなおかつ，右下腹部で濁音の場合は腹水貯留を疑う
7. 【双手診】内部にある臓器をイメージしながら触診する（図2）．心窩部は優しく．右上区域では呼吸を利用して．「深く押しますよ」と言って，必ず表情を見ながら行う．S状結腸部の腫瘤は便をふれていることが多いが，術後にみられる炎症，憩室炎，虚血による壁肥厚のこともある

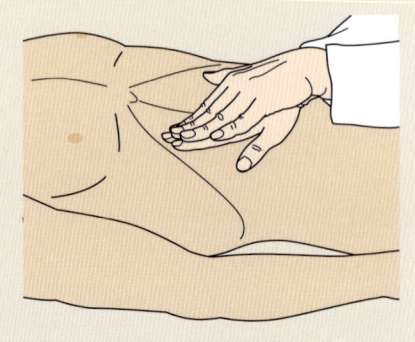

図2 ● 双手診（深部触診）

8. 【腹膜刺激症状】明らかに腹膜刺激症状があるときに反跳痛〔rebound tenderness〕の診察を行ってはいけない！ ただの拷問である．代わりに咳をしてもらい，痛みが増強するか確認しよう

9. 【腹壁と腹腔内の鑑別】腹壁血腫ではValsalva手技または頭部，下肢を上げた状態で診察を行うと圧痛が強くなる．逆に内臓に原因がある場合は圧痛は減弱する．腹壁内に原因があるのなら腹壁を緊張させて押さえれば当然痛みがより強くなる．腹腔内に原因があれば緊張した腹壁は圧迫に対する防御になる．腹部打撲や抗血小板薬による腹壁血腫などのときは，きわめて便利な鑑別法[1]

10. 【脾，腎の触知】脾臓，腎臓は左手で背部を持ち上げながら，右手を差し入れ，深吸気したときに触れるか確認する（図3）．特に脾臓は，触れれば異常と考える

11. 【叩打痛】肋骨で囲まれている臓器と骨盤内の膿瘍は，叩打痛をみる（図4）

12. 【振水音】体をゆすってポチャッという音が出るのは，閉塞のある胃か盲腸．食後4時間以上経ったときに振水音が聞こえたら胃の幽門狭窄を疑う

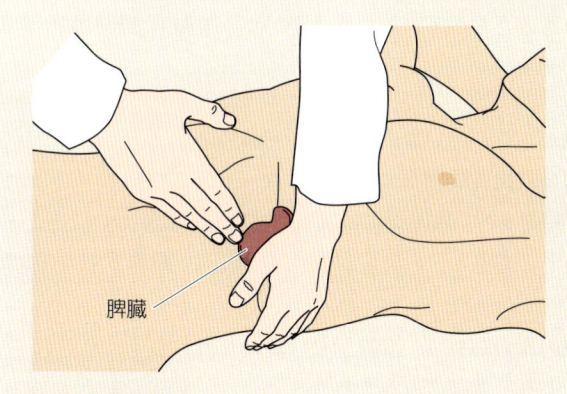

脾臓

図3● 脾の触診

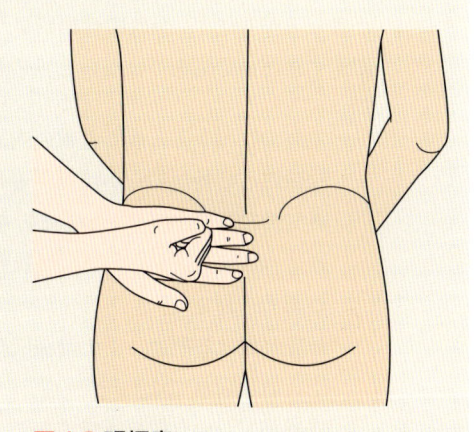

図4● 叩打痛

2 視診

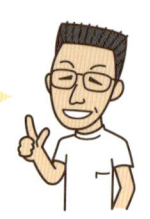

> お腹の診察ではすぐに触りにいかず，じっと見てみる．以下がポイント！
> ● 左右の肋弓下と上前腸骨棘の内側がへこんでいるか？
> ● 局所的な盛り上がりがないか？
> ● 吸気時に腹壁が自然に持ち上がるか？

　腹部視診と言えば，手術創，静脈怒張，発疹を診ると教わるのでしょうが，まずは腹部膨満がないか探すのが大事です．そして健康なときと比べどこに違いがあるのだろうかと想像しながら見てはじめて役に立つ情報が得られます．

　視診では特に以下を覚えておきましょう．所見として頻度が高いのは，局所的ないしは全体的な盛り上がりです．急性腹症の所見であることが多いので要注意です．手術創は腹腔鏡下手術が増えてきたので気をつけないと見逃します．

> ▶ 左右の肋弓下と上前腸骨棘の内側がへこんで・い・な・い・のは腹部膨満の証拠
> ▶ 腸係蹄と蠕動が明らかに見えるのは絞扼性腸閉塞のことがある
> ▶ 吸気時にお腹が持ち上がることを確認する．腹膜炎では吸気時に腹部が動かないことがある，逆にへこむことすらある．横隔膜下に膿瘍などの炎症があると上腹部や胸郭下部の運動障害が認められる
> ▶ 静脈怒張は肝硬変，下大静脈閉塞の場合が多い．肝硬変では臍から離れるような流れ．下大静脈閉塞では上向性の流れであり，背部にもみられる
> ▶ 皮疹ががんの存在を示唆することがある
> ▶ 臍部の隆起は臍ヘルニア，がんによる腹膜播種，尿膜管遺残・膿瘍を鑑別にあげる

1) 腹部膨満 ⇒ 肋弓下と上前腸骨棘のへこみの消失

　図1 A B の症例は痩せた方ですが腹部が張っているのがわかるでしょうか．両側の肋弓と腸骨稜の内側の4カ所で腹壁はへこむのが正常です（図1 C）．非常に高度の肥満でない限り4つのへこみとも見えないくらい張っているときは，"腹腔内に炎症があって腹筋が緊張している" "腸管が異常に張っている" と疑ってください．この方はS状結腸の過長症または大腸限局型慢性偽性腸閉塞症で，拡張した結腸が腹壁を通して見えています（図1 A B ➡）．

2) 腸閉塞による腸係蹄

　腹壁をよく見てください（図2 A）．ところどころ盛り上がっているのがわかるでしょうか？この患者さんを開腹すると絞扼性腸閉塞であることが明らかになりました（図2 B C）．腹壁を通して拡張した小腸を見ているわけです．

A 視診 **B** X線 **C** 正常所見

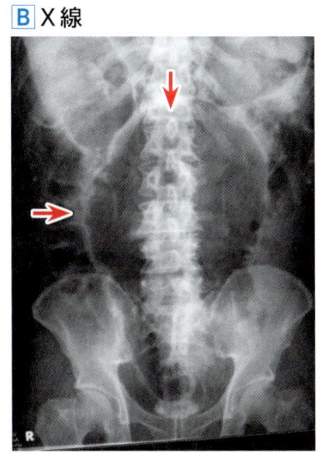
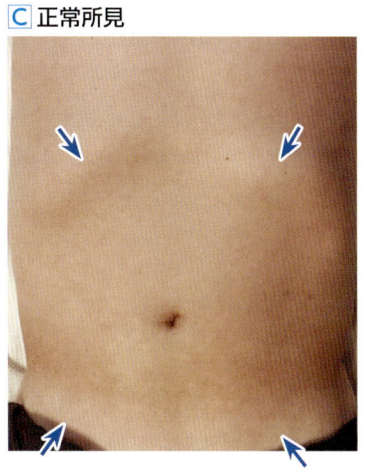

図1●腹部膨満
A **B** S状結腸の過長症または大腸限局型慢性偽性腸閉塞症で拡張した結腸が腹壁を通して見えている
C 正常な場合，両側の肋弓と腸骨稜の内側の4カ所で腹壁がへこむ

A 視診 **B** 開腹時に確認された拡張腸管

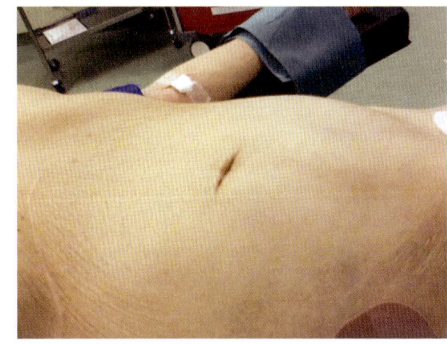
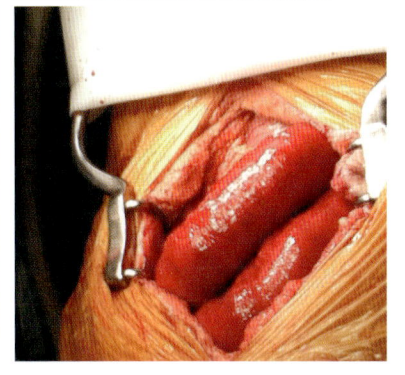

C 絞扼部

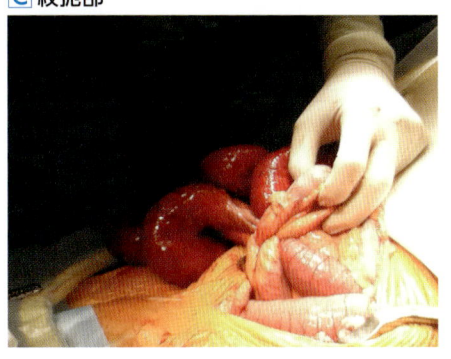

図2●腸閉塞による腸係蹄

3) 静脈怒張

　図3, 4は下大静脈狭窄による背中を含む腹壁の静脈怒張を示した症例です．下大静脈狭窄では流れは頭側に向かいます．鑑別となる肝硬変では臍から離れる方向の流れとなります（図5）．流れの方向は静脈の上か下を指で押さえたまま，もう1本の指で押さえたところから静脈をしごき空虚にしたうえで，その指を離すことでわかります．

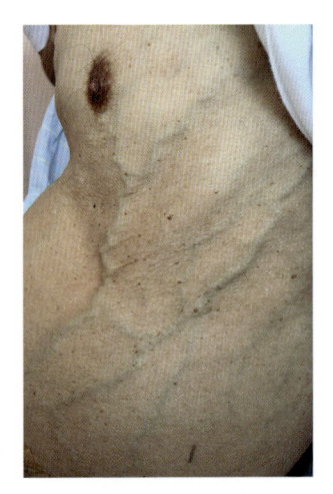

図3●静脈怒張（視診）

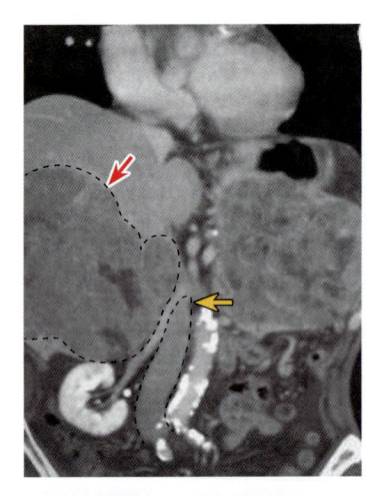

図4●静脈怒張（CT像）
巨大な肝臓がん（→）により下大静脈
（⇒）が閉塞している

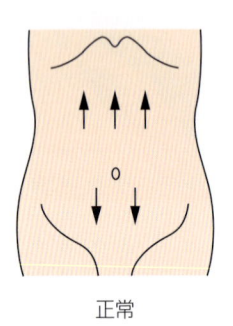

正常

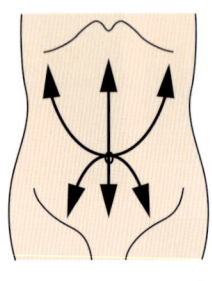

肝硬変（門脈圧亢進）

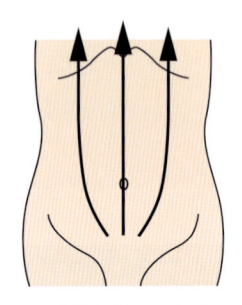

下大静脈狭窄・閉塞

図5●腹壁静脈怒張

4) 皮疹

　皮疹と筋力低下により皮膚筋炎が診断された症例．後日，胃がんが確認されました．皮膚筋炎では一般人口の約5倍の頻度で胃がんをはじめとして，子宮，卵巣，膀胱，膵臓がんなどが合併することが報告されています．若年層でもがん合併のリスクが高いことからこのような皮疹を見た場合は全身検索が必須です[2]（図6〜8：すべて同一症例）．

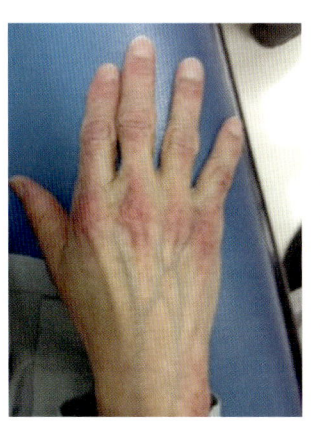

図6●Gottron徴候
指関節伸側の赤紫色の紅斑.
角化を伴ってカサカサ

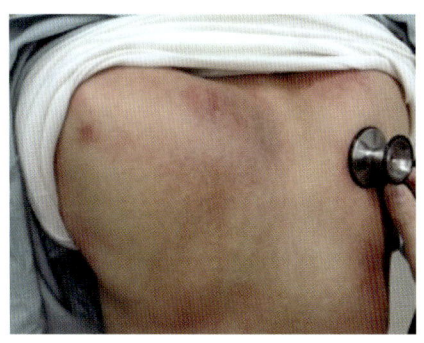

図7●ショール徴候
背部の日光過敏症

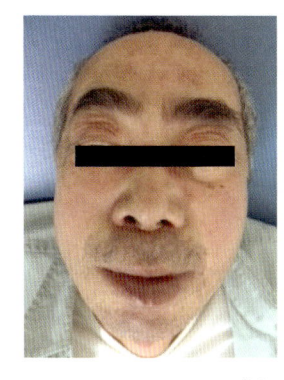

図8●ヘリオトロープ疹
眼瞼周囲の浮腫を伴った紅斑

5) 臍部の異常

　図9は臍ヘルニア嵌頓です．このように変色しているときは壊死を起こした腸を切除する必要があります．

　臍の硬結としては膵臓がんなどの腹膜播種で認められるSister Mary Joseph結節が有名です（図10）．硬い腫瘤として触れます．臍の炎症性の腫瘤として認められる尿膜管遺残・膿瘍は恥骨方向へ向かっての圧痛が認められます．

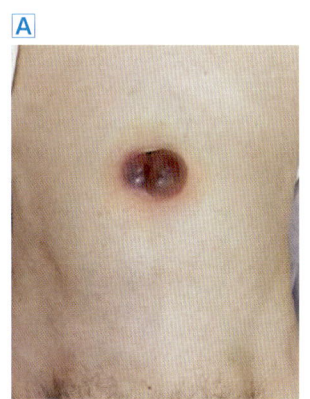

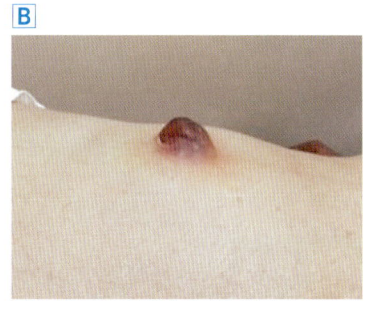

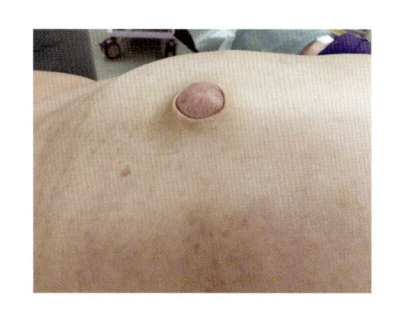

図10●Sister Mary Joseph結節

図9●臍ヘルニア嵌頓

3 聴診，打診

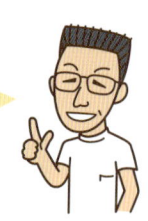

- 腹部では金属音を除けば意味のない音が多い
- 蠕動音がないと思ったら，数分間聴き続ける
- 最初に臍上部の1カ所で蠕動音と血管雑音を聞きとる
- 打診では腸管ガスの分布以外に，肝臓，脾臓の大きさを知ることができる

1) 聴診

a. 腸蠕動音

　重要なのですがそれだけではあてにならないのが腸蠕動音です．正常雑音は変動のある弱い音，食後は亢進，数時間すると弱音になります．高音，大音，変動がない中程度の音の連続，無音は異常であることも正常であることもあります．水琴窟のような音やコンコン，カンカンと聞こえる典型的な金属音が聞こえたら絞扼性腸閉塞の可能性もありますが，それでも音は腹部症状と合わせて判定するのが基本です．また蠕動には短い周期と長い周期があるので無音だと思っても数分間我慢して聴診し続けてください．そして，ぜひ指導医と一緒に聴診器を当ててください．

　聴診は臍のやや左上方で聞くと，腸蠕動音，心雑音，そして高齢者の場合は大動脈が左に寄っていることが多いので血管雑音まで確認しやすいものです．

b. 血管雑音

　血管雑音が聞こえたら，高血圧がないか，食後に腹痛がないか（腹部アンギーナ）を確認します．ついで造影CTを見て腹部の血管をチェックしてください．腹腔動脈，上腸間膜動脈に狭窄がある場合は，そのまま手術をするとせっかくの側副血行路を切除してしまい気づいたら再建臓器の壊死なんてことも予想されます．ひどい狭窄だなと判断したら血管へのステント挿入が有効です[3]．

　また高齢者の場合は頸部血管雑音，呼吸器，心音，腸骨動脈の血管雑音もチェックしておいてください．

✦ 頸動脈雑音が聞こえたら…

　内頸動脈狭窄がある場合，虚血性心疾患の合併率は高くなります．脳梗塞が発生する頻度の実に2倍の確率で，虚血性心疾患が発生します．したがって，狭心痛の経験がないかしつこく聞くべきで，疑いがあるようなら負荷心電図をオーダーしましょう．

2) 打診

- ▶ 打診では**腸管ガスの分布をみるため，ポンポンポン…と腹部全体を軽く打診して鼓音の範囲を**確認してください

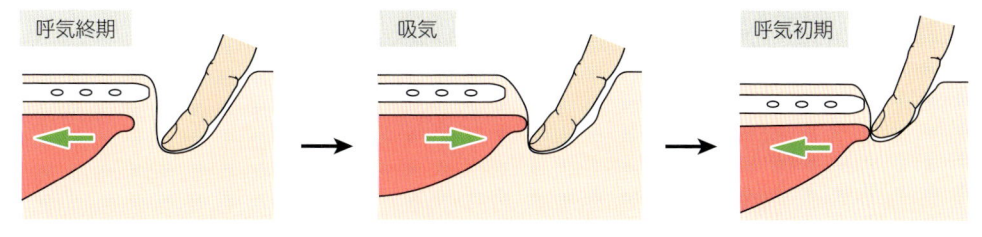

呼気終期 → 吸気 → 呼気初期

図1 ●呼吸と肝臓触診

▶ **打診を利用して肝臓の大きさを測る**：胸部から腹部へ打診をしていくことで，共鳴音 → 濁音 → 鼓音の変化で大きさを測ります．下縁は差し入れた指先に吸気時に肝縁が触れてくることで知ることもできます（図1）．正中線で4〜8 cm，鎖骨中線上で6〜12 cmが正常

▶ **打診を利用して脾臓の腫大を知る**：肋骨弓の胸部側，前腋窩線より正中寄りで，吸気時に打診を行って濁音になれば脾腫を疑います

✏️ ひとくちメモ

患者さんのベッドはプライベートスペース！

　ところで聴診や触診をするときに患者さんのベッドに腰をかけていないですか？ ベッドは患者さんがお金を払って確保しているプライベートスペースであることを忘れないようにしてください．やむをえない場合は，患者さんの許可を得るようにしてください．

4　触診

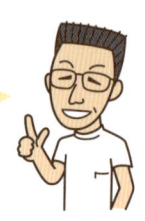

- 双手診は臓器に触れるつもりで
- なるべく反跳痛の誘発は行わない
- Murphy，Rovsing，psoas，Obturator 徴候に精通する

　若い先生の触診を見たときにおいおい，その触り方じゃ…とよく思います．得られる情報がきわめて多いのに，ちょろっと触って「何もありません」はないだろうということですね．触診の主な目的は炎症臓器の診断，臓器の大きさと性状を知る，腫瘍を探す，腹水を知るなどです．

1) 各部位の触診

a. 臓器の部位をイメージする

　圧痛の場所から対象臓器を確認しますが，臓器に触れるつもりで優しくしっかりと触ってください．特に双手診が重要ですが，触診する側の指を少し曲げて臓器を探りにいきます．肌に触れる側の手指を手前に引くとわかりやすいでしょう．

　教科書では通常，腹部を4区域，または9区域に分けます（図1A）．しかしここでは少し違う観点からポイントをいくつか示します（図1B）．剣状突起と臍の間を3等分します．a点に腹腔動脈，そこから尾側にかけて上腸間膜動脈根部，腎動脈，そしてb点からやや尾側には下腸間膜動脈が存在します．a点から3〜4cm外側にあるc点には胆嚢管，総胆管が存在し，ほぼ重なって十二指腸球部が存在し，さらには痩せた患者さんでは固有肝動脈の拍動を触知できます．c点から外尾側にMurphy徴候のポイントが存在します．abcd点でつくられる四角は膵頭部に相当します．腎臓はa–臍間の高さに存在しcdを結ぶラインより外側になります．左右の総腸骨動脈分岐部は臍の位置になります．臍と恥骨の中間点にS状結腸と直腸の移行部があります．膀胱は恥骨上3cm以内，子宮はさらにその頭側3cm以内の高さに存在します．鼠径靭帯は腸骨稜と恥骨結合を結ぶラインに相当しますが，大腿動脈との交点のすぐ外側上縁にヘルニアで重要な内鼠径輪が存在します（図1B）．

b. 腫瘍

　大きさのみならず，表面がごつごつかスムーズか，動かすことができるかを確認します．可動性があれば切除可能かなと思うようにしています．腫瘤の抵抗感というのもあって，柔らかい腹壁越しに硬いものを感じると言ったらわかりやすいかもしれません（図2）．

c. 多発性嚢胞腎

　双手診でデコボコの腎下極を触れることができます．位置は図1Bを参考にしてください．右手で背部を押しあげるとより触れやすくなり，いわゆる浮球感や嚢胞痛を再現することができます（図3）．

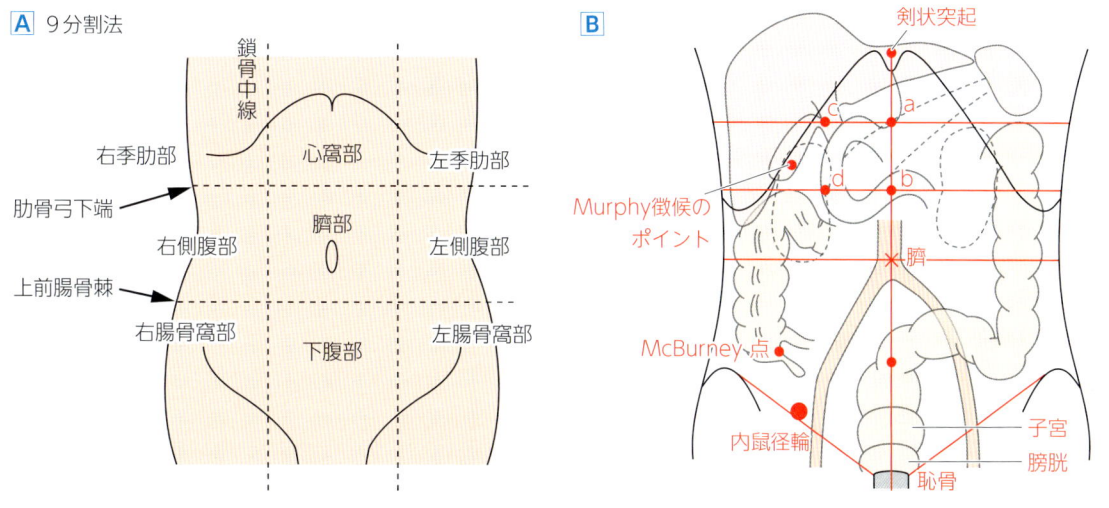

図1 ● 腹部の区域（ A ）と臓器の位置を示すポイント（ B ）

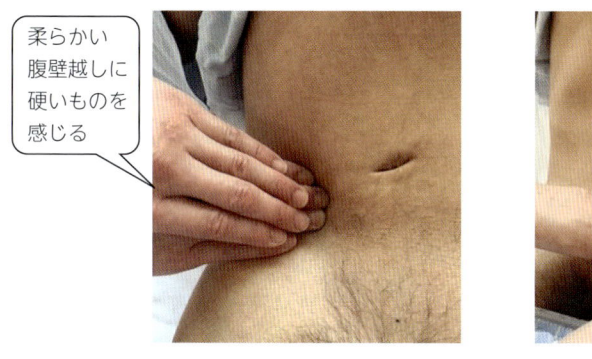

図2 ● 腫瘍の触診

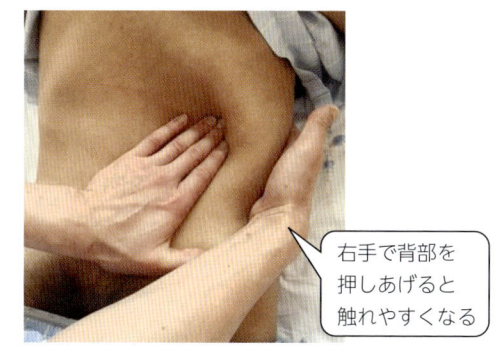

図3 ● 嚢胞腎の双手診

d. 膀胱

　　高齢男性の見当識障害は尿閉が原因のこともあります．緊満した膀胱を触れてみます．恥骨に
聴診器を当てて緊満した膀胱上縁で皮膚を叩くようにこすったときの音が変化するのを聴くスク
ラッチテストが有用です．臍の下からスクラッチをはじめて恥骨上縁から7 cmほどで音が大き
くなったら残尿量が数百 mL もあるということになります．

Case　見当識障害を主訴にER を受診〈80歳代 男性〉

高熱はなく，呼吸数は20回/分程度，血圧と脈拍は高め．神経学的にもそれほど異常はなく，血
液ガス，血糖値もよいし… AIUEOTIPS にも引っかからない？ しかたない，採血ついでに点滴
しますかっていうときに，下腹部を触ってみたら，視診では気がつかなかったけど張っている
じゃん．聴診器を恥骨に当ててスクラッチテストしたら9 cm もあって膀胱がパンパン．見当識
障害の原因は尿閉であった．

導尿したらすっかり元気になったっていうこと多い．点滴したら腎後性腎不全をつくってしまうところであった．

e. 大動脈

　高齢者では屈曲していることが多いので動脈瘤と間違えやすいものですが，優しく左右から触れることで確認できます．正確な直径を触診で確認するのは難しいと思いますが，正中線より右側腹部で拍動をふれたら動脈瘤を疑います．

f. 腹水

　腹部が張っていて，打診上，右下腹部に濁音があるのは腹水を疑う所見です．波動の確認（腹部正中に患者さんの手刀を置いてもらい脂肪の振動を押さえつつ左右どちらかからタッピングし，対側の手掌で振動を確認する），shifting dullness（体を傾けたときの鼓音/濁音境界の移動を確認）も行います．身体所見で確認できるのは 1,000 mL からと言われており，少量ならエコーを行いましょう．慣れれば 100 mL でも確認できます．

g. Murphy 徴候

　左手親指を右肋弓下（図1 B の c 点の外方尾側）に置き，その指を差し入れて吸気を試みてもらいましょう．横隔膜の下降に伴って胆嚢が下がり，差し入れた指に当たるときの痛みで吸気が中断したら陽性です．胆嚢炎で陽性の場合感度は 86 % とも報告されています．しかし高齢者では感度 48 %，特異度 79 % と偽陰性になることもあります[4]（図4）．

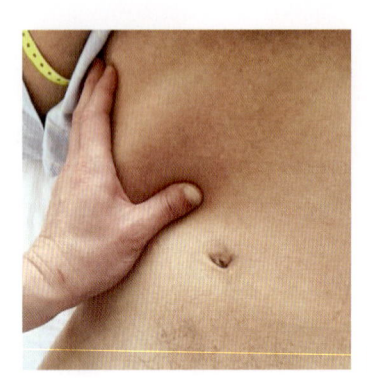

図4 ● Murphy 徴候

h. 筋性防御

　言わずと知れた腹膜刺激症状の所見です．胃十二指腸潰瘍穿孔で最も明らかにみられます．最初はすり足で歩く様子を観察し，ついで咳をしてもらって痛みが増強するか聞きます．そっと手のひらで腹部を触れ腹壁がひどく硬いことを確認するか，少し深く押して腹壁が反射的に硬くなる場合に腹膜炎と診断できます．反跳痛は腹膜刺激の増強法なので，筋性防御が明らかなときは確認すべきではありません．

i. 感覚過敏

例えば虫垂炎による局所の腹膜炎があるとき，右の腰に触れるだけでひりひりとする感じです．帯状疱疹でもみられます．

j. McBurney点（図1 B）

圧痛は感度50％～，特異度75％～で虫垂炎を示します．指1本で1分間押して"そこが痛いまま！"と患者さんが言ってくれたら陽性的中率93％，特異度89％で急性虫垂炎という報告もあります[5]．ただし炎症を起こした虫垂が後腹膜側，腸間膜の背側に隠れているときは，この圧痛は陰性になります．明らかにここに圧痛があるときは1分間も押すのはやめて画像検査にいきましょう．

k. Rovsing徴候

虫垂炎などの炎症時，左下腹部を正中方向に深めに圧迫したとき右下腹部に疼痛が出現します．間接的な圧痛をみるもので，左側から内臓を圧迫して虫垂を刺激します．特異度は57～95％．

l. psoas（腸腰筋）徴候

虫垂炎ではMcBurney点の圧痛が有名ですが，後腹膜側に虫垂があるとわかりづらくなります．この場合，腸腰筋に炎症が波及しており患者さんは膝を抱えるようにすることで腸腰筋を短縮させ痛みを軽減させようとしています．そこで右下肢を伸展したり，背側に反らしてみると右下腹部痛が強くなります（psoas徴候，図5）．感度はそれほど高くないようですが特異度が79～97％と報告されています．

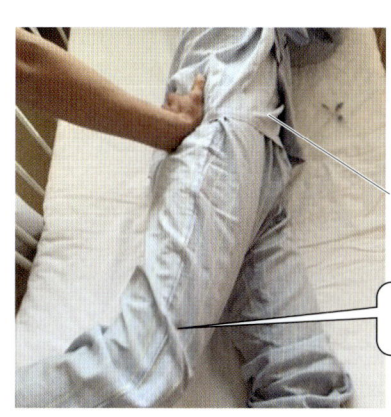

右下腹部痛が強くなる

右下肢を伸展したり，背側に反らしてみる

図5 ● psoas徴候

m. 臍部

圧痛がみられたら，膀胱方向にも圧痛の有無を確認していきます．遺残尿膜管の感染を疑う所見です．

n. 鼠径・大腿ヘルニア

気づくためにはズボンのベルトをはずすように指示できるか否かにかかりますね．腸骨稜と

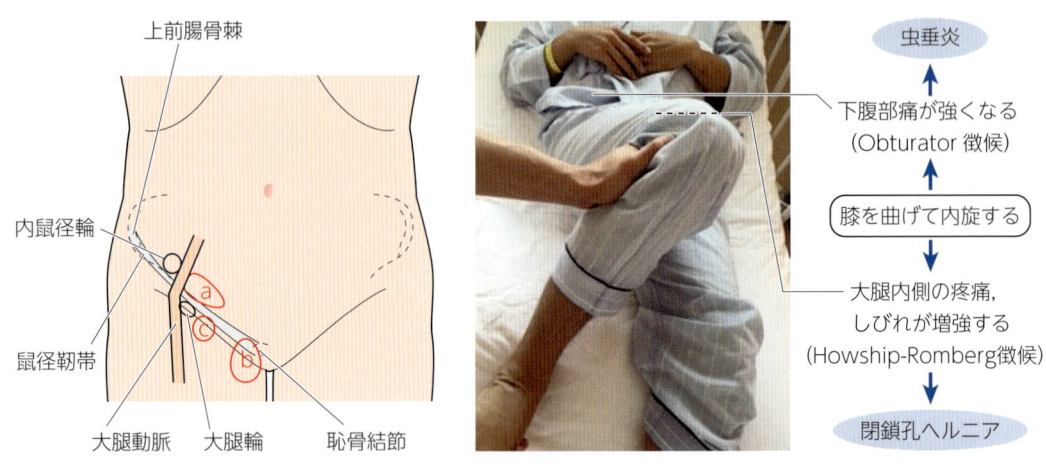

図6 ● 鼠径・大腿ヘルニアの位置

図の各部名称：上前腸骨棘，内鼠径輪，鼠径靭帯，大腿動脈，大腿輪，恥骨結節，a，b，c

図7 ● Howship-Romberg 徴候と Obturator 徴候

虫垂炎 ↑ 下腹部痛が強くなる（Obturator 徴候） ← 膝を曲げて内旋する → 大腿内側の疼痛，しびれが増強する（Howship-Romberg 徴候）↓ 閉鎖孔ヘルニア

恥骨を結ぶ線が鼠径靭帯で，鼠径ヘルニアは鼠径靭帯の頭側（図6a），男性ではときに陰囊に達します（図6b）．大腿ヘルニアは大腿輪から脱出した腸管が鼠径靭帯の尾側に膨隆を形成します（図6c）．鼠径ヘルニアは徒手整復を試みますが，大腿ヘルニアはヘルニア門が小さいので徒手整復は早々に諦めたほうが無難です．

o. 閉鎖孔ヘルニア

　膝を曲げて内旋すると大腿内側に痛み，しびれが出る Howship-Romberg 徴候が有名です（図7）．単に会陰近くの大腿の内側を押すだけでも圧痛が出ることがあります．確認はCTかエコーで（p94）．ちなみに先端が骨盤内にある虫垂炎の診断にも膝を曲げて内旋する方法が使えます．Howship-Romberg 徴候と同じ方法ですが，この場合は右下腹部痛が出現します（図7）（**Obturator 徴候**と呼ばれます）．

Advanced Lecture

❖ 大腸の触診について

　まず図8左の腹部X線写真を見てください．これは異常でしょうか？ ポイントは左下腹部です．下行結腸からS状結腸にかけて便塊が写っているのがわかりますか？ 午前3時の撮影としては排便前なので便塊がここに写っているのは正常です．右のX線はどうでしょう？ 午前9時で通常なら朝の排便後であるにもかかわらず下行結腸に大量の便塊がみられています．これは明らかに異常で，より肛門側のS状結腸や直腸にがんなどの閉塞性病変があるか，ひどい便秘症を疑う必要があります．

　上行結腸に便が写っているのはどうでしょうか．上行結腸の仕事は小腸から送り込まれてくる1Lもある粥状の便から水分とNaを15時間もかけて吸収することです．したがってX線上ではほぼ1日中，便が認められます（図9）．これは正常です．

　以上の所見を触診に応用してみると，左側の結腸に，排便後にもかかわらず腫瘤状のものを触れたらひどい便秘かより肛門側のがん，憩室炎などによる通過障害を疑います．下行結腸そのものにはがんの頻度が少ないことを念頭においてください．上行結腸では常に便があるにしろ，ここの便は粥状なので触れません．腫瘤が触れたら，がんか憩室炎，虫垂炎による炎症性腫瘤などを予想します．上行結腸にはがんの頻度が高いことを念頭においてください（図9）．

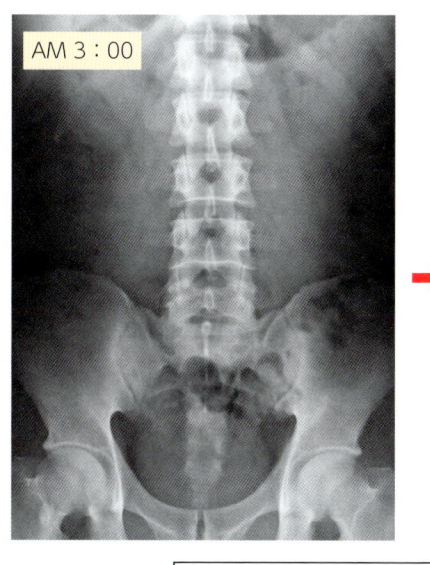
AM 3：00

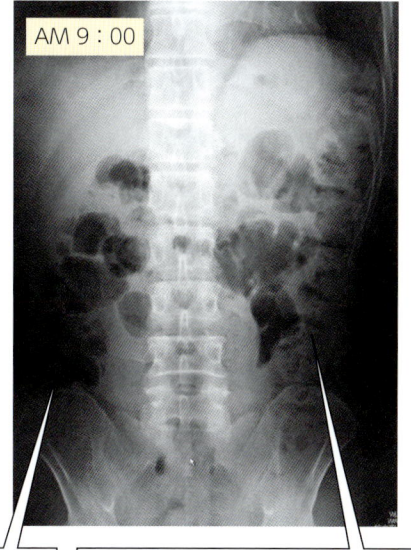
AM 9：00

上行結腸の便は粥状のことが多く，通常触れない．腫瘤が触れたらがん，憩室炎などを予想する

排便後なのに下行結腸あたりに腫瘤が触れたら，より肛門側のがんや憩室炎による通過障害を考える

図8●触診と併せてみるX線上の大腸の所見ポイント

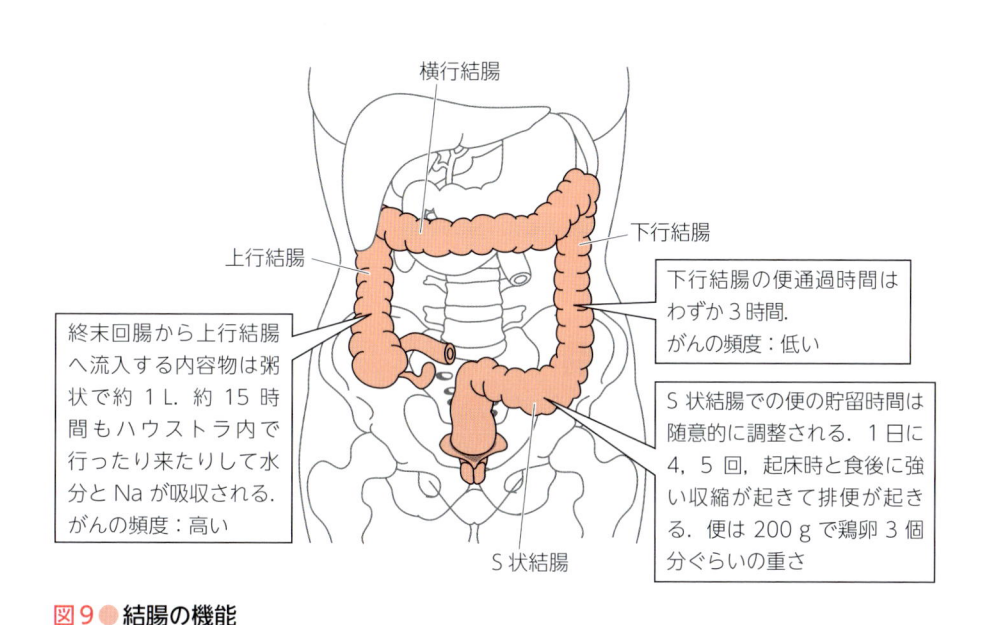

横行結腸

下行結腸

上行結腸

下行結腸の便通過時間はわずか3時間．がんの頻度：低い

終末回腸から上行結腸へ流入する内容物は粥状で約1L．約15時間もハウストラ内で行ったり来たりして水分とNaが吸収される．がんの頻度：高い

S状結腸での便の貯留時間は随意的に調整される．1日に4，5回，起床時と食後に強い収縮が起きて排便が起きる．便は200gで鶏卵3個分ぐらいの重さ

S状結腸

図9●結腸の機能

5　腹痛

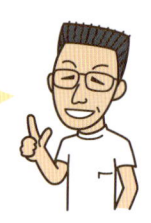

- 腹部以外の原因から考える
  - → 虚血性心疾患，糖尿病ケトアシドーシス（DKA），
    腹部大動脈切迫破裂，肺塞栓
- 持続的で，場所がはっきりしない腹痛が危険
  - → 上腸間膜動脈閉塞，閉塞性胆管炎
- 間歇的か持続的か，場所があいまいか限局しているのかで鑑別を試みる

Case　ヘルニア術後の臍周囲痛と意識障害〈80歳代 女性〉

腹壁瘢痕ヘルニアの術後4日目の夜間，突然の臍周囲痛と意識障害．コールを受けた主治医がベッドサイドに到着したときは意識は清明に戻っており，腹痛と冷感のみが目立っていた．血圧は低下，血液ガス検査でアシドーシス．エコー検査でヘルニアの再発，嵌頓を疑い手術室へ．麻酔をかける前の段階で再度意識障害が出現，ショックバイタルになった．急いで開腹したがヘルニアの再発はなく上腸間膜動脈閉塞症のような腸管虚血の所見もない．このタイミングに至り心電図をとると典型的なS I，Q III，T IIIとV$_1$，V$_2$でT波の陰転化を認めた（p183も参照）．エコーで右室の拡大も認め**肺塞栓**を疑う．左膝窩静脈には血栓を認めた．1時間心肺蘇生を行いその間にPCPSを開始したが，血液供給量はしだいに減少，救命は困難であった．

1　危険な胸部疾患の鑑別

　まず**腹痛は腹部以外から考えはじめます**．ERでも外科病棟でも一緒です．心筋梗塞による心窩部痛が代表的ですが上記のようなケースもあります．ERでいろいろ検査した挙句，腹痛の原因がわからん，とりあえず入院しましょうとなるのって多いですよね．そんなとき，入院時のルーチン検査として心電図をとってくれた看護師から"循環器医を呼びましょうか？"と言われたらかなりがっくりきます．さて腹部臓器の疾患は胸部疾患（killer chest pain）に比べるとゆるやかに悪化することがほとんどです．したがって腹痛であっても，**秒単位，分単位で突然ショックになるようなときは，まず心筋梗塞，肺塞栓，大動脈解離などを除外します**．

　病歴で失神がないか，本当に腹痛だけなのか，身体所見で末梢冷感，血圧左右差，下肢腫脹，頸静脈怒張がみられないかを検討します．時間はかかりません．腹部疾患と区別ができないときは手術室の準備を進めながら検査として心電図，血液ガス，胸部X線とできれば心エコーを行っ

ておきます．血液検査としてはトロポニンTは有用ですが，Dダイマーは術後患者だと上昇してしまいあてになりません[6]．

2 腹痛の解析のしかた

さて，気を取り直して腹部が痛みの原因だと考えたらOPQRSTで解析していきましょう．

- ▶ O（onset）：発症様式
- ▶ P（palliative/provocative）：寛解・増悪
- ▶ Q（quality/quantity）：症状の性質・ひどさ
- ▶ R（region/radiation）：部位・放散の有無
- ▶ S（associated symptom）：随伴症状
- ▶ T（time course）：時間経過

このなかでも基本はQ（性質，特に間歇的か持続的な痛みなのか）とR（部位）です．この2つから後述のように原因疾患を絞りこむことができます．

Advanced Lecture

✦ わかりづらい疾患

　外来で腹痛患者を診ていやだなと思うのは，痛みも弱いし軽症だろうと思った患者さんが1時間後にはショックになってくるなんていう経験をしたときとか，外科医に診てくださいって頼んだら，なんでもっと早くコンサルトしなかったんだと叱られたりするときでしょう．ちょっと見，わけのわからん重症の腹痛というのがあるんです．こういうのを診断する羽目になって「腹電図がほしい」と名言を残した循環器内科医がいました．できる先生ですがERでの腹部疾患には困ったのでしょう．

　そこで，わかりづらく，しかも重症化する疾患をまずチェックしておきます．代表は腸管の血行障害です．代表的なのが上腸間膜動脈閉塞，非閉塞性腸間膜虚血症（NOMI）．激烈な腹痛が続くことが多いですが，すごく軽いこともある．間歇的にはあまりならずほぼ持続痛．特別な圧痛点を見つけることができず腹部全体に重苦しい症状がある．「わからんなぁ」なんて言っているうちに，血圧が下がりショックになっていきます．腸蠕動音は聞こえたり聞こえなかったり．

　なぜわかりづらいのか？　その理由は内臓痛を伝えるC神経線維にあります．痛みを伝える神経にはAδ神経線維とC神経線維があるということを覚えているでしょうか？　体性痛を伝えるAδ神経線維は有髄で伝達が速く，障害された場所がはっきりわかります．しかし内臓痛を伝えるC神経線維はゆっくりで，その自由神経終末は内臓にまばらに分布するため，広い範囲の組織が障害されてはじめて痛み刺激となります．しかも交感神経管をいったん経由した後，脊髄に入り多シナプスで脳幹に終わることが多いため障害部位は正確性を欠いてあいまいになります．蠕動する腸管に障害が起きると間歇痛となります．

　血行障害の場合，典型的には消化管の蠕動は消失するため持続痛になり，しかも部位はあいまいで，内臓痛特有の鈍い痛みとなり，圧痛点を探そうにも特別なところはないということになってしまいます．これがわかりづらい理由です．

　血栓症に似た腹痛として，絞扼性腸閉塞や重症な胆管炎も同じ特徴であることから，持続的で全体的な重苦しい痛みは要注意で手術適応があるかもしれないと思っていてください．

3 自発痛の性質（Q）と部位（R）から原因を分類する (表1)

① 持続かつ部位があいまいな自発痛 ⇒ 上腸間膜動脈閉塞，NOMI，絞扼性腸閉塞，閉塞性胆管炎などで最も診断が難しく危険なグループです．持続する痛みということはすでに蠕動もできなくなった腸管か，実質臓器が原因であると推測します．

ここの疾患はERで病態が一気に悪化するものが含まれます（オレンジ色の文字で示した疾患）．また，時にとても痛みが少ないこともあります．**重篤な腹部の疾患らしいのに，障害されている臓器がわからないときに，とにかく思い出すべきグループ**だとしっかり頭に叩き込んでください．血液ガスとCK，Dダイマーのチェックをしておきましょう

② 持続かつ限局している自発痛 ⇒ 胆嚢炎，PID（骨盤内炎症性疾患），腎盂炎，胃潰瘍，ときに心筋梗塞などが含まれます．このグループは種類こそ多いですが，自発痛の場所や圧痛点を確認することで疾患臓器の場所がわかりやすいため診断を絞りやすいと思います

〔痛みが間歇的であるのは蠕動に由来するので，腸管や尿管などの管腔臓器の疾患ですね．蠕動できるわけですからまだそれほど重篤ではないことが多いといってよいかもしれません〕

③ 間歇かつ部位があいまいな自発痛 ⇒ 外来で最もよく出合います．腸炎，腸閉塞，便秘など

④ 間歇かつ限局している自発痛 ⇒ 痛みが右か左の背側，側腹部であれば尿管結石を疑います．ときに胆管炎でも間歇的な痛みを訴えることがあります

⑤ 以上に加えて**表1**のように腹膜刺激を加えておくことで，多くの腹部疾患を分類できます

表1 ● 性質（Q）と部位（R）から分類した自発痛の原因

R ＼ Q	持続型	間歇型	腹膜刺激がある疾患
部位あいまい	• 上腸間膜動脈閉塞 • NOMI • 腹部大動脈瘤（AAA） • 絞扼性腸閉塞 • 大腸穿孔初期 • 膵炎 • 急性（閉塞性化膿性）胆管炎 • DKA • 心筋梗塞 • 虚血性腸炎	• 腸炎 • 腸閉塞 • 便秘 • 虫垂炎（初期） • 虚血性腸炎	• 汎発性腹膜炎
限局	• 胆嚢炎 • 膵炎 • 腎盂炎 • 腎梗塞 • 婦人科疾患（PIDなど） • 憩室炎 • 胃潰瘍 • 精巣捻転 • 精巣上体炎 • 腹壁内血腫 • 打撲 • 帯状疱疹	• 尿管結石 • ときに総胆管結石 • ときに胆管炎	• 縫合不全 • 虫垂炎（後期）

1）持続かつ部位があいまいな自発痛，意識朦朧
⇒ わかりづらく危険な腹痛…上腸間膜動脈閉塞，NOMI，急性（閉塞性化膿性）胆管炎

a. 上腸間膜動脈閉塞

　腹膜刺激症状などの明らかでない強烈な腹痛，圧痛は少ないことがあり診断が難しいことが多い疾患です．そして確定診断をつける間もなく血圧が下がり全身状態が悪化していくというとんでもない特徴をもっています．救急車からの一報はこんな感じです….

　「75歳，男性，JCS10程度の意識障害と腹痛の患者です．血圧110/80，脈拍120．既往歴に高血圧があるそうです」そしてER搬入時は血圧は90/50と低下しています．救急隊も困惑顔．敗血症としては高熱もないし，腹部を触診しても軟らかい，しかしどこを押しても苦しそうな顔をする，なんだろうと思って血液ガス検査をとるとアシドーシスで乳酸値が上昇しています．Dダイマーも上昇しているという報告が後からきて血栓症かということになります．**造影CTで腸管壁の肥厚と血管内の血栓を示すdefectを確認することで診断できますが**，かなり多くの患者さんはこの時点で血圧が下がりすぎて手術できない状況に陥っています．

　最も重要な鑑別すべき疾患は，同じように腸管虚血を起こし強烈な腹痛を示す**絞扼性腸閉塞**ですが，これは進行がより遅いことが多いと思います．また，CK上昇，乳酸アシドーシス，腹水貯留も上腸間膜動脈閉塞症に比べると遅めであることが多く，少しは時間に余裕のある疾患です．

　両者の違いは静脈（門脈）の閉塞の有無にあると思っています．外科医ならば経験することですが，絞扼性腸閉塞の術中に静脈系をクランプせずに閉塞を解除すると，直後にショックになることがあります．組織壊死に伴った数々のメディエーターなどが一気に門脈系に流れ込むからと推測されますが，解除する前の絞扼が続いている間は血圧低下などは比較的ゆっくりです．しかし上腸間膜動脈閉塞症の場合は，最初から静脈系が開存しているために，より早い段階からショックを呈するのではないかと思います．

Advanced Lecture

> ⁑**上腸間膜動脈閉塞の診断**
> ・上腸間膜動脈閉塞症では腹部アンギーナが事前にみられることがある．家族歴，心房細動の有無などを確認する
> ・乳酸値の上昇は感度86～100％だが特異度は42％にしかならない
> ・Dダイマー上昇は感度90％で上腸間膜動脈閉塞を疑わせるが，特異度は40％なので大動脈瘤，急性膵炎との鑑別はできない
> ・アミラーゼ上昇は半数に認められる
> ・血管造影はタイミングが合えば有用
> ・CTは感度64～94％，特異度92～95％．診断に有用[7]
> 　読影するときは，とにかく血管を丹念に追うことで感度を上げる．腸管壁の血行不良と壁内のガスの有無を探すことが重要である．前額断のCT画像も有用．

b. NOMI

以下の症例を参考にしてください.

Case: NOMI（non-occlusive mesenteric ischemia）〈82歳 女性〉

既往歴：心房細動, 高血圧, 糖尿病, 脂質異常症, 脳梗塞
現病歴：突然の嘔吐, 下痢にはじまり, 持続的で強烈な腹痛, その後, 前失神感がみられER受診. 明らかな腹膜刺激症状は認めず.
検査値：血圧95/55 mmHg, 脈拍42回/分, 血液ガスでは呼吸性アルカローシスがみられるが乳酸値の上昇は認められず. CTでは回腸の腸管壁肥厚と腹水を認めた（図1➡）. 点滴, 抗菌薬投与してもバイタル安定せず. 意識も朦朧としている.

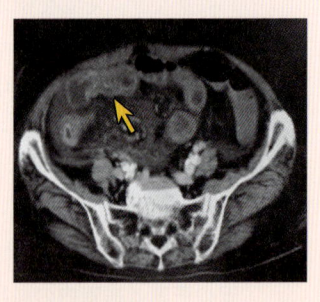

図1 ● CT像

ここが大事である. しっかりした診断ができなくても上腸間膜動脈閉塞, 絞扼性腸閉塞, NOMIあたりかと思ったら緊急開腹する. 血圧がもっと下がると麻酔ができなくなるので時間との勝負である.
手術所見：終末回腸に約40 cmの斑状の腸管虚血域を認め, NOMIと判断した. 虚血部の切除, 吻合を行い救命しえた. 病理では粘膜下の小血管に血栓を認めた.
NOMIで開腹したとき, 目の前で腸管の虚血域がどんどん広がることもある. 厄介な疾患だが外科医のエネルギーが最も燃え上がる対象疾患の1つでもある.

c. 急性（閉塞性化膿性）胆管炎

これも急激にショックになります. 多くは上腹部になんとなく圧痛がみられますが, 全く腹痛がないこともあり厄介です. 既往歴なども含めて胆管炎を疑うことが必要で, さらに高熱, T-bil ＞ 4 mg/dL, 低血圧がはっきりしている場合は, すぐにドレナージが必要な重症胆管炎と考えて行動してください.

診断は血液検査に加えてCT, エコーにて行いますが, 胆管拡張がみられないケースが多いので要注意です（頻度は不明）. ところで胆管炎の診断としてCharcot's triad（腹痛, 発熱, 黄疸）が有名ですが, 感度は70％です[8]. また化膿性胆管炎の診断としてRaynaud's pentad（低血圧, 意識障害を加える）も有名ですが感度はわずか5％程度です. この言葉は覚える必要がないと考えています. 所見として重要なのは, **高熱, T-Bil高値, 低血圧**であり, CharcotにもRaynaudにも合わないのですね.

ERCPやPTCDでドレナージすると胆管炎には化膿性と非化膿性があることがわかります. しかし区別する必要はありません. ショックになる頻度に有意差はなく治療も変わりません[8].

ここにあげた疾患は身体所見でもデータでも診断しにくいので, ショックにまでなっているのに診断がつかない！という窮地に追い込まれたときに思い出してください. 疑ったらEGDTに沿ってショックの初期治療にかかりましょう（p321参照）.

Case 門脈ガス塞栓，その特異な画像所見〈80歳代 男性〉

主訴：強い腹痛

現病歴：嘔気，その後の大量の下痢の後，突然，腹痛が出現，増悪した．疼痛は持続的．腹膜刺激症状なし

検査値：血圧80/50 mmHg，脈拍50回/分，呼吸数24回/分．血液ガス分析では呼吸性アルカローシス．採血で炎症反応なし．CK正常値

既往歴：心房細動，糖尿病，腸閉塞

画像所見：腹部X線で小腸ガスとともに大腸ガスも認める．エコー（図2）では肝内にガスが乱雑な高エコーを示し"何だこれ？"って思うはずです（⇒）．
CT（図3）では肝臓の表面近くまで低エコーのガスが入り込んでいる所見が出ます（⇒）．ちなみに胆管内のガスは表面よりもより肝臓の中心に近い部分に分布します．
門脈ガス塞栓の原因は，絞扼性腸閉塞，NOMI，虚血性大腸炎，便秘，大腸内視鏡検査など多彩です．死亡率は原疾患によりますが最悪70％の死亡率になります．この症例は小腸の通過障害があり，消化管内容物が下痢として出たときの怒責で門脈内にガスが入ったものと思われました．幸いにして経過は良好でした．

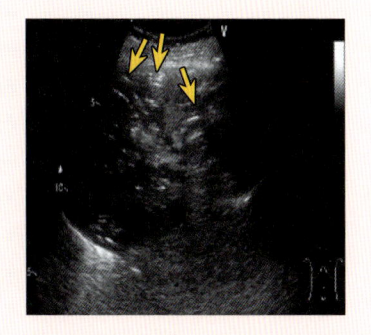

図2●エコー像

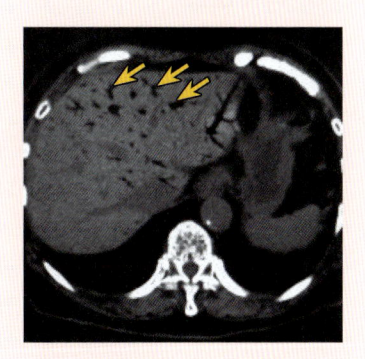

図3●CT像

2）持続かつ限局している自発痛

⇒ 解剖学的に考えれば見当がつく痛みだが…
- ・高齢者では部位をはっきり示してくれないことがある
- ・婦人科疾患は最初に外科に受診することがあり要注意

胆囊炎，胃潰瘍，膵炎，腎盂炎など**臓器の位置を考えれば見当がつく痛み**です．一般的にわかりやすいと思いますが，問題となるのは訴えの少ない高齢者と婦人科系の腹痛です．よくみられる男性の尿閉では尿意とともに腹痛を訴えますが，**高齢者の尿閉では意識障害が多いです．ですから痛みを訴えないケースがあり要注意です**．婦人科系疾患はいきなり外科に紹介されてくることがあります．主なものを確認しておきましょう．

まず，妊娠可能年齢の女性の場合は最終月経，妊娠反応のチェックを行ってください．特に下腹部のCTを行う際は注意が必要です．単純と造影目的に2回CTを行ってしまうと，胎児への影響が発生します．考慮すべき疾患は以下の通りです．

a. PID（骨盤内炎症性疾患）

腸炎との鑑別が必要です．CTによる鑑別は壁肥厚した腸管の形が参考になります．PIDでは腸管の毛羽立ちが認められ，また腸管外からの炎症なので腸管壁は直線状の肥厚や断面が三角形などになって見えます（図4）．感染性腸炎では丸く厚みのある断面に見えることが多いですね．若い女性の下腹部痛は性交歴と婦人科でのクラミジア，淋菌のチェックが必要です．

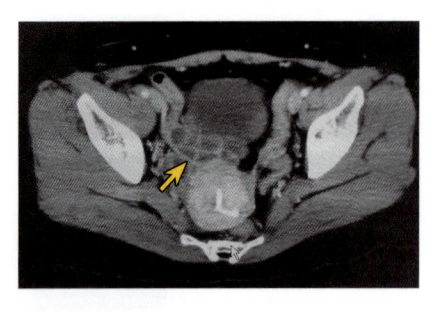

図4 ● CT像
PIDによる直線上の壁が見られる（➡）

b. 黄体出血

虫垂穿孔との鑑別が必要です．それほど強い痛みではないのですが，ダグラス窩にエコーフリースペースが認められ，痛みと合わせて虫垂切除術目的に開腹してしまいかねません．

c. Fitz-Hugh-Curtis症候群

胆嚢炎との鑑別が必要です．*Chlamydia trachomatis*が原因で肝周囲の炎症（CTで肝被膜周囲が造影される）が特徴とされます．若い女性で下腹部痛，しぶり腹（テネスムス）に加えて右上腹部，臍上部の痛みを主訴とした症例で発熱があるような場合は鑑別の1つと考える必要があります．体動時，咳などで悪化する痛みです．炎症性癒着による腸閉塞もときにみられます．

d. 卵巣腫瘍捻転

激烈な下腹部痛，腰痛です．消化器外科領域の疾患と間違えることは少ないように思いますが，エコーで血流のない腫瘤が認められるのがヒントになります．CTでも見当がつきます．

e. 異所性妊娠

ショック，下腹部痛でERを受診するケースが多く，バイタル変化に対応しながら妊娠反応，無月経，性器出血を問診しましょう．

✎ ひとくちメモ

胃潰瘍，胆石症の痛み

胃潰瘍の痛みも持続的なことが多いです．消化管なので間歇的になりそうなものですが，潰瘍の痛みは酸によって発生するため，蠕動には関連しないようです．内視鏡を使って潰瘍部に酸をかけたら，その瞬間に痛みが発生するという試験結果があります[9]．すごい試験ですね．真似する気にはなれません．

胆石症の痛みは多くは夜間，特に前日の夜が宴会で脂っこいものを食べた後といった病歴があります．部位は右季肋部と心窩部がほぼ同じ割合でみられ，右の背部，ときに肩にも痛みがみられます．横隔膜の一部が胎生期に頸部から降りてくることに関係しているかもしれません．いったん痛みが治まると腹壁は軟らかくなりますが，そうならず腹膜刺激症状が続くようならば胆石発作というよりも胆嚢炎ですね．

3) 間歇かつ部位があいまいな自発痛

⇒ ・感染性腸炎が多いがときに診断に迷う
　・虫垂炎の初期も同じ症状であり，感染性腸炎と見分けがつかない

▶ このような疼痛が臍周囲から上部中心にみられたら小腸を，臍より下部中心にみられたら大腸の疾患をまず考えます．虚血性腸炎や虫垂炎，Meckel憩室炎，大腸憩室炎の初期の痛みなどが含まれ，いずれも腹部正中に沿って発症し，進行して腹膜刺激を伴うようになると局在性が明らかになります．最後まで局在性がわからないのは感染性腸炎ですね

▶ 腸炎の症状は発熱，腹痛，下痢であり診断はやさしそうですが，実は初診時，診断に迷うことが多いものです

▶ 下痢があれば腸炎の可能性が高いことがわかりますが，特に小腸型の感染による腸炎では最初に腹痛，嘔気のみがみられることが多く，これは胆石症，膵炎，はては心筋梗塞でもあり得る症状です

▶ 診断には身体所見以外に病歴が参考になります．頻度としては，①ウイルス性，②*Campylobacter*，③*Salmonella*，④*Yersinia*あたりが高いです．*Yersinia*感染は*pseudo appendicitis*と呼ばれていて右下腹部痛ではじまることが多いです

▶ 潜伏期間が数時間なのは，ブドウ球菌，ウエルシュ．1日ほどなのはノロウイルス，*Vibrio*，ボツリヌス，*Salmonella*．それ以上は*Campylobacter*，*Yersinia*，大腸菌

▶ 腸炎は多くの場合，self limitingなので自然に治癒します．そこでこのような腹痛では，まず腸炎以外の危険な疾患を否定する ⇒ 腸炎と診断したら脱水の有無をチェックし補水する ⇒ 最後に抗菌薬の必要な腸炎を選択する，という方針になります

▶ 補水は点滴でもよいですが，oral rehydration salt（水1 L，砂糖大さじ4.5杯，塩小さじ0.5杯）を少しずつ飲用します

▶ 抗菌薬の適応の原則はウイルスや細菌毒素によるものではなく，細菌による侵襲性の腸炎になります．このような場合は血便を伴うことがあるので血便をみたら抗菌薬の検討を行います．その他，体重減少，腹痛増悪，入院歴がある，抗菌薬使用歴，高齢，併存疾患あり，妊娠女性では抗菌薬の投与を検討することになります

Case 腸炎でCTを撮影すると…〈40歳代 女性 生来健康〉

嘔吐を伴う間歇的な腹痛の患者．腹部全体が痛いが，右側の方が少し強い．圧痛点ははっきりしない．痛みの移動はない．悪寒，発熱（39℃）を認める．普通便．WBC 12,000/μL．
家族のなかに同様の症状のある者はいないとのこと．臨床経過は若干違うが虫垂炎との鑑別を考えてCTを撮影したところ… 回盲部中心に腸管壁の肥厚（図5 ⇒）と周囲のリンパ節腫大を認める．虫垂の腫大は認めない．
"なんでこんなに腸管壁が肥厚しているんだ？ ヤバい疾患

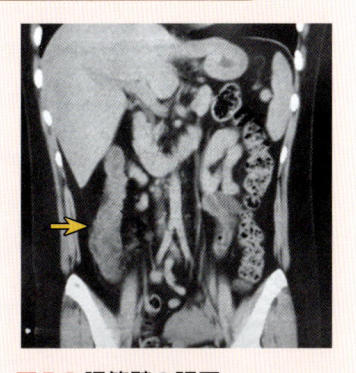

図5 ● 腸管壁の肥厚

なんじゃないか" と疑われて入院. 絶食, 点滴, 抗菌薬投与がなされた. 入院後, 下痢となったが2日ほどであっさりと改善し退院.

…腸炎であった. 病原菌として候補になるのは *Vibrio*, *Salmonella*, *Campylobacter*, O-157. いずれも回盲部から上行結腸が壁腫大する. 腸炎のCTは見慣れていると大騒ぎにはならないが, たまたま撮影する機会があるとえらく腸管の壁が肥厚していて, がんが合併しているのだろうか, クローン病でもあるんだろうかなどと心配になってしまう. 高齢ならば虚血性大腸炎も多い. 炎症があればリンパ節が反応するのも当たり前で, 壁も肥厚する.

Advanced Lecture

❖ 抗菌薬の使い方

1）抗菌薬が必要となる嘔吐, 下痢

①血便, 粘液便, 膿が混じる下痢便. すなわち大腸型の腸炎です. 赤痢, *Campylobacter*, *Vibrio* の一部, 腸管毒素原性大腸菌（enterotoxigenic *Escherichia coli*：ETEC）が原因として考えられる

②高齢者, 新生児, 肝硬変合併など. 入院を考慮するような脱水を伴う場合

③妊婦で下痢に加えて頭痛, 筋肉痛, 頸部硬直を呈する場合は *Listeria* をまず疑う

2）抗菌薬の選択

- 鳥肉を食べた後なら *Campylobacter* を疑います. 便培養が有用
- 海産物を食べた後なら *Vibrio* を疑います. 症状のひどいものには抗菌薬を投与
- 海外旅行後の腸炎なら ETEC. 旅行者下痢症ですね
- 赤痢（!）も含めて一般的に腸炎にはジスロマック, レボフロキサシン, シプロフロキサシンを投与します. しかし下記のものは別です
- 抗菌薬使用後の腸炎なら偽膜性腸炎 ⇒メトロニダゾール, バンコマイシン, フィダキソマイシン（経口）
- 妊婦の腹痛で嘔気を伴ったら *Listeria* を疑う ⇒アンピシリン. メロペネム. 頭痛もみられたら髄膜炎の併発を疑うのでアンピシリンにゲンタマイシンを併用することになるが, 専門医へコンサルト

3）抗菌薬が必要でない嘔吐, 下痢

- 水様性下痢：嘔気, 臍上部の腹痛が中心なら小腸型の腸炎であり抗菌薬は必要がない
- 血便がない大腸型：ウイルスや上記以外の細菌が原因で, いわゆる毒素型が原因であることが多い

4）抗菌薬を投与せずに専門医に紹介すべき嘔吐・下痢

- 腸管出血性大腸菌（Enterohemorrhagic *E.coli*：EHEC）：生焼けの焼き肉によるO-157感染で多くの人が亡くなりましたね. 抗菌薬を不用意に投与すると細菌体からベロ毒素を放出するためHUS（溶血性尿毒症症候群）が発生します. 抗菌薬投与の有無でHUS発生率には有意差があります（36 % vs 12 %, OR 3.62）[10]. WBCは上昇, 貧血と血小板減少があり尿量が少ない, Cre上昇をみたら危険です.

4）間歇かつ限局している自発痛

⇒ 尿管結石が代表的で, ときに総胆管結石, 胆管炎でも認められる

尿管結石や胆管炎を疑います. ただし先に述べたように胆管炎による痛みは場所もはっきりせず, そもそも痛みの訴えがはっきりせず, あっても持続痛であることも多いです.

　尿管結石による痛みは，片側の背部，側腹部痛で腹膜刺激症状がないことから患者さんはなんとか痛みが楽になる体位を探そうと動き回っています．検尿での潜血陽性とエコーで腎盂の拡張（対側に比べてわずかに拡大しているだけ）を確認したらNSAIDsを使用します．もたもたしてCTなんか撮影するまで待っていると患者さんに「遅いっ」て叱られますね．

5) 鑑別が思いつかないときに考える稀な腹痛

⇒・腹痛の原因には，全身疾患，血管，肝胆道，腸管周囲脂肪組織に伴うものがある
　・稀なものが多いが，診断がつかないときに思い浮かべる必要がある

a. 全身性の疾患に伴う腹痛

- ▶ 鎌状赤血球貧血：血管の障害が引き起こされ腹痛の原因となる
- ▶ 好酸球性胃腸炎：22 〜 28/10万人．末梢血，腹水で好酸球増多を認める．都市部に多く喘息の既往があるとなりやすい腹痛[11]
- ▶ 血管性浮腫：ACE阻害薬も誘因となる．腹部疝痛があり，身体各所に浮腫をみる
- ▶ 代謝性疾患 DM（糖尿病性ケトアシドーシス），尿毒症，脂質異常症，副甲状腺機能亢進，急性副腎不全，家族性地中海熱，ポルフィリン症（国内では年間10名程度の発症だが新潟県からの報告はやや多い．腹痛以外に多彩な神経症状，幻覚も伴う），C1エステラーゼ欠損症
- ▶ 鉛中毒：疝痛，歯肉の着色，意識変容を伴う
- ▶ 膠原病〔IgA血管炎（Henoch Schönlein紫斑，下記**Case**参照）SLE，PAN〕
- ▶ 熱中症

Case IgA血管炎（Henoch Schönlein紫斑）〈50歳代 女性〉

心窩部痛を自覚したため近医受診．消化性潰瘍疑いでPPIを処方されたが，改善せず2日後には血液の混じる水様性下痢（1日に10回以上）を認め，下腹部痛，両上肢痛も認めるようになった．受診2日前にはキノコ汁を食べているが家族には同様の症状はみられない．

ER受診時発熱なし．血圧118/83 mmHg，脈拍101回/分，SpO$_2$ 97％．

身体所見上，手足，体幹に赤紫色の発疹あり（**図6**）．腹部は平坦軟，下腹部中心に圧痛あり．腹膜刺激所見なし．四肢の浮腫は認めず．

発疹は入院後に触知できるようになり，紫斑と判断できた．検査上WBC 14,600/μL，CRP 11.1 mg/L，Dダイマー5.9 ng/L，尿蛋白2＋

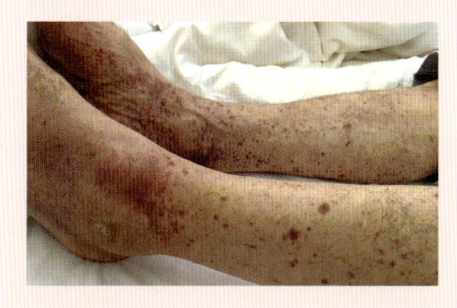

図6●両下肢に認められた紫斑

CT上，小腸壁の肥厚を一部で認める（図7）.

腸炎も疑われたが，触知可能な紫斑の存在，蛋白尿より IgA 血管炎による腹痛と診断.

皮膚生検により leukocytoclastic vasculitis（白血球破砕性血管炎）を認める.

消化管内視鏡検査では，十二指腸（図8 A），結腸（図8 B）にびらん，発赤を認め，IgA 血管炎の消化管病変の所見として矛盾しないものであった.

治療としてプレドニン®40 mg から開始したが腹部症状の改善に10日間を要し，腎機能障害はさらに遷延した.

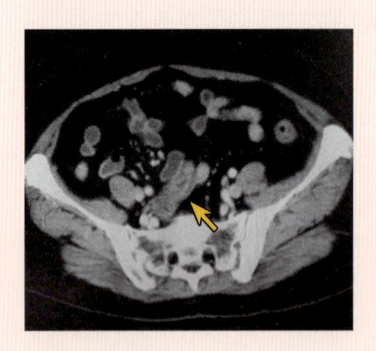

図7● CT 像
小腸壁の肥厚を一部で認める（➡）

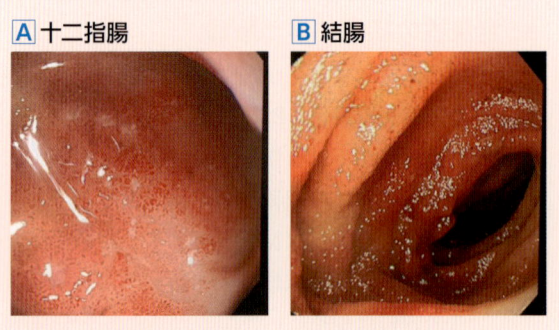

A 十二指腸　　B 結腸

図8● 上部および下部消化管内視鏡像

b. 血管関連

- ▶ 上腸間膜静脈血栓症：2.7人/10万人で発生
- ▶ 非閉塞性腸間膜虚血症（non-occlusive mesenteric ischemia：NOMI）：2.0人/10万人で発生．腹部アンギーナ，食後の相対的血行不良による痛み，動脈硬化や弓状靱帯による腹腔動脈狭窄
- ▶ 上腸間膜症候群：急激な体重減少後にみられ，うつ伏せ，横向きで改善することがある
- ▶ 上腸間膜動脈塞栓も含めて腹部の血管系虚血は全腹部疾患の1～2％を占めるとされている[12]

c. 肝胆道系

- ▶ 肝炎，脂肪肝：これらも痛みの原因になる
- ▶ 胆道ジスキネジー，胆嚢，十二指腸乳頭筋の機能不全：上腹部，右季肋部痛が発生する．他の胆道系器質的疾患が除外されたときに診断される
- ▶ Lemmel症候群：傍乳頭憩室症に伴う胆管炎．ときに膵炎による腹痛が合併する
- ▶ 胆道拡張症

d. 腸管周囲脂肪組織の炎症

- ▶ S状結腸の腹膜垂炎：左下腹部痛で2週間ほどで自然治癒することが多い．憩室炎と診断される患者の2～7％
- ▶ 腸管脂肪織炎：人口の0.6％に発生しているとの報告もあり，実は高頻度だが気がつかない．肺がん，リンパ腫などの腹部以外の悪性腫瘍にも合併する

e. その他

- ▶ 脊髄癆
- ▶ カウザルギー：複合性局所疼痛症候群（腹部手術後の創部，腹壁の慢性疼痛）
- ▶ 身体表現性障害～疼痛性障害：疼痛に増減がなく気晴らしによっても，一時的にでも改善しない．鎮痛薬は有効でない．抗うつ薬が有効
- ▶ 片頭痛
- ▶ 麻薬性鎮痛薬離脱

Case 虚血性大腸炎〈80歳代 女性〉

稀ではないが…大腸内視鏡検査，CT をしないと意外に診断がつかない疾患である．

主訴：臍周囲の腹痛

入院の30日前にも同様の腹痛で受診しているが，今回は下血が伴ったため受診．腹部は軽度膨満しているが軟らかい．触診すると下腹部，右側腹部に圧痛がある．発熱は認めない．

採血上は WBC 4,300/μL，CRP 3.3 mg/L

しつこく聞くと今回のような痛みは，2年前から時々くり返しているとのこと．

CT所見：上行結腸の壁肥厚が認められ，細菌性腸炎と似ているが，下痢がない，高齢，高血圧の既往から腸管虚血に伴うものと判断した．回結腸動脈とその分枝にはかすかではあるが石灰化（図9 ➡）も認められ虚血大性腸炎と考えられた．

大腸内視鏡所見：虚血に陥った部分（図10 ➡）と正常粘膜とがみられる．

似たような症状で虚血性大腸炎と区別すべきものに非閉塞性腸管膜虚血 NOMI があるが，バイタルサインは NOMI のほうが圧倒的に悪い．

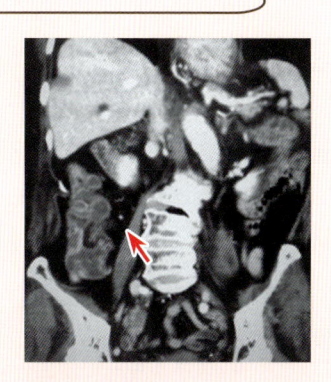

図9 ● CT像
わずかな石灰化を認める（➡）

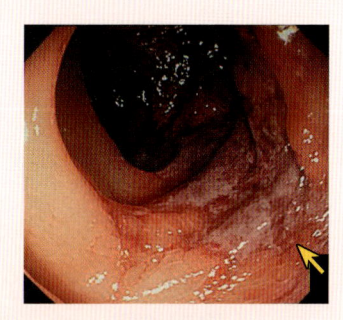

図10 ● 大腸内視鏡像
虚血部位（➡）

今回はまず保存的に治療することとした．虚血性腸炎は点滴，絶食で治療できることが多いが，ときに穿孔して開腹術を要することがある．

6　術前に把握すべき身体所見とは何か？

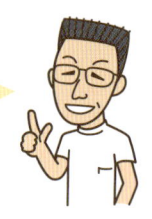

さあ，とても重要な術前評価の項目…
「呼吸機能」「血液（貧血）」「循環器・血管系」「栄養」を評価していこう

　　例えば目の前にいる85歳の患者さんは長時間の手術を乗り切る身体能力をもっているのか？手術後には安静時の代謝量（resting energy expenditure：REE）が，術前の170％ほどにまで増加します．必ず3日間ほど発熱，頻脈かつ息がハアハアになります．この負荷に耐えれなければなりません．そこで重要なのは酸素を取り込んで身体各所に運び，エネルギー産生を行うステップの確認です．

> 　酸素を取り込むのは…呼吸機能
>
> 　運ぶのは…血液
>
> 　血液を駆動するのは…循環器・血管系
>
> 　エネルギーの産生…栄養

　　よっしゃあ，採血だ，スパイログラムや心エコーもオーダーしよう…ではなく，その前に身体所見！

1　呼吸機能

● 見るべき所見
呼吸数とその大きさ以外に
　・胸鎖乳突筋　　　・中斜角筋　　　・脊柱後弯　　　・仰臥位での胸郭の動き

a. まず頸を見る

　　輪状軟骨から頸切痕までの距離．正常では3〜4横指だがCOPDでは1〜2横指まで短縮していることがあります．胸鎖乳突筋が明らかに発達しているときは閉塞性障害を示唆します（図1）．1秒量1,000 mLくらいのCOPD．こんな患者さんで吸気時に鎖骨上窩がくぼむようだと1秒量700 mLです．

　　吸気時に中斜角筋が収縮しているときは拘束性障害を示し，胸鎖乳突筋の背側で中斜角筋を触れることができます．

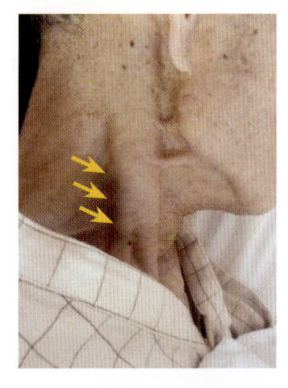

図1 ● 発達した胸鎖乳突筋

b. 姿勢を見る

脊柱後弯 40°以上曲がっているとFCVもFEV₁も減少しますが，それ以上に呼吸仕事量が増えます．坐位で呼吸すると頭が上下に動きます．

c. 仰臥位で胸郭の動きを見る

普通は肋弓は吸気時に上外側に開きますが，逆に引き込まれます．これを Hoover's 徴候といって1秒量700 mL以下のCOPDの存在を示します．

a〜cで説明したサインを1つでも確認したら，術後合併症必発です．可能なら術前に呼吸リハビリテーションを行い，術後は呼吸補助を準備しておく必要があります．

2　血液

● 見るべき所見

・眼瞼結膜　　・顔色　　・手掌線　　・頸動脈拍動

要するに貧血があるかないかです．貧血のまま手術を行うと術後の心筋梗塞などを含めた合併症が増加します．術前にHbが9 g/dLを切っていたらHb 11〜13 g/dLになるまで貧血を補正しておきます[13]．

貧血の補正には可能ならば鉄剤，エリスロポエチンを使います．手術直前の赤血球輸血はなるべく避けておきましょう．末梢組織での酸素解離には赤血球中の2,3-ジホスホグリセリン酸（2,3-DPG）が必要ですが，保存血では正常の10％しかないことがあります．有効に働くためには輸血後6〜24時間が必要とされているので，余裕があれば早めの輸血を検討してください．なお，消化器がんの術前症例でなければ，一般にHbの目標は9 g/dLで輸血開始の指標はHb 7 g/dLです．

Physicalとしては以下がヒントとなるようです．

▶ 結膜が白色…Hb 10 g/dL（図2 A ）
▶ 身体がpaleに見える…Hb 8 g/dL前後
▶ 手掌線が白色…Hb 5 g/dL（図2 B ）
▶ 青色強膜…感度，特異度高い（図2 C ）

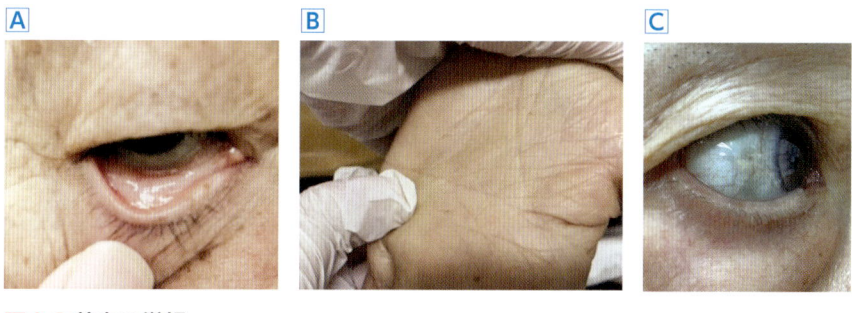

図2 ● 貧血の徴候

貧血があると頸動脈拍動も強く打ちます．ちなみに貧血以外では高CO_2血症，そして大動脈弁閉鎖不全，甲状腺機能亢進症でも頸動脈拍動は強くなります．

診察室に入ってきた患者さんの病歴をみて貧血を疑ったら，眼，顔色，手掌線，首筋をみて貧血の治療を考慮してください．

✏️ ひとくちメモ

フィジカルをとるということ

トロント大学の総合診療科の教授エブラム先生が筆者の病院に研修医教育で来られたときの話です．病院の循環器医が大動脈弁閉鎖不全の患者さんのもとへエブラム先生を案内したところ，先生は病室の入り口から患者さんを視診して，いきなり"この方はARか甲状腺機能亢進症です"と診断されました．頸動脈拍動から診断されたのですが，僕にとってフィジカルをとるということの意味をはじめて知る機会でした．

3 循環器・血管系

> ● 見るべき所見
> ・心不全の既往の有無と，階段を2階分以上平気で上れるか，の確認
> ・右心系は頸静脈拍動．橈骨動脈拍動に合わせて「down」と言いながら確認
> ・左心系は心尖拍動の位置と脈圧で確認

右心系と左心系に分けてフィジカルを確認していきます．

1) 右心系

頸静脈波形を見る癖をつけておきます．右頸部の胸鎖乳突筋のあたりで2つの山（a は心房収縮，v は心房への血液流入），2つの谷（x は心室収縮に伴う三尖弁の引き込み，y は三尖弁が開いたとき）がみられます（図3 A）．橈骨動脈を触れながら拍動があるときに「down」と頭の中で言ってみてください．この「down」に合わせてへこむのが頸静脈のx谷です．右心室が収縮するときに三尖弁が心室側に移動することで，頸静脈内の圧が下がるのを見ているわけです．

術後の利尿期にも役に立ちます．大手術後，2日目あたりに利尿期として前負荷が大きくなります．このときはaxvyがはっきりしてきます．xが消えてavy というリズムになると右心不全を考えます（図3 B）．高齢者での術後心不全はこの時期に頻度が高くなるので，術前に患者さんの頸静脈波形を確認しておくと役に立ちます．

腸閉塞などでの脱水時や術後は，患者さんは仰臥位に近い状態で寝ていますので，その状態で中心静脈圧の見当をつけるのは有用です．中心静脈圧は心房の位置からこの頸静脈波形の見える限界の高さまでの距離になります．心房は前胸部から8〜10 cm背側にあります．

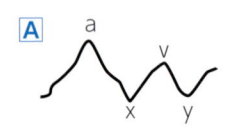

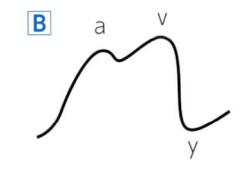

図3 ● 頸静脈波形

外頸静脈で測定するのがわかりやすいときもあります．仰臥位では外頸静脈は胸鎖乳突筋との交点まで怒張しています．それより上の下顎骨（angle of jaw）まで怒張していたら（図4）ベッドを起こして外頸静脈の頭側を指で押さえて，心臓側の血管をいったん指でこしてから血液の戻りをみます．ベッドを45°起こすことができるのなら胸骨角から血液が戻ったところまでの高さに5cmを加えると中心静脈圧の見当がつきます（p58も参照）．

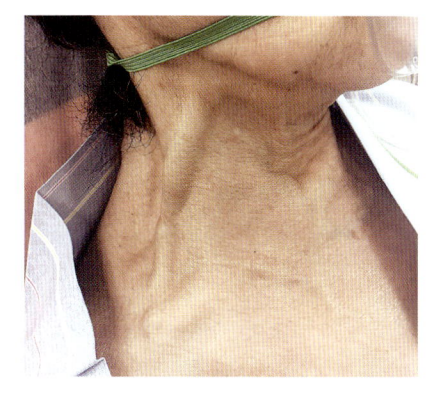

図4● 外頸静脈の怒張

2）左心系

受診時，必ず血圧測定が行われると思います．このとき，脈圧も確認してください．脈圧は収縮期圧の1/2〜1/4が正常範囲です．

次いで心尖拍動を触診します．鎖骨中線上，第5肋間．サイズは2cmほど．特に鎖骨中線上より外側に触れるときに心臓の拡張があると判断できます．そもそも心尖拍動は触れないことも多いのですが，そのときは心臓の拡張がないだろうと推測しています．

そして脈圧低下があって心尖拍動部位から拡張が疑われれば左心不全の存在を疑います．この場合，CI＜2.2 mL/分/m^{2}となっているわけです．もちろん橈骨動脈の拍動が弱く，心拍数が増加し，末梢が冷たい所見がみられるはずです．

ところで術後の心不全は術後2〜3日目に頻度が高く，上記のような所見に注意を払っておく必要があります．心筋梗塞は術当日から翌日にかけて頻度が高くなりますが，鎮痛薬を使っていることが多いため，ERなどで診る典型例のようにはいきません．

4 栄養評価

● 見るべき所見
・側頭筋の減少 　・上腕周囲長の減少 　・fast pitting edemaの存在

1）見た目での評価 [14]

心機能や肺機能と同じように重要でありながら，軽くみられているのが栄養評価です．高齢者だから痩せているのは当たり前なんて考えてはいけません．疾患が隠れていることもあるし，手術合併症の原因になります．初診時から治療の成否への勝負ははじまっています．まずはしっかり顔を見るところからはじめましょう．

側頭筋が減少していないか，上腕周囲長は細くなっていないか，浮腫はないか，口角は荒れていないか？ で栄養不良を見つけます．

①側頭筋が減少すると頬骨が強調されます（図5）

②上腕周囲長を意識してください．男性で19 cm，女性で17 cmを切るとかなりの栄養状態悪化です．筆者の場合，親指と中指を回してつくる輪の長さが17 cmになります（図6）

③また両手の親指と人差し指でつくる輪で大腿部を回したときに，長さが余るようであれば栄養不良というかサルコペニアを疑います

④低アルブミンに伴う**浮腫でfast pitting edemaを呈します**（図7）

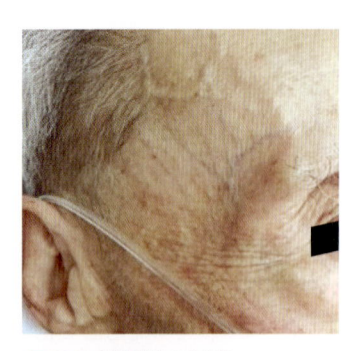

図5 ● 側頭筋の減少
頬骨が強調されている

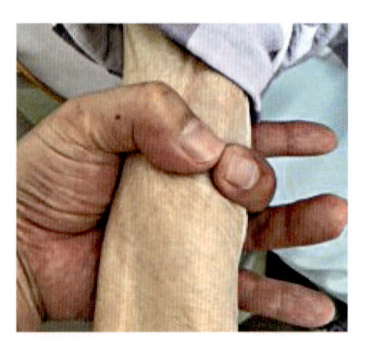

図6 ● 上腕周囲長
親指と中指でつくる輪が約17 cm

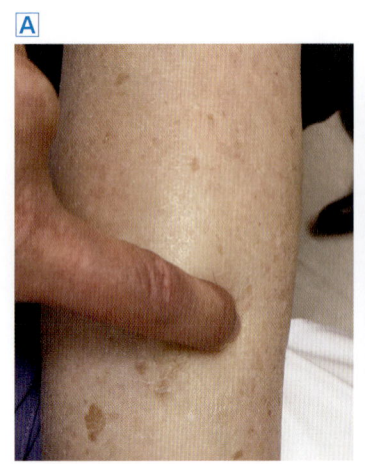
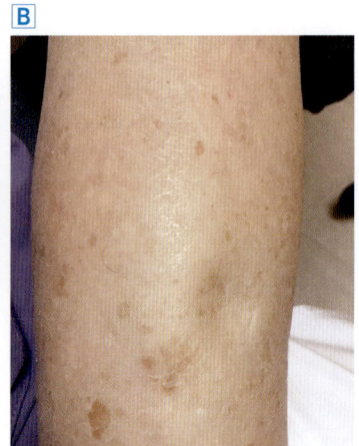

図7 ● pitting edema
10秒圧迫して40秒以内に
戻れば"fast"

2) 浮腫の診察

まず，下腿，顔面．入院している患者さんならば背側（脇腹）と後頭部（枕にあたっているあたり）を触診します．

▶ fast pitting edema：低アルブミン血症 栄養不良

▶ slow pitting edema：肺水腫を伴えば左心不全．咳がみられます．中心静脈圧上昇が合併していれば右心不全か腎機能障害．腹水があれば右心不全，肝硬変，腎機能障害．ステロイド，漢方薬の甘草，NSAIDs，Ca拮抗薬が原因になることがあります

▶ non pitting：甲状腺機能低下

　pitting edemaで10秒圧迫して40秒以内に戻ればfastというのが一般的ですが，それほど厳密ではありません．低アルブミン血症が起きたばかりなら数秒で戻ってくるのが確認できます．しかし低アルブミンが長く続くとfastとはいえ，結構，圧痕が戻るのに時間がかかります．

✣ 脱水について

　高齢者ではturgorはあてにならず，舌の所見もあてになりません．しかし腋窩の湿り気があてになるという実感はあります．

3）カロリーの把握

　投与したカロリーは2,000 kcal/日あるのか，投与タンパク質は60 g/日あるのかを気にかけます．最も重要なのは医者が栄養不良をつくらないことです．3号輸液4本で1週間などは問題外！

　ビーフリード®ですが，この4本で210×4＝840 kcalとなります（図8）．タンパク質は48.6 g．これは少ないのです！誰だって2,000 kcalは必要ですよね．

　高カロリー輸液2本ならば，820×2＝1,640 kcal，タンパク質は48.6 g．まあまあですね（図9）．

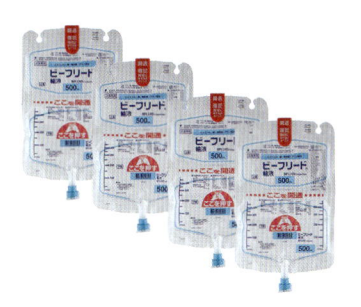

図8●ビーフリード®4本

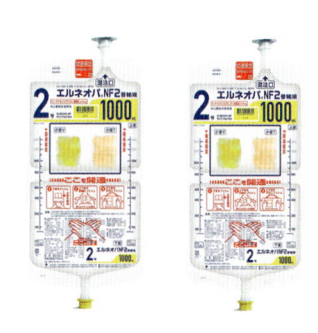

図9●高カロリー輸液2本

　本当は食事がベストです．図10くらいの食事で900 kcal/日です．タンパク質は45 g．図11くらいを3食食べて1,800 kcal/日，タンパク質は68 gになります．このテキストを読んでいるあなたは，これでも少ないと思うのではないですか？

　一般的に投与カロリーの目安は，術前は25〜35 kcal/kg/日，術直後は6〜9 kcal/kg/日，術後回復期は25〜30 kcal/kg/日，と考えておいてください．

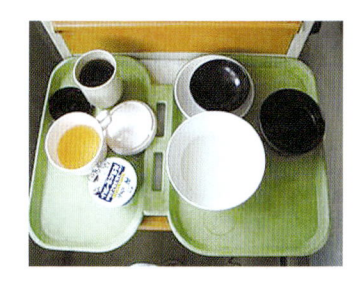

図10●食事の例（小）

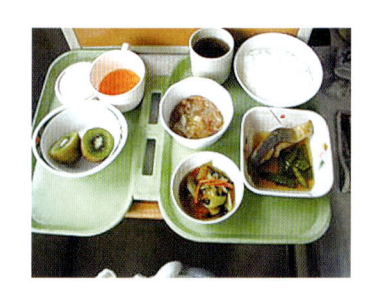

図11●食事の例（中）

4) タンパク質の把握

通常の術前の投与タンパク質量は60 g（1 g/kg/日）程度です．術直後は30 g以下でも可．回復期にはまた増やしていきます．

Case 術後感染性合併症に経腸栄養が有効だった症例〈70歳代 男性〉

腸閉塞手術後に腸穿孔を合併．膿瘍を形成したため，再開腹．炎症のため小腸の穿孔部はふさぐことができず，やむをえず腸瘻用のチューブを挿入し体外へドレナージした（図12）．同時に膿瘍腔にもドレナージチューブを留置．術後高熱が続く．

7病日，新たに正中創からの排膿がみられたため，そこにもドレーンを挿入．このままだと，助けようがないと心配していたが，徐々に解熱傾向となる．聴診上，蠕動音が確認され，排ガスも認めたため，ここぞとばかりに経腸栄養を開始．同時に中心静脈栄養も継続．

小柄な患者さんで，スタッフからはそんなに経腸栄養剤を入れるんですか？ と言われたが，投与カロリーは2,400 kcal/日，タンパク質80 g/日以上をキープした．

この時点で尿中の尿素窒素（UN）を測定．4 g/日であった．

窒素バランスを計算すると $80 \times 0.16 - 4 - 2 = 6.8$ gとプラスになっている．投与カロリーも十分であり，かつドレナージが有効となってきている．

この結果から，このままの栄養管理で免疫能も改善し同時に創傷の二次治癒が進行すると予想した．その後，予測通り膿瘍腔は縮小し，かつドレナージ孔も消失し治療を完了することができた．

投与カロリーの把握とタンパク質の評価（窒素バランス）が，医師にとっていかに大きな武器になるか，わかっていただけるだろうか．術後感染性合併症の治療にとって，栄養管理は抗菌薬とドレナージに加えうる第3の強力な助っ人である．

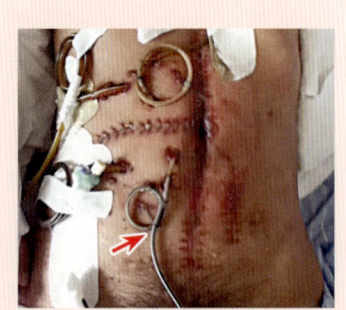

図12● 経腸栄養チューブ（→）と膿瘍へのドレーン

タンパク質について，この量で足りているのか？ タンパク質代謝が同化の方向にあるのか？ を知るには窒素バランスを計算します．まず蓄尿で尿素窒素（UN）を測定します（正常値7〜13 g/日）．投与タンパク質のうち，窒素分は16％．投与アミノ酸で計算するなら0.81を掛けたうえで16％にします．

> 窒素バランス＝投与タンパク質（g/日）× 0.16 － UN（g/日）－ 2
> 窒素バランス＝投与アミノ酸量（g/日）× 0.81 × 0.16 － UN（g/日）－ 2
> （2 gは便中などへの窒素排泄量）

窒素バランスがプラスであれば，術後の創傷治療は良好に進んでいくはずです．マラスムスや術後合併症で発熱が続くときなどはマイナスバランスになります．こんなときはどんな治療をしても患者さんはよくなりません．

5）体重減少の評価

▶ 5％以上の減少（6カ月あたり）：このような患者さんの有病率は上昇し，死亡率も18～24％上昇する

▶ 10％以上の減少があったら原因検索を行う

▶ 20％以上の減少ではprotein energy malnutriton（PEM），多臓器不全などになっており，細胞機能低下により術後合併症が引き起こされる

▶ そして体重減少をみたときに考えるべき疾患

①体重が減るにもかかわらず，食欲が増加する場合
- 甲状腺機能亢進（高齢者では食欲が低下することがあります）
- 糖尿病
- 低吸収症候群（malabsorption syndrome）

②食欲が低下する場合
- 悪性腫瘍（80歳以上，WBC＞12,000/μL，アルブミン＜3.5 g/dL，ALP＞300 IU/L，LDH＞500 IU/Lでは悪性腫瘍を疑う）
- 消化器疾患，膵外分泌機能障害，内分泌疾患，感染，循環器，呼吸器，腎疾患，脳卒中，膠原病，うつ，双極性障害

Advanced Lecture

❖ 低栄養の手術リスク

　低栄養の指標として使われるアルブミン，プレアルブミン，上腕周囲長の減少と入院死亡率は感度73％，特異度69％で関連するとされます．この場合の入院死亡の主な原因は創傷治癒の遅れと感染症と思われます．消化器疾患のある高齢者は飢餓状態のような栄養不良になっていることが多く，このような場合，生体内ではまず炭水化物，グリコーゲン，脂肪がエネルギー源となります．ついで組織タンパク質がアミノ酸の形で肝臓に運ばれ脱アミノ化され酸化によりエネルギー源となります．初期には組織タンパク質は20～30 g/日の消失にとどまっており，この程度ではおそらく創傷治癒遅延は起きません．しかしいったん脂肪，炭水化物が枯渇してしまうと組織タンパク質のエネルギーへの変換は125 g/日にもなり細胞機能は急激に低下し，創傷治癒遅延の原因となります．これがマラスムスの状態です．特に創が二次治癒の状態になったときに，このような低栄養状態になると完治が期待できなくなります．ちなみに高カロリー輸液中のアミノ酸量は60 g程度であり，マラスムスの患者さんに手術をしてタンパク質異化亢進にしてしまった後で，栄養状態を改善させることはなかなか難しいです．可能な限り術前にタンパク質消失を20～30 g/日のレベルまで改善させておく必要があります．またやっかいなことに低栄養は細胞外水分量を増加させ，細胞内水分量を減少させています．むくんでいても細胞内脱水になっています．創傷治癒にとっては最悪の状況です．

　感染症の増加については栄養不良時のリンパ球数減少が1つの目安になります．そこで外科的には栄養に関する手術リスク判定として，PNI（予後栄養指数）＝〔10×アルブミン（g/dL）〕＋〔0.005×総リンパ球数（/μL）〕を用いて評価します．40点以下は，術後の感染，縫合不全のリスクが高く要注意となります．このような患者さんに対しては経腸栄養，ないしは中心静脈ルートで高カロリー輸液を行い栄養不良を改善してから手術を行うようにします．術後は経腸栄養を優先します．

　ただしアルブミンは栄養管理が成功していても2週間は上昇してきません．プレアルブミンの推移をみる手もありますが，やはり身体診察による継時的な評価が重要です．栄養管理の要点は投与カロリーを把握しておくことと，タンパク質投与が適切かどうかです．

Case 消化器術後の食欲不振〈70歳代 女性〉

十二指腸乳頭部がんのために幽門輪温存膵頭十二指腸切除術を施行．術後2週間目までは食欲良好であったが，退院間近になって摂取量が低下してきた．

既往としては1年前に乳がんで手術を受けている．

本人は病院の食事が口に合わないとおっしゃっていて，おかゆ，ゆでた野菜，麩などは食べられるらしい．この時点での食事と経腸栄養よるカロリーは850 kcal程度であった．

身体所見上，腹部膨満なし．腸蠕動音良好．便は軟らかく，固まったものではない．

一般的な食欲不振の原因は，悪性腫瘍，神経性食思不振症，うつ，抗がん剤などの薬物投与，腸閉塞などの通過障害，消化酵素の外分泌障害，電解質，内分泌異常など，とても多い．

しかし，消化器術後の食欲不振は，消化管吻合部の狭窄，腸閉塞，蠕動不全によるdelayed gastric empting，膵外分泌機能不良，経腸栄養投与が多すぎるなどが多い．なかには病院食がダメな人も確かに存在する．

このうち，消化管吻合部の狭窄やdelayed gastric emptingは，振水音（上腹部を左右にゆすって胃のなかで発生するぽちゃぽちゃという音）を確認すれば診断がつく．腸閉塞でないのは明らかであった．経腸栄養投与中で血糖値が下がらないためということもあるが，本症例程度のカロリー投与ではちょっと考えにくい．病院食が合わないのかなと思ったが，1年前の乳がんで入院したときのカルテを調べてみると，バクバク食べていた．

しつこく聞いていると**便は軟らかく，しかも便器のなかですぐバラバラになる**とおっしゃられる．これは**不消化便**を示唆する．どうも**膵外分泌障害**じゃないかと．

PFD（膵外分泌機能検査）を行ってもいいのだがどうも面倒である．診断を兼ねた治療としてパンクレリパーゼ（リパクレオン）1,800 mg/日を開始してみた．メーカーから資金提供を受けているわけではないが，この薬，効くときはよく効く．

数日後から食欲改善し，便も硬くなり，表情も明るくなってくれ，無事に退院にこぎつけた．

消化器の術後には，一般外来で診る患者さんとはやや違う病態が存在する．

7 手術前後の仕事 〜 患者さんが入院してきたら

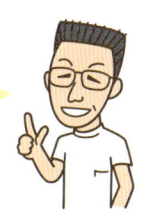

- 糖尿病薬，抗凝固・抗血小板薬，ACE 阻害薬，β遮断薬を服用していないかcheck!
- 手術室からの帰りは患者さんの頭側に付き添って呼吸を check!
- ICU では換気状態，バイタル，鎮痛，輸液を check!

　外科の患者さんの多くは内科から紹介されてきます．そして内科医のなかには専門領域の疾患そのものの評価に命を懸けて取り組む医師もいます．…で，どういうことになるかというと，糖尿病や高血圧，脳梗塞などの併存疾患や常用薬，栄養状態についてはほぼノーマーク．検査入院で1週間寝かせたあげく血栓ができていたっていうこともあです．家庭環境もわからない．怒ってはいけません．優れた診断技術をもつ内科医ほどそういうものなのです．彼らが同僚であるからこそ外科医は大好きな手術ができるのです．患者さんを第一に連携していく方法を考えましょう．

1）初診時に注意すべき点

　初診時に注意すべき点を列挙しておきます．

①病名と手術予定日を確認するのは当たり前として，特に**糖尿病薬，抗凝固薬，抗血小板薬が処方されていないか確認する．**

②**ACE 阻害薬**と利尿薬は，低血圧の原因になっていなければ周術期も継続する．循環器疾患をもっている場合は前日からの中止を検討する．**精神科処方**も中止期間はぎりぎりまで短くする．

③**β遮断薬**は，すでに長期にわたって服用している患者さんの場合は周術期も継続する．術後の頻脈をコントロールするためにすべての患者さんにルーチンに投与することの成否はまだわからないので，新規に処方するかは循環器医に相談すること．

④**呼吸・貧血・循環器・栄養状態・腹部について身体所見をとる**

　高齢者では階段を上れるか，畑仕事などしているか，家の中にばかりいるのか聞きます（後述）．

⑤チェックリストがあれば全身状態と原疾患の評価を行う（図1）．家族歴，社会歴，嗜好歴も

【全庭チェックリスト】 　　疾患名(OPE日)：

	氏名		ID		生年月日(年齢)/性別	
レ	P.H.					
レ	血型	/				
レ	感染症	/				
レ	出血・凝固	/			D-ダイマー	
レ	血算	/				
	Tマーカー	/	CEA	CA19-9		
レ	生化	/				
レ	HbA1C	/				
レ	CCr	/				
レ	ECG	/				
	心エコー	/				
レ	呼吸機能	/				
レ	BGA	/				
レ	胸Xp	/				
	腹Xp	/				
	CT	/				
	MR	/				
	ERCP	/				
	MRCP	/				
	UGIF	/				
			病理：			
	CF	/				
			病理：			
	ABC・CNB	/				
			病理：			

その他： 　　cm 　　kg 　　m2

図1● 術前チェックリスト

当然チェックしておく.

⑥術前日までに術前検討会がある．チェックリストに沿って報告するが，コツは全身状態の評価とがんなどの治療対象疾患の評価の部分を分けて検討する点にある．

以下に手術前日，当日，術後の筆者の病院での研修医の役割と注意事項を記します．

2) 手術前日

以下の指示は指導医と一緒に…

▶ 通常は夕食まで食事摂取．水分は翌朝まで可とする．眠前にトリアゾラム（ハルシオン®）0.25 mg 1 錠，センノシド（センノサイド®）12 mg 2 錠，前日午後にクエン酸マグネシウム（マグコロール® P）50 g 1 包を処方することもある

▶ 点滴：ソリタ®T3号輸液 1,000 mL を午後から翌日朝まで点滴する指示を出す場合もあるが，食事摂取が良好であれば点滴開始は手術当日より行う

3) 手術当日

▶ 朝は絶飲食

▶ グリセリン浣腸液 120 mL で浣腸．腹腔鏡下手術では大腸内視鏡の前処置と同様の強力な腸管洗浄を行う．手術室入室 30 分前にヒドロキシジン（アタラックス® P）25 mg 筋注

▶ 気道分泌が多く，麻酔に必要であれば硫酸アトロピン 0.5 mg 筋注（多くの場合，使わない）

▶ 全身麻酔導入後に，経鼻胃管が挿入される．また動脈圧測定ラインが橈骨動脈に刺入される

▶ 開腹は研修医担当になることがある
閉腹では最初は糸結び，慣れてきたら縫合を研修医が行う

▶ 帰室の途中
・患者さんの頭側に立ち，ベッドを移動しながら SpO_2 モニターと換気（胸郭の動き）に注意する．胸郭の動きは毛布をかけたまま確認できるようになること
・酸素投与はマスクで 3 L/分（たぶん FIO_2 が 35 ％近くになっている）

4) 病室に帰ったら

▶ まず呼吸音を聴診する．バイタルサイン，経鼻胃管，ドレーンのチェック．全身麻酔を行ったメジャー手術では，血液ガス，血糖値をチェックする

▶ 手術中の輸液の in-out サマリーをカルテに記載する

▶ 輸液指示は指導医と一緒に考える

5) 術後

a. 手術当日〜第1病日

▶ 経鼻胃管抜去（第1病日の朝に排液量が 200 mL 以下であることを確認して）

▶ 輸液は2,000〜2,500 mL/日（40 mL/kg/日）として帰室時から翌日までの輸液量を指示する．抗菌薬も翌日までの分を指示する．典型的な例として…
①ソリタ®T3 500 mL，②ソリタ®T3 500 mL，③ソリタ®T3 500 mL，④ヴィーン®F 500 mL 側管，⑤セファメジン®α1gキット，下部消化管の場合はセフメタゾン®1g側管
詳しくは次項を参考にしてください．

▶ 鎮痛薬として硬膜外麻酔以外にアセトアミノフェンやソセゴン®30 mg，アタラックス®P 50 mg/生食100 mLを約6時間ごとに使用 ⇒ 鎮痛薬も含めた術後指示は病院や診療科ごとに決まったものがつくられており，看護師さんたちはそれを見て対応している

▶ 硬膜外麻酔での副作用としては，徐脈を伴った低血圧と掻痒感，ときに嘔気がみられる．特に低血圧のときは硬膜外麻酔をストップしてみる．この場合，鎮痛が不十分になりやすく，しかも患者さんは痛みを我慢していることがままある．看護師も硬膜外麻酔が入っていると思い込んでいることがあるので要注意．あっという間にせん妄，肺炎を引き起こしてしまうので眉間の縦じわなどの表情を中心に注意してみていく必要がある

b. 第2病日

尿量増加．高齢者では心不全兆候に注意．

尿量増加は必ずしも術後の利尿期ばかりではない．糖尿病で浸透圧利尿がかかっている場合もあるので，頸静脈怒張をまず確認する（p47, 58）．判然としなければ下大静脈か頸静脈エコーを行う．

c. 第3病日

第3病日まで38℃台の発熱がみられるのが普通である．歩行開始直後の呼吸不全に注意．肺塞栓を疑うのを忘れずに．

d. 第4病日

水分可．ドレーン抜去．硬膜外麻酔抜去．ヘパリンを使っている患者さんでは少なくとも2時間前には中止しておく．導尿カテーテル抜去．

e. 第5病日

▶ 流動食開始．胃切除であれば以後，1日ごとに3分，5分，5分，7分，7分，全粥と上げていく

▶ 食事内容に関しては大腸切除，肝切除であればもっと早いペースになる

▶ 膵頭十二指腸切除では食事開始には指導医の判断が必要

▶ ヘルニアなどでは手術翌日に全粥か常食になる

8　外科の輸液

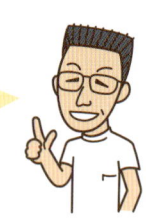

- 術後輸液は成人なら 35 〜 40 mL/kg/ 日か 80 mL/ 時と覚える
- 輸液の in-out バランスを計算してみる
  - → 外科指導医は喜んで教えてくれます！

1) 術後輸液の計算

　　術後の輸液量はこの数年，少なめにする方法（20 〜 25 mL/kg/ 日）が検討されてきています．これは以前（35 〜 40 mL/kg/ 日）の半分近くの量なのですが，うっ血などを避けることで成績がよいのではと期待されてきました．ところが 2018 年 5 月の NEJM で 3,000 名の腹部手術患者の検討で，少なめの輸液では生存率には差がないものの腎機能障害と SSI の増加が報告されました [15]．このように術後輸液量の設定にはいまだ不確実性があります．

維持輸液量
- 経験則として成人なら 35 〜 40 mL/kg/ 日
  例えば 60 kg の患者＝ 2,100 〜 2,400 mL/ 日　あるいは 80 〜 100 mL/ 時間程度になります
- 体重別の計算としては，以下の計算法が参考になります．
  - ・体重 10 kg まで 100 mL × 体重/ 日
  - ・次の 10 kg まで 50 mL × 体重/ 日 を加えていく
  - ・これ以上の分は 10 kg あたり 20 mL×体重 を加えていく
  例えば 60 kg の患者＝ 1,000 ＋ 500 ＋ 800 ＝ 2,300 mL/ 日

2) 手術当日〜第1病日の輸液計算

麻酔時の輸液不足量の推測
　　必要とされる輸液量は以下の合計です（これを OUT とします）．
①維持輸液量 80 mL/ 時
②不感蒸泄 100 mL×時（腹腔鏡下の場合はごくわずか）と考えます
③麻酔による血管拡張，血管外ロス分 300 mL/ 時
　（①〜③の合計を開腹術なら 500 mL/ 時，腹腔鏡下なら 400 mL/ 時と考えます）
④出血量と尿量
　　以上の合計を実際の麻酔中輸液量（これを IN とする）から引くことで麻酔時の輸液不足量を推定します．

【例】

▶ 手術時間6時間 開腹術 ⇒ ①＋②＋③の合計：500 mL × 6 ＝ 3,000 mL
▶ 出血量：500 mL ……④
▶ 尿量 ：500 mL ……④

OUT　3,000 ＋ 500 ＋ 500 ＝ 4,000

▶ 術中の輸液量：乳酸リンゲル液3,000 mL，6％ヒドロオキシエチルデンプン500 mL

IN　3,000 ＋ 500 ＝ 3,500

輸液の麻酔時不足分は500 mLになります．

▶ 次の日の午前10時までの輸液量は次のような計算になります．

維持輸液量（3号液またはKを含まない4号液）＋麻酔時不足量（乳酸リンゲル液）

午後6時に手術が終了したとします．当日の輸液更新は0時です．すると6時間あります．
君がオーダーに記載する点滴は…

・3号液：80 mL × 6 ＝ 480 mL ← 維持輸液
・乳酸リンゲル液：500 mL ← 麻酔時不足分

それに抗菌薬分の輸液を加えることになります．

夜間，看護師より尿量が少ない（0.5 mL/時/kg以下）と報告を受けたら，細胞外液が不足していると判断して乳酸リンゲル液500 mLを時間50〜100 mLほどの速度で追加してもらいます．

3) 翌日以降の輸液

　1日の維持輸液量，それにドレーン排液分を乳酸リンゲル液で補います．目標は，尿量を0.5〜1 mL/kg/時をキープすることです．

　このような計算は輸液の計画をとりあえず書くためと考えておいてください．あくまで推定値で計算のしかたもいろいろです．数時間続く乏尿や，尿量と頸静脈の怒張，浮腫，胸部X線，静脈のエコー検査，CVP測定を併読して輸液量の調整をすべきです．血圧と脈拍も参考になりますが，硬膜外麻酔などの鎮痛法によってかなり影響を受けるので信用しきれません．

Advanced Lecture

❖ 輸液，電解質，膠質液

　　維持液（3号輸液）は血液中の電解質濃度に比べるとNa濃度が極端に低いです．なぜ維持液と呼ばれるのか不思議ではないですか？ どうもNaと水分量に関して腎臓の働きを生理的に維持しているという意味に近いのではないかと思います．

　　3号輸液（Na濃度は35 mEq/L）を2,000 mL輸液するとNaは70 mEq入ることになります．NaCl 1g ＝ 17 mEqなので塩として4.1gとなり，1日に必要な食事中のNa量よりやや少ない量になるわけです．さて，このような薄い輸液を2,000 mL点滴すると，細胞外液，細胞内液ともに約1Lずつ水分量が増えるとともに浸透圧は270 mOsm程度に低下する計算になります（詳細は『ガイトン生理学』を読んでみてください）．それに対して腎臓は尿を出し，皮膚と気道は不感蒸泄することでNaよりも水分量を減らし，浸透圧を維持しようとします．この一連の動きは普通に食事を摂った場合と同じです．すなわち維持

輸液とは水分と電解質に関して食事を摂ったときと同じように腎臓を使っておしっこを出す，汗を出すという生体の働きを模したものということになります．

　参考までに生理食塩水を 2,000 mL 点滴すると少なくとも当初は細胞内液はそのままの量で，細胞外液に 2L が追加され（血管内に 1/3，血管外に 2/3），浸透圧は細胞内外ともに 280 mOsm のままです．

　3 ％の高張食塩水を 2,000 mL 点滴すると細胞外液量は 5 L 増え，細胞内液は 3 L 減り浸透圧はともに 314 mOsm と高張になります．低 Na 血症で 3 ％ NaCl を使うと，Na の補正とともに容量の増えた細胞を元の引き締まった姿に戻すことができるわけですね．

【膠質液：ヒドロオキシデンプン（商品名：ヘスパンダー®，ボルベン®）】

　出血量に対して同量の輸液ですむ膠質液です．成分であるデンプンが近位尿細管障害を引き起こします．腎機能障害症例，アミノグリコシドとの併用は避けましょう

　ヘスパンダー® は 1 日に 1,000 mL までにという説明がなされています．ボルベン® は 50 mL/kg/日まで．

❖ 利尿期の評価

　術後の利尿期には，300 mL/時も尿が出ることがあります．まず尿糖の否定，尿比重の確認を行い，脱水になるような病態でないことを確認します．高 Ca 血症による利尿はあり得ますが，経験したことがありません．さらに CVP 測定するか，内頸静脈の怒張を半坐位で確認します（図1，p47 も参照）．この時期，静脈環流量は劇的に増加しており，前負荷がかかっています．尿量が多いからといって，細胞外液を追加しないようにしましょう．高齢者では，Ⅲ音を聞くハメになりかねません．

【外頸静脈の怒張】

　図2 A は怒張のない状態，B は怒張ありです．外頸静脈で中心静脈圧をみるときは静脈の頭側を指で押さえて，反対側の手指で心臓側の静脈部分を圧迫します，そのまま下方に指を移動させます．ついで指を離し空虚になった静脈に戻ってくる血液の高さをみると中心静脈圧の推測ができます．内頸静脈の方が正確ですが胸鎖乳突筋に隠れ直接見えないのでペンライトで影をつくりながら静脈拍動を確認するとわかりやすいです．

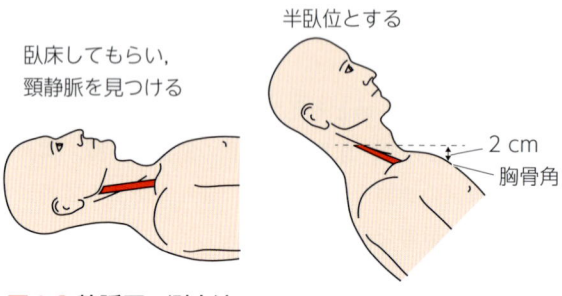

臥床してもらい，
頸静脈を見つける

半臥位とする

2 cm
胸骨角

頸静脈の怒張の上端が胸骨角から直方向に何 cm 上の高さにあるか定規で測る．測った値に胸骨から右心房の中心までの長さ 5 cm を足した値が，中心静脈圧と推定できる．
この例では 2＋5＝7
「JVP 7 cm」

図1 ●静脈圧の測定法（文献16より引用）

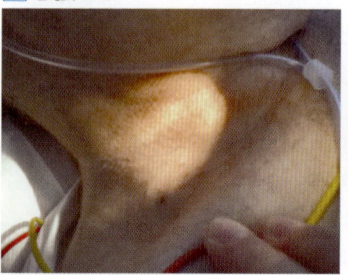

A 怒張なし

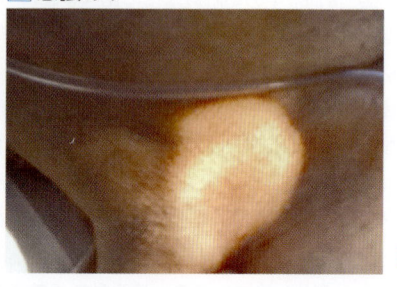

B 怒張あり

図2 ●外頸静脈の怒張

9　ERAS

周術期管理は世界的に変化している最中である

- 経口摂取を増やし輸液を減らす
- 鎮痛を積極的に行う
- ドレーンなどの異物を減らす

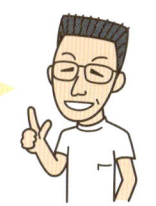

　Don't trust any body. 大学院でくり返し聞いたフレーズです. 先輩から指導を受けたことが正しいとは限りません. 患者さんの身体, 生命を預かっている以上ルーチンやガイドラインも疑ってかかるべきときがあります. これまでに記載した周術期管理の概要は, 現在筆者らが行っているもので, 研修するときにはそれを知っておくことが必要です. しかし, 世界の趨勢として管理は変わりつつあるのでそちらも記載しておくことにします. ただし, これもすべてが正しいとは限りません.

　ERAS（enhanced recovery after surgery）[17] では

▶ 経口摂取をできる限り術前術後で続け, その分, 輸液量を減らす

▶ 鎮痛法の工夫により覚醒を早くする

▶ 異物は極力留置しない

　といった工夫で呼吸機能も含めて全身状態が術後低下するのを抑え, 合併症を減らし, 入院期間を短縮することに成功しています. もともとは腹腔鏡下結腸切除で入院期間が短くなったことを受けて, もしかしたら周術期の工夫しだいで開腹結腸切除でも同じように入院期間が短縮できるのではないかという仮説から始まっています.

　その結果, 北欧からの報告では手術後の入院期間, 合併症への影響は術式よりも管理にあることが明らかにされています.

【ERASを行ううえでの注意点】

・もともとは結腸切除での検討での報告であり, 結腸手術以外で以下のすべての工夫が最適か不明です

・また老人施設に入所中の患者さんはその検討からは省かれており, 全身状態によって適応に慎重になるべきです

◆ ERASバージョンの周術期管理

✤ 手術前日

▶ 眠前にハルシオン®0.25 mg 1錠, センノサイド12 mg 2錠, 手術前日午後にマグコロール®P（クエン酸マグネシウム）50 g 1包を処方することもある

▶ 前日の点滴は行わない

- ▶ 手術6時間前までの食事可．手術開始2時間前までの水分摂取可
- ▶ 炭水化物の多く入った水分400 mLを可とする意見もあるがいまだ検討課題と思われる[18]

✦ 当日
- ▶ グリセリン浣腸液120 mLで浣腸可．**強力な腸管洗浄は行わないとする報告もある**
- ▶ この部分もまだ検討が必要で2015年の4,999名の結腸切除の報告では，腸管洗浄と経口抗菌薬を服用した方が入院期間，合併症によい効果があったとする報告が出ている[19]
- ▶ 手術の前投薬としてアタラックス®P 25 mg筋注は投与しない
- ▶ 気道分泌が多く，麻酔に必要であれば硫酸アトロピン0.5 mg筋注（多くの場合使わない）
- ▶ 経鼻胃管は使わない．動脈圧測定ラインを橈骨動脈に刺入される

✦ 手術
- ▶ なるべく小さな皮切にする．麻酔ではモルヒネは使わず，レミフェンタニル，硬膜外麻酔，筋膜ブロック，皮下ブロックを用いる
- ▶ 術前の経口水分摂取量が多い分，輸液量を絞る．結腸切除の場合，ドレーンは留置しない

✦ 術後
- ▶ 第2病日より食事摂取または経管栄養を開始することで術後イレウスの期間を減らし，輸液量の適正化を図る
- ▶ 早期の歩行も腸管麻痺の改善に役立つと思われてきたがエビデンスはない．ただし肺炎や深部静脈血栓の予防になり，導尿カテーテルを早期抜去できる
- ▶ 酸化マグネシウムなどの緩下薬の服用．海外ではアルビモパン（μ–オピオイド受容体拮抗薬）を使用している報告がある
- ▶ 鎮痛薬としてモルヒネをなるべく使わない
- ▶ 硬膜外麻酔，アセトアミノフェン4 g/日，NSAIDsを使用する
- ▶ ERASの工夫のそれぞれは目立って効果的というわけではないが，いくつかを合わせると結果的に合併症を減らし入院期間を短くすることにつながっている

Advanced Lecture

✦ 経鼻胃管の功罪

　腸閉塞の患者さんに経鼻胃管を入れるのは治療として有用ですね．では全身麻酔を受ける患者さん全員に経鼻胃管を入れるのに正当性はあるのでしょうか？

　経鼻胃管挿入による悪い点として，肺炎，発熱，無気肺発生のリスクが，入れない場合に比べて約2倍になることがあげられます．よい点として，術後の嘔気，腹部膨満が3/4に減少することも明らかにされています[20]．

　稀な例ですが，結腸がんの術後に十二指腸潰瘍が再発し幽門輪が狭窄したため，胃破裂を起こしたケースを経験したことがあります．胃管を入れていれば免れたわけですが，こういったことはきわめて稀です．また破裂に至る半日前には頻脈，脈圧開大，頻呼吸といったカテコラミンの過剰分泌による身体所見を呈していました．筆者にカテコラミンリリース[21]の身体所見を見逃さない能力があったならば破裂には至らなかったわけで，この1例のみの経験が胃管を全患者に挿入し続ける理由にはならないはずですね．

第2章
手術で役立つ
手技の基本

1　基本中のキホン〜糸結び

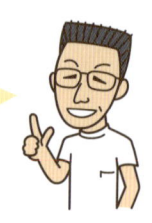

- 糸結びの基本は男結びであるが，女結びのほうが2回目も締まるのでむしろ都合がよいときがある
- 女結びでは3回結紮する
- ありとあらゆるところに結紮練習の残骸が残るよう繰り返し練習しよう！

　若いとき，他の病院に手術見学に行って，そこの10年目以上になる先生の姿勢に感動したことがあります．病棟で看護師からの申し送りを聴きながら自分の白衣のボタンに糸をかけて無意識に結紮練習をくり返していたのです．当然，素晴らしい外科医になっていかれました．

a. 男結び

①左手の拇指と示指で糸の片端を，右手の拇指と中指で対側の端を持ちます．右手の示指の掌側に持っている糸をのせます（図1 A）．

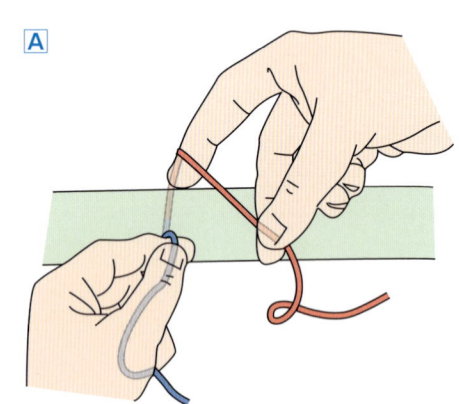

②右手の示指の先を曲げて左手に持った糸を上から引っかけ，右に引きます．右の糸と左の糸で十字ができます（図1 B）．

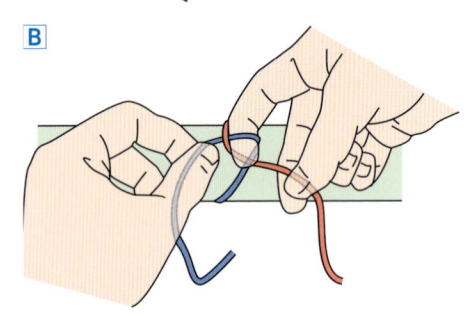

③示指の背（爪）で十字の下の部分の糸をすくうように引っかけてから引き抜きます（図1 C）．

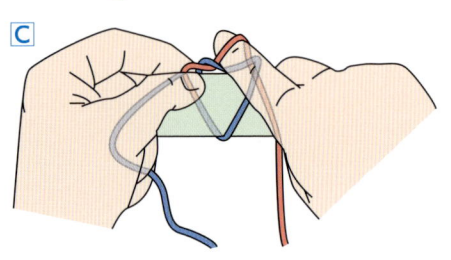

図1 ● 男結び
（文献1より引用）

④そのまま1回目の縛り込みを行います（図1D）．続いて左手は結び目の先，右手は結び目の手前に引っぱります．このとき右手は拇指と示指で糸を持ち，他の3本の指も糸にかけています．次に左手の糸を右手の3本の指に上からかけます．

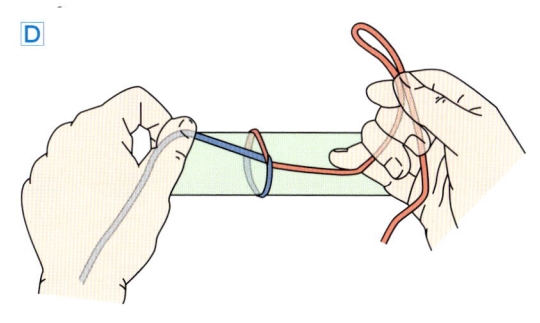

⑤右手の拇指と示指で糸を持ちながら右の薬指で糸を奥に押します（図1E）．

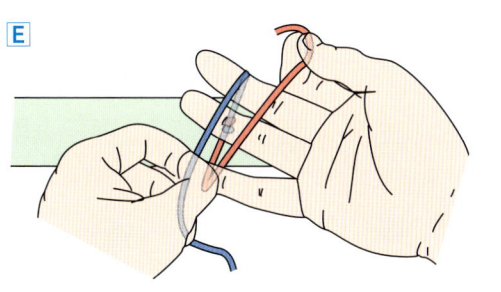

⑥右の中指で左手に持った糸を手前に引っかけます．
　引っかけた糸を拇指と示指，薬指との間で張っている糸にくぐらせます（図1F）．

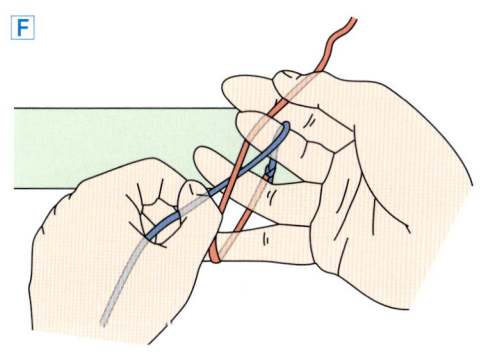

⑦くぐらせた部分を中指の爪と薬指の掌側で挟み引き抜きます．
　2回目の縛り込みを行います（図1G）．

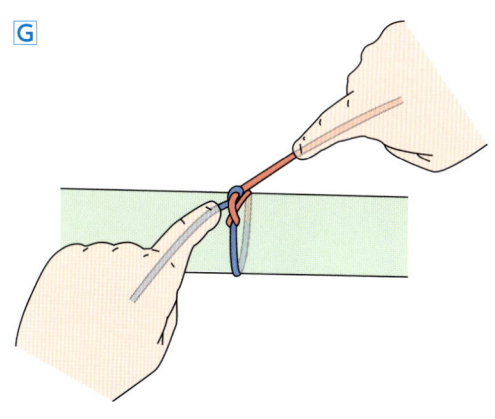

図1●男結び（続き）
（文献1より引用）

b. 女結び

　　女結びにするには⑤～⑦の操作をそれぞれ逆の手の指で
行います（図2）．もう1回⑤～⑦の操作を行います．

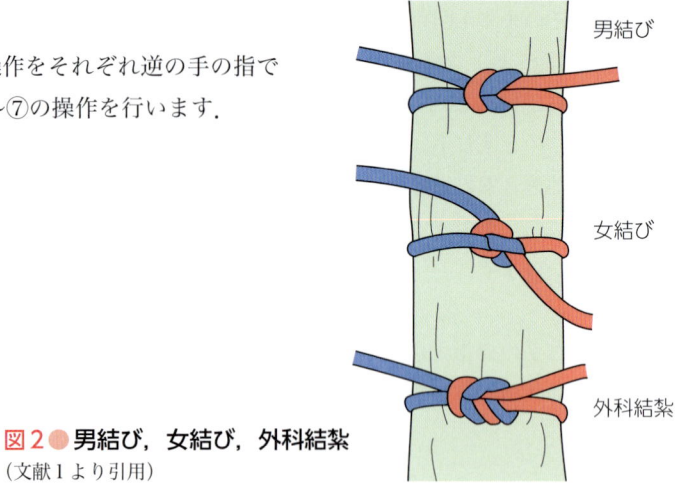

男結び

女結び

外科結紮

図2●男結び，女結び，外科結紮
（文献1より引用）

❖ 糸結びのヒント

　　男結びでも片方の糸を強く引いて結ぶと緩みます（図3）．

　　最初の結びで緩ませないようにするにはいわゆるロックをかけます（図4）．

　　外科結紮は緊張のかかる組織にとても有用ですが，細かな創には避けたほうがよいでしょう
（図5）．

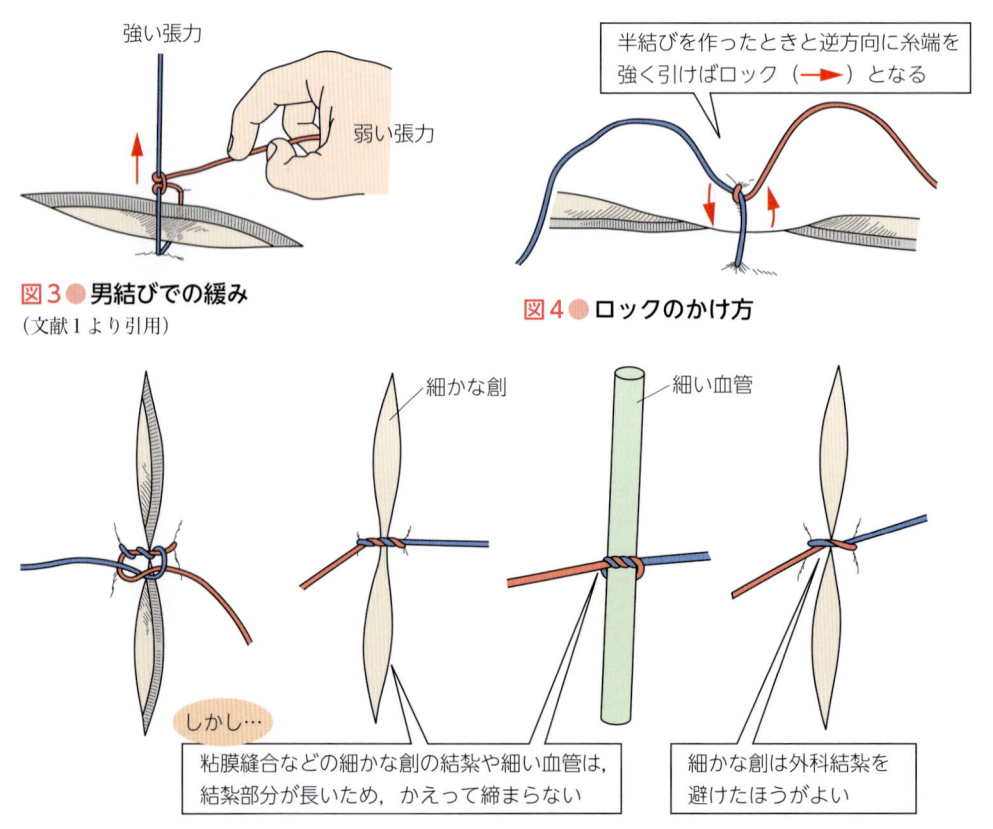

強い張力

弱い張力

図3●男結びでの緩み
（文献1より引用）

半結びを作ったときと逆方向に糸端を
強く引けばロック（ ➡ ）となる

図4●ロックのかけ方

細かな創

細い血管

しかし…

粘膜縫合などの細かな創の結紮や細い血管は，
結紮部分が長いため，かえって締まらない

細かな創は外科結紮を
避けたほうがよい

図5●外科結紮
（文献1より引用）

2　縫合

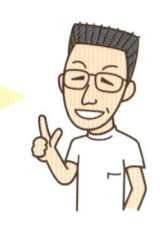

- 皮膚に対して直角よりもやや寝かせた角度で刺入
- 針を引き抜くときは手前に

　縫合するときの持針器の操作を運針といいます．針を運ぶわけです．単に組織に鋭利な針を差し込んで回すという感覚は，運ぶという言葉に合いません．これを読んで実践してください．針と糸を組織の中で運ぶときに押したり引いたりといった実に繊細な動きが行われていることを理解していただければ幸いです．

1）持針器の持ち方

　手のひらで持針器を持ったとき，針先は手の背側に向くようにします（図1 A）．

　運針中は持針器の輪の中に指を入れないほうが回内，回外しやすく運針が安定すると思います（図1 B）．なお，針を持針器でつかむときは糸のあるほう1/3を把持すると針がまがりにくいと思います．あまり端をつかまないようにしてください．

　針をはずすときには輪の中に拇指と薬指を入れます（図1 C）．

　縫合間隔は創縁が合う限り，最も少ない結紮数にするのが原則です．

　大腸穿孔などで腹壁の創縁が汚染された場合は縫合と同時にドレナージできるようにしなければなりません．縫合間隔をあけて縫合した創の間に十分な隙間ができるようにしないと退院が大幅に遅れます．

A 針先の向き
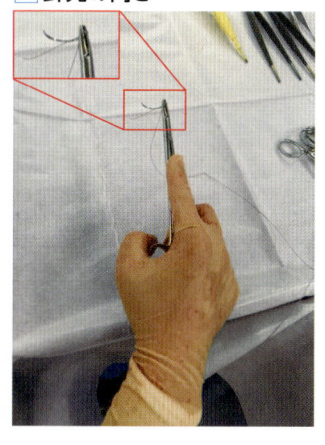

B 運針中の持ち方
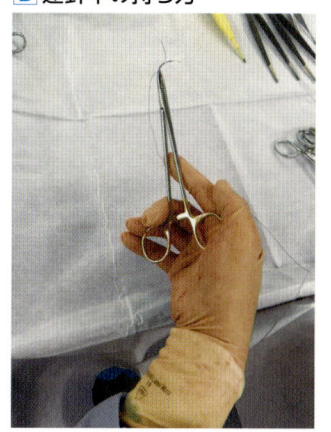

C 針をはずすときの持ち方
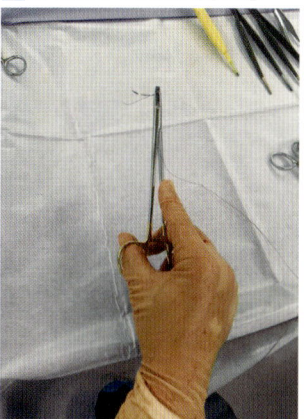

図1 ● 持針器の持ち方

2) 運針のしかた

　ちょっとした知識とコツで運針はスムースになり組織を傷めません．例えば針は皮膚に直角に入れるべきとか，ヘガール持針器を使うときは輪の中に指を入れておかなければならないとか，組織から針先が出たら鑷子でつかむとか，言われることがあると思いますが，すべてそうとは限りません．いろいろ試してみましょう．

① 手首はなるべく固定したうえで持針器を握り，前腕を回転します．前腕の回転は持針器に添える右示指に伝わり，そのまま針の回転になります．したがって運針の意識は右示指を動かす意識と等しくなります．指先は単純に回転するのではなく，図2Ａ のように針先を押して回していくものです．

② 青の点線（--▶）は持針器すなわち示指の軌道に相当します．針先は皮膚に対して約60°の角度で刺入します[1]（図2Ｂ）．

※ 皮膚を鉤ピンでめくればもっと大きな角度で刺入できます．針を回転させるというよりも皮膚に押し込む意識が必要です．

※ ヘガール持針器では輪に指を入れないようにすると，回外しやすく縫合操作が簡単になります．

③ 次いで深さを気にしながら押し回し針先を皮膚に押し出します（図2Ｃ）．持針器を持ち替えて針先をつかみますが，針を引き抜くときに回転する意識が強いと針のお尻の部分で皮内の組織を切ってしまいます（図2Ｄ▶）．

④ 針を引き抜くとき，持針器を持つ右手は掌側が下側を向くようにして針を把持してください．

⑤ 持ち替えて把持した部位（図2Ｅ▶）を引きながら回転させます．針先が組織から十分に出て引き込まれることがないようであれば，そのまま持針器で把持してください．引き込まれそうならば鑷子で針先を把持しておく必要があります．

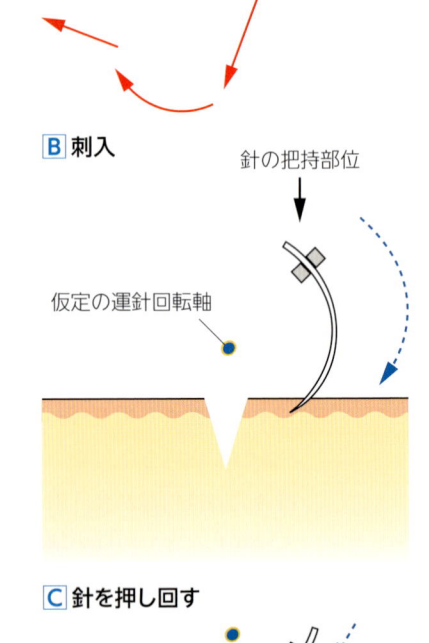

Ａ 運針の意識

Ｂ 刺入

針の把持部位

仮定の運針回転軸

Ｃ 針を押し回す

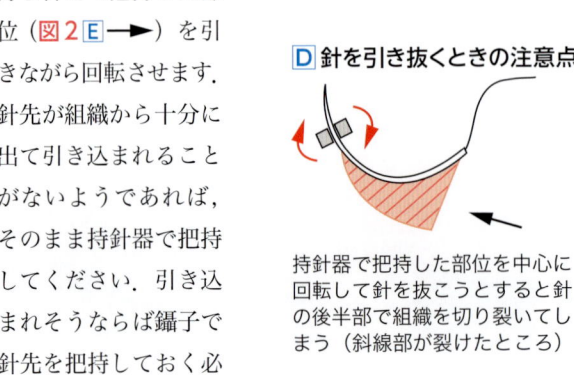

Ｄ 針を引き抜くときの注意点

持針器で把持した部位を中心に回転して針を抜こうとすると針の後半部で組織を切り裂いてしまう（斜線部が裂けたところ）

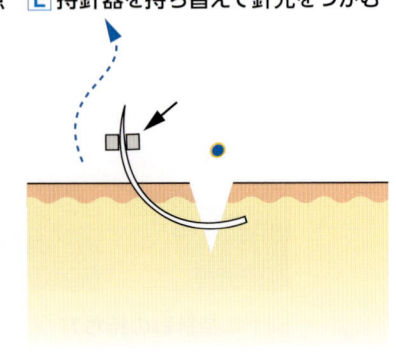

Ｅ 持針器を持ち替えて針先をつかむ

図2 ● 運針のしかた

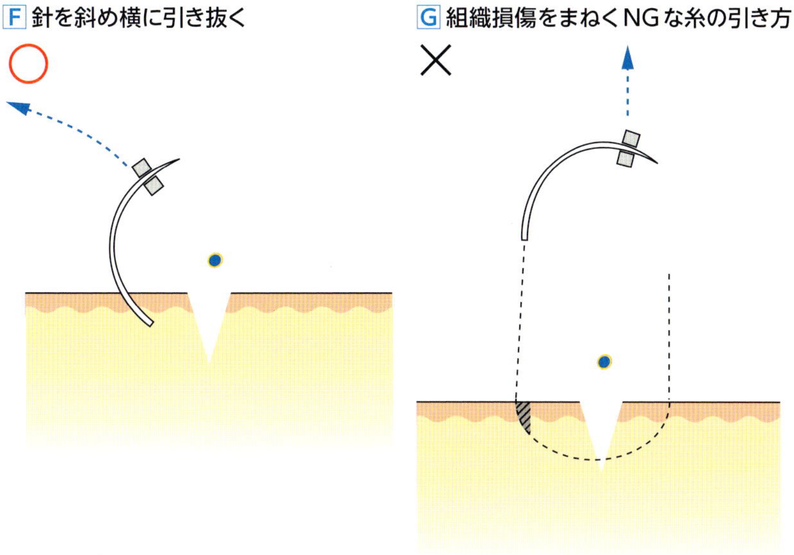

F 針を斜め横に引き抜く　○

G 組織損傷をまねくNGな糸の引き方　×

図2●運針のしかた（続き）

⑥持針器を斜め上に引き上げながら回転させ，最後は左横に引くようなイメージをもつと糸による組織損傷も避けることができます（図2**F**）．消化管吻合でも同じ意識が好ましいと思います．

⑦糸を強く引き上げると，図2**G**の灰色の部分の組織が切れてしまいます．特に腸管の場合，組織が軟らかいため損傷は著しくなります．垂直に上でなく左方向に針糸を引いたほうが安全です．

✣ヒント

皮膚に1本だけ糸をかけるだけですむ場合，特にベッドサイドでドレーンやカテーテルの再固定をする場合は，写真のように18G針を使うのが手軽です．図3は手術中に留置した胆嚢内へのドレナージチューブを再固定したときのものです．

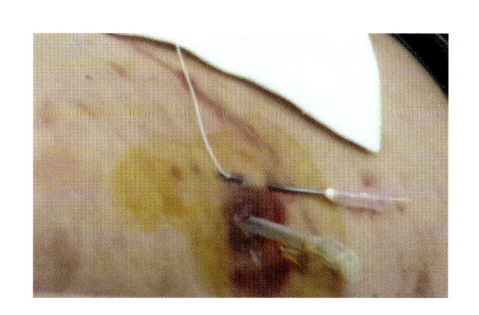

図3●ドレナージチューブの再固定

3) 糸の選択

a. 太さ

▶ 0に付く番号の大きい糸ほど細く抗張力が弱くなります．繊細な組織，引き寄せる力が少なくてすむ部位では細いものを選択します．逆に緊張のかかる部位，まとめて組織を縛る場合などは太めの糸を選びます

▶ 腹壁の縫合は1–0，1号の太いものを選びます．血管などの結紮はほとんど3–0という細い糸を用いています．肝切除などでの血管修復はとても繊細なので4–0，5–0の太さのプロリーン®（モノフィラメント合成糸）を選択しています．ERでよく見る小さな傷での皮膚縫合は3–0，4–0の細めの糸を選んでください

b. 材質（表1）

- ▶ 絹糸：腹腔内では血管の結紮にも使います．抗原になるため組織反応が強く，閉創において筋膜の縫合に使うと縫合糸膿瘍が発生します．抗張力も弱めですが扱いが容易なので初心者が皮膚縫合するときには有用です

- ▶ ナイロン糸：絹糸よりは抗張力も強く組織反応は少ないのでERでの皮膚縫合によいですね．針つきを選んでください．ただし緩みやすく，4〜5回結紮操作をするべきです．扱いにくいので縫合に慣れるための練習にはよいかもしれません

- ▶ 吸収糸（バイクリル®，ポリゾーブ™など）：加水分解によって生体内で吸収される編み糸で太いものは閉腹に，4-0などの細い糸は消化管縫合などに適しています．組織反応は軽度．このような吸収糸をERでの皮膚縫合に使う人がいますが，爪床を縫うとき以外はあまり有用性はないように思います．値段も高いです

- ▶ PDS® II モノフィラメントの吸収糸：編み糸と違って組織通過抵抗が少なく細菌も入り込みにくいため，消化管縫合に適しています．適度な伸びもあり優秀な吸収糸．しかし太いPDS® II は硬く閉腹時に筋膜縫合に使うと，内側から皮膚を刺激して痛みの原因になることがあります

- ▶ プロリーン®：血管吻合，肝臓，膵臓の止血に使用します．とても柔軟性があり弱い組織でも結紮しやすい糸ですが高価です．取り回しも熟練が必要です

表1 ● 縫合糸の分類

吸収性	素材	形態	商品名	用途
吸収性縫合糸	合成糸	モノフィラメント（図4A）	PDS® II	消化管縫合
		編み糸（図4B）	バイクリル®，ポリゾーブ™	太→閉腹，細→消化管縫合
非吸収性縫合糸	天然糸	編み糸	絹糸	皮膚縫合
	合成糸	モノフィラメント	ナイロン	皮膚縫合
			プロリーン®	血管縫合
		編み糸	エチボンド®	皮膚縫合

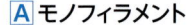 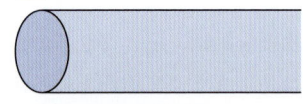 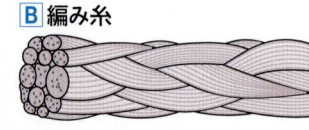

A モノフィラメント　**B 編み糸**　図4 ● 縫合糸の構造

組織通過抵抗	小さい	大きい
感染性	低い	高い
結び目	大きい	小さい
結紮	弱い	強い

4) 縫合の練習

a. 糸結び

すでに基本的な方法を身につけているようならば，新しい方法を覚える必要はありません．外科系に進むならば，複数の結紮法に習熟しておくべきですが，内科系などに進むつもりならばどんな結紮法でも1つだけ知っておけば十分と思います．

b. 縫合練習

スポンジシート（ネットでも購入できます），腸管に見立てた円筒状のスポンジ，ガーゼを数枚重ねたミクリッツガーゼなどで持針器の扱いを練習してください．

▶ 結節縫合が基本です．縫合の間隔（ピッチ）は創縁が合う限り最も少ない結紮数にするのが原則です．細かく縫う（ピッチが小さい）ほうが一見丁寧に見えるでしょうが，縫合糸で締めた部分の組織は虚血になります．糸は異物ですからその量が多ければ炎症反応も強くなります．縫合不全の原因になりかねません．上腹部での白線の縫合などは示指が入らない程度のピッチにしておくべきです

▶ ピッチが大きければバイト（針の刺入点から創縁までの長さ）も大きくします．先に述べた運針法を意識しながら練習してください

▶ マットレス縫合（図5）：垂直マットレス縫合と呼ばれ，緊張のかかる組織で使われます．深層，浅層の高さをそれぞれ合わせるのがコツです

▶ 埋没縫合：1回ずつ結節する埋没縫合では深部から真皮，対側の真皮から深部へと運針し縫合の結節は深部に位置することになります（図6A）．連続の埋没縫合は慣れるとかなり早い運針が可能になります（図6B）

▶ かぎ裂きに対する縫合：かぎ裂きの先端を図7のように縫合した後に残りの部分に結節縫合を加えておきます

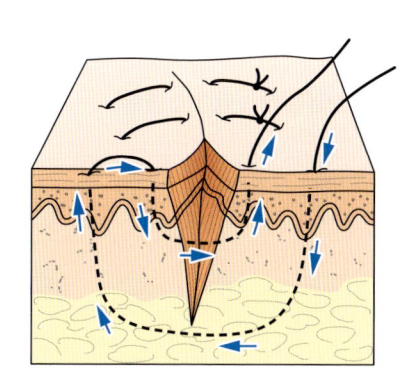

図5● マットレス縫合
（文献2より引用）

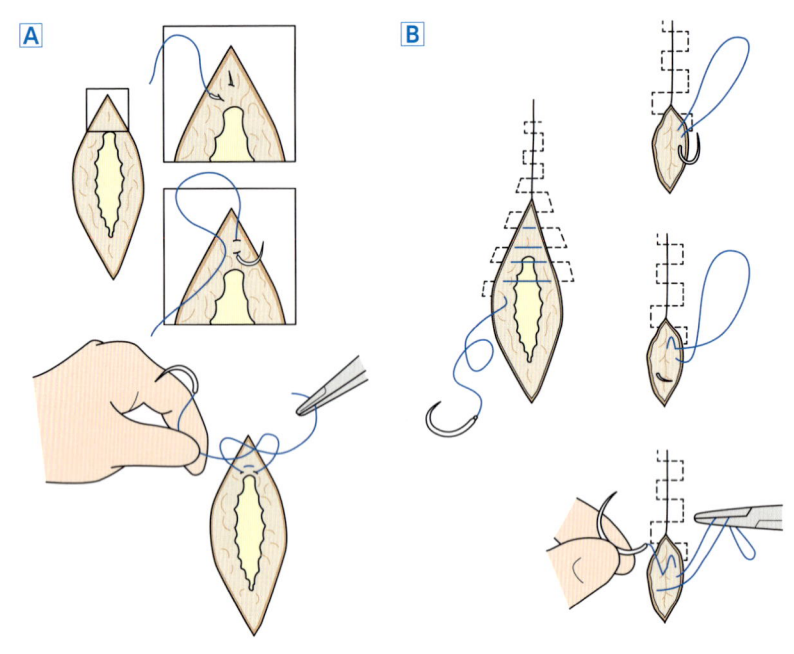

図6●埋没縫合
（文献3より引用）

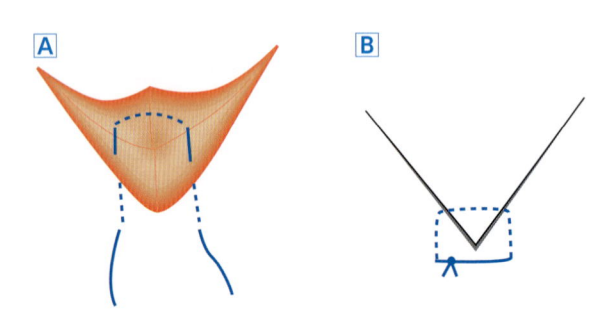

図7●かぎ裂きに対する縫合
（文献2より引用）

3　開腹

- メスはバイオリンボウ式に持ち真皮まで切る
- 上腹部正中切開では臍の近くで白線を見つけそこから上下に切り開ける
- 斜切開では腹直筋，外腹斜筋，内腹斜筋，腹横筋を意識する
- 下腹部正中切開では臍と恥骨結合を結んだラインを想定して切る

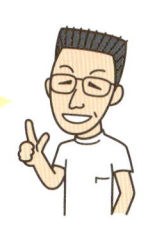

1) 上腹部正中切開

①立ち位置：患者さんの右に立つと，開腹後もそのまま胃や肝臓の操作ができます

②皮膚切開時のメスの持ち方はペンホルダー式ではなくバイオリンボウ式で持ちます（図1）．メスに添えられた拇指と対側にある示指，中指，薬指のならび位置が切開線と平行になり，また円刃刀の腹で切開を入れることができ安定します

③上腹部の皮膚をよく見ると正中線に沿ってマーキングともいえる一列だけの体毛の並びがみられることがあります．少し左に寄っていることもありますがここを切れば正中です

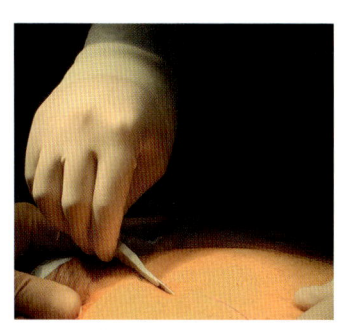

図1 ● バイオリンボウ式
皮膚切開時のメスの持ち方

④深さは真皮までにとどめ脂肪組織には切り込まない程度としています．皮切後に下の脂肪層を電気メスで切っていきますが，助手と協同しながら鉤ピンや手で創を左右に適切に牽引するのがコツです．脂肪を切り分けながら腹直筋鞘を探します

⑤左右の腹直筋鞘が癒合しているところ（白線）を確認したら，そこを切開すれば筋肉の露出はなく出血もありません（図2）

⑥臍の近くの上下で白線は幅広いため，この部分から切開を広げていくと正確に腹膜前に入りやすくなります

⑦白線を切り開けると薄い脂肪組織の奥に腹膜がみられます．意識しないと気づきにくいのですがここの脂肪の表面には薄い膜があります．これを切開すると脂肪は左右に分けやすくなります

⑧腹膜が露出されたら鑷子でつまみあげ，腸管などを落としてからメスでカットを入れます

⑨足側の切開を延長するためには，腹腔内に左示指と中指を入れて引き上げその間を電気メスで切ります

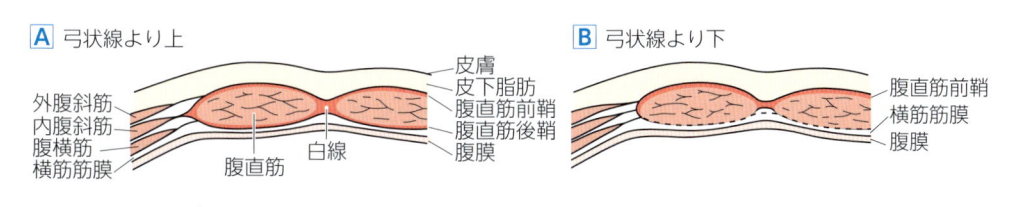

A 弓状線より上

外腹斜筋
内腹斜筋
腹横筋
横筋筋膜
腹直筋
白線

皮膚
皮下脂肪
腹直筋前鞘
腹直筋後鞘
腹膜

B 弓状線より下

腹直筋前鞘
横筋筋膜
腹膜

図2 ● 前腹壁の横断面

⑩頭側は自分の示指と助手の示指を入れてその間を切開します

⑪胃切除の場合は切開の上端は剣状突起の胸骨付着部左側，膵頭十二指腸切除などの場合は剣状突起の胸骨付着部右側とします．下端はできれば臍上縁にとどめます

⑫創の上下端に切りこむときに筋鉤を入れて皮膚を引き腹膜を上下端の奥まで追うのはよい方法とは言えません．閉腹時のトラブルの原因となります

⑬体格しだいで逆T字切開を行うことがあります．この場合は，横切開を先に行うと白線を見つけやすくなります．肝円索は離断しますが，肝硬変が合併していると出血の原因になりますので結紮するようにしています

⑭開創は止血のよい練習になります．ガーゼと止血用鑷子，電気メス，助手と声をかけながら連携をとる練習をしましょう

2) 斜切開

　図3にあるように正中では腹直筋を横断し，外側では外腹斜筋，内腹斜筋，腹横筋を切開することになります．胆石症の切開では正中縁は白線の手前あたりから，肝右葉切除の場合は剣状突起の胸骨付着部よりやや頭側から皮膚切開を始めます．肋弓縁より2横指の間隔をとって右下方へ切開を広げていきます．筋肉を横断するため，出血が多くなります．正中切開よりさらに止血のトレーニングができます．またこの切開では神経を切るので術後に皮膚の感覚が消失する部位ができることがあります．

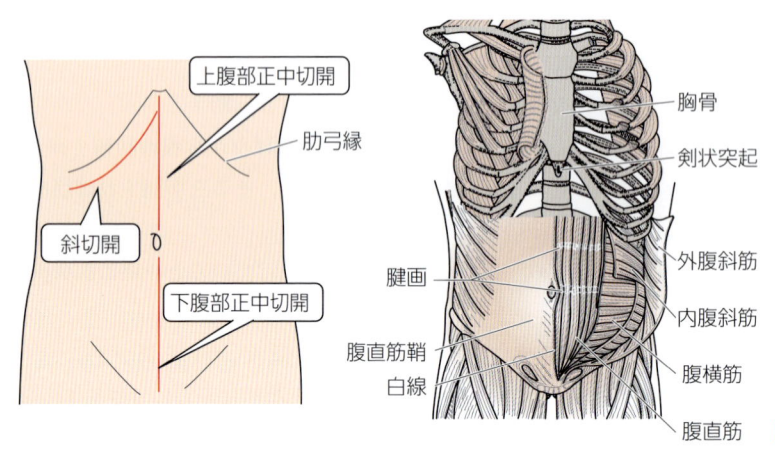

図3 ● 切開法と筋解剖

3) 下腹部正中切開

①患者さんの左側に立つと，そのまま骨盤を覗き込みながらの操作が容易です

②下腹部の開創では，臍下方にある弓状線から足側には腹直筋後鞘が欠損しており（図2 B），白線もときに痕跡程度に細くなるため左右に偏りがちになります

③臍と恥骨正中を結んだラインを想定しながら切開を進めます

④恥骨の頭側3cmほどの深部には脂肪組織に埋もれて膀胱があるので切り込まないように注意が必要です

4　閉腹

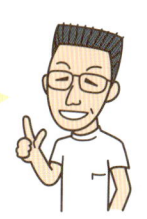

> ● "腹膜⇒筋膜⇒皮膚"の順に3層で縫合，"腹膜＋筋膜⇒皮膚"の順に2層で縫合の2通りがある
> ● 皮膚は結節縫合かステープラー，場合により埋没縫合を行う
> ● 腹膜は2-0吸収糸，筋膜は1-0または1号吸収糸，皮膚はステープラーか2-0程度の絹糸を用いる．埋没縫合では3-0吸収糸を用いる

1) 閉腹のコツ

　　閉腹も研修医の出番です．ただし皮下脂肪が厚い場合やTの字をひっくり返したような切開では閉腹操作は難しく，いい加減に行うと創ヘルニアの原因になってしまいます．指導医の指示をよく聞いて閉創してください．腹壁を3層で縫合する場合と2層で縫合する場合の2通りがあります．

✤ 手順とコツ

▶ 上腹部正中切開：
　・腹膜に余裕がある→3層〔①腹膜，②腹直筋鞘前後葉（白線断端），③皮膚〕
　・腹膜に余裕がない→2層〔①腹膜と腹直筋鞘前後葉，②皮膚〕

▶ 斜切開：3層〔①腹膜と腹横筋腱膜，②腹直筋鞘前葉と後葉，③皮膚〕

▶ 下腹部正中切開：3層が多い〔①腹膜と薄い横筋筋膜，②腹直筋鞘前葉，③皮膚〕

▶ 腹膜は2-0吸収糸，筋鞘などは1-0または1号吸収糸，皮膚はステープラーか2-0程度の絹糸を用います．3-0吸収糸による皮下埋没縫合も勧められます

▶ 閉腹時における傷については，腹膜，筋膜を縫合後に洗浄するようにします．創面が厚い場合，浅在筋膜の縫合を行えば死腔を減らすことができますが，このときに脂肪組織を多く巻き込むと脂肪壊死，感染の原因になります．そして余裕があれば皮膚縫合の前に真皮縫合を加えましょう．創感染が減る印象があります．皮膚は外翻気味に出来上がるようにします

▶ 乳腺手術の場合は埋没縫合が行われます．腹部手術でも3-0か4-0吸収糸を使った皮膚の埋没縫合はお勧めです

▶ 縫合は手首の解剖学的な制限から，運針はどうしても斜めになってしまいます（図1 A）．自分の体の向きを変えると，創に直角な運針ができます（図1 B）

▶ ステープラーで皮膚を閉じる場合は創の方向に緊張をかけながら，うち込むようにしてください．具体的には術者は右手にステープラーを握り，左指で手前に創を引きます．助手は反対側から鈎ピン2本で創をつかみ術者とは反対側に引いた状態にしておきます．このように傷を上下に引いて緊張をかけながらステープラーを握ります．きれいに創が合います

▶ 肝切除などのカーブのかかった傷を縫うと，大概，外側の創面の長さが余ってしまいます．外側は大きなピッチをとるように意識をしながら縫いましょう（図2）

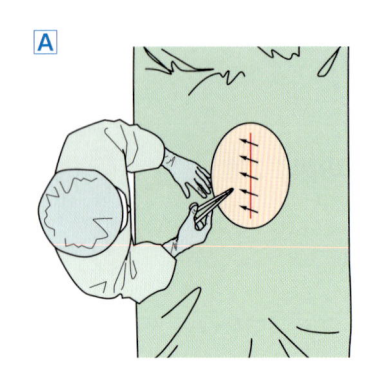
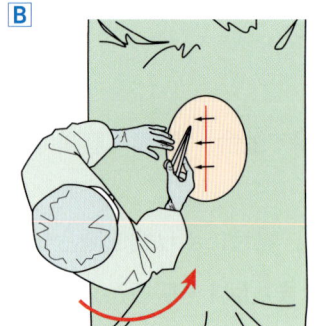

図1 ● 術者の立ち位置

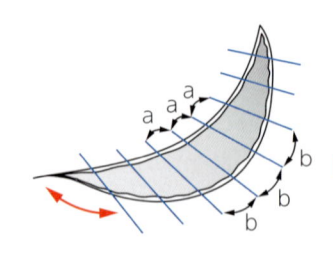

図2 ● カーブのある傷の縫い方
外側 (b) は内側 (a) よりも大きな
ピッチをとる

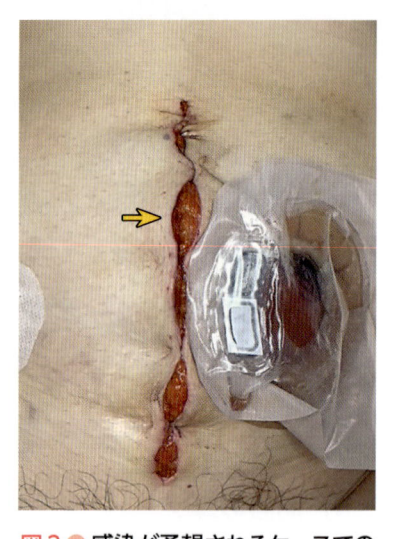

**図3 ● 感染が予想されるケースでの
皮膚の縫合**
S状結腸穿孔後で人工肛門を作製している．
糸と糸の間に隙間 (⇒) ができるくらい
大雑把に閉じておく

▶ 汎発性腹膜炎で手術をした場合，創はいくら洗浄しても確実に感染します．大概，術後1週間目に創に膿瘍を形成して発熱し，ドレナージをしましょうということになります．このような感染が予想される場合は，腹膜と筋膜まで通常通りに閉じて，皮膚はきわめて大雑把に閉じておきます

▶ 糸と糸の間に隙間ができている必要があります（**図3 ⇒**）

📖✏️ ひとくちメモ

ERでの動物咬傷の処置

　顔面以外はドレナージ孔を残すようにおおざっぱに縫合します．開口部が狭くて深めの創では，縫合をしないように心がけます．

　猫による咬傷では，その鋭い歯が骨まで達し骨髄炎になることがままあります．抗菌薬投与にもかかわらず整形外科医による掻爬術が必要になることもあります．

　ただし動物咬傷でも顔面の傷は，後々，形が悪くならないように気をつけて縫合します．少々細かい縫合でも血流が多いので感染しにくいとされています．

　ところで額の傷を縫うときに，眉毛を剃るのは禁忌です．その後の社会生活に大きな印象の変化を与えかねず，しかも伸びるのに毛髪の倍の時間がかかります．

　眼輪筋にかかるような傷，眼裂の内側の創は，眼科医に必ず相談してください．

5　創傷処置

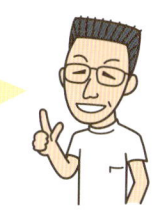

- 開腹創 ⇒ ビジブル，カラヤヘッシブ®
  外傷でじわじわ出血 ⇒ ソーブサン
  擦り傷 ⇒ ベスキチン®，カラヤヘッシブ®
  埋没縫合の補強，小児の傷 ⇒ ステリストリップ™
- 抜糸は通常7日目．顔面は4〜5日目

　きれいに合った創面では2日間もラッピングすれば十分です．創面の閉鎖に不安があるときは湿潤環境におくべきですが，このとき，浸出液が溜まりすぎるとそこが感染の原因となります．適度に浸出液を吸収・保持する素材を使う必要があります．

1）術後の創ドレッシング

　ドレッシングの目的は，余分な浸出液を除き，かつラッピングすることですばやい上皮化をはかることにあります．筆者らは今のところオプサイトPOST-OPビジブルというポリウレタンドレッシング材を，腹部の大きな縫合創に使っています（図1）．

　吸収パッドが付いているため浸出液も都合よく吸収してくれます．水蒸気を通すため創の過度な浸軟がみられず使いやすいドレッシング剤です．**術後24〜48時間で縫合部は上皮化し閉鎖が完了する**とされています．この後はドレッシングがなくても創感染は起きないし，シャワーも可となるとされていますが（ただしドレーンがある場合はシャワーは抜去後にすることが多い），実際のところもう少し長めにドレッシングを継続しています．

　抜糸，抜鉤は，腹部の創では7日目．顔面の創では4〜5日目に行っています．ステロイド使用症例，糖尿病，栄養不良症例では延期します．

✢創感染について

　術後4日目以降の突然の高熱では，ドレッシングをはずして創部を視触診し，発赤，皮下膿瘍，蜂窩織炎の有無を確認します．皮下膿瘍を疑うのであれば一部抜糸し，ペアンで創を広げて，ドレナージ，培養を行います．蜂窩織炎の場合は，局所の冷却と抗菌薬投与を行います．

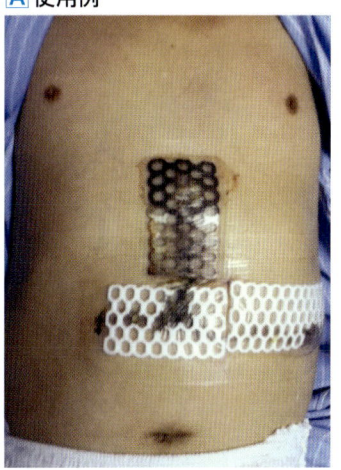

A 使用例

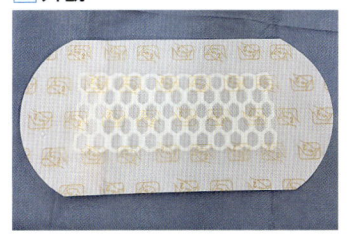

B 外観

図1 ● 術後の創ドレッシング

2) ERでの外傷ドレッシングについて

- ▶ **外傷**：皮膚が欠損しているような場合はカラヤヘッシブ®やデュオアクティブ®．じわじわと出る出血がある場合は，ソーブサン（アルギン酸カルシウム），表皮が欠損していたらベスキチン®（ムコ多糖類）に翌日変更することが多いです
- ▶ **指先損傷**：ソーブサンで止血し，後日，人工真皮（ペルナック®などコラーゲン製品）とフィブラスト®スプレーを併用．早い時期に整形外科に相談すべきですね
- ▶ **感染創**：アダプティック®，経口抗菌薬．洗浄をくり返すことが重要です
- ▶ **きれいな閉創部**：カラヤヘッシブ®，ビジブルを使用します

ガーゼは創傷の保護材としてはあまり使いません．特に皮膚が剥離したような創部には使用を控えたほうがよいでしょう．

❖ **主なドレッシング材**

①**テガダーム™**：ポリウレタンフィルム．水蒸気を逃し適度な湿潤環境を保ってくれるフィルムです．

②**カラヤヘッシブ®**（図2）：粘着層にカラヤガムが使われており，創傷からの浸出液を吸収保持して創傷を湿潤状態に保ってくれます．擦り傷でも，縫合後の切り傷でも結構きれいに治してくれます．

③**デュオアクティブ®**：ハイドロコロイドドレッシング．湿潤状態を保ってくれます．

④**ソーブサン**（図3）：綿状のものですが，鑷子でちぎって，じわじわ出血している創面にあてると，ちゃんと止血してくれます．上からポリウレタンフィルムでカバーしておきます．

ソーブサンは高濃度に含まれるCaが浸出液内のNaと変換されてアモルファス状になり，創を保護します．また交換されたCaは凝固因子として働くため

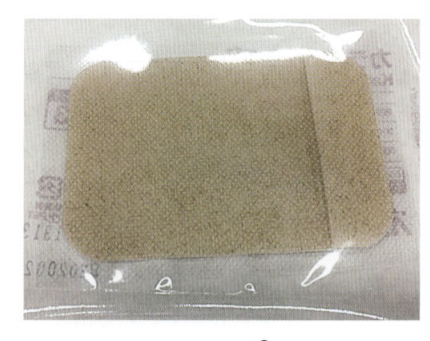

図2●カラヤヘッシブ®

A 外観

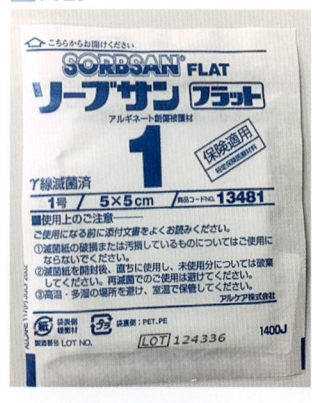

B 貼付したところ

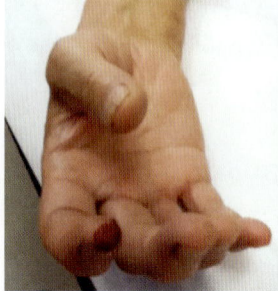
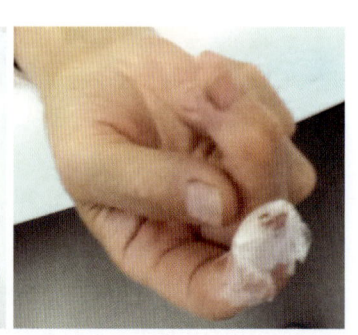

図3●指先の創断面にソーブサンを貼付

止血効果は高いです．欠点は，長期間使うと上皮化を阻害することと，剥がすときには生理食塩水や流水で十分に柔らかくする必要があることです．また湿潤環境を維持するためにポリウレタンフィルムで覆っておいたほうがよいでしょう．

⑤**ベスキチン®**（図4）：甲殻類の外骨格から抽出されたムコ多糖類をシート状にしたものです．硬めで和紙状のシートですが，これが結構きれいに傷を治してくれます．最近のマイブームです．

⑥**アダプティック®**（図5）：ワセリンコーティングガーゼで創に固着しないので，はがすときに痛くありません．抗生物質軟膏と一緒に使うとGood．昔使っていたソフラチュールの代わりに使っています．

⑦**ステリストリップ™**：ドレッシング材ではありませんがステリストリップ™はごく浅い切開創を合わせるときに使える粘着テープです（図6）．どの程度の深さまで許されるのかが難しいのですが，出血していないこと，創が広がる方向に強い緊張がないことが条件でしょう．幼児の場合は重宝します．埋没縫合の補強材としてもOKです．

A 外観
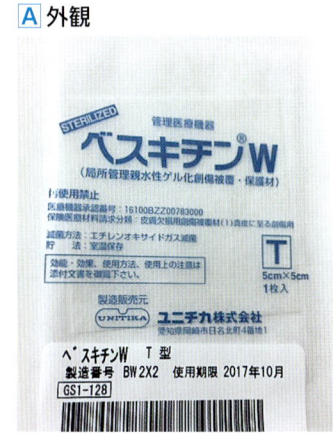

B 貼付したところ
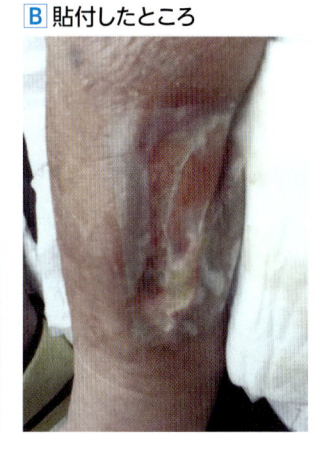

図4●**ベスキチン®**

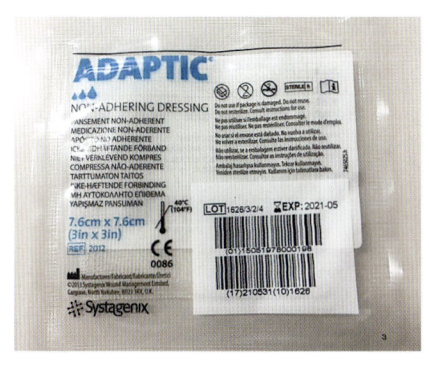

図5●**アダプティック®**

A 外観
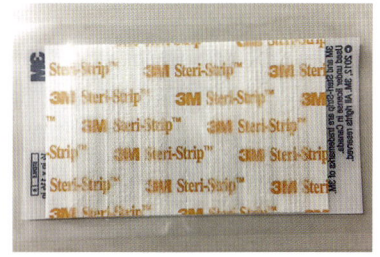

B 貼付したところ
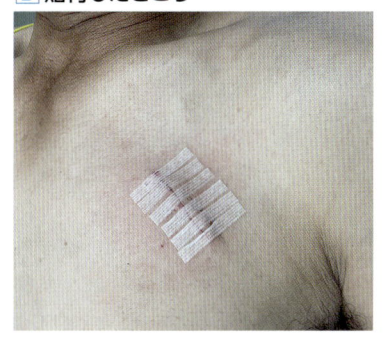

図6●**ステリストリップ™**

✥ 創傷治癒のタイムライン

①炎症期：1週間程度で好中球，マクロファージ，リンパ球が誘導される

②増殖期：3週間程度で線維芽細胞が活躍する

③リモデリング期：1年がかりで創が落ち着く

治癒がストップするのは炎症期が多い．最大のリスクは糖尿病．

1）創処置の基本原則

▶ 閉腹創は24～48時間で上皮化が完了しラッピングがいらない程度に閉鎖します．この時期に外界からの感染リスクはほとんどなくなります

▶ 消毒は好中球やマクロファージの遊走を阻害するので禁です．感染したら生理食塩水で洗浄．ガーゼは創が感染して浸出液が多い場合に使用します

▶ 増殖期に入った7日目以降には，縫合糸を安全に抜くことができます．しかし糖尿病などではすべてのphaseが遅延するので抜糸は延期すべきです

▶ 硬くなった皮膚の創が軟らかくなるのはリモデリング期に入ってからなので，数カ月後となります．患者さんから「いつになったらこの傷は軟らかくなるのですか？」と聞かれたら，半年から1年かかりますと答えておきましょう

▶ 一期的治療できなかった場合は，感染治療後にラッピングを基本として時間をかけて治癒させることになります

2）創傷治癒の阻害因子

以下のような事象があげられます．

▶ **糖尿病**：増殖因子，血管新生，マクロファージ，コラーゲン，線維芽細胞，表皮のバリア能力低下などに影響しすべてのphaseを阻害します．感染リスクも上昇します．残念ながら術直前の糖尿病（DM）コントロールを頑張っても感染のリスクを減らすのは困難とされています

▶ **感染**：細菌が炎症性メディエーターを出すことにより炎症期，増殖期を阻害します

▶ **栄養不良**：はっきりしたエビデンスはまだありませんが，感染の原因となり，炎症期，増殖期を阻害します．一次治療よりも二次治療が栄養不良により遷延します

▶ **タバコ**：腹壁瘢痕ヘルニアの原因にもなります．術前にタバコを4週間以上中止することでSSI（手術部位感染）は減少します（オッズ比 0.40，95％ CI 0.20～0.83）[4]．術前に4週間以上の期間をとるためには，多くのケースで外科へ患者さんが紹介される前の段階で禁煙を指導されるべきということになります

▶ **化学療法**：大腸がんの化学療法で使われるVEGFは血管新生を阻害します．また免疫抑制による感染リスクもみられます

▶ **ステロイド**：免疫抑制による感染リスク上昇で創傷治療を阻害します．ビタミンA投与が有効といわれています

▶ **その他の阻害因子として**

・放射線治療

・高齢

・動脈閉塞：四肢の創に関連する

・静脈うっ血：特に下腿の創に関連する

・鎌状赤血球症：血行を阻害する

どうにもならないような創であっても，阻害因子を排除するとすみやかに治癒させることができます．図7は二次治癒の例です．糖尿病と栄養状態の改善を行いました．

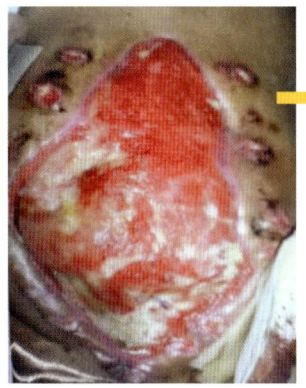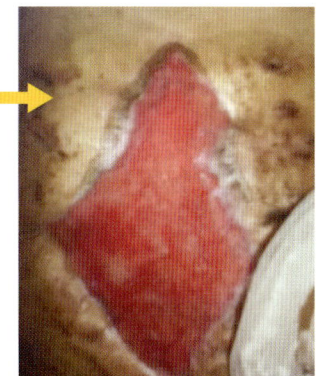

図7 ● 二次治癒の例
糖尿病と栄養状態の改善を行った

Case 糖尿病による創傷治癒の障害〈80歳代 男性〉

重症胆嚢炎にて内科で経皮経肝胆嚢ドレナージ施行．その後に胆嚢摘出術を依頼された症例．当初は病棟でほぼ寝たきり．ドレナージによる炎症の消退とともに徐々にトイレ歩行程度は可能となった．

糖尿病治療としてジャヌビア®，インスリン自己注射にて治療中であったが，HbA1c 8.0，尿糖4＋とコントロールはよくなかった．そこで中心静脈栄養管理とインスリンの持続使用にて尿糖を減らし胆嚢摘出術を施行．

術後 *Enterobacter* による創感染がみられた．通常であれば創開放ドレナージ後，2週間程度で完全に閉鎖するはずであるが，感染は消退したにもかかわらず，図8のように開放創の状態が1カ月半続いた．皮膚縫合のためのステープラも抜去せずに待った．

創傷治癒が糖尿病によってストップした典型である．

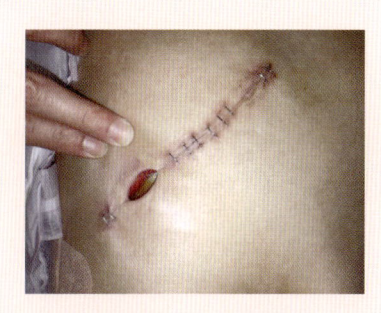

図8 ● 糖尿病による開放創

6　手術に使う基本的な道具

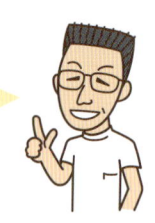

- 多くの道具は術者の手指の延長と言え，指よりも繊細に，より確実に，より遠くで作業できるようにつくられている
- したがってなるべく自分の手よりも向こう側に先端を向けて使おう．逆手に持って道具の先端を自分の側に向けての操作は避けられれば避けるに越したことはない

1) 基本的な道具

a. メス

　開腹に使うのは10番の円刃タイプ（図1）．とがった刃（尖刃）もありますが，細かな創をカットするときのみに使います（p71，図1参照）．

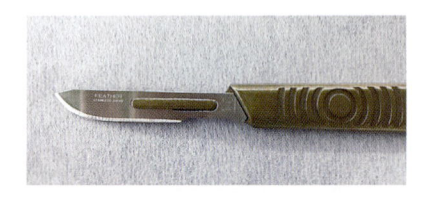

図1 ● 10番の円刃タイプ

b. 持針器

①マチュー型（図2）：1回握ると針を把持し，もう1度深く握って離すと針が外れるしくみになっています．皮膚縫合に用います．
②ヘガール型（図3）：消化管吻合など繊細な縫合に使用します．針を回転させている間は輪に指を入れず，針を把持する，離すときにのみ指を入れます．

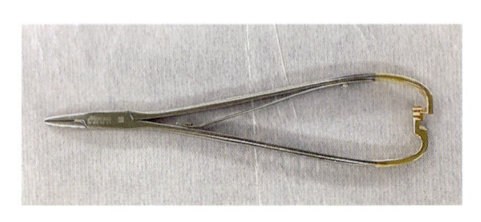

図2 ● マチュー型持針器

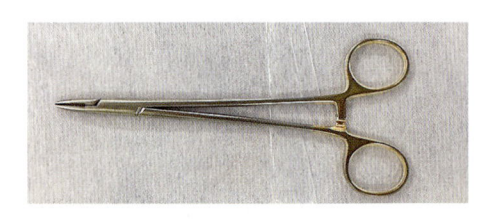

図3 ● ヘガール型持針器

c. 鑷子

①有鈎鑷子（鈎ピン）（図4）：先端に鈎のついた小さめの鑷子で皮膚の把持に向いています．腹腔内の軟らかな組織は鈎によって容易に損傷するため，決して腹腔内では使用しないようにします．

②無鈎鑷子（図5）：スティーレ鑷子と呼んでいます．スウェーデンのスティーレ社の製品で，腸管などの軟部組織の把持や電気メス通電による熱凝固に向きます．凝固する場合は金属が露出しているところに電気メスを当てて電流を流します．

d. 剪刃（メイヨー）（図6）

先曲がりの鋏で糸などを切るときに使います．

e. メッツェンバウム（図7）

わずかに先曲がりで繊細．血管の切離などに使います．糸切には使わないようにしてください．

f. 鉗子

①モスキート（図8）：小さな鉗子で軽いもの，細かなものを把持します

②ペアン（図8）：中型で汎用性があります

③ケリー（図8）：長く，組織の剥離に有用です

④コッヘル（図9）：有鈎の鉗子で筋膜などしっかりした組織の把持に使います

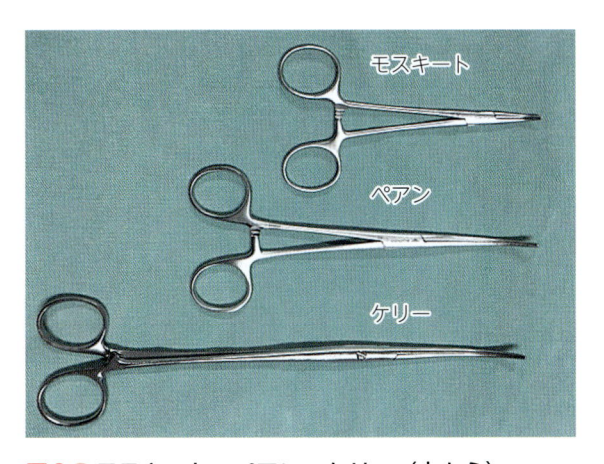

図8●モスキート，ペアン，ケリー（上から）

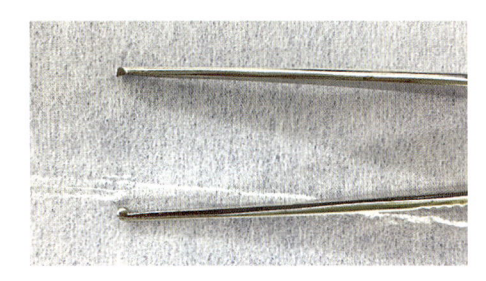

図4●有鈎鑷子（鈎ピン）

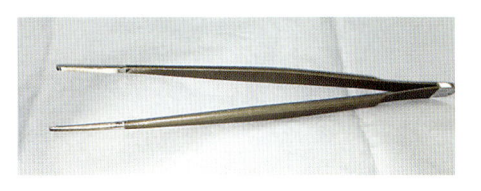

図5●無鈎鑷子（スティーレ鑷子）

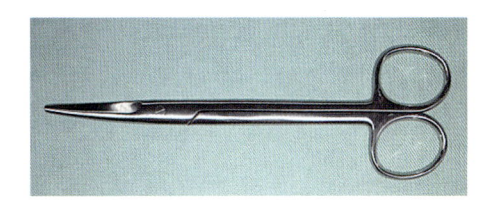

図6●剪刃（メイヨー）

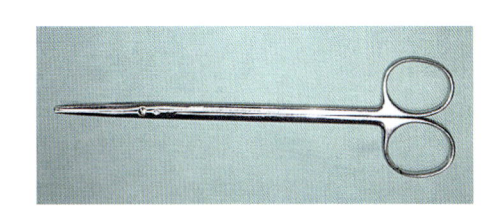

図7●メッツェンバウム

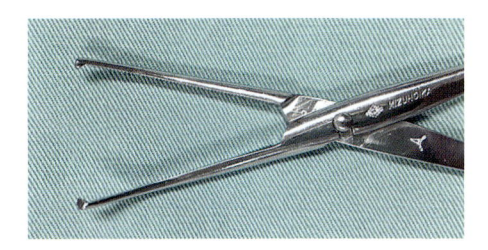

図9●コッヘル

g. ドレーン（Advanced Lecture も参照）

①閉鎖吸引型（図10）：逆行性感染が少なくほとんどの症例に使用しています．商品名はJ–VAC®ドレーン．体外に出た先に吸引バッグがついています

②開放型（図11）：ペンローズドレーンが代表．現在では皮下，肛門周囲膿瘍などのドレナージに使う程度です．体外に出た部分に10枚ほどのガーゼを当てて排液を吸収させます

A J-VAC® ドレーン B 使用例 C 吸引バッグ

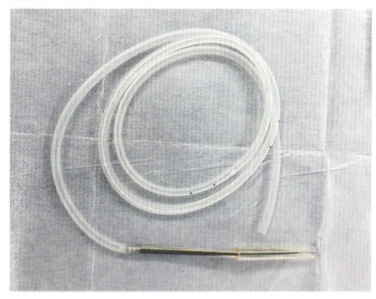 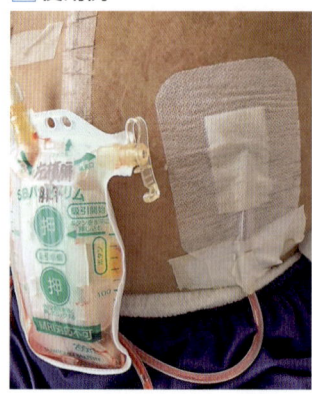 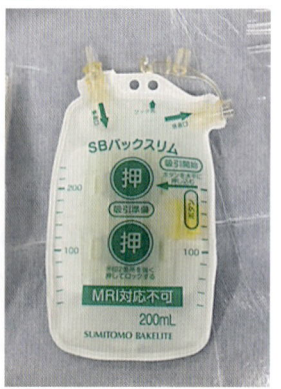

図10 ● 閉鎖吸引型ドレーン
カテーテルにバッグを接続して貯留させる

A 外観 B 使用例

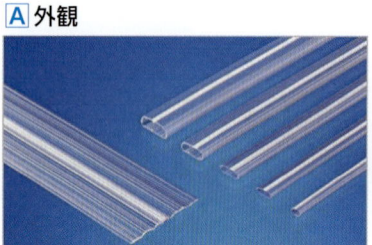 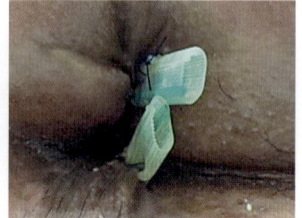

図11 ● 開放型ドレーン
A シラスコン® ＜ラジオペーク＞ペンローズドレーン （画像提供：株式会社カネカメディックス）

2) 基本的な道具の使い方

a. 吸引するようにいわれたら…

　ハンドルを手前に倒してから先端の穴の開いたところを血液や洗浄水が溜まっているところに，そっと入れると吸引できます（図12 A）．さっと強く入れると，組織がキレる前に指導医がキレるのでやさしく．

　先の外套をくるくる回してはずすと，細い吸引管（内套）になります（図12 B）．小さな出血点を探すときに有用です．先端でゴシゴシ組織をこすってはいけません．

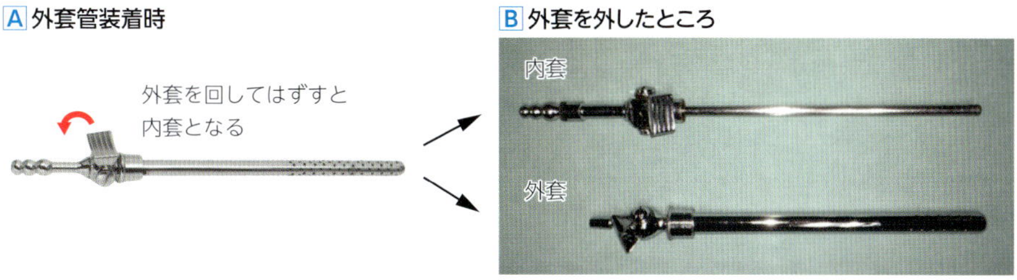

A 外套管装着時

外套を回してはずすと
内套となる

B 外套を外したところ

内套

外套

図12●吸引管

b. ガーゼで拭くようにいわれたら…

ガーゼの隅から2cmほどのところを鑷子で持って，指示されたところにそっとつけてから手前にやさしく引きます．血液をぬぐいとり出血点を確認するための操作であることが多いです．開腹時に助手になったら，早速鑷子でガーゼをつかんで待機しましょう．

c. 電気つけて！ といわれたら…

電灯のスイッチを探すマネをしたら手術室がなごむかもしれませんね（^.^）．この場合，術者は出血したところを鑷子でつまんでいるので，その鑷子の端に電気メスを当てて凝固の電流を流してください（図13）．止血できます．なお電気メスには凝固用と切開用のスイッチがあります．

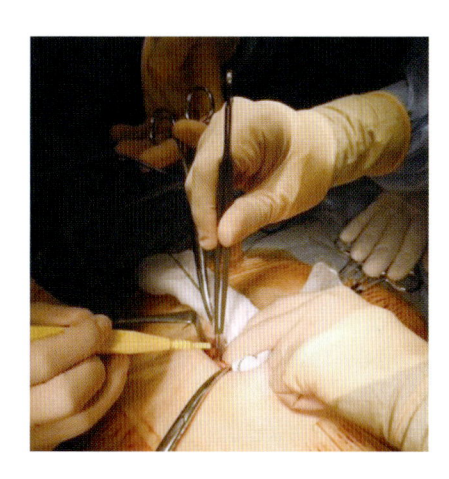

図13●鑷子に電気メスをあてての止血

d. 鉗子類

鉗子類は血管などの組織の把持，糸のとり回しなどの基本的な操作の必須アイテムです．

特に鉗子を使った組織の剥離は，解剖を明らかにする点で外科手技の最も重要な操作になります．いったんよい層に入ったら，なるべく長い距離を剥離してしまうのが，安全性と時間節約の点から有利です．無駄に細かな操作はかえって出血，組織損傷をきたします．

その使用は脇を締めて手前から向こうへ進めるというのが基本です．反対側から手前に向かっての操作は極力避けます．必要なら体幹をねじる，立ち位置を変える，などで対応してください．下手な格好をつけないことが重要です．

✤ ドレーンを留置する目的 [5]

①膿瘍や腹膜炎に対するドレナージ

②死腔をなくす，気胸などの治療目的のドレナージ

③縫合不全，出血，胆汁瘻などの発生を検知するsentinelドレナージ

　ドレーンはその目的が明確でないと，抜去するタイミングも明確にならず，長期留置し逆行性感染発生の原因になってしまいます．入れておけばなんとなく安心だからという予防的ドレーンは避けるべきですが，留置することがあるのも事実です….

✤ ドレーンのタイプ

　開放型と閉鎖吸引型があります．

【適応】

・開放型は肛門周囲膿瘍や皮下の膿瘍ドレナージに（図11）

・閉鎖吸引型は開腹術後に留置することが多い（図10）

【長所，短所】

・どちらのタイプも逆行性感染は長期留置すると不可避であると思ってください [6]

・開放型ドレーンで4日目には，腹腔内と腹腔外先端が同じ細菌汚染率となる

・閉鎖吸引型ドレーンでも5日目には細菌汚染率が進むが開放型よりは低い

　閉鎖吸引型では70〜170 mmHgの吸引圧があり，開放型より早く吸引量が減少するメリットがありますが，しかしその吸引圧による組織損傷，縫合不全の発生が否定できません．今のところ閉鎖吸引型ドレーンが主流といえますが，開放型より縫合不全やリークが少なくなるというエビデンスはありません．したがって逆行性感染を考慮して，開放型では3日，閉鎖吸引型でも5日目には抜去を考えることとなります．筆者は閉鎖吸引型を開腹術に使用していますが，吸引圧などによる損傷を避けるためリンパ節郭清で露出した血管や吻合部にはドレーンを直接あてないように工夫をしています．またドレーンの抜去は術後3日から4日目に行っています．

　感染が発生した場合は抜去を延期することになります．閉鎖吸引型のものは入れ替える必要がほとんどありません．抗菌薬を使いながら鎮静化を待って抜去するタイミングを図ります．それでコントロールがつかなければ開腹することになります．

✤ ドレーン抜去，抗凝固療法中の患者への対応

　大概ヘパリンを使用しているので前夜の分を中止し，4時間空けたうえでドレーンや硬膜外麻酔チューブを抜去します．低分子ヘパリンでは12時間空けます．

　出血がないことを確認したら，ヘパリン再開またはバイアスピリン®などを開始します．ヘパリン，アスピリンの再開は抜去してから数時間以上待ちます．ワーファリン，パナルジン®はすぐ再開してOKです．ヘパリン，アスピリンは有効血中濃度になるのに1時間，ワーファリン，パナルジン®は1〜3日かかります．

7　止血法

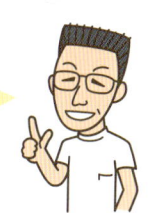

- まず圧迫．それから出血点を見つける．出血点は1mmの精度で特定
- 止血の3大要素
  1. 物理的止血：熱凝固，結紮
  2. 凝固因子などを利用した止血材料
  3. 血液製剤による凝固因子の補充

　大量出血が目の前で発生すると執刀している自分の中でカテコラミンが分泌され指先が震えはじめます．針糸の運針もうまくいかない．脚が震え頭が真っ白になり逃げたくなることもあります．医師としての胆力が試されるときです．臍の下の丹田に力を込め両脚を踏ん張って対応してください．

a. 出血点を確認することが最も重要

- ガーゼは端を鑷子でつかみ徐々にずらして出血点を見つけます．ガーゼを手でつかんで抑えるのは止血には有効ですが，出血点を見つけるのには役に立ちません．狭く深い創の底からの出血では，ガーゼで圧迫しながら創を拡げるべきです．嘘のように簡単に止血できることが多いものです

- 出血点を見つけたら，その血管を左手の鑷子で引き上げ，右手のペアン，ロングモスキートで挟み，3-0絹糸で結紮します．物理的な止血と同時に，血管内では血小板，凝固系が活性化し数分で止血が開始されます．鑷子でつかんだまま，電気メス通電で凝固するのも可です．ペアン，ロングモスキートで挟んだまま5分間ほど放っておくのも可です．その間に凝固系が働いて止血してくれます

- 脾臓，肝臓などで出血している血管がはっきりしていない場合は，電気メスをスプレーモード，70Wとして組織から少し離して凝固してしまいます．または3-0絹糸や4-0プロリーン®で縫合して止血します．実質臓器でやや出血量が多い場合は，金属吸引管に電気メスを付けて凝固させます．かなり有効な止血を期待できますが，自分の手袋に穴が空いている場合は火傷をするので注意を．その他，ソフト凝固，バイポーラ，リガシュア，バイクランプなど新しいデバイスも有効です．いずれの出血でも，1回目のトライで止血できなければ指導医に助けを求めましょう

b. ジワジワと滲むような広範囲の出血

- オキシセル綿，タコシール®（黄色い面を組織に．図1），ボルヒール®を用います
- 指先の損傷による断端からの出血では，圧迫，アルギン酸（ソーブサン®），バイポーラ止血メスが有用です
- ボルヒール®は出血面にフィブリノゲンとカルシウム，トロンビンを同時にあてることによっ

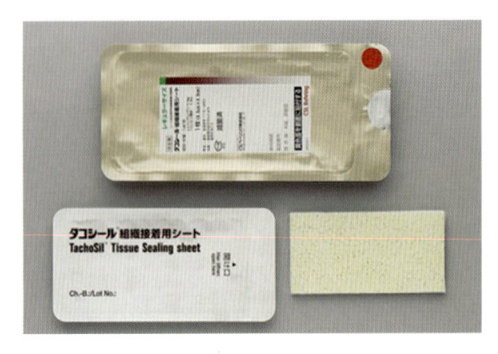

図1●タコシール®
ヒト由来フィブリノゲン，ヒト由来トロンビン，ウマ由来コラーゲン（支持体）を含む．シートの活性面はリボフラビンで黄色にしてある．再肝切除で2度目に使うのはアナフィラキシーの可能性があり避けるべきとされる（画像提供：CSLベーリング株式会社）

て，フィブリンポリマーをつくり止血を図る製剤です．アプロチニンはプラスミンによる血栓溶解を阻止するために混合されています

▶ タコシール®も同じメカニズムを利用していますが，コラーゲンシートで支持しますのでより物理的に強固な止血が期待できます．ヒトとウマ由来の成分を使っているので2度目に使うときはアナフィラキシーの可能性があります

c. 血液製剤

▶ 原則として出血が外科的に制御可能になるまでは凝固因子の投与も血小板の投与も無効です

▶ フィブリン形成に必要なフィブリノゲン濃度は100 mg/dL以上です．新鮮凍結血漿（FFP）4単位製剤（480 mL）は体重60 kg（循環血漿量約3 L）の患者さんではフィブリノゲンを約25 mg/dL上昇させます．同時にPTは約20％上昇します．50％にはしておきましょう

▶ 血小板輸血は物理的止血が完了した後に，血小板数が5万/μLを超えるまで投与します．体重60 kgでは，10単位血小板（2×10^{11}個含有）投与で3万/μL程度の上昇が期待されます

Advanced Lecture

✣ 凝固塊の観察

　　肝硬変患者で肝切除術を行った場合，術野に血液の凝固塊があれば凝固因子はまだあると判断できます．さらにその凝固塊が血餅退縮を起こすようなら，血小板もOKと考えます（図2）．

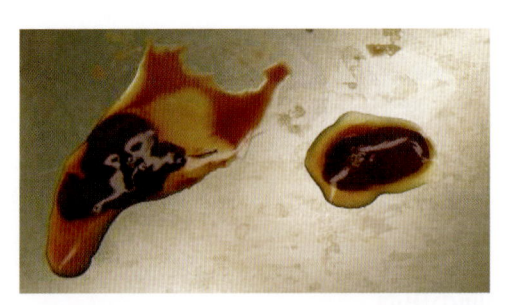

図2●凝固塊の血餅退縮

第3章
知っておきたい
外科疾患と外科手術

1　手術室に入る作法

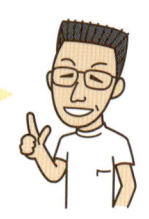

- 手術室は複雑なシステムであることを認識する
- タイムアウトをはじめとした確認作業に慣れる
- 物おじせず積極的に参加すべし

　テレビドラマで見かける手術室は整然としていますが，実際の現場はかなり雑然としています．メーカーさんが毎年新しい機械をつくり売り込みにくる，4月に新しい外科医がやってくる ⇒道具も変更…ということになります．伝統的に使う道具は似ていても各診療科間で微妙に違います．共通化はできません．医療はもともとが複雑なシステムですが手術室はその最たるものです．

1) 基本事項

1. 靴は病棟で履いているものでも構わないという規則になっている病院が多いが，カバーをかけた方がよい．血液で汚れることもあるので手術室備え付けのものがあるのならそれを履く
2. 患者さんの入室に付き添う．オペ室のホールで患者確認をし，オペ室に入ったら手術台への移動を手助けするべし．看護師さんに気に入ってもらえる
3. 麻酔医の指示で点滴ルート，動脈ラインを確保する
4. 看護師さんに頼んで導尿カテーテルを留置させてもらう
5. 皮膚の消毒を行ってみる．中心から外側へ同心円状に消毒すると教わったがエビデンスはないようである．また電気メスに付属するアースが大腿部に貼ってあるが（図1），ここに消毒薬をしみこませないように．電気メスからの電流はここを通るので場合によってはやけどしかねない
6. 手洗い．最初は先輩に教わりながら
7. 術衣を着て，手袋をつける
8. 電気メス（図2），吸引管，各種デバイス，鏡視下用内視鏡（図3），モニターなどの配置を確認する
9. さて，君はどこに立つのか？
   答え：執刀医の位置に立って「開腹をさせて」とアピールしよう！
10. **タイムアウト**を行って患者間違い，左右や臓器の間違いがないか確認する．患者氏名，疾患名，術式，予定時間，出血量予測などをスタッフ全員でチェックする

2) 注意事項

a. 配置が違う

　手術に使う道具は鏡視下手術が導入されてから飛躍的に増えています（図4）．病院によって

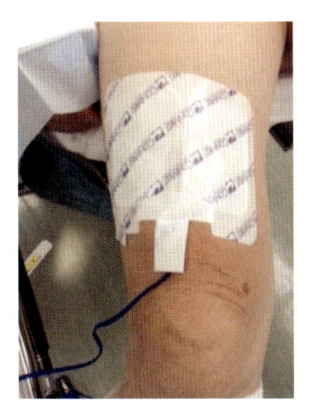

図1●アース

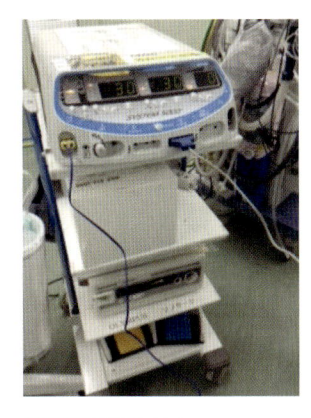

図2●電気メス

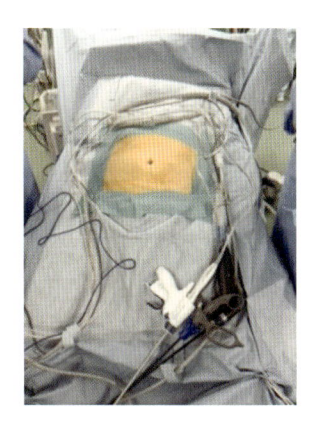

図3●鏡視下手術時の数多い配線

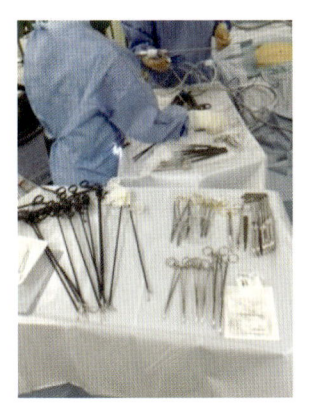

図4●鉗子類も増えている

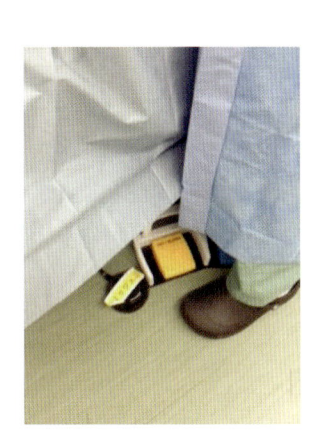

図5●足踏みスイッチ

異なるどころか，同じ病院でも医師によって配置のしかたが違っていたりします．わからなくても心配しないでください．同僚医師もわかっていないことが多いので…．

b. 足元に注意

足元も要注意です．たいてい3つぐらいの足踏み式のスイッチがあります（図5）．知らないで踏むとデバイスが作動し，やけどしたりしますので下手に動かないことが大事です．

c. その他の不合理 (酸素ボンベとパイプの色)

ところで世の中は共通化すればいいのにできていない不合理がまかり通っています．これは同じスマートホンの電話と計算機のキーパッド（図6）．なぜ数字の並びが上下逆なのか？一応，それぞれの用途からくる理由はあるようです．しかし手術室にもその時々の必要性からいろいろな不合理や混乱が残されています．

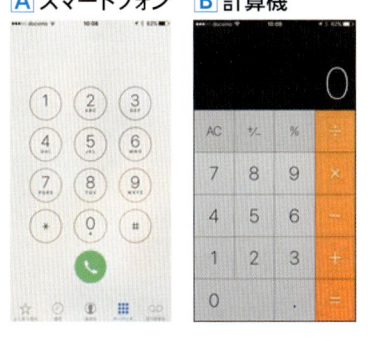

A スマートフォン　B 計算機

図6●スマートフォン内の電話と計算機のキーパッド

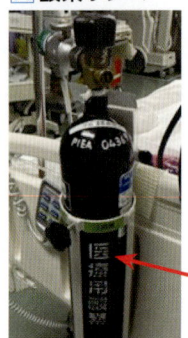 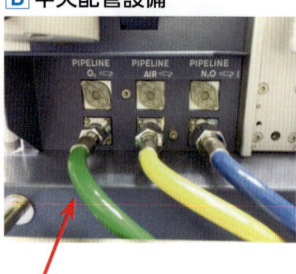 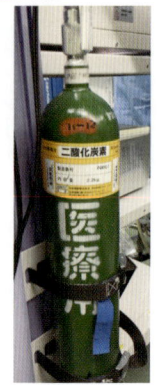 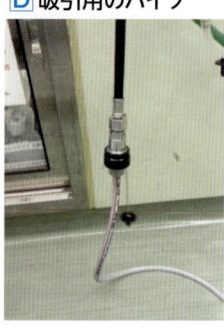

A 酸素ボンベ **B** 中央配管設備 **C** 炭酸ガスボンベ **D** 吸引用のパイプ

酸素

図7 ●酸素ボンベとパイプの色

　その1つが酸素です．酸素のボンベは黒（図7**A**）．中央配管設備の酸素パイプの色はなんと緑！（図7**B**）．そして緑のボンベは炭酸ガス!!（図7**C**）．黒のパイプはというと吸引!!!（図7**D**）．

　カオスです．わかりゃせん．なぜ事故が起きないのでしょう？（実はつなぎ目であるコネクターに工夫があってなんとか安全性が担保されています）とんでもないですよね．海外ではまた違うようです．

> ▶ 中央配管のパイプの色
> ・黒　吸引
> ・青　笑気
> ・黄　空気
> ・緑　酸素
>
> ▶ ボンベの色
> ・黒　酸素
> ・緑　炭酸ガス

2 鼠径ヘルニアと根治術

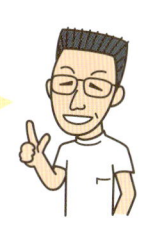

- ● ヘルニアの診察はズボンのベルトをはずせるかどうかにかかる
- ● 発症6時間以内の嵌頓なら徒手整復を試みる
- ● 研修医なら一度はヘルニア根治術の術者を経験しておこう

1）鼠径ヘルニアの概説

a. 外来

　「大腿のつけねが腫れているんですけど…」と言って，外科外来を受診されてくる場合がほとんどです．最近気づいたという方も，10年以上前からあるんだけど近所の人が手術したので心配になって…というケースもありますが，最近の発症であれば今後2年間で4.5％の方がヘルニア嵌頓，絞扼するという報告があります．また55歳以上の無症状鼠径ヘルニア180症例の検討では，15カ月後には26％の患者さんが「痛みが出てくるようになった」などの理由で手術を受けています[1]．結局，いったんは手術をお勧めしたほうがよいでしょう．

b. 救急

　夜間，土日のERに「腹が痛い」「吐く」といった腸閉塞症状で来院してきた場合，ヘルニアが原因と診断できるかどうかは，患者さんのズボンのベルトをはずして視診できるかどうかにかかります．そして「こりゃヘルニア嵌頓だ」と思ったらそっと触ってみましょう．パンパンになっているはずです．そしてたぶんちょっと押し込んでみたくなるはずです．ヘルニアの先進部（会陰のほう）に親指，人差し指，中指をあてて頭側，外側の方（すなわちヘルニア門の方）に少し絞り込むようにします．内容物が腹腔内に入るグズグズという感覚とともに腫れがなくなったらOKです．でも，だいたい簡単には入りません．

　この後さらに徒手整復してもいいんだろうか？ それとも外科医を呼んだほうがいいのかなと迷ったら，外科医を呼んでください．

c. 徒手整復

　徒手整復可能なのは時間で言えば，発症してから4～6時間がめどです．その時間内で，膨隆部の皮膚発赤，強い圧痛，腹膜刺激症状がなければ整復しても構わないのですが，その日は必ず入院して腹膜炎にならないことを確認する必要があります．

　また，整復できた！ と喜んでも偽還納になっていることがあります．整復したのに嘔気，嘔吐が続く，腹満も改善しない，排ガスもないな，という場合，ヘルニアはヘルニア囊ごと筋膜と腹膜の間（腹膜前腔）に押し込まれた状態です．体表からはヘルニアの膨隆は見えません．しかし症状は全く改善していないので緊急手術が必要です．

d. 分類

ヘルニアの分類を表1に示します.

表1● ヘルニア分類

分類		大きさ	
Ⅰ型	間接（外）鼠径ヘルニア		
Ⅰ-1	軽度	ヘルニア門の径は1cm（1横指）未満 （1横指未満とは原則第5指先端部挿入不可能な程度）	
Ⅰ-2	中等度	ヘルニア門の径は1cm以上，3cm（2横指）未満 （2横指未満とは第2，3横指が挿入不可能な程度）	
Ⅰ-3	高度	ヘルニア門の径は3cm（2横指）以上	
Ⅱ型	直接（内）鼠径ヘルニア		
Ⅱ-1	膀胱上	ヘルニア門の径は3cm（2横指）未満 ヘルニア門の中心は，鼠径管後壁を二分して内側に近いもの	
Ⅱ-2	限局型	ヘルニア門の径は3cm（2横指）未満 ヘルニア門の中心は，鼠径管を二分して外側に近いもの	
Ⅱ-3	びまん型	ヘルニア門の径は3cm（2横指）以上	
Ⅲ型	大腿ヘルニア		
Ⅳ型	併存型	間接（外），直接（内）鼠径ヘルニアあるいは大腿ヘルニアが併存したもの（各型を記載）	
Ⅴ型	特殊型	上記の分類に属さない型 再発ヘルニアは初発ヘルニアの分類案にしたがって記載	

原則としてヘルニア門の大きさは，横筋筋膜のレベルで腹膜前腔の剝離後に測定する.
腹腔鏡下手術では原則として最大径を測るものとする．臍ひだとの位置関係は問わない.
鼠径管後壁とは腹直筋（鞘）外側縁から下腹壁動静脈内側縁までとし，腹直筋（鞘）外側縁の外側にHenle靱帯や鼠径鎌の存在する症例では，その部分も含むものとする.
（文献2より一部改変して転載）

2) 成人のヘルニアの主な原因

▶ 間接（外）鼠径ヘルニア ⇒ 腹膜鞘状突起開存＋高齢化
▶ 直接（内）鼠径ヘルニア ⇒ 高齢化
▶ 大腿ヘルニア　　　　　 ⇒ 高齢化

高齢化に伴って筋・結合織の緩み，萎縮，再生不良が引き起こされます．結合織の主要な成分であるコラーゲンについて言えば40歳を過ぎた頃から生成が不良になり，それに伴ってヘルニアも飛躍的に増加していきます．コラーゲンはアミノ酸のうち，グリシン，プロリン，ヒドロオキシプロリンが主な構成要素で3量体を形成しています．持ちのよいタンパク質ですが年齢とともに分解も増え，飢餓状態では再生も不良になります[3]．

ヘルニアのリスクファクターを確認してみましょう．

1. ヘルニアの既往
2. 男性
3. 高齢
4. 咳・便秘
5. 腹部大動脈瘤の合併（結合織の異常を示す）
6. タバコ
7. アスリート
8. 家族歴
9. 女性では高身長，BMI ＜ 20

おもしろいことに肥満はネガティブリスクファクターです．ところで妊婦さんに鼠径ヘルニアが多いのではないかと言われていました．ちょっと考えると妊婦さんでは腹腔内圧も高くなり，シャッターメカニズム[※1]も破綻しそうですし，妊娠中のホルモン，リラキシンによって結合織が緩みそうだからヘルニアになりそうですよね．婦人科から紹介されると，外科医は結構困ってしまうことが多かったのです．でも同じように腹腔内圧の高くなりそうな肥満はヘルニアになりにくいわけですよね．変でしょう．

実際は妊婦さんにヘルニアが多いということはなさそうです[4]．鼠径部が膨隆する妊婦さんは多いのですが，円靭帯に沿った静脈の怒張であることがほとんどのようです（図1）．したがって手術の必要はありませんし，出産するとすぐに膨隆がなくなってしまいます．もちろん実際にヘルニアになる方もいますが[5]，嵌頓するリスクは少ないとされ，出産後まで待てることが多いです．

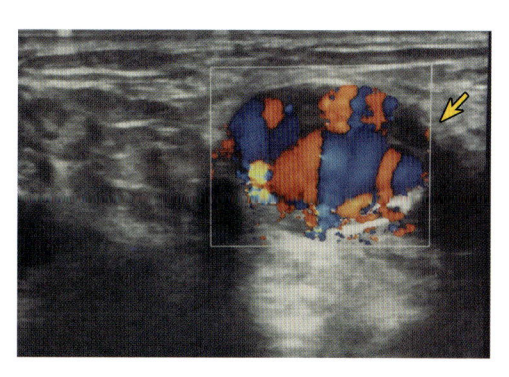

図1 ● 妊娠中に見られた鼠径ヘルニアと間違えやすい静脈怒張のカラードプラー
円靭帯付近の怒張した静脈（→）

3) 鑑別すべき疾患

a. 閉鎖孔ヘルニア

閉鎖孔ヘルニアは高齢の女性で痩せた方が腸閉塞症状で受診した場合に，鑑別に入れておかねばならない疾患です．鼠径部のやや足側に圧痛を認めることがあり，大腿内側に放散痛を訴えることもあります（Howship–Romberg徴候，p30参照）．

※1　内腹斜筋と腹横筋腱膜が鼠径靭帯に向かって近づきヘルニア門となるHessert's三角を閉じて腸が脱出しないようにするメカニズム

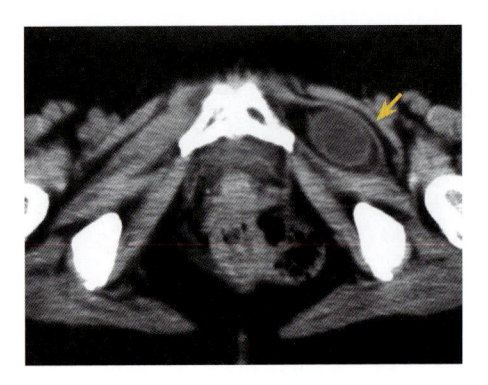

図2● CT像

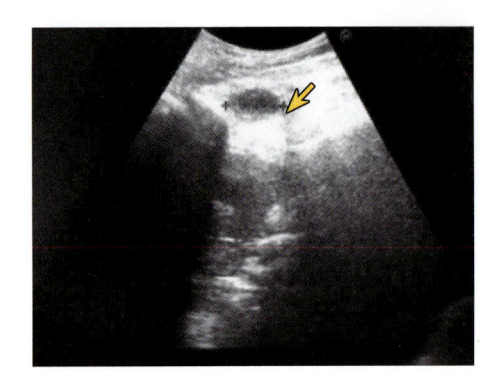

図3● エコー像

CTではより明瞭に脱出したヘルニアを認めることができますし（図2），エコーでも鼠径靭帯の足側で描出可能です（図3）．この場合，対側のエコー検査も行い，患側にのみヘルニアの低エコー領域があることを確認しておきます．高齢女性の場合，人工骨頭を入れていることがあり，その場合はMRIが有用です．

> ❖ **ヘルニア嵌頓の症状について**
>
> 鼠径ヘルニアの嵌頓では，腸閉塞症状とともに腹痛が最初から認められます．それに対して閉鎖孔ヘルニアでは腸閉塞症状が主で腹痛はみられないか，遅れて出現します．この違いはどこからくるのでしょう？
>
> 答えは腸管の痛みの発生の生理にあります．鼠径ヘルニアのヘルニア孔は大きく，腸管が大きく入り込みます．口側腸管の拡張がはっきりしていることに加えて虚血部やねじれが広範囲です．閉鎖孔ヘルニアのヘルニア孔はとても小さく，腸壁の一部が入った形で腸閉塞が発症します（リヒター型ヘルニア）．この場合，虚血部，ねじれは小範囲にとどまります．腸管というのは小範囲の障害では痛みを発生できません．事実，ループ型の人工肛門増設術において腸を腹壁外に引き出して固定し，数日たってから病棟ではじめて切開することがありますが，局所麻酔も必要ありません．腸は広範囲の虚血，ねじれ，拡張があるとはじめて強い痛みを出すようになります．

b. 陰嚢水腫

陰嚢水腫は鼠径ヘルニアと鑑別しがたいときがあります．ペンライトで光をあてれば一発鑑別できます（図4）．泌尿器科に相談しましょう．

陰嚢水腫の場合は，透過された光が一定の強さで透けて見えます．鼠径ヘルニアが陰嚢に達しているときは腸管や大網が入っているので光が均一に透けて見えることはありません．エコー検査で内容物の確認を行いましょう．

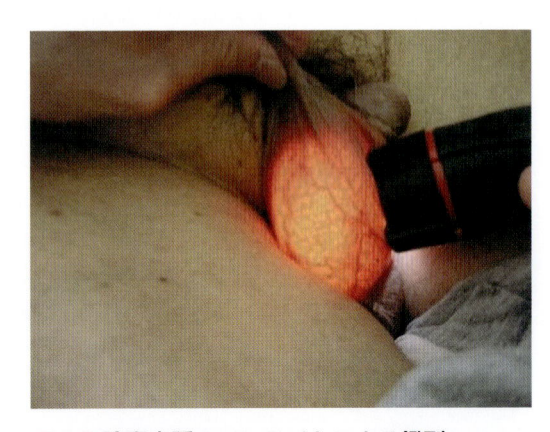

図4● 陰嚢水腫のペンライトによる鑑別

ヘルニア根治術〜鼠径部切開法

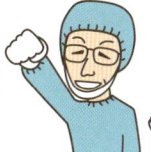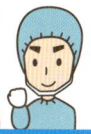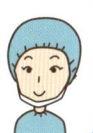

外科医として筆者は研修医全員に手術の執刀を経験してほしいと願っています．鼠径ヘルニアか急性虫垂炎が適応でしょう．しかしベテランの指導医が助手としてついたとしても，研修医が鼠径ヘルニア手術をするとオッズ比で3ほど再発リスクが増加するとされています．その原因は，ベテランが注意して見ている術野内のポイントと研修医が見ているところにずれがあるためと解析されています[6) 7)]．幸いなことに周術期合併症が増加するということはないようです．指導医の説明を聞き術野内の各ポイントを確認しながら心してメスを握ってください．

◆ 術式

ヘルニア根治術には鼠径部切開法（mesh plug法，bilayer法，Kugel法，メッシュを使わないiliopubic tract repair など）と腹腔鏡下法（TAPP法，TEP法など）がありますが，腹腔鏡下法は十分な経験を積んだ外科医が行うべきとされています．ここでは最も広く行われている鼠径部切開法であるmesh plug法を記載しておきます．

手術の流れ ▶ ▶ ▶

①皮膚切開：上前腸骨棘と恥骨を結んだ線が鼠径靭帯．その頭側で大腿動脈付近に内鼠径輪があり，恥骨縁には，外鼠径輪があります．それぞれを結んだ線が切開線です．皮膚と浅在筋膜を切ると外腹斜筋腱膜が露出します．

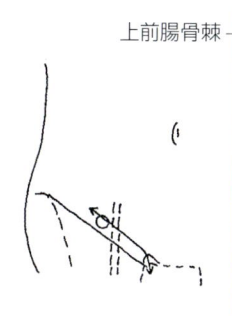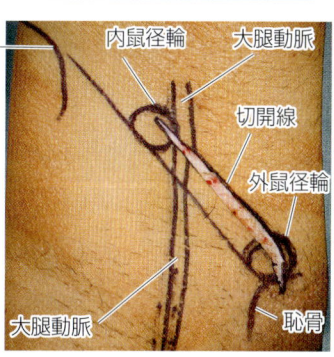

②外鼠径輪から鼠径管内容が出ているところを確認しましょう．

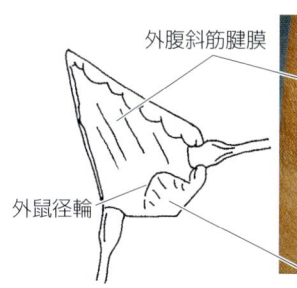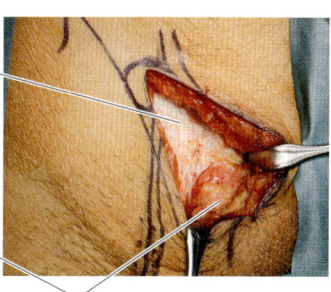

外鼠径輪より出た鼠径管内容

第3章 知っておきたい外科疾患と外科手術

95

③外腹斜筋腱膜を内鼠径輪側から
　切ります.

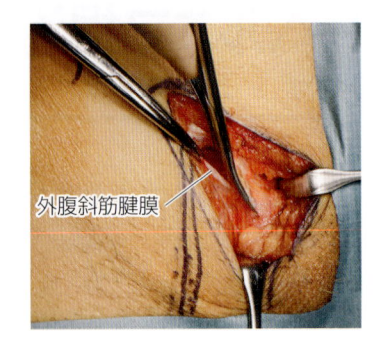

外腹斜筋腱膜

④内腹斜筋に埋もれるように鼠径
　管内容が存在します. これを鑷
　子で引き上げるのがコツです.

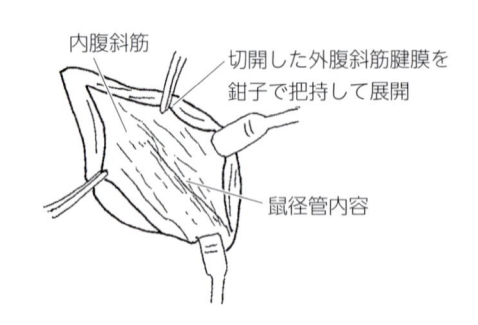

内腹斜筋

切開した外腹斜筋腱膜を
鉗子で把持して展開

鼠径管内容

⑤鼠径管内容を引き上げながら恥
　骨の側で鼠径靭帯，横筋筋膜か
　ら剥離します. 次いで頭側で内腹
　斜筋，横筋筋膜から剥離します.

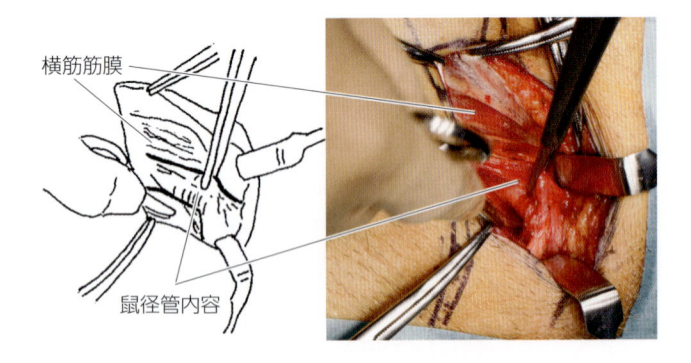

横筋筋膜

鼠径管内容

⑥テーピングを行い，鼠径管内容
　を覆っている挙睾筋と背側の内
　腹斜筋の連結を切って鼠径管内
　容をブラブラにします.

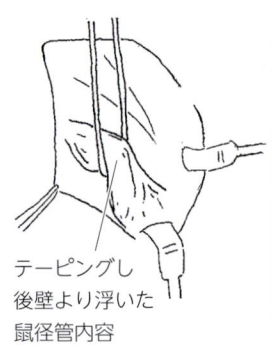

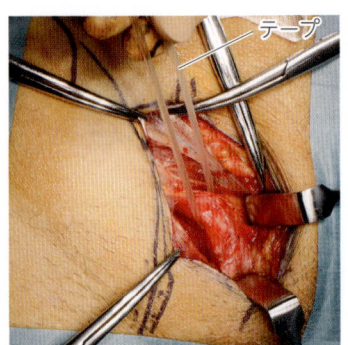

テープ

テーピングし
後壁より浮いた
鼠径管内容

⑦内鼠径輪の近くで挙睾筋を全周性に切ります．内精筋膜が露出してきます．

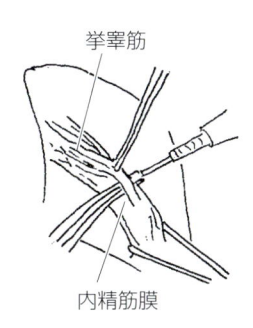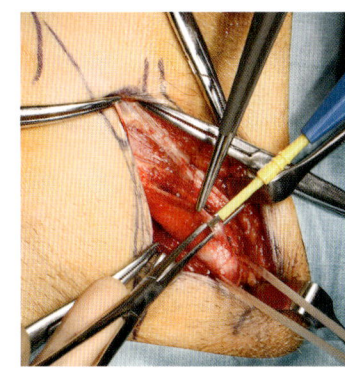

⑧内精筋膜を切るとその中に，ヘルニア囊とその背側に精巣動静脈，精管が含まれるのが確認できるようになります．

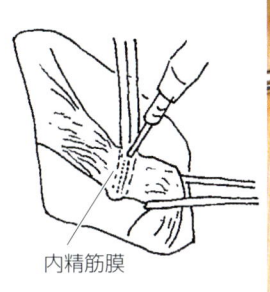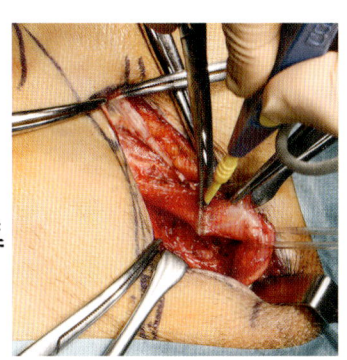

⑨鼠径管内容は外側より挙睾筋（内腹斜筋につながる），内精筋膜（横筋筋膜につがなる），腹膜下筋膜浅葉，精巣動静脈，精管，腹膜下筋膜深葉，ヘルニア囊で構成されています．挙睾筋，内精筋膜を全周性に切ると血管，精管やヘルニア囊が露出されます．

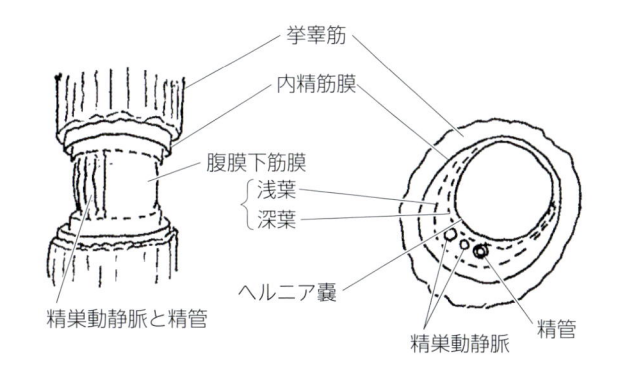

⑩ヘルニア囊のみを摘み上げてカットします．

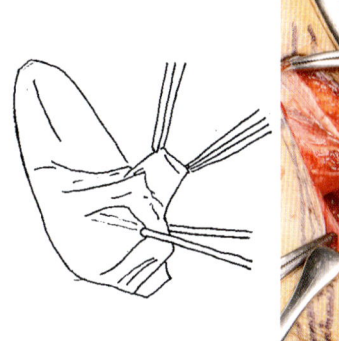

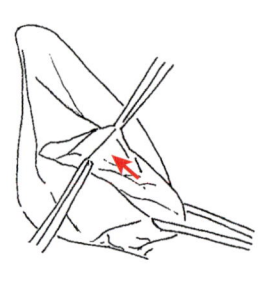
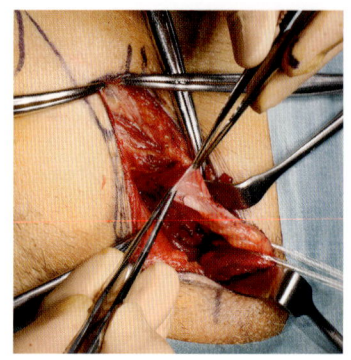

⑪ヘルニア嚢を切り広げたら，腹腔内につながっていることを確認します．

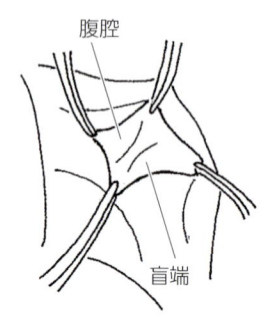

腹腔

盲端

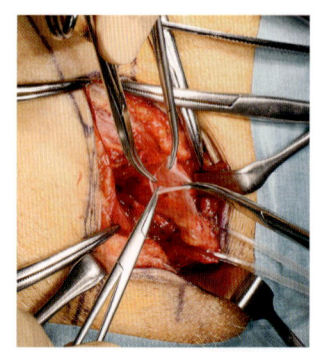

⑫次いで写真のように，いわゆる渡りの操作を行って，ヘルニア嚢を離断します．
　渡りの操作は血管，精管を含む周囲組織から剥離しながら，筒状のヘルニア嚢を離断する操作ですが，理解が難しいので指導医に聞きながら進めてください．

メイヨー剪刀をヘルニア嚢の裏にはわせ，ヘルニア嚢を切り離す

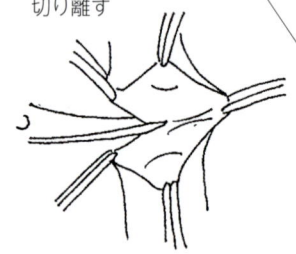

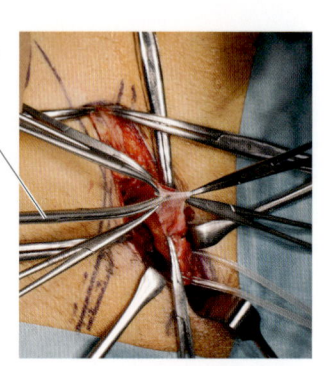

⑬離断したヘルニア嚢の背側より精巣動静脈，精管を慎重に剥離します．睾丸側のヘルニア嚢は，切り開けておきます．

ヘルニア嚢

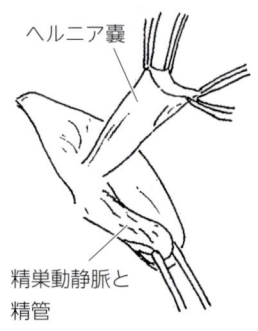

精巣動静脈と精管

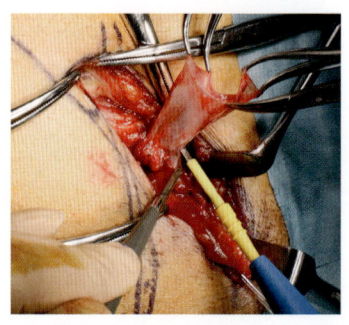

⑭ヘルニア嚢の断端を二重に通糸結紮し，余りを切除します．針を通す前に嚢内に腸管などが出てきていないか確認します．

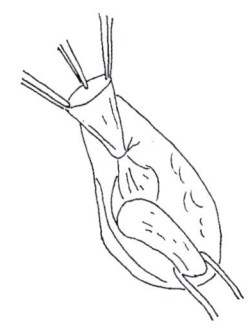
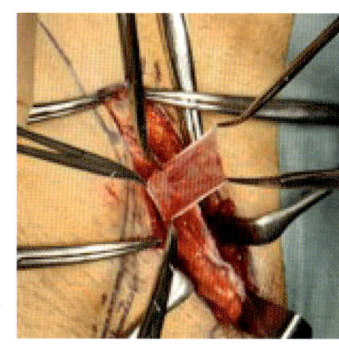

⑮結紮したらヘルニア嚢断端にはプラグを結び付けておきます．

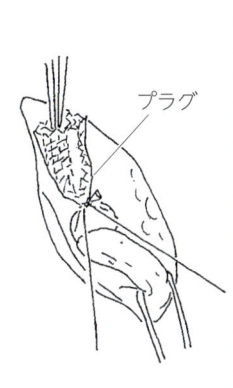

プラグ

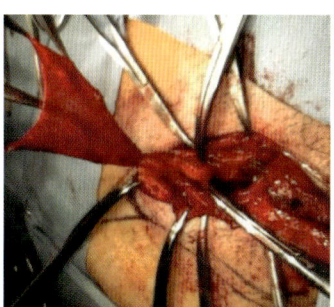
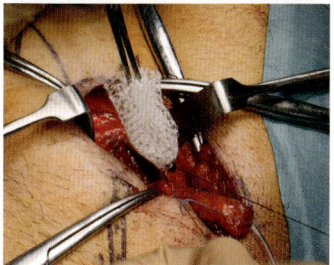

⑯プラグを内鼠径輪内に押し込み，周囲を針糸固定．次いでメッシュをかぶせる操作に移ります．

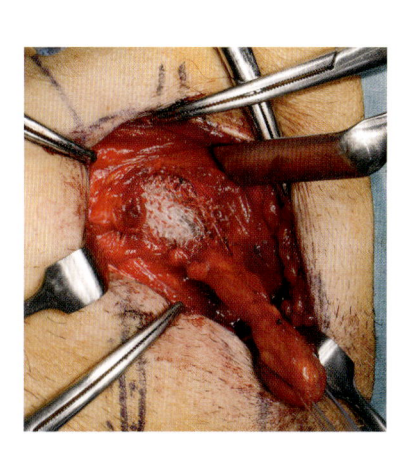

⑰メッシュに精索を挟み込むため
　の切れ目を入れておきます．

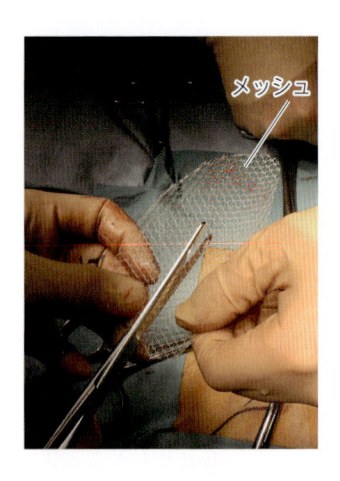

⑱メッシュはまず創の内側で恥骨
　骨膜に針糸固定します．再発し
　やすい部分なのでしっかりと固
　定します．

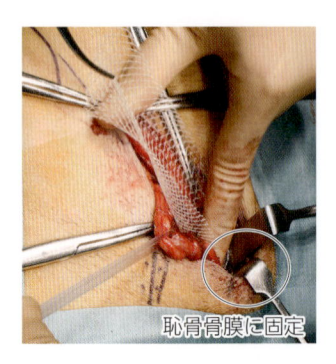

恥骨骨膜に固定

⑲メッシュを，周囲に固定していき
　ます．内側は腹直筋外縁，頭側
　は内腹斜筋前縁，足側は腸骨恥
　骨靭帯か鼠径靭帯に固定します．

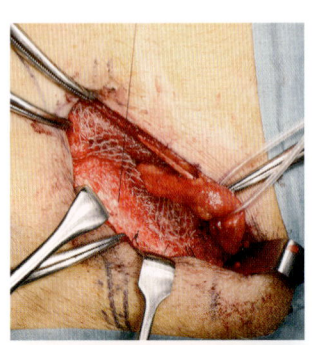

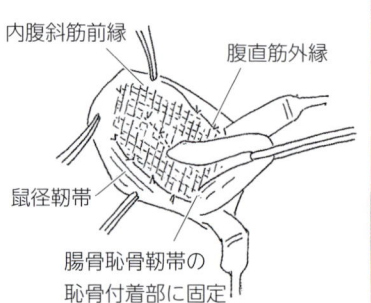

内腹斜筋前縁

腹直筋外縁

鼠径靭帯

腸骨恥骨靭帯の
恥骨付着部に固定

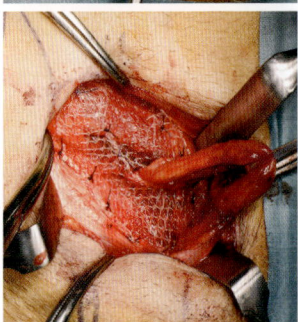

⑳外腹斜筋腱膜をざっと閉じます
が，外鼠径輪に当たる部位は広
く開けておかないと，翌日，睾
丸がうっ血して腫れ上がってし
まいます．

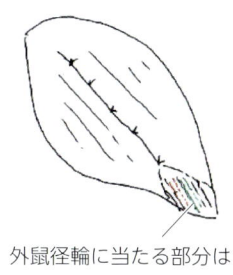

外鼠径輪に当たる部分は
広く開けておく

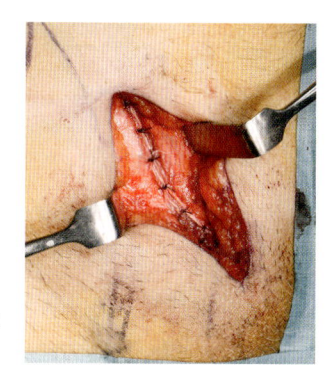

㉑皮膚は埋没縫合しています．

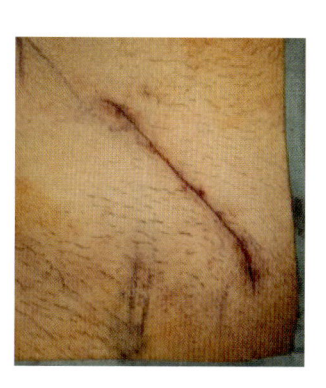

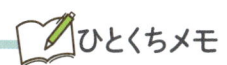 ひとくちメモ

研修医にヘルニアの手術をしてもらう理由

　研修医にヘルニアの手術をしてもらう理由は，切開，縫合，糸結びなどの基本的手技を実践するためですが，それだけではありません．生体解剖の1つ，膜の理解に役立つのです．精巣と精管，それを栄養する血管は発生の過程で腹壁外へ出て睾丸となりますが，それを包む膜は内側から，①腹膜（腹膜鞘状突起と言いますがこれは胎生期の途中で閉鎖します．閉鎖しなかった場合，小児のヘルニアやNuck管水瘤となります），②腹膜下筋膜，③横筋筋膜＝内精筋膜，④内腹斜筋＝挙睾筋，⑤外腹斜筋腱膜＝外精筋膜という5つで構成されています．これはそのまま腹壁全体の構成成分です（第2章-3「開腹」図2，p71参照）．精巣，精管，血管は腹膜下筋膜で構成される層にあり，胎生期にこれらの膜を引き伸ばしながら鼠径管を形づくり睾丸へと至ります．このとき，一緒に引き伸ばされた腹膜が閉じないと小児のヘルニアの原因になります．成人ヘルニアの場合も後天的にこれらの膜が引き伸ばされています．

　手術ではヘルニア嚢（＝腹膜）に到達するため，これらの膜を外側から1枚ずつ切り開く作業を行います．幾層にもなった膜を1つ1つ確認しながら手術を経験してください．

3　虫垂炎と虫垂切除術

- 虫垂炎の発症初期は，ウイルス性腸炎との鑑別が不可能と思われる．この時期は間歇的な鈍痛を臍周囲に自覚し，嘔気もみられる．便秘になっていることが多いが下痢であることもある
- ERで腸炎の患者さんをみたら，「虫垂炎の可能性もありますよ」と言っておくと，翌日できる医者と言ってもらえるかも（^.^）
- 数時間後には右下腹部のするどい持続痛に変化し，37〜38℃台の発熱を伴うようになるのが典型

1）虫垂炎の概説

　食物繊維の周囲に便が集積した糞石（fecalith）の嵌頓やウイルス感染によるリンパ節腫脹，*Yersinia* 感染などにより虫垂内の圧力が上昇すると炎症が発生します．次いで静脈のうっ滞や内圧が動脈圧を超えることにより組織の壊死が発生します．発症当初，この炎症は内臓神経（C線維）により伝達され腹部の正中の鈍い痛みとして認識されます．この状態では一般的な腸炎との鑑別は困難です．数時間後，炎症が周囲に及ぶと腹膜刺激症状（Aδ線維）による右下腹部の鋭い痛みが自覚されるようになります．症状としては38℃程度の発熱とMcBurney点（図1）の圧痛が明らかとなります．通常この時点で治療開始となりますが，小児や高齢者では診断が遅れやすいため虫垂穿孔から膿瘍が形成されてしまいます．進展が急速であると虫垂の周囲を大網や回腸が覆う時間的余裕がないため腹膜炎になります．発熱は38.5℃以上となり筋硬直がみられます．特に39.4℃以上，WBC＞15,000/μL以上の場合に穿孔例が多いとされています．

　発症後24時間以内に20％が穿孔，48時間でその確率は65％にまで上昇するという報告もあります．したがって，夜間原因のわからない腸炎症状で来た患者さんには必ず虫垂炎の可能性を伝え，改善しなければ翌日には再診するように指示することをお勧めします．

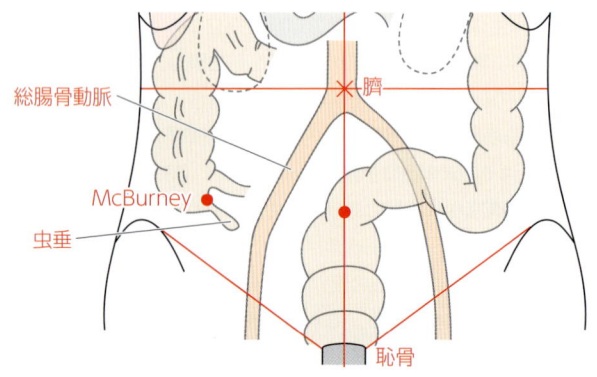

図1 ● McBurney点

2）虫垂炎の診断[8]

a. Alvaradoスコア

　世界中で最も頻用されている虫垂炎の診断スコアです（表1）．ベテラン外科医の頭のなかの診断項目もこんなものです．ただ我々は腹膜炎の合併の有無を確認するために直腸診を頻用しますね．スコアの有用性はどんなものでしょうか？

　7点以上で手術適応としての感度82%，特異度81%．このスコアだけで手術した場合，虫垂炎以外の疾患であった確率は13.5〜16.2%だそうです．ややはずれが多い気がします．ただ5点以上であれば入院させて間違いはないと思います．5点以上でCTを撮影．アレルギーなし，腎機能良好ならば造影ありで．次いで外科医に声をかけます．7点以上ならば，手術適応ありと思っておいてください．

　ときには右下腹部への移動痛がない症例もあります．例えば糞石の嵌頓がきつい症例の場合は，虫垂内圧が動脈圧を超え，急激な壊死を起こします．この場合は，臍周囲痛はほとんどみられず，いきなり右下腹部痛が現れてくることになります．

b. 画像検査

✢ 腹部X線写真

　典型的には右寄りの下腹部に小腸ガスを認めることが多いです（図2➡）．

✢ エコー

　▶ 炎症を起こした虫垂はエコーで層構造が確認できます（図3）．直径8 mm以上で手術を検討します〔この見事なエコー写真は糸魚川市内開業医の島田長樹先生より提供していただきました〕

　▶ 虫垂の探し方（図1）

　通常，乳腺や甲状腺用のプローブを使います．まず右鼠径部で大腿動脈を確認します．プローブは動脈が長く描出されるような向きにしておいてください．ついで大腿動脈（外腸骨動脈）

表1 ● Alvarado スコア

	スコア
心窩部から右下腹部への痛みの移動	1
食思不振	1
嘔吐	1
右下腹部痛	2
反跳痛	1
37.3℃以上の発熱	1
白血球数10,000/μL以上	2
白血球の左方移動	1
計	10

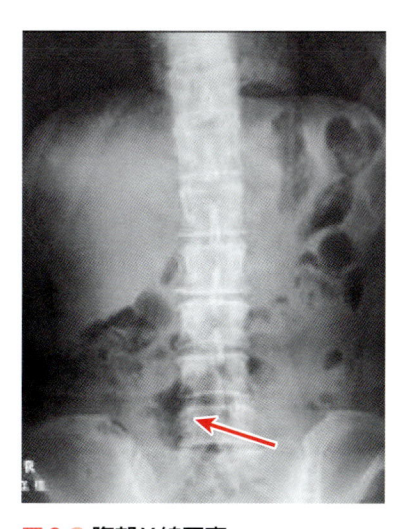

図2 ● 腹部X線写真
右寄りの下腹部に小腸ガスを認める（➡）

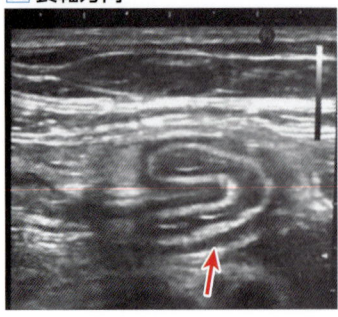
A 長軸方向

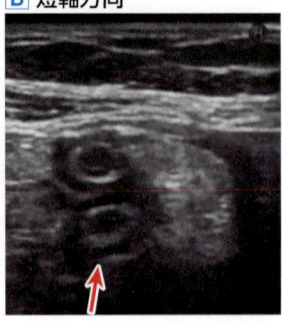
B 短軸方向

図3 ● 腹部エコー
炎症を起こした虫垂の層構造が確認できる（→）

を頭側に追います．恥骨と臍との中間点の高さを超えたところが虫垂を捜索する左端になります．ついでプローブを患者さんの右側にそのまま移動します．腸腰筋と腹壁を構成する筋とが接触するところが捜索範囲の右端です．すぐ内側にはガスエコーがありますが，これが上行結腸でその下端（ガスエコーが途切れるところ）に虫垂根部があるはずです．ここを起点として層構造をもった虫垂を探してください．炎症を起こしている虫垂は蠕動していません．蠕動していたら回腸をみていることになります．

✛ CT

▶ CTによる診断の感度は，腫大所見がみられた場合，感度93％，特異度92％，尤度比12となります[9]．とてもいいですね．腫大所見以外に脂肪の毛羽立ち，壁肥厚も有用な所見です（図4）．Alvaradoスコアと組み合わせましょう

▶ 妊娠女性の場合はMRIとエコーでの診断をお勧めします

▶ 腸腰筋の腹側に接触するような虫垂炎では，腹膜刺激症状が出ないことが多く，痛みの性状も鈍痛です．しかし腸腰筋への刺激として大腿を背側に動かしたときに痛みが出現します（psoas徴候→p29参照）

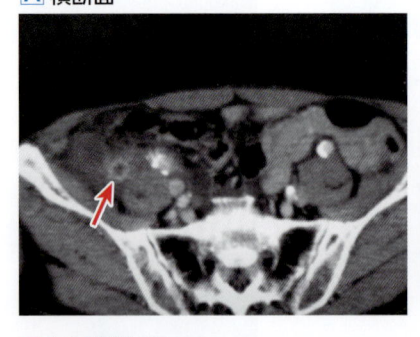
A 横断面

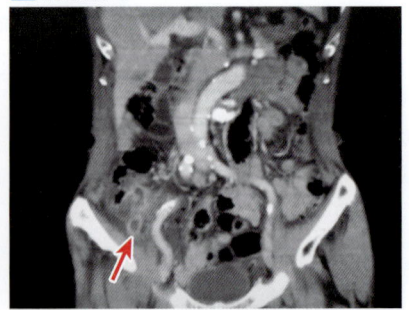
B 前額断面

図4 ● 腹部CT
腫大がみられる（→）．脂肪の毛羽立ち，壁肥厚も有用な所見である

3) 鑑別診断

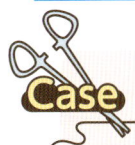

Case この症例は虫垂炎？〈40歳代 女性〉

主訴：右下腹部痛

既往歴：虫垂炎あり．ただし，手術はされておらず抗菌薬で保存的に治療された．

現病歴：1週間前に嘔吐，下痢（水様，頻回）がみられ近医より抗菌薬の処方を受けていた．症状は5日間で改善傾向になり，食事も少量ではあるがとれるようになっていた．しかし受診当日の夕食1時間後より断続的な右下腹部痛が出現したためER受診．

身体所見：血圧 134/87 mmHg，脈拍 92回/分，体温 36.8℃，呼吸数 16回/分，SpO$_2$ 98%（room air），GCS 15，表情苦悶様（側臥位をとっている），嘔気なし．下痢なし．発汗なし．腹部 平坦，やや硬．腸蠕動音 弱い．右下腹部に圧痛あり．反跳痛なし

検査：腹部X線 右下腹部に小腸ガス．CRP 12.5 mg/dL ↑

診断：感染性腸炎か虫垂炎再燃？

a. 関連痛

　ここで関連痛について説明しておきます．胎生期には小腸は臍部のやや頭側，大腸はやや足側に位置しています．この時期においては体性痛（Aδ線維）および内臓痛（C線維）の求心性神経は同じ部位，高さにあります．この両神経は白交連，脊髄神経節を通って同じルートで中枢へ至りますが，発生の過程で腸回転が起こると虫垂は神経（C線維）ごと右下腹部に移動してしまいます．

　虫垂炎が発生するとき，最初に内臓痛（C線維）が起きますが，患者さんにとってはこの痛みは，もともと虫垂のあった場所，すなわち臍周囲の鈍い痛みとして自覚されます（関連痛）．回腸の蠕動も炎症により制限されるため，嘔気が伴うことが多いです．次いで，数時間を経て虫垂の炎症が腹膜に及んできますが，この鋭い痛みは体性痛（Aδ線維）として右下腹部に認められるようになります．腹膜刺激症状を伴うために，圧痛も反跳痛も認められることが多いです．

　鑑別診断としての上行結腸の憩室炎の場合はどうでしょうか？腹腔内で遊離されている虫垂と違って，結腸は腹壁に固定されているために，そこで起きる内臓痛と腹壁への炎症波及には時間差がありません．臍周囲に起きるはずのあいまいな関連痛と右下腹部の鋭い体性痛は同時に発生し，本人にとっては鋭い痛みのみが自覚されるため，最初から右側腹部痛となり虫垂炎のような痛みの移動は認められないことが多くなります．

b. この患者さんの経過は虫垂炎に合うか？

　1週間前からの嘔気，下痢は腸炎などを考えさせます．その後で，受診日にいきなり右下腹部に苦悶様表情を呈させる鋭い痛みが出ていますが，これは腹壁に固定された組織の炎症を疑わせます．この場合，最初に鑑別にあげられるのは，以前の保存的に治療した虫垂（炎）が腹壁に癒着していて再度炎症を起こしたか，上行結腸の憩室炎となります．この2つのなかで，1週間の

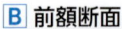

A 横断面　　　　　　　**B** 前額断面

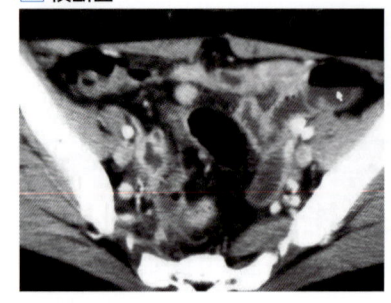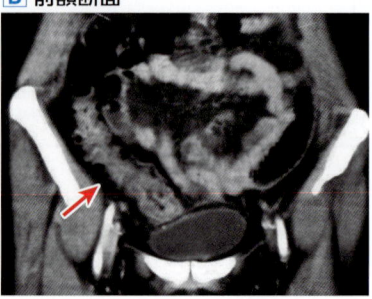

図5 ● CT
A 横断面ではこじれた虫垂炎に膿瘍が合併しているとみることもできる．**B** しかし前額断面では憩室を示す小円形低濃度域の多発を伴う腸管の壁肥厚像が明らかである

消化器症状を伴うとすれば，これは憩室炎を第一に疑うべきでしょう．CTを見てみましょう（図5）．横断面ではこじれた虫垂炎に膿瘍が合併しているとみることもできます．しかし前額面では憩室を示す小円形低濃度域の多発を伴う腸管の壁肥厚像が明らかとなります．これは憩室炎を疑う像です．その他の鑑別として，クローン病，腸結核，ベーチェット病，*Campylobacter*，EHEC，*Salmonella* 感染があげられます．

虫垂切除術

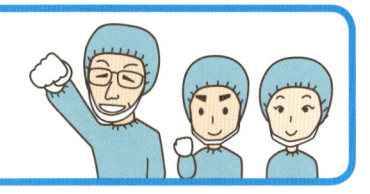

　古い手術ノートが十何冊か手元に残っています．その1冊目の1例目が虫垂切除術です．汚い字と雑な絵ですがベテラン外科医に教わりながら進めた手術内容が事細かに記載してあります．これを見直すたび，医師人生最初の手術を開始したときの緊張と終わったときの興奮や喜びが蘇ります．さて，ここにあげた術式は当時教わったものとほぼ一緒です．術式は施設によって多少違うのかもしれませんが，皆さんが指導医の話を聞きながら喜びをもって貴重な手術経験を積んでいただくのが今の筆者の喜びです．

◆ 術式

　虫垂切除術も開腹下で行う方法と，腹腔鏡下で行う方法があります．2010年のアメリカからの報告では，"腹腔鏡下手術のほうが全般的に合併症が少ない．しかし炎症の強い虫垂炎に限ると術後腹腔内膿瘍の発生が多い"となっています（オッズ比1.35）[10]．そうであっても腹腔鏡下手術はすでに普及しており，報告された222カ所の病院では70％以上の虫垂切除術が腹腔鏡下手術で行われています．日本でも腹腔鏡下虫垂切除術はさらに増えていくものと思います．ただ研修医が手術を行う対象としては，できれば開腹下がよいでしょう．腸管や腹壁での運針のしかた，糸結び，鑷子や鉗子の取り扱いなど外科医にならなくても，一生使える技術を経験できます．

手術の流れ ▶▶▶

①膿瘍などをつくっていない場合は，交差切開法で開始します．McBurney点の内側3〜4 cmと外側1 cmを結ぶ皮膚割線に沿った切開を行います．ついで，外腹斜筋，内腹斜筋，腹横筋を線維方向に分けて開腹します．

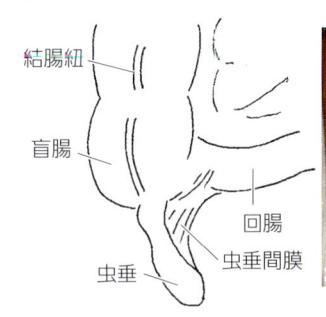

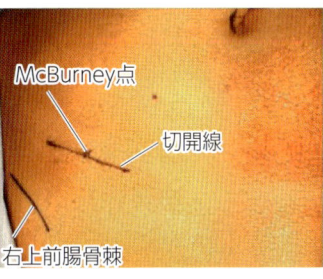

②上行結腸は結腸紐を目印に見つけることができます．結腸紐をたどっていくと虫垂にいきつきます．ついで虫垂把持鉗子かペアン鉗子で虫垂間膜を把持します．

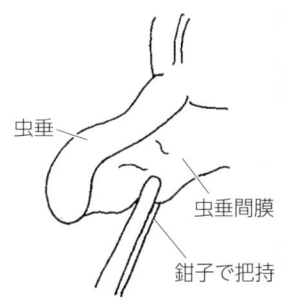

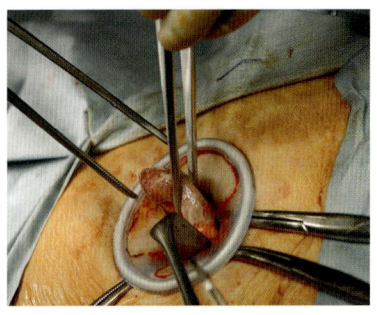

③デシャン鉗子かペアン鉗子を虫垂間膜に通します．糸を通して虫垂間膜とその中の血管を結紮します．シュミーデンという糸通しを使うこともあります．

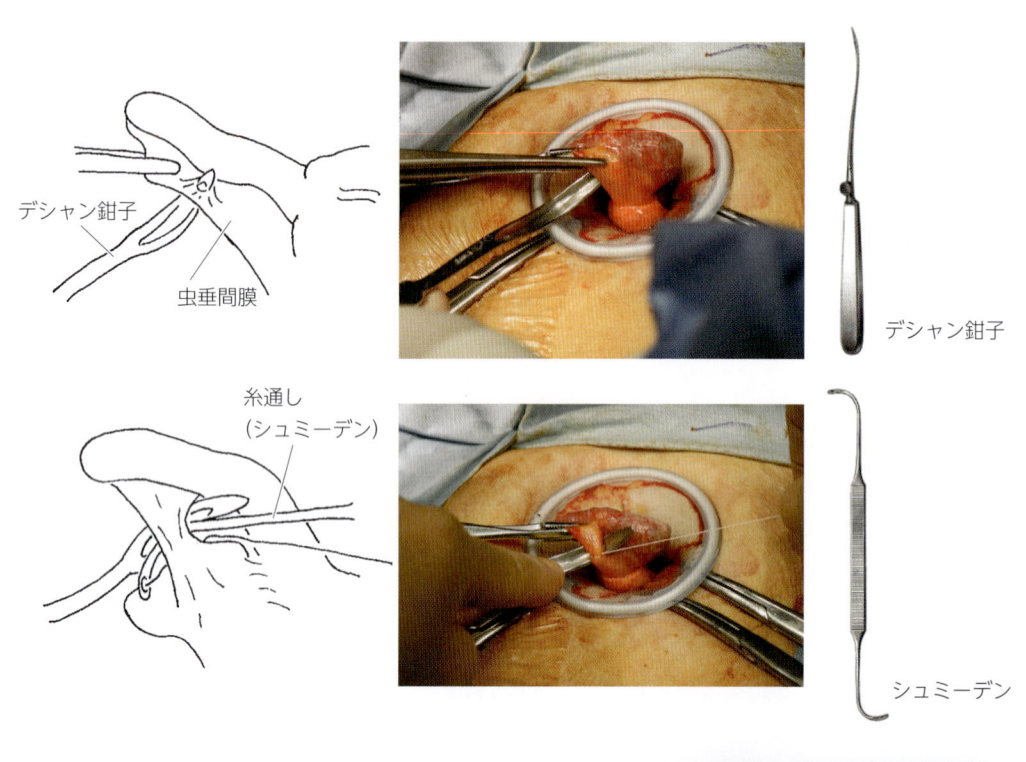

デシャン鉗子

虫垂間膜

デシャン鉗子

糸通し（シュミーデン）

シュミーデン

④虫垂間膜を二重に結紮し，その間をカットします．この結紮，カットを盲腸の壁が現れるまでくり返します．

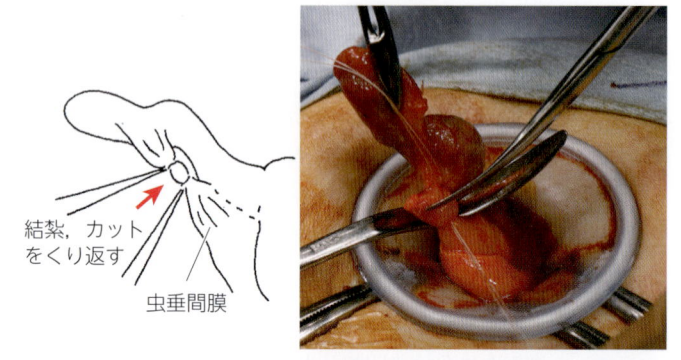

結紮，カットをくり返す

虫垂間膜

⑤虫垂根部をペアンで挟み，その直下を2-0絹糸で結紮．炎症が強いときはゆっくりと締めないと離断してしまいます．

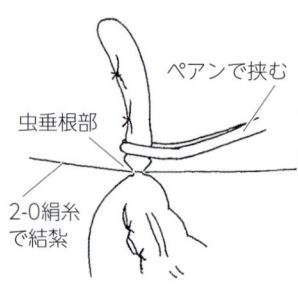
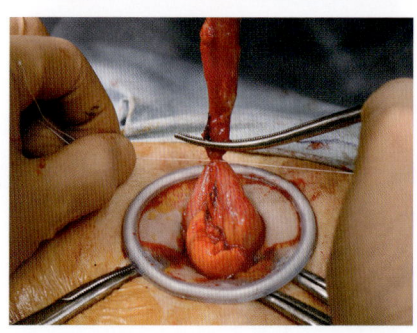

ペアンで挟む

虫垂根部

2-0絹糸で結紮

⑥虫垂根部から1cm
離して巾着縫合をか
けます.

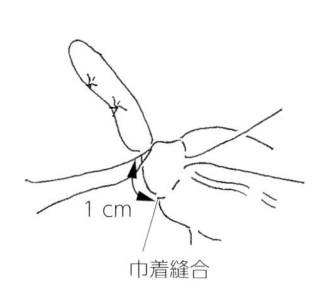

1 cm

巾着縫合

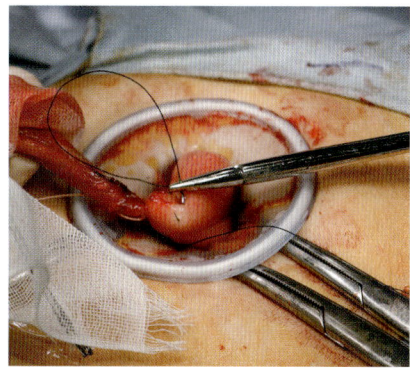

⑦虫垂を結紮部から5
mmほど離してメス
でカットします.

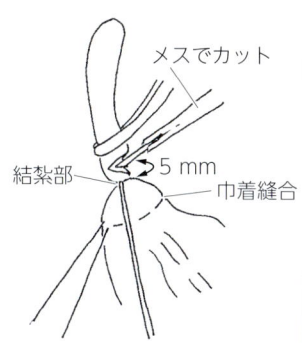

メスでカット

結紮部 5 mm 巾着縫合

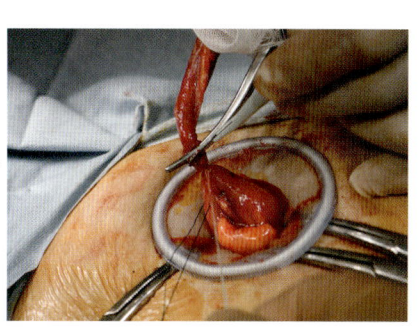

⑧残った粘膜を凝固し,消毒を行います.

⑨腸鑷子で盲腸を把持し,ペアンで虫垂断端を押し込みながら巾着縫合を締めて出来上がりです.

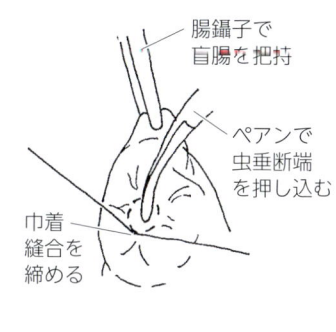

腸鑷子で
盲腸を把持

ペアンで
虫垂断端
を押し込む

巾着
縫合を
締める

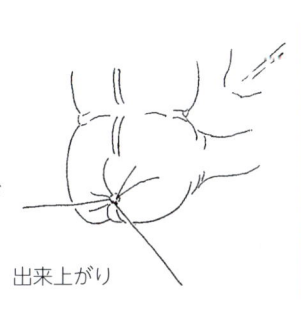

出来上がり

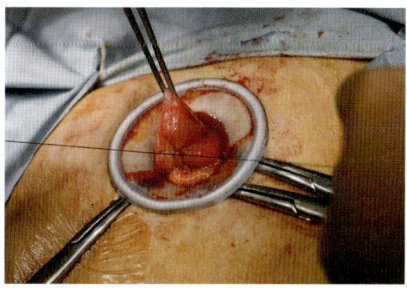

4　気管切開

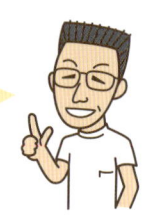

- 気管切開も含めた気道確保術は何としても経験しておくべし
- 気管に到達するコツは，指で気管の中心を繰り返し確認すること，ペアンなどで組織を鈍的に剥離すること

　ずいぶん前になりますが，挿管困難でトラヘルパーもうまく入らずという状況で呼ばれたことがあります．モニター上のSpO_2はしばらくは90％以上でしたが見る間に低下し，あっという間に70，60，50％と下がりはじめ，患者さんの顔色は黒くなりました．手袋だけつけて気管切開を行いました．創内の止血は後回し，カニュレーションまで1分以内だったと思います．

　別の機会には輪状甲状靭帯切開を，これもいきなりすることになったこともありました．こちらのほうがより短時間で換気可能にできましたが，靭帯は意外にしっかりしていて開けるのが難しいものです．いずれも完了した後は自分の脚がふるえていて恥ずかしかった覚えがあります．

　緊急の気道確保は事前に教科書を読んで事に当たるわけにはいきません．夜間当直時に自分しかおらずいきなり執刀せざるを得ない機会もあるでしょうし，助手を行う事態に遭遇することもあります．人を助ける職業を選んだ以上覚悟しておくべきです．気管切開など気道確保術はヘルニア，虫垂炎とならんで研修医も経験しておいたほうがよいだろうと思います．

手技の流れ ▶ ▶ ▶

①頸部を伸展するような体位にしておきます．電気メスや鑷子に加えて吸引管を忘れないように準備しておいてください．

　輪状軟骨の足側から胸骨柄に向けて3〜4 cmの縦切開を加えます（図1 A）．横切開でも構いませんが，初心者であったり，急いでいる場合は縦切開のほうが安定感があります．

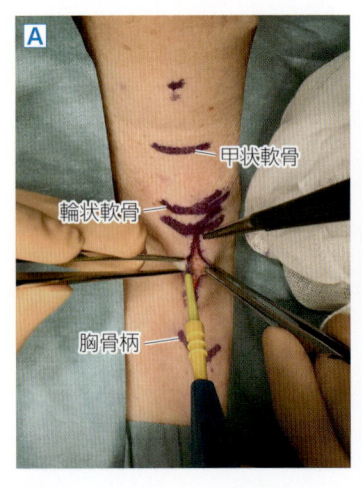
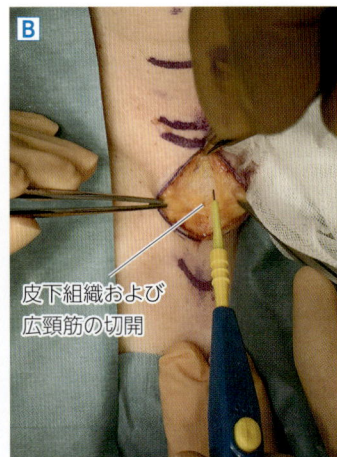
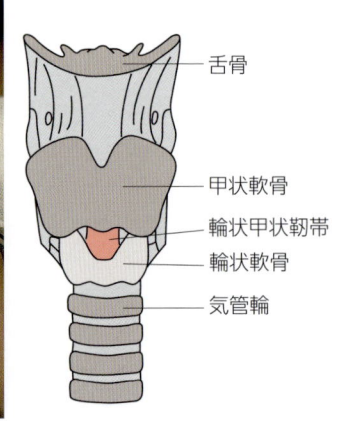

図1

②広頸筋は皮膚とともに切開されます（図1B）．この時点で
人差し指を創内に入れ気管の中心線を確認しておきます．慣
れないうちはこの確認を術中に何度もしてください（図2）．

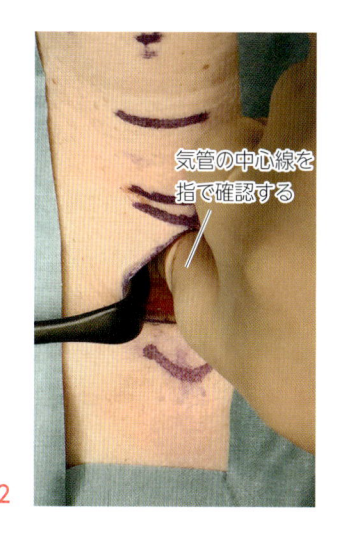

気管の中心線を
指で確認する

図2

③気管の中心線を狙って前頸筋群を切開していきます（図3）．ペアンで鈍的に筋肉を分けるのが
コツです．多くの場合，甲状腺は頭側に自然と押し上げられます．

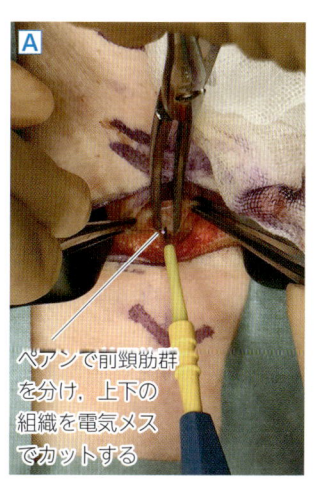

A

ペアンで前頸筋群
を分け，上下の
組織を電気メス
でカットする

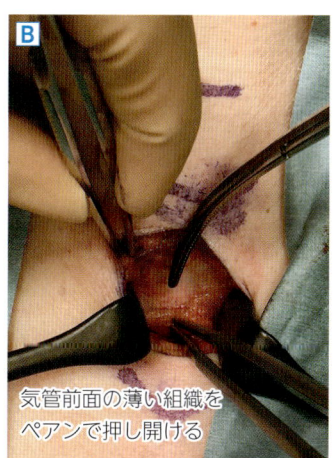

B

気管前面の薄い組織を
ペアンで押し開ける

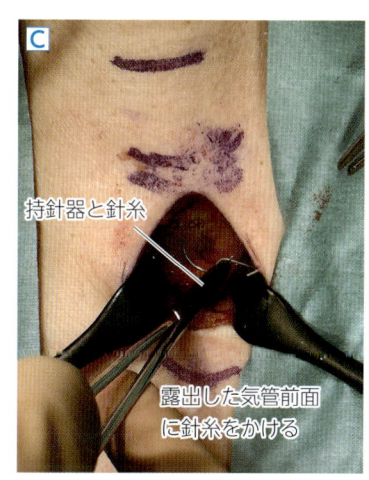

C

持針器と針糸

露出した気管前面
に針糸をかける

図3

④気管前面が露出されたら針糸かフック型の鉤を気管
輪にかけておきます（図4）．筋肉は筋鉤で退けてお
きます．

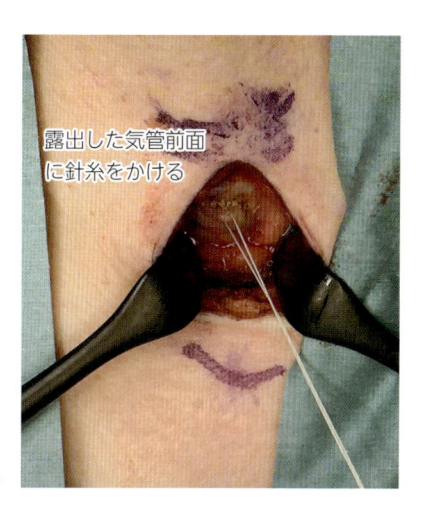

露出した気管前面
に針糸をかける

図4

⑤この時点で気管カニューレを選択しておきます．内径7〜8 mmが使いやすいでしょう．カフに空気を入れてみて漏れがないか確認しておきます．

⑥次いで気管軟骨に気管カニューレが入る大きさの穴を開けます．上に凸のフラップ型に切開しています（図5，6）．切開に電気メスを使う場合は酸素濃度に注意が必要です．メスでカットするのでも構いません．

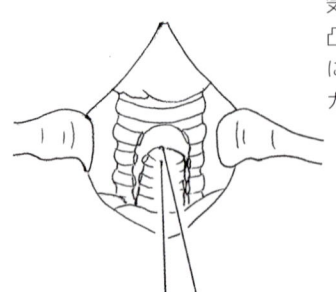

気管前面を上に凸のフラップ型に電気メスでカットする

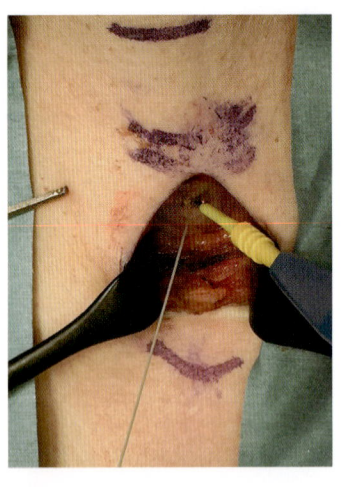

図5

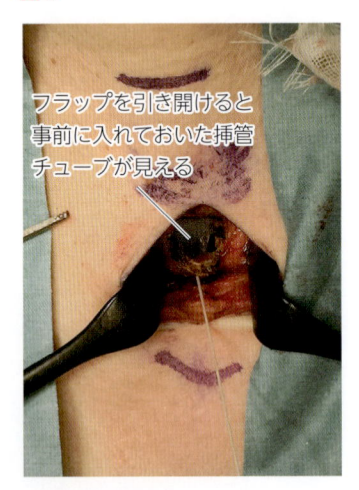

フラップを引き開けると事前に入れておいた挿管チューブが見える

図6

⑦気管カニューレを挿入したら内筒を抜き，レスピレーターにつなぎます（図7）．カフ圧は圧力計を使って20〜30 cmH$_2$Oにします．または気管をシールできる最小限の空気注入量とすると気管の毛細血管圧以下となります．太い気管に細いカニューレを入れるとカフも細くなるため，圧力を高くせざるを得なくなってしまいます．すでに挿管されているならそのチューブの内径に合わせたものを選択するとよいでしょう．

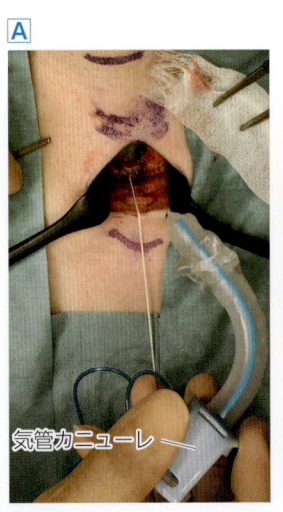

A

気管カニューレ

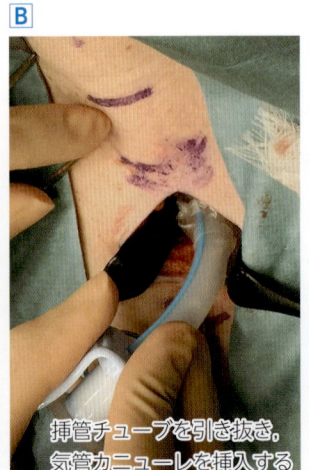

B

挿管チューブを引き抜き，気管カニューレを挿入する

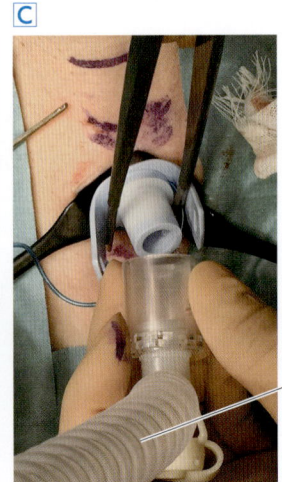

C

レスピレーターにつながっている蛇管を気管カニューレに装着する

図7

⑧気管のフラップを釣り上げていた糸は皮下に縫い付けています.

気管カニューレを助手に固定してもらいながら,皮膚切開の上下を閉鎖します(図8).このとき,痰がドレナージされるように余裕を残しておいてください.

1週間もすると創が安定し気管カニューレを交換することができるようになります.

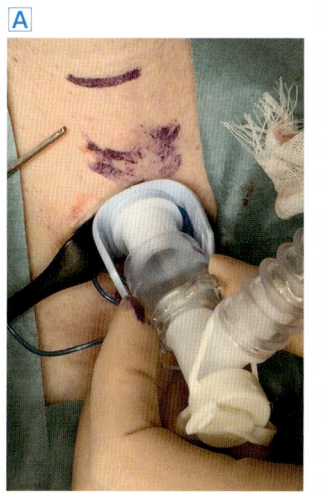 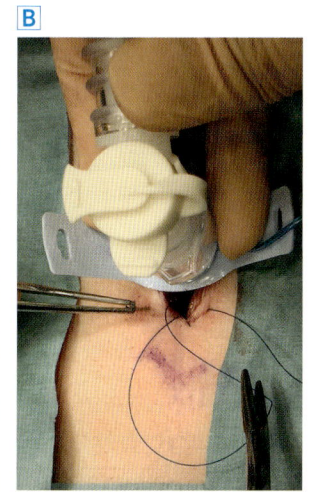 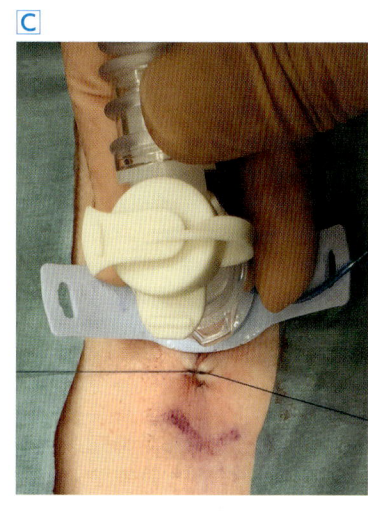

図8

5　胆嚢炎と胆嚢摘出術

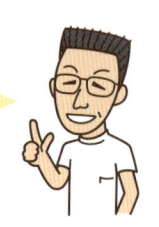

- 炎症が軽度な場合 ⇒ 腹腔鏡下胆嚢摘出術
- 炎症が強い場合 ⇒ 開腹術でも腹腔鏡下でも構わないが，途中で難しいと感じたらドレナージへ変更する
- 敗血症でショック？ と思ったら ⇒ まずドレナージ
- 総胆管結石 ⇒ 胆嚢摘出術に加えて EPBD，EST または総胆管切開術．ビリルビン系結石で下部総胆管や乳頭に機能不全があれば胆管空腸吻合術も選択される

EPBD：endoscopic papillary balloon dilatation（内視鏡的乳頭バルーン拡張術）
EST：endoscopic sphincterotomy（内視鏡的乳頭括約筋切開術）

Case　中等症急性胆嚢炎の1例〈80歳代 女性〉

嘔吐発熱を主訴に ER 受診．尿路感染の可能性を考えてセフトリアキソンを投与．帰宅となったが，翌日発熱の持続と腹痛（部位の詳細不明）で再診．
既往に認知症，統合失調症はあるが，会話は良好（施設入所中）．血圧は安定，呼吸も穏やか．脳梗塞に対してバイアスピリン® 服用中．
WBC 16,900/μL，CRP 24 mg/dL，ALP 702 IU/L，γ-GTP 141 IU/L と上昇．受診時，抗菌薬としてタゾバクタム/ピペラシリンを投与．
手術：受診当日，発症48時間目で腹腔鏡下で開始．胆嚢に炎症性の壊死と穿孔が認められたため（図1），開腹の胆嚢摘出術に変更した．胆嚢管は結紮したが胆嚢頸部の一部は肝臓に強く癒着しており残さざるをえなかった．混合石を2個認めた．

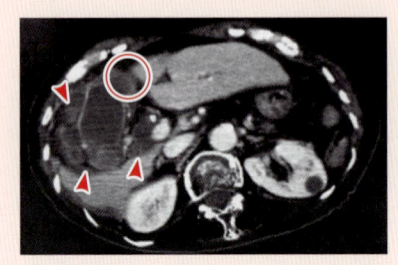

図1 ● CT
胆嚢周囲膿瘍を認める（▶），浮腫状肥厚（○）

　胆嚢摘出術は腹腔鏡手術の入門と考えられているかと思います．しかし長く外科医を務めていると手術の途中で逃げを打つ判断とそのテクニックを迫られる手術だということがわかってきました．途中で引き返す判断は初心者には難しいものです．

1）胆嚢炎の概説

a. 軽症急性胆嚢炎

　かつて胆石発作と呼んでいたものです．「嘔気のある腹痛で，1時間くらいで治りました．今は痛まないけど心配になってきました」と言って来院され，問診していくと「脂っこいものを食べ

た後」とか，「夜中に痛みで目が覚めたと」いうことが多いですね．発熱もなく，採血したって肝機能も胆道系酵素も白血球すら異常がなく，胃炎か胃潰瘍なのか鑑別が結構難しいときがあります．すみやかに胆嚢摘出術ですね．

b. 中等症急性胆嚢炎

やっぱり脂っこいものを食べた後に多いですが，数時間以上ずっと痛い，吐き気もするし熱もある，右の背中も痛い（これはこちらから聞かないと訴えてくれません）．腫れた胆嚢炎により腹膜刺激症状が出ているので，診察台の上でじっとして動きません．Murphy 徴候が陽性で，採血では白血球が上昇（18,000/μL以上），胆道系，肝機能，低血圧，呼吸器，腎機能障害もみられはじめていることが多いですね．エコーなどで胆嚢周囲に膿瘍がみられるかもしれません．すみやかに胆嚢摘出術ですが術者が難しいと感じたらドレナージを選択します．

c. 重症急性胆嚢炎

敗血症すなわち臓器障害を示すSOFAスコア（p320）で2点以上の項目（$PaO_2/FiO_2 < 300$，血小板 < 10 万/μL，PT–INR > 1.5，ドブタミンの使用，GCS < 12，Cr > 2 mg/dL）を認めたら胆嚢ドレナージです．敗血症治療に反応して，全身状態も保たれていれば胆嚢摘出術も検討します[11]．

2) 手術選択

軽症急性胆嚢炎の場合は鏡視下で安全に手術できることが多いです．中等症急性胆嚢炎では腹腔鏡下でも開腹術でも構いませんが施行困難と感じたらドレナージ術へ変更します．術前に穿孔している，壊疽性であるとわかった場合などは救命のため緊急手術すべきです．

✦ CT

次の3症例は軽症急性胆嚢炎です（図2 A 〜 C ）．胆嚢の壁が厚くなく，肝臓との間に低濃度域がないという点で炎症が穏やかです．臨床症状も比較的軽く，WBCやCRPも低めで経過した症例です．こういう症例は腹腔鏡下手術でOKです．

次の3症例は中等症・重症急性胆嚢炎です（図3 A 〜 C ）．胆嚢の壁も厚く，周囲の脂肪が肥厚し毛羽立っていて炎症の広がりが示唆されます．腹水や膿瘍を伴うことも多いです．また十二指腸との炎症性の癒着も疑われます．ERCPを行うと総胆管から胆嚢管までは造影されますが，

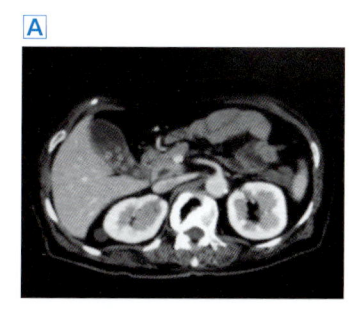 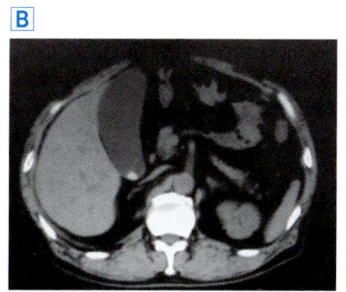 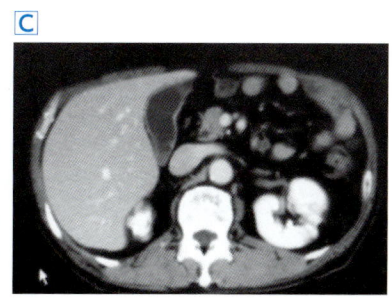

図2 ● 軽症急性胆嚢炎

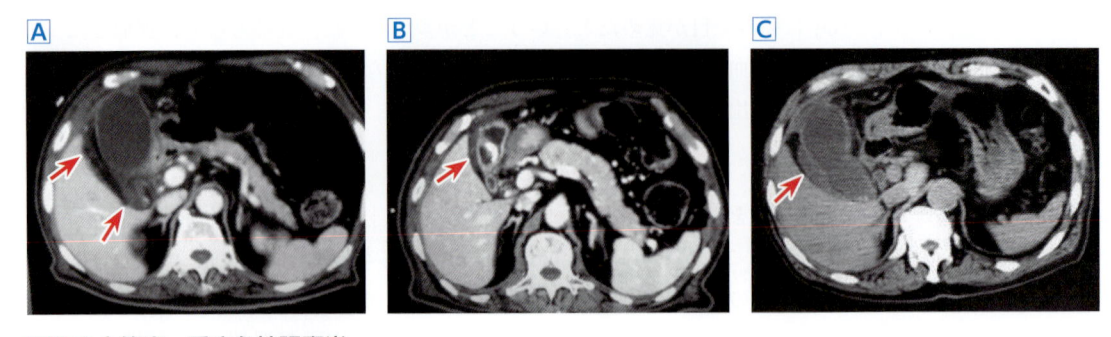

図3 ● 中等症・重症急性胆嚢炎
➡：腹水または胆嚢周囲膿瘍

胆嚢そのものは嵌頓している結石のために描出されないことが多いです．

3) 手術の時期

　胆嚢炎発症後72時間以内の手術は予後を改善すると報告されています．それ以後の症例は6週間経過後まで待って手術すれば少しは手術が楽になります．この頃になれば炎症は消退し，しかも胆嚢および周囲の癒着はまだ高度にならないだろうという期待があります…が，ケースバイケースでやっぱり大変という症例は多いですね．

4) 手術合併症

　最も多いのは胆管損傷であり，特に強い胆嚢炎症例，胃切除後の胆石症の手術時にリスクが高くなります．またそもそも胆管には走行異常も多く，場合によってはERCP，MRCPの読影をみっちり行うことが必要です．開腹術に比べて腹腔鏡下手術ではいまだに約2倍の損傷リスクが報告されています[12]．炎症の強いケースでは総胆管がわかりにくく胆嚢管だと見誤って離断してしまうこともあります．肝門部で左右の肝管まで離断してしまい，肝管空腸吻合を行って窮地を脱した症例の手伝いをしたこともあります．自験例では後区域胆管を損傷し細いカテーテルを総胆管越しに通して治癒を待って治したこともあります．幸いにして術後経過は良好でしたが，こうしたときに発生する胆管損傷はときに一生回復しないことがあります．さらに右肝動脈を損傷した場合は肝膿瘍リスクを抱えることになります．したがって腹腔鏡下から開腹術への術中変更は，合併症を減らすための外科医の褒められるべき決断とされています．

5) 胆管損傷を疑う術後のチェックポイント

▶ ドレーン排液の黄染 ⇒ 胆汁漏（副胆嚢管の損傷，総胆管の損傷）を疑う
▶ 経鼻胃管排液の緑色化，検尿でウロビリノゲンが正常値 ⇒ 総胆管の閉塞性の損傷がないことを示す
▶ 尿の黄染および泡立ち，血中Bil上昇 ⇒ 総胆管の閉塞性損傷の発生を疑う

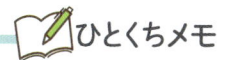

ひとくちメモ

ERで診るとき，急性胆管炎と胆嚢炎の違いは？

・胆嚢炎の症状は発熱，腹痛（Murphy徴候），画像所見
・胆管炎の症状は発熱，腹痛，黄疸，肝・胆道系酵素上昇

　患者さんは「お腹が痛くて熱があります」と言って来院すると思います．上腹部の痛みで蠕動痛でなければまずは胆嚢炎か胆管炎かと考えますよね．そして黄疸があれば胆管炎？ Murphy徴候があれば胆嚢炎？ということになります．さらに採血とエコーを行って診断に向かうことになります．

急性胆管炎の治療における外科手術

　内視鏡的ドレナージが原則ですが，進行した膵頭部がん，十二指腸乳頭部がんなどが原因であった場合は胆管空腸吻合術が行われることがあります．また術後症例で内視鏡的ドレナージができない，胆管が細くPTCDもできないといった場合は，開腹下のTチューブドレナージを行いますが，緊急の場合は原因となる結石を残したままにしてドレナージのみを行っておくこともあります．

6) 結石の種類

a. ビリルビン系結石（図4）

　総胆管内で形成される乳頭部の機能不全による細菌感染が主な原因です．

　EPBD，ESTにより摘出することが多くなっています．外科手術で総胆管切開＋採石も行われます．総胆管のビリルビン系結石で総胆管下部や乳頭の機能不全が明らかな場合，胆管空腸吻合術を行うこともありますが，以前に比べて行う頻度は減りましたね．

b. 黒色石，コレステロール系結石

　胆嚢内で形成される胆汁中のコレステロールの増加，レシチンと胆汁酸の低下などが原因で胆嚢内で形成されることが多いです．黒色石はビリルビンより形成される色素が関係しています（図5）．

　胆嚢内のみの結石であれば，手術は胆嚢摘出術となります．

　総胆管内に黒色石かコレステロール系結石があった場合は，胆嚢内で形成された結石が総胆管内へ落石したと判断します．EPBDによる総胆管結石の摘出を行います．

　純コレステロール結石は割面が宝石のようにきれいなものがあります（図6）．

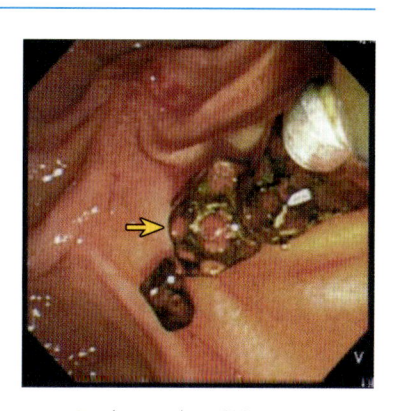

図4●ビリルビン系結石

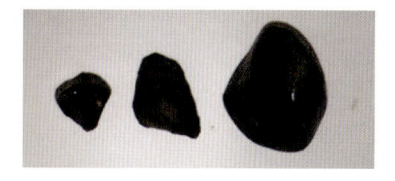

図5●黒色石

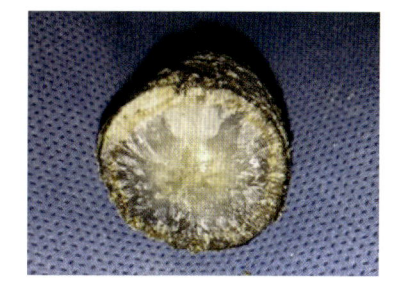

図6●純コレステロール結石

6 幽門輪温存膵頭十二指腸切除 (PpPD)

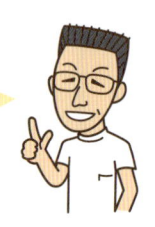

- 外科医にとっては，胆力・知識・技術そして想像力のすべてが丸裸になる手術
- 研修医にとっては特に合併症の多い点で，感染症を含めた急性期疾患治療経験に最適
- 手術にあたったらラッキーと思ってください．…大変ですけど

PpPD：pylorus preserving pancreaticoduodenectomy

　この手術は消化器外科医として1つの達成点でした．特に門脈を合併切除再建するPD（pancreatoduodenectomy，膵頭十二指腸切除術）と肝切除を同時に行うHPD（hepato-pancreatoduodenectomy，肝膵同時切除）の2つの手術を行えるようになったときは目標を失い，病院での仕事を辞めて開業医になろうかと思いました．幸いにしてと言ってよいのかわかりませんが，外科医としての次のステップに誘ってもらう機会を得て今でも手術に従事しています．外科医にとってPDを経験するのはepoch-makingなことなのですが，なにせ合併症が多いので言葉通り致命的な術後合併症もいまだにあります．

1) 膵頭十二指腸切除術の概説 ⇒ 手術に参加するうえで知っておくべきこと

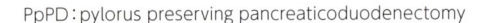

　術前には手術適応と血管解剖について徹底的に検討が加えられます．
　長時間の手術になる理由は，切除と再建の両方がともに複雑でステップが多いためです．

> ▶ 切除：①胆嚢摘出，胆管の切断とその周囲の郭清
> 　　　　②空腸の離断と上腸間膜動脈周囲の郭清
> 　　　　③十二指腸球部と膵臓の離断
> 　　　　④離断して一塊となった臓器を最後に上腸間膜静脈から剥離
> ▶ 再建：①空腸を離断
> 　　　　②胆管空腸吻合
> 　　　　③膵管空腸または膵管胃吻合
> 　　　　④胃空腸吻合

　最も気を遣うところは膵管と消化管の吻合です．ここだけでCattell Warren法，柿田法，Blumgart法，密着法，嵌入法，ステント使用の有無などの選択肢があり，そのすべての目的が膵液漏の根絶です．しかし残念ながらいまだにRCTなどでこれが絶対安全と証明された方法は見当たりません．

2）手術選択

a. 手術適応：膵臓がん，胆管がん，胆嚢がん，十二指腸乳頭部がん

CTが重要です．遠隔転移はもちろんですが，例えば膵鈎部に存在する腫瘍は門脈，上腸間膜動脈，下大静脈に浸潤しやすく，その場合は非切除も検討せざるをえません（p120，図3）．また大動脈周囲リンパ節転移や胆管拡張例で閉塞性黄疸が改善しないのも非切除の検討対象となります（p120，図5）．逆に腫瘍閉塞による主膵管拡張がみられる場合は，膵管消化管吻合部の縫合不全リスクが少ないので，外科医はホッとします．

b. 術式

外科医志望で詳細を勉強したいならよい手術書が山ほどあるのでそちらを．外科志望でなければ術式を勉強する必要はないですね．

再建法はChild法（膵空腸−胆管空腸−十二指腸空腸吻合）が一般的に行われています．しかし我々は下に記載した患者さんをきっかけとして胆管空腸−十二指腸空腸−胃膵吻合を採用しています（図1）．

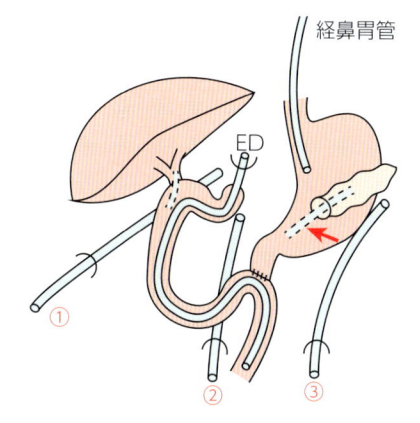

図1 ●胆管空腸−十二指腸空腸−胃膵吻合

Case 寝たきりの認知症の方への膵頭十二指腸切除？！〈70歳代 女性〉

ある十二指腸乳頭部がん症例に対して内科医より「この方に手術は可能ですか」という相談を受けた．「寝たきりの認知症の方にPD？ ですか」と私…．内科医いわく，彼女は夫によるDVを受け続けていた．その夫が借金だけ残して亡くなり，幼い子ども2人が残った．水商売をしてひとりで子どもを成人させたが，徐々にアルコールにおぼれ脳症に．そんな母親を成長した子どもらはとても大事にしている．「黄疸から疾患が判明したが，子どもたちは長生きさせてあげたいと望んでいます．手術してくれないですか…」

PDは体外にドレナージする重要なカテーテルが多く，術後，管だらけになる．しかも危ないものばかり．特に膵空腸吻合部からのカテーテルがやばい．アクシデントで抜けたら膵液漏であっという間に大出血か敗血症である．本人の責任ではないけど，カテーテルを抜かれてしまいそうだよなあ．

考えた挙句が，前述の図1のような再建法である．わかりづらいかもしれないが，胃膵吻合にして，そこに留置するカテーテルの端を胃の中に出す…ロストカテーテルである（図1の➡）．体外には出ない．これならいくら認知症の患者さんでも抜きようがない．このようなカテーテルは自然に脱落することが多いのだが，いつまでも残っていると困る．しかし空腸と違って胃なら内視鏡でカテーテルを抜去できる．ついでに胆管空腸吻合部へのステントもロストにした．ただこの当時，胃膵吻合でロストカテーテルを使っている報告は見当たらなかった．この患者さんの手術は緊張した．で，うまくいったのだ．子どもさん方も喜んでくれた．

膵管を胃に吻合したほうが，空腸に吻合するよりも膵液漏が少ないという報告が多かったのもあって，それ以来，胃膵吻合とロストカテーテルの組合わせで手術している．しかし最近，ドイツで行われた無作為化比較試験の結果では，膵液漏の発生率には差がないことが示された[13]．膵液漏の差はなくても，体外に出るカテーテルが少ないのは患者さんと看護師を含めたスタッフにとても好評である．

c. 手術適応は主にCT画像で判定することが多い

　小さな膵鈎部のがんで切除可能です（図2）．可能とする基準は上腸間膜静脈（SMV），上腸間膜動脈（SMA），下大静脈などから離れていることです．もちろん肝転移，肺転移もありません．

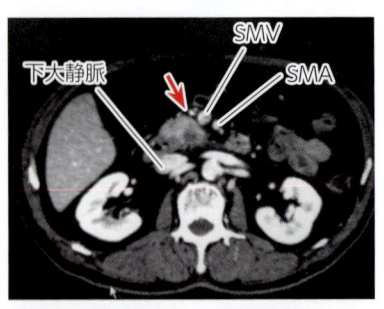

図2 ● 膵鈎部がん（切除可能）

　同じ膵鈎部がんですが大きいためSMVに浸潤しています（図3）．わずかな浸潤であれば門脈系も合併切除して手術しますが，この症例では，いくつもの門脈系の枝がSMV本管に合流した部分にがんが浸潤していたため，非切除としました．

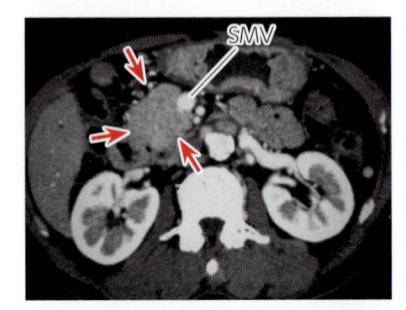

図3 ● 膵鈎部がん（SMVに浸潤）

　下大静脈が膵臓がんの転移リンパ節によって押しつぶされています（図4）．これも非切除です．このような症例では化学療法，放射線治療を行った後に切除可能性を再評価することもしています．

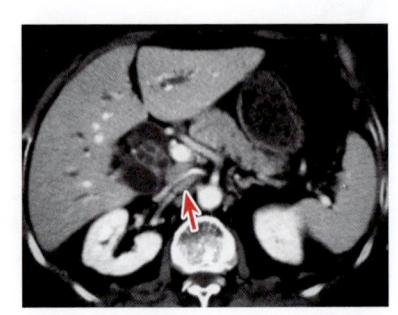

図4 ● 下大静脈周囲リンパ節転移例（非切除）
下大静脈と転移リンパ節が近接

　大動脈のすぐ左側に転移リンパ節が存在しています（図5）．物理的には切除できますが，リンパ節郭清効果はなく，泣く泣く非切除にしました．

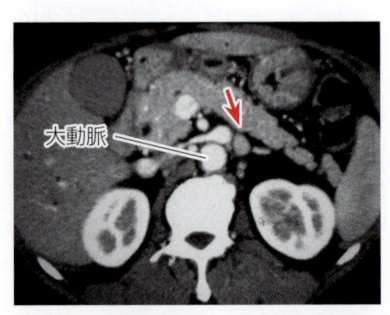

図5 ● 大動脈周囲リンパ節転移例（非切除）
大動脈と転移リンパ節が近接

3）典型的な経過

Case 膵嚢胞性疾患に行ったPD〈60歳代 男性〉

診断：膵嚢胞性疾患

合併症：糖尿病，脂質異常症，急性膵炎

手術：膵臓の嚢胞性疾患［IPMN（膵管内乳頭粘液性腫瘍）疑い］に対して膵頭十二指腸切除術（PD）を施行した

1〜3病日：

・ドレーン排液アミラーゼ測定 いずれも300〜500 IU/L，血中アミラーゼは200 IU/L程度
⇒術後経過として最も心配なのは膵液漏である．チェックすべきはドレーン排液中のアミラーゼの値である．3日目のドレーン排液アミラーゼが胃膵吻合からの膵液漏の予測因子である．血清アミラーゼの3倍以内に留まれば縫合不全の発生が少ないと報告されている

・膵腸管吻合部近くに入れてあるドレーン排液はやや白色
⇒あまりに白濁するときは膵液漏に注意！

・胆管空腸吻合部のドレーン排液は薄い血性⇒縫合不全があれば胆汁色の排液が認められる！

・経鼻胃管からは薄い胆汁色の排液が500 mLほど⇒これは胆管空腸吻合が機能している証拠！

2病日：経腸栄養EDを開始

4〜5病日：

・造影CTを撮影する⇒経過が順調でも仮性動脈瘤の検出のために必ず行う

・ドレーン抜去開始．食事を開始する

ここまでが典型的な経過である．もしこの時期に発熱，腹部局所の痛み，患者さんの運動性低下，炎症反応持続，ドレーン排液アミラーゼ高値がみられた場合は，縫合不全と考えてユナシン®3 g×3回などと，FOY®，サンドスタチン®投与（皮下注）を開始する．
また7病日頃に血中のWBC 15,000/μL程度と高めで37℃程度の微熱が持続し，同時に経鼻胃管排液が減らないことがある．このようなときは胃の蠕動不全を疑い，X線写真で胃の拡張を確認しておく．胃の蠕動を刺激するため六君子湯を処方し，効果がなければエリスロマイシンの点滴を行う．

　　サンドスタチン®（ソマトスタチンアナログ）は末端肥大症に適応がある薬ですが，膵液分泌を減らす作用があるので，膵液漏に対して持続皮下注で使用しています．効果のほどは議論の余地がありますが，それでも主膵管経が3 mm以下と細くて膵液漏のリスクが高い症例ではサンドスタチン®は有効との報告があります[14]．

　　同じソマトスタチンアナログでもパシレオチド（商品名シグニフォー®）はかなり期待できそうです[15]．膵液漏の発生率は…投与症例 vs コントロール＝10 % vs 21 %（relative risk 0.49）残念ながら2019年5月現在で日本では本疾患には保険適応外です．…早く承認してくれないかなあ．

4) 膵切除後の合併症

a. 感染症

消化器外科術後感染症の現状は，NCDデータ解析をみると膵切除で最も感染症が多くなっています．

> ▶ **SSI（手術部位感染）**：膵切除 17.9 ％，食道切除 14.4 ％，直腸切除 10.1 ％……（中略）……
> 　　幽門側胃切除 4.2 ％
> ▶ **縫合不全**：膵切除 12.7 ％，食道切除 12.6 ％，直腸切除 9.7 ％……（後略）
> ▶ **肺炎**：食道がん 14.6 ％……（中略）……直腸切除 0.9 ％
> ▶ **膵液漏**：膵切除 22 ％，胃全摘 5 ％

膵切除が最も感染リスクの高い手術となります．

一般的に術後の敗血性ショックに至った場合，その死亡率は56 ％に上り救命が困難となります．

b. 膵液漏

"ドレーン排液が汚い""ドレーン排液のアミラーゼが高い""発熱が続く""腹部が硬い"

このような場合は，放置しておくと敗血症，大出血をきたします．ドレーンを使って持続洗浄，FOY®や抗菌薬の点滴で対応します．

出血に対しては術後7日以内であれば再開腹で止血を，7日を超えて開腹が困難になったら血管造影下に止血を試みますが，このような場合の死亡率は高いといわれています．

c. DGE (delayed gastric emptying)

胃の蠕動不全，十二指腸空腸吻合の動きの不良などで，約1カ月間水も通らない状態が続くことがあります．経鼻胃管で胃内容のドレナージを行い，場合により六君子湯の経口投与，エリスロマイシンを点滴静注（モチリン作用を期待）しますが，まず全例で1カ月後には突然，食べられるようになります．

d. NAFLD (non alcoholic fatty liver disease)

ひどい脂肪肝になることがあります．原因は明らかにされていませんが，膵外分泌機能不全＋αにより，脂肪吸収障害が発生し，肝で糖質から脂質への転換が増加して脂肪肝になるのではと推測されています．

治療はリパクレオン®6包やパンクレアチン6gの服用により脂肪吸収を改善させることです．図6Aが術前，図6Bは術後しばらくしてからの脂肪肝です．

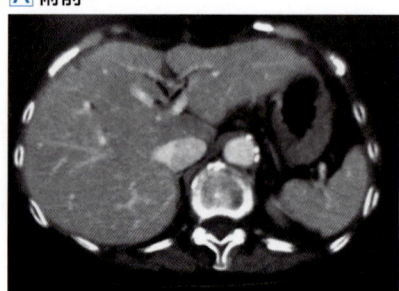

A 術前

正常の肝実質

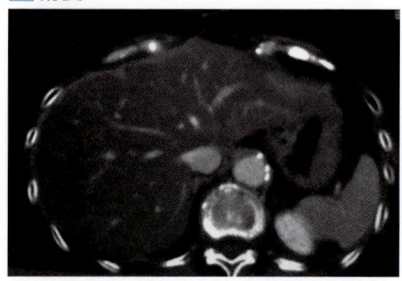

B 術後

脂肪を高度に含み，CT値が著明に低下している

図6● NAFLD

7 肝がんと肝切除

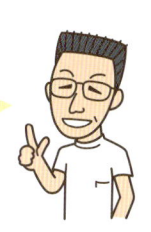

- 肝切除を成功させる鍵は，表面からは見えない脈管走行の理解と出血のコントロール，術後肝不全を避けることに尽きる
- 術前の画像，術中のエコーに習熟する．肝予備能のチェックを行う
- ICG負荷試験，Child-Pugh分類，幕内基準が重要
- 術中出血量が多い場合，右葉切除以上の肝切除量が多い場合，術後感染が合併した場合は肝不全リスクが上がる．肝不全が発生したときに我々ができることは限られる

外科医として最後に手術したいのはと問われたら「肝切除」と答えます．"Surgical anatomy of the liver revisited"という名著（フランスのCouinaud先生の書かれた本で，通し番号が打たれており手持ちのものは0000918でした）を読み込む，主治医が嫌がるのを無視して剖検中の肝臓を借りてその場でGlisson枝や肝静脈を分けて勉強する，手土産の日本酒一升をもって全国の名手の肝切除に入らせてもらう…などをして，肝胆膵外科医として真っ当になりたいという一念で勉強をしてきました．僕にとっての外科医としてのやりがいは肝切除が一番です．

1) 肝切除の概要

手術適応は，がんのステージと，後述するように，**Child-Pugh分類**（表1），**幕内基準**（図1）と肝切除量の事前計測によって決めます．

肝臓はCouinaudの分類（S1〜S8），またはHealey & Schroyの分類（尾状葉，前区域，後区域，内側区域，外側区域の5つ）に分けて考えます（図2）．区域の境界には必ず肝静脈枝が存在し，その中心には必ずGlisson枝が入ってきます．したがって肝切除をするときはどのGlisson枝を切るか決め，その領域を切り抜く境界面は静脈を目印にすることになるわけです．Glisson枝

表1 ● Child-Pugh分類

	1点	2点	3点
脳症	ない	軽度	ときどき昏睡
腹水	ない	少量	中等量
血清ビリルビン値〔T-Bil〕（mg/dL）	2.0未満	2.0〜3.0	3.0超
血清アルブミン値〔Alb〕（g/dL）	3.5超	2.8〜3.5	2.8未満
プロトロンビン活性値〔PT〕（%）	70超	40〜70	40未満
各項目のポイントを加算しその合計点で分類する A：5〜6点　　B：7〜9点　　C：10〜15点			

根部を探すのは肝門部から分け入ることが多く，Glisson枝と肝静脈の肝内での走行は主に術中エコーで確認します．

　術中出血のコントロールは肝十二指腸間膜で肝動脈と門脈血流を遮断するpringle法と各種の新しいエネルギーデバイスがポイントです．

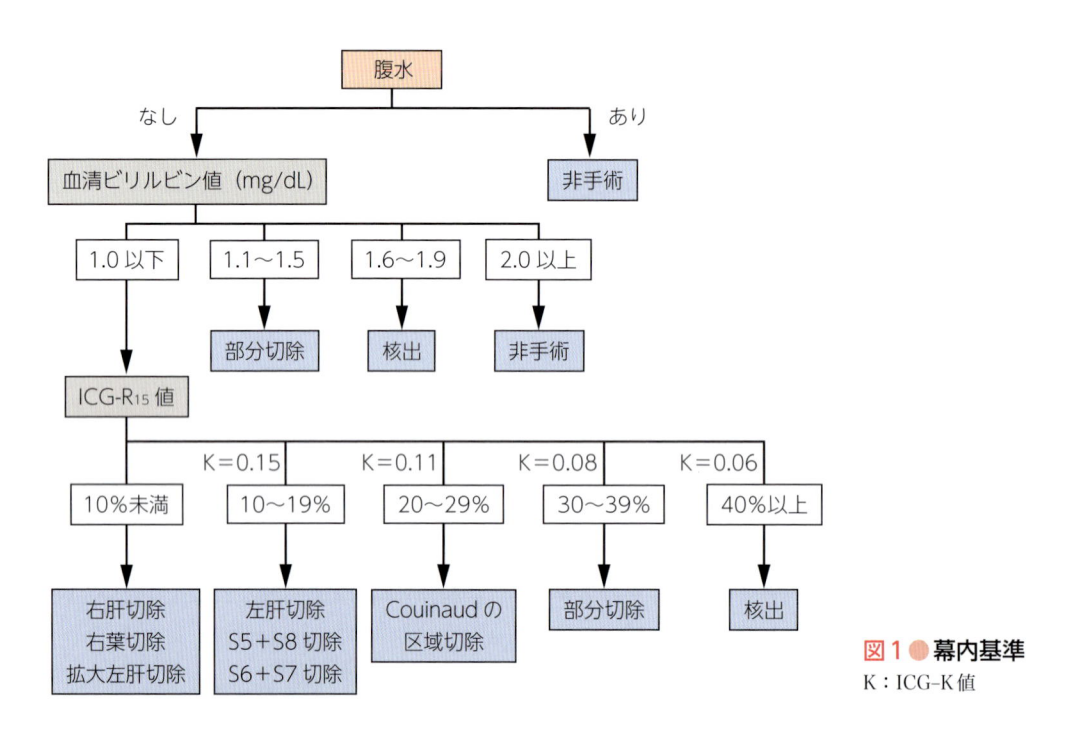

図1 ● 幕内基準
K：ICG–K値

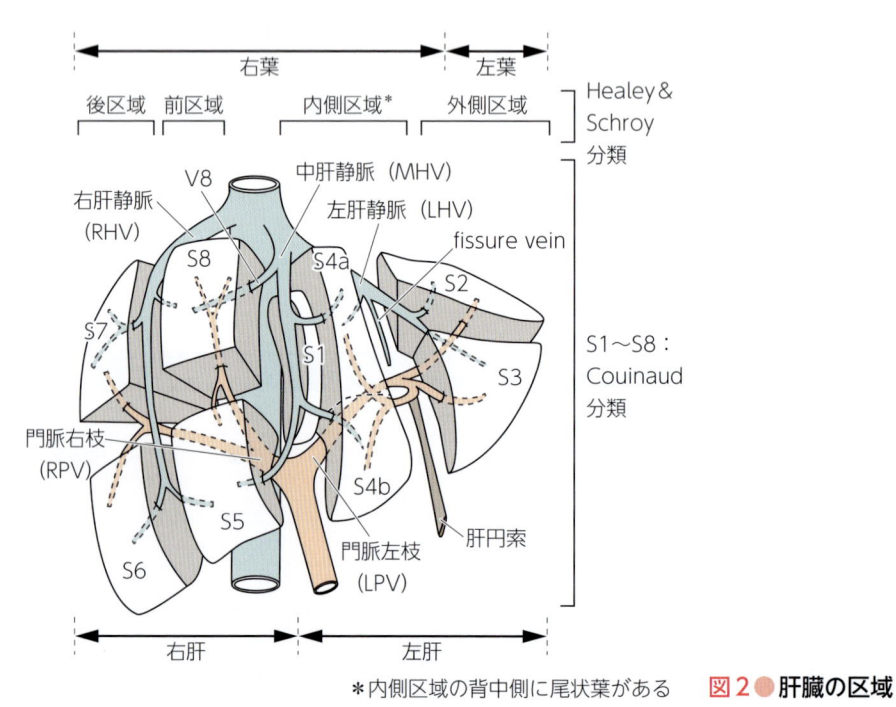

＊内側区域の背中側に尾状葉がある　　図2 ● 肝臓の区域

2）術式

　開腹は逆L字型とすることが多いですが，後区域などでは第8肋間で開胸することも多いです．

　肝細胞がんの場合は腫瘍の存在する区域（腫瘍の大きさ，単数か複数かで右葉，左葉，亜区域）を切除します．ときに3区域を切除することもあります．転移性肝がんでは非解剖学的に部分切除するようにしています．

　前述したように術中エコー検査でGlisson枝と肝静脈の走行を確かめます．切離すべきGlisson枝を肝門部で遮断すると，肝表面に虚血部分（demarcation line）が出現し，切除すべき範囲を同定することができます．

　超音波吸引切開装置とソフト凝固を主に使って肝切離をしていますが，pringle法で血行遮断をしている限り出血は静脈系からのものが主です．左手で肝全体を挙上し静脈圧を下げながら手術をしたり，肝と下大静脈間にテープを通して引き上げるliver hanging maneuverなどで切離面を展開し出血量を減らすようにしています．

3）肝予備能の評価

　術後に重篤な肝不全になると救命するのがきわめて困難です．それを避けるために肝予備能を徹底的にチェックします．欧米ではChild–Pugh分類A（黄疸がなく凝固，アルブミン合成も良好）の症例に限って肝切除を行うケースが多いようです．しかしそれでも38％が術後肝不全になると報告されています[16]．

　国内ではインドシアニングリーン（ICG）という色素を用いた負荷試験（ICG負荷試験；後述）の結果をみて評価することが多いですね[17]．『原発性肝癌取扱い規約』ではICG15分値を肝障害度を評価する項目の1つとしています．

　筆者自身は肝臓の切除量まで加味した幕内基準（図1）[18]を最終的な判断として切除術式を選択しています．

> ▶ 腹水があったら ➡ 切除はあきらめて内科へ治療を依頼する
> ▶ 腹水はないけど黄疸があれば ➡ 小さな部分切除を選択する
> ▶ 腹水も黄疸もないなら ➡ ICG負荷試験で評価 ➡
> 　　K値（ICG–K：血漿消失定数）≧0.15，15分値（ICG–R$_{15}$：停滞率）＜10％
> 　　なら思い切った手術をする

✤ ICG負荷試験

　15分値の上昇とK値の低下で肝硬変の合併を推測できます．以下のような数値が参考になります．

▶ 15分値上昇，K値≦0.06 ➡ 被検者の95％が肝硬変

▶ 15分値≧21％ ➡ 被検者の65％が肝硬変

▶ K値≦0.05，あるいは15分値≧35％ ➡ 他の検査成績が肝硬変とするには不十分であっても肝硬変の可能性が高い

　ICGは90％以上が抱合を受けずに肝細胞のみに摂取され，肝血流量，細胞の摂取能力，色素排泄能力を3：1：1で示すとされています．したがって門脈–大循環シャントがあると15分値は50％以上にも上昇します．

4) 肝臓がんに対する右葉切除の流れ

例として肝臓がんに対する右葉切除（S5, 6, 7, 8）の流れを提示します.

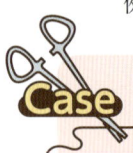

Case 肝右葉切除例〈50歳代 男性〉

主訴：食欲低下

症状：C型肝炎にて経過観察中. 1カ月前からの食欲不振がみられた. 体重減少あり. 意識障害等は認めず.

検査（入院中）：

- ・MRI：T1 low, T2 high の肝腫瘍 最大5 cm（図3）.
- ・造影CT：high–high–low パターンの腫瘍を認め, 肝細胞がんと診断（図4）.

治療方針の決定には下記の項目が重要.

- ・ICG–R$_{15}$ 5.5 %, ICG–K 0.173 ・脳症 なし
- ・腹水 なし ・T–Bil 0.3 mg/dL ・Alb 3.5 mg/dL ・PT 111 %

Child–Pugh 分類 A であり ICG 負荷試験の結果より幕内基準でも右葉切除可能と判断.

切除率：右葉切除で61 %の切除量. がんの stage：T3, N0, M0 stage Ⅲ

治療：肝右葉切除を施行.

開腹後, 肝門部で右肝動脈, 右門脈, 右肝内胆管（S5, 6, 7, 8領域への Glisson 枝）をテーピング.

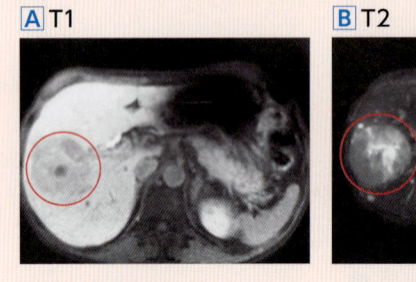

図3 ● MRI
A T1 で low な腫瘍, B T2 で high な腫瘍

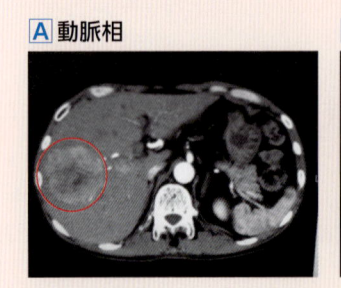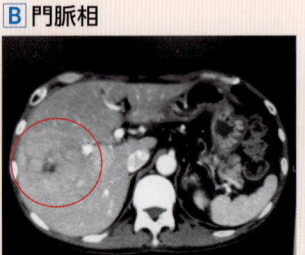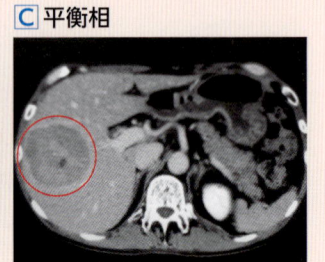

図4 ● 造影CT
A 動脈相で high な腫瘍, B 門脈相で high な腫瘍, C 平衡相で low な腫瘍

ついで術中エコー検査で中肝静脈を同定. これが切離面の境界. さらに肝右葉を横隔膜からはがしておく. 肝十二指腸靱帯にテーピングし15分間締め付けること（pringle法）をくり返しながら超音波吸引切開装置やソフト凝固装置などのデバイスを駆使して肝切除を進める. 最後にテーピングしておいたGlisson系と右肝静脈を離断して終了.

術中出血700 mLであった.

術後経過：

〈術後1日目〉

血中T-Bil 3.3 mg/dL, 以後低下. PT 61 %, 以後70 %前後で推移. AST 335 IU/L, ALT 283 IU/Lと上昇. 以後漸減.

⇒ T-Bil > 3 mg/dLはPT < 50 %とともに肝不全を注意すべき数値. 術後5日目で判定します

⇒ AST, ALTは術中に形成される虚血域の大きさに影響されるため, 肝不全の予測因子にはなりません

〈術後3日目まで〉FFP 2単位ずつ投与. 胸水貯留と出血は認めなかった.

⇒ FFPを術後に投与することが多いため, PTは肝不全の予測因子とするのに難しいことがありますが, 少なくとも投与しても50 %以下にとどまるようだと死亡リスクが上がります[19].

〈術後5日目〉ALP 392, 以後上昇.

⇒ ALPの上昇は肝再生が始まったことを示す, といわれています. 上昇するとホッと一息つけます！

5）術後肝不全の診断と治療（表2）

定義：術後5日経ってもPT延長かつT-Bilが上昇するもの[20]

表2 ● 術後肝不全の重症度と治療

	grade A	grade B	grade C
PT-INR	< 1.5	≧ 1.5, < 2.0	≧ 2.0
意識障害	なし	軽度	肝性昏睡
乏尿	なし	あり	腎不全
SpO_2	> 90 %	< 90 %	< 85 %（O_2投与下）
腹水		出現	大量
治療	特別な治療を必要としない	FFP, アルブミン, 利尿薬, 抗菌薬	ICUで人工呼吸, 昇圧薬, ブドウ糖, 透析, 肝移植, 抗菌薬

6) 術後肝不全の治療目標

術後肝不全の治療は下記のような項目を目標とします（goal-directed therapy）（**表3**）.

表3 ● 術後肝不全の治療目標

循環器	・ CVP 8〜12 mmHg ・ 平均動脈圧 65〜90 mmHg ・ Ht > 30 % ・ PCWP < 12〜15 mmHg	凝固系	・ Plt > 50,000/μL ・ PT-INR < 1.5
腎機能	尿量 > 0.5 mL/kg/時	栄養	・ 経腸, 経口栄養 > 2,000 kcal/日
呼吸器	・ SpO_2 > 93 % ・ 中心静脈酸素濃度 > 70 %	感染症	肝不全における死亡原因は腹膜炎, 肺炎などの感染症. 肝臓の網内系異常, 高アンモニア血症による好中球機能の抑制がみられる. 術後肝不全と判断したら予防的な抗菌薬, 抗真菌薬の投与が勧められる
肝性脳症	grade ≦ 2（grade2とは錯乱状態, 傾眠, 見当識低下, 異常行動, せん妄状態, 羽ばたき振戦あり）		

（文献17より引用）

8 痔核

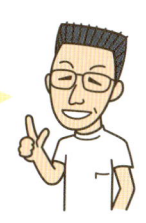

- 「肛門に痛みがある」「出血した」「腫れている」と言って受診される
- 内痔核は通常軟らかいため，よほど経験を積まないと直腸診ではわからない．肛門鏡を使用して確認することに馴れよう

1) 内痔核の概説

「汚いところをみてもらうのですみません」と恐縮しながら受診される方が多いです．お尻から出血して，しかも腫れて痛みもある…直腸がんかもしれないと不安に駆られてくるので，「痔ですね」とお話しすると皆さんうれしそうな顔をされますね．

肛門粘膜下には，血管，動静脈吻合，結合織，粘膜下筋でつくられるクッションがあり，内肛門括約筋の内側を占めています．肛門管が閉鎖しているときはこのクッションが内肛門括約筋の隙間を埋めて便の漏れを防いでいます．排便時に怒責をくり返すことでクッションが引き伸ばされ断裂し血管が増生し内痔核になると考えられています．通常は歯状線の内側に発生するのでこの状態では疼痛はありませんが，歯状線の外側に浮腫，炎症が波及したり血栓（外痔核）ができたりすると強い痛みが発生します．

2) 診察

まず「血液は真っ赤ですか？　紙に付きますか？」と聞きます．内痔核には動静脈の短絡があるため鮮血でしかも排便後に痔核が肛門内に還納すると止血します．静脈血や時間が経って黒っぽくなった血液を見たら痔核以外の出血源を考えねばなりません．

次に行うのは肛門周囲の視診と直腸診，肛門鏡です．左側臥位または載石位で行います．

①肛門を広げるようにして，脱出した内痔核，外痔核，裂肛，肛門周囲膿瘍による炎症がないか確認します

②示指を肛門縁に触れ痛みがないか確認してから肛門内に挿入し，腫瘍や通過障害などがないことを確認します．硬い便は腫瘍のように触れることがあります．直腸の腹側は腕を回内，回外するときに自分の体の向きも変えるとしっかりと触れることができます

③次にキシロカイン®ゼリーをつけた肛門鏡をゆっくりと3cm挿入します．「冷たく感じます」と伝えておいてください

④20°ほど背中側に向けてさらに挿入し5〜7cmほど入ったら，内筒を抜きライトをつけます

⑤引き抜きながらゆっくり全周を確認していきます（図1）

赤黒い内痔核が肛門鏡の先端を塞ぐように認められます．出血点がみられることもあります．肛門括約筋がしっかりしている場合は，痔核出血が奥のほうにたまりそれが出てきて，大腸がん出血の場合との鑑別が難しい場合もあります．

① 直腸・肛門の断面

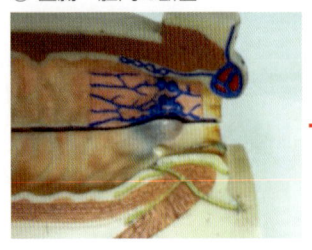

② 肛門鏡を内筒ごと挿入する.
やや背側へ向けて

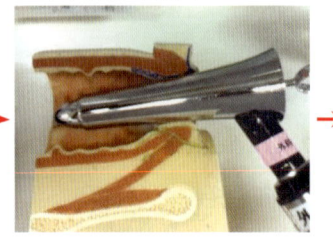

③ 内筒を引き抜きライトをつけ
て観察をはじめる

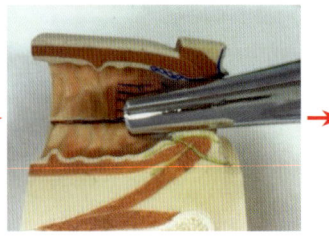

④ 全周を確認

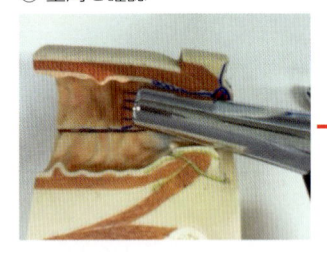

⑤ ゆっくり引き抜く

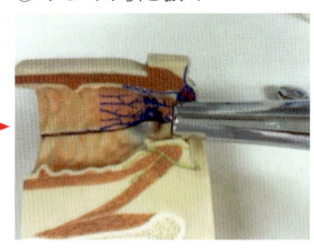

図1 ● 肛門鏡検査の手順

3) 内痔核の初期治療

　排便時間を短く（2〜3分以内）にするよう指導します．5分間でも長いと認識してください．残便感があっても排便努力を切り上げ，肛門を洗浄するようにします．緩下剤を処方することもあります．

✤ 軟膏

- ▶ ネリプロクト®：1 gを1日2回．鎮痛，消炎作用が強力．せいぜい2週間にとどめましょう．ステロイドが含まれているので真菌，細菌感染の可能性があります
- ▶ 強力ポステリザン®：1 gを1日2回．1カ月ほどの使用も可能ですが，長期間漫然と使用する薬剤ではありません
- ▶ ボラザ®G軟膏：長期投与可能です

4) 各種肛門疾患と治療

a. 内痔核（Goligher分類）

- ▶ grade Ⅰ：肛門鏡で確認できるが，脱出はしない（図2 A）
  - ⇒ 経過観察のみでOK．痛みや痒みがあればネリプロクト®，強力ポステリザン®などを1週間ほど使用．1日に3回ほど風呂に入り清潔にします．食物繊維を多く摂取して便を軟らかくすることも指導しておきます
- ▶ grade Ⅱ：排便時，肛門の外に脱出するが，自然に還納する
  - ⇒ ラバーバンド結紮術（7日目以降に結構な出血をすることがあります）
- ▶ grade Ⅲ：排便などで脱出し，戻すためには押し込む必要がある（図2 B）
  - ⇒ ラバーバンド結紮術，手術（excision and ligation．7日間ほどの入院が必要です）

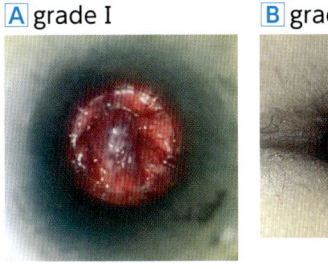
A grade I

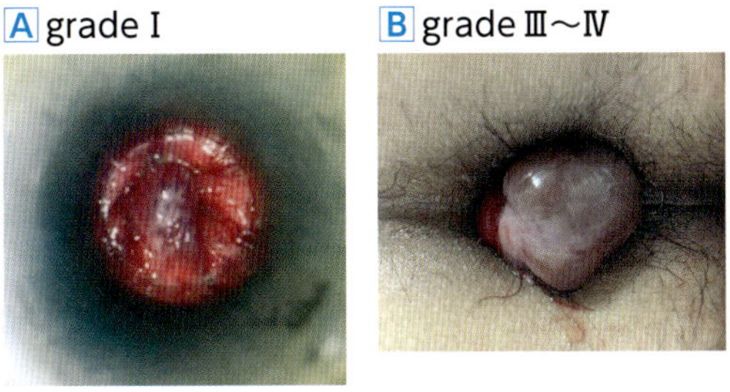

B grade Ⅲ〜Ⅳ

図2● 内痔核

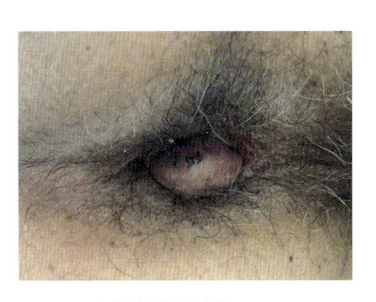

図3● 血栓性外痔核

▶ grade Ⅳ：脱出したまま嵌頓しむくんだ状態になっている（図2 **B**）．痛みが強い

⇒ 入院のうえ，ベッド上安静，1週間ほどで改善します．その後，改めて手術することもあります

b. 血栓性外痔核 （図3）

痛みが強く現れます．局所麻酔してメスで表面をカットします．黒い血栓を摘出し，あとはガーゼで圧迫止血．5日間痛みを我慢する気があれば無治療でも自然と治癒します．

c. 裂肛

鋭い痛みと少量の鮮血がみられます．ネリプロクト®，強力ポステリザン®軟膏による鎮痛と温水洗浄便座，下剤により便を軟らかくするように指導します．

慢性の裂肛になっている場合は手術（slide skin graft）を必要とします．

その他に，0.5％ニトログリセリン軟膏を使用している施設もあります．

d. 肛門周囲膿瘍と痔ろう

肛門周囲に膿瘍がみられる場合は，局所麻酔下にて十字切開を行います．切開は極力，肛門縁に近い場所で行うと，複雑痔ろうへの発展を避けることができます．肛門周囲膿瘍が痔ろうになるのは約50％とされており，切開の有無には関係しません．

クローン病合併の膿瘍でも，切開は必要です．腸炎の活動性が低下していれば瘻孔切除手術は可能ですが，肛門括約筋をカットするような手技は避けるべきです．また下痢が続いている場合は，瘻孔切除手術よりもクローン病の内科的治療を先行させるべきと考えられます．

図4のCT画像では矢印が膿瘍を示しています．

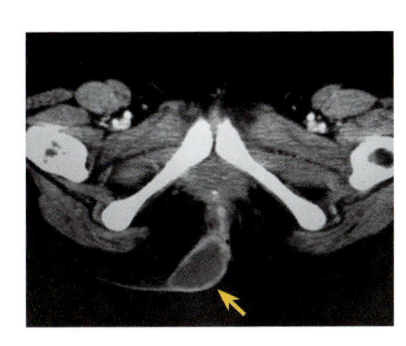

図4● 肛門周囲膿瘍

9　腸閉塞

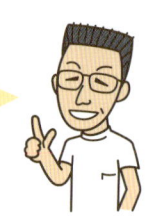

- X線写真による診断：小腸ガス像があることと，大腸にガス像がないことの両方を確認する
- 腸閉塞のリスクは血管内脱水．まず1日あたり維持輸液2,000 mL．晶質液1,500〜2,000 mLの輸液を入れる
- 絞扼性（発熱，SIRS，代謝性アシドーシス，腹膜刺激症状，500 mL以上の腹水貯留）を疑ったら手術となる．緊急手術が必要なければイレウス管挿入を検討する

　外科の入院患者のなかに常に必ず1人は小腸閉塞の患者さんがいる…というくらい高頻度にみられる疾患です．手術既往による癒着性，ヘルニア嵌頓，悪性腫瘍によるものが多いのですが，外科医にとっては自分で手術した患者さんが癒着性腸閉塞で入院してくるのが1番堪えます．

1)　分類

　腸閉塞の分類は以下となります．

> ▶ 機械的腸閉塞
> 　・絞扼性・複雑性（虚血 ＋）
> 　・単純性（虚血 －）
> ▶ 機能的（麻痺性）腸閉塞（＝イレウス）

　機械的腸閉塞の原因は癒着が70％，腫瘍が20％，ヘルニアが10％とされています．腹部術後には機能性腸閉塞（イレウス）の方が多く，3〜17％に発生し，機械的腸閉塞は2〜9％です．

2)　症状

　症状として，空腸の閉塞では発症初期から嘔吐が多く，回腸末端の閉塞であればより腹部膨満が強くなって嘔吐はそれよりも遅れます．大腸閉塞は嘔吐も少なく，腹部全体の膨満も軽度です．バウヒン弁から逆流する量は少ないので症状の進行もより緩やかです．しかし右側結腸の閉塞を見逃しているとバウヒン弁との間で腸詰めのようになり，穿孔すなわち破裂することがあります．致命症になるので注意が必要です．

3) 腸閉塞の診断（図1）

a. 概要

　腸閉塞そのものの診断は難しくはありませんが，緊急に手術が必要かの診断はベテラン外科医でも困難なときがあります[21]．検査にしても単体で特異度の高い方法はないので臨床所見と合わせて総合的に判断するか，状態がよければ慎重な経過観察をもって決めます．

b. 診察

　主訴として嘔吐があり，排便がなく，腹痛があるかを確認します．疼痛がきわめて強ければ絞扼性を疑います．同時に口渇があるかも聞きながら診察を開始します．まずはベッドサイドに立ってしばらく十分に露出してもらった腹部を観察します．腹部膨満，腸係蹄の拡張と蠕動，ヘルニアの有無を視診します（p21参照）．痩せた患者さんでは腹部全体に腸管の膨隆がうねって見えることがあって（はしご状とも言われますが），回腸末端の閉塞を疑います．聴診は評価が難しいのが現実です．麻痺性では無音に近く，癒着による機械的腸閉塞では蠕動音が高めです．しかし機械的な閉塞機転のない急性大腸偽性腸閉塞症（Ogilvie症候群）でも高めで，聴診所見では両者を鑑別できません．水琴窟のような音（口のなかに空間をつくっておいて唇でポッと発音するときの高い音に似ています．webで水琴窟の音を聞くこともできます）や典型的な金属音が聞こえたら絞扼性かなと思ってください．打診ではざっとガスの分布を確認し腹部全体に認められるなら

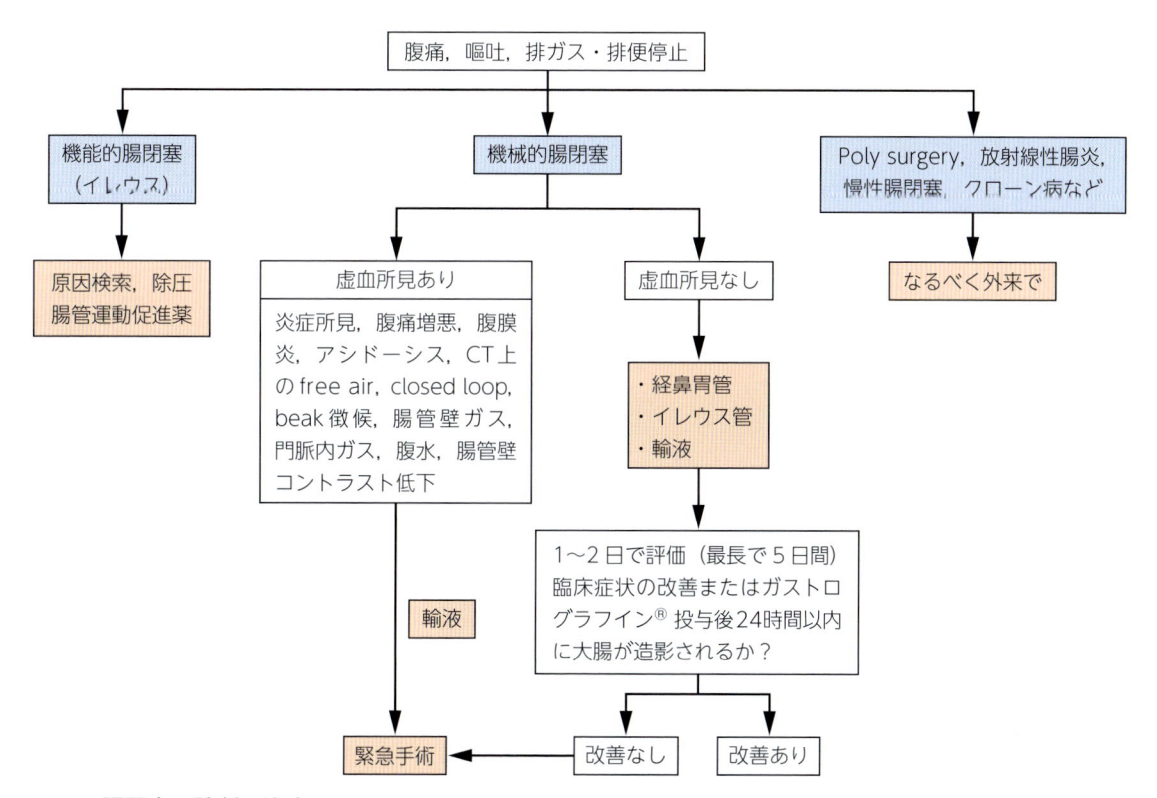

図1●腸閉塞の診断・治療のフローチャート

回腸末端の閉塞を疑います．触診では腹部全体に軽度の圧痛があり，緊満はしているが硬結は触れないという所見が典型的です．ときに右側腹部で肝下縁からMcBurney点（p102）までの腫脹のみを腹壁の奥に触れることがあります．この場合は上行結腸がんによる大腸閉塞を疑います．診察で腸閉塞と診断したら腋窩，口腔内を触診して脱水かどうか推測することが重要です．

c. 画像検査

X線写真では小腸ガスが存在することに加えて大腸にガスがないことを確認してください（図2）．ただし腸閉塞のごく初期には大腸にガスが残っていることもあります（図3）．

CTでは小腸内に内容液が大量に存在することをもって，診断の参考とします．壁肥厚とガスによる鏡面像も確認しておいてください．拡張部が狭くなるポイント，すなわちcaliber changeを探します．whirl徴候[22]，beak徴候，closed loop，大量の腹水を認めたら絞扼性腸閉塞の可能性ありです．

> ▶ whirl徴候（図4）：捻転により腸管や腸間膜の血管が渦巻状を呈する
> ▶ beak徴候（図5）：閉塞している部分の腸管が鳥のくちばし状を呈する
> ▶ closed loop ：腸管の離れた2点が1カ所で絞めつけられ一部の腸管が閉鎖腔となる

このとき，下大静脈も確認します．潰れていたら血管内脱水になっています．血液検査では炎症反応とともにBUN，Ht，Hbなどを見て脱水を評価します．

❖ 麻痺性イレウスの腹部X線写真

術後には麻痺性イレウスが発生し，その頻度は大腸がん手術を例にとれば17％ほどです[23]．原因としてはオピオイド投与や腹膜炎が多く，他にもワソラン®などのCaブロッカー，SSRI，三環系抗うつ薬，ハロペリドール，抗パーキンソン病薬，過活動性膀胱治療薬，心筋梗塞，脳卒中，肺炎，糖尿病，脊髄損傷など多岐にわたります．

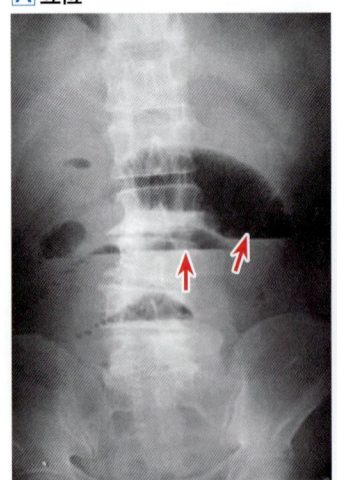

A 立位

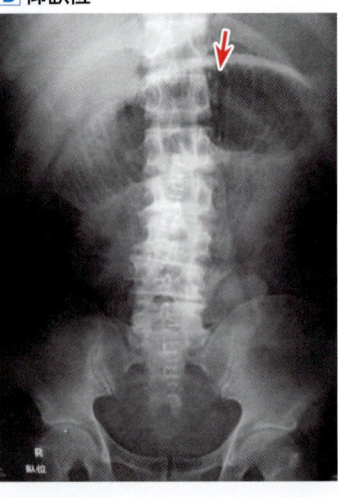

B 仰臥位

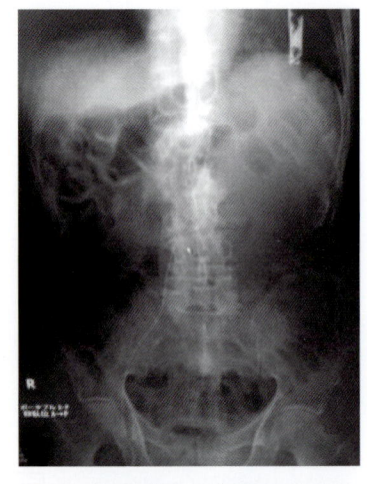

図3 ● 小腸ガスと大腸のガスが認められる，イレウス初期のX線写真

図2 ● 典型的な小腸閉塞（同一症例）A 鏡面像（→），B 小腸ガス（→）

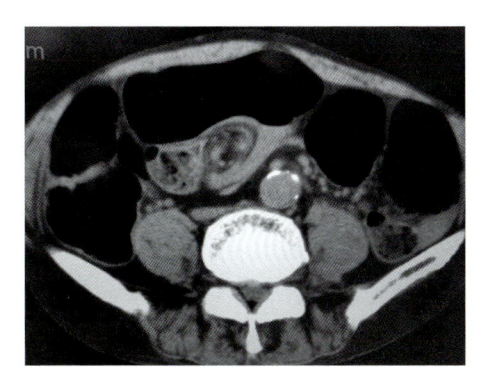

図4 ● whirl 徴候

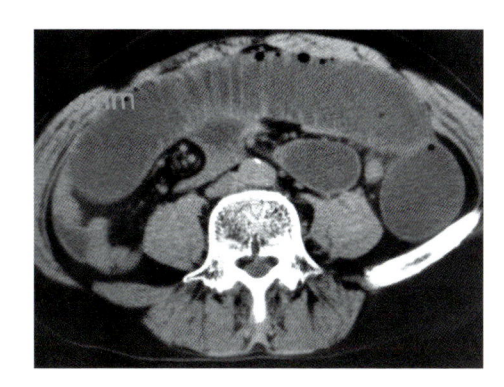

図5 ● beak 徴候

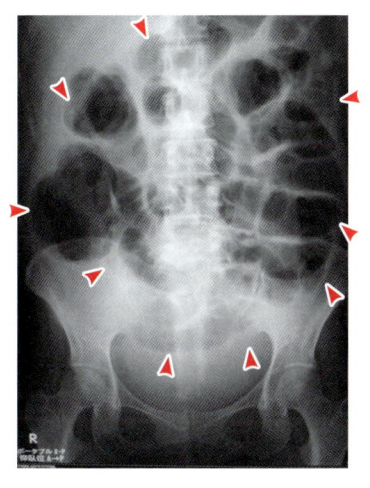

図6 ● 麻痺性イレウス

小腸全体にガスを認める（▶）

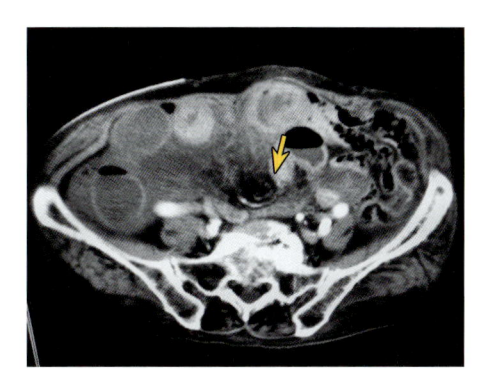

図7 ● 絞扼性腸閉塞

whirl 徴候（⇨）と腸管壁肥厚を認める

　出産後の腹腔内出血後に麻痺性イレウスを起こした女性症例（図6）を示します．腹満と嘔吐を認めたため，イレウス管を留置し症状を軽減しながら腸管蠕動の改善を待ちました．

❖ whirl 徴候を伴った絞扼性腸閉塞症例

　健常な消化管に比べると絞扼した消化管は壁が肥厚しています．この症例では腹水も認めました（図7）．症状は激烈な腹痛ですでに蠕動がみられないため持続痛になっています．

4) 治療

　3号輸液による維持量（40 mL/kg/日）にラクテック®などの細胞外液を追加して補正します．嘔吐中心の症状では経鼻胃管によるドレナージ，腹満中心の症状ではイレウス管を挿入します．強度の腹痛，腹水，腸蠕動音低下，アシドーシス，敗血症の所見ありの場合は，即手術となります．

a. 輸液

小腸は1日に6〜8 Lの水分（摂取したものと分泌された消化液）を再吸収していますが，その多くが腸管内に留まったままになっているか吐物として排出されるため，患者さんは血管内脱水になっています．したがって，**小腸閉塞患者を見たら最初にすべきなのが輸液**です．ラクテック® か生食をまず1 L．その後は尿量を確認しながら，3号輸液2,000 mL/日に細胞外液を足していきます．乏尿にならないようにするのが目安ですが，頸静脈の拍動と患者さん本人の口渇感，腋窩，口腔粘膜の乾燥具合も参考になります．イレウス管排液量はあてにしないほうが無難ですね．実際のところ最初の2〜3日は3号液，細胞外液合わせて4,000〜5,000 mL/日ぐらいは点滴することが多いです．

b. ドレナージ，抗菌薬などの保存的治療

絞扼性，虚血性，穿孔，門脈内ガスの存在が疑われれば即手術になりますが，その場合でも経鼻胃管は手術前に必要です．手術を予定しないのならば，イレウス管を挿入します．

以前はイレウス管と経鼻胃管の有効性は同等とされていましたが，2012年の186症例のRCTの結果では，イレウス管に軍配があがりました．経鼻胃管に比べて治療期間が半分に短縮され（4.1 vs 8.5日），手術移行率も減少します（10.4 vs 53.3 %）[24]．

挿入は経鼻内視鏡下にガイドワイヤーを十二指腸に留置しトライツ靭帯を超えるところまでイレウス管を進めます．この作業は，腹痛のある患者さんにとってはかなりつらいものになります．優しく操作をしてあげてください．減圧が開始されると患者さんはすぐに楽になっていきますからそれまでの我慢です．

イレウス管の管理ですが，我々は50 cmH$_2$Oの陰圧で40秒吸引，20秒吸引解除をメラサキューム吸引器で行っています．しかしイレウス管から自然に排液されるのをもって治療としている施設や，1日に2回ほど吸引している施設などありいろいろです．

✤ 抗菌薬

手術にならない単純な小腸閉塞には予防的な投与は必要ありません．

手術になるかもという所見で発熱などがあれば，グラム陰性菌をターゲットに抗菌薬を選択することになりますが，はっきりしたエビデンスはまだありません．…なんということでしょう．

✤ 薬物治療

ガストログラフイン®（造影剤）がイレウス解除に効果ありという報告があります．1回20 mLを半日で5回くらいイレウス管から入れてもいいかもしれません．

大建中湯1回2.5 gを3回イレウス管から投与するなんてこともしています．エビデンスはわかりませんがもう30年も使っています．

c. 手術

イレウス管を挿入して数日後に改善傾向がみられなければ，手術を検討します．

鎮痛にはソセゴン® やオピオイドを使いますが，それで効かなければこれもやはり手術を考える根拠になります．

発熱，白血球増多，SIRS，代謝性アシドーシス，腹膜刺激症状，500 mL以上の腹水貯留．

画像上，完全なclosed loop（beak徴候，whirl徴候なども）や閉鎖孔ヘルニアを確認したらやはり手術を考えます．

　例外は，憩室炎，膿瘍を形成した虫垂炎，結核やクローン病による小腸閉塞とか，polysurgeryで慢性的に腸閉塞をくり返している患者さん，開腹術直後のイレウスなんかです．その手術ちょっと待った！って感じでしょうか．保存的治療が優先です．

　腸管切除を含むイレウス解除術は腸閉塞患者の1/4に行うことになると報告されています[25]．そのタイミングが悩ましく，ぱんぱんに小腸が拡張している状態で手術をすると閉腹が困難になりかねません．逆にイレウス管で減圧が完了してからだと閉塞の責任部位がわからなくなってしまいます．癒着部位が1カ所であることはむしろ少なく，そのすべてが閉塞の責任部位というわけではありません．目の前の癒着を全部剥がしても，剥がしたところはすぐに再癒着します．腸管をなるべく触らず，責任部位（caliber change）のみを処置するよう努めています．術式はケースバイケースで，癒着剥離，索状物切離，ねじれの整復，腸管切除などさまざまです．このあたりの判断は外科医の経験がものを言います．

d. 術後

　イレウス管が入っていれば先端バルーンの水を抜き，吸引も中止します．経過がよければ翌日か翌々日には抜去しています．

　食事は数日してから開始することが多く，それまでは維持輸液（3号液2,000 mLくらい）を投与します．

✥ 術後の長期予後

　再発は5年以内が特に多いですが，10年再発率は18％，30年たっても再発はみられ，結局29％に小腸閉塞が発生します．腸閉塞での入院回数が多ければ多いほど，再発もくり返します．4回以上の入院歴があれば再発率は81％にもなります[26]．

　治療法で比較すると，無理に保存的に治療するよりも，手術をしたほうが再発は少ないようです（relative risk 0.55）．手術所見では索状物での腸閉塞ならば術後再発リスクは少なくなりますが，ベタっと広く癒着しているようなケースでは再発リスクが高くなります．絞扼性腸閉塞になっていてもきちっと切除できると再発率は高くならないようです．…腕の見せどころですね．

10　腹腔穿刺

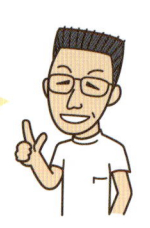

- 腹水，腹腔内出血の検査としての腹腔穿刺は研修医が行うべき観血的手技
- 腹直筋内の動脈と手術瘢痕を避け，エコーで消化管を除外すれば，安全な穿刺を行える
- DICなど出血傾向が明らかな場合は適応がない

a. 穿刺部位

　外腸骨動脈から分岐し**腹直筋に分布する下腹壁動脈と上腹壁動脈を避けて穿刺部位を選択**します（図1）．肝硬変の場合や抗凝固療法を行っている場合，PT-INR 2.2，血小板が4.2万でも出血するリスクは少ないとされています[27]．この試験ではPT-INRが最大で8.5，血小板が最小で1.9万程度でも出血がなかったと報告しています．

　しかしDIC，採血などの針孔からの出血傾向がある場合では適応はありません．

　手術瘢痕はその直下に消化管が存在することが多く，その穿孔を回避するために避けます．できればエコー検査をして消化管がなく腹水の多い場所を選択します．

b. 合併症

　消化管穿孔は6/1,000の頻度で発生しますが，十分に細い針を使えば重篤な結果になることは少ないとされています．

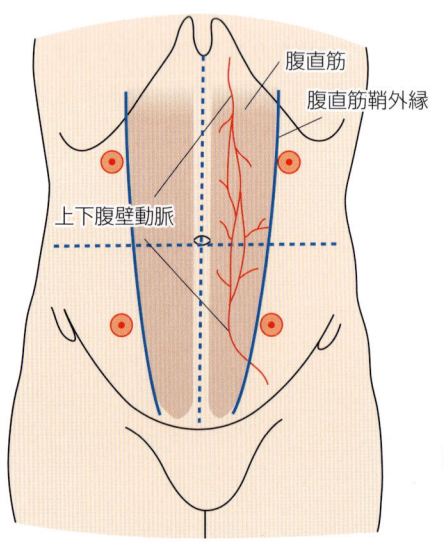

腹直筋
腹直筋鞘外縁
上下腹壁動脈

図1 ● 穿刺位置（peritoneal four-quadrant tap）
文献28を参考に作成

11 悪性腫瘍の生存率, stage

食道がん，胃がん，大腸がん，胆道がん，膵臓がん，肝臓がん，乳がん，
甲状腺がん，化学療法について概要をつかんでおこう

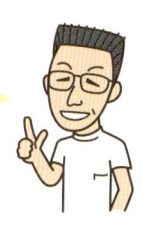

1　がんのstagingと生存率

　がんのstagingは，個々の患者さんの罹患しているがんのseverityを評価し，予後を予測し治療法を決めるために行います．その要素は，tumor（T：腫瘍），lymph nodes（N：リンパ節），metastasis（M：転移）で構成されます〔www.cancerstaging.org（AJCC 8th edition cancer staging form）より〕

　いずれの消化器がんでもstage I〜IIIに対する治療は手術が中心です．このうち手術の効果を最も反映しているのは，化学療法の追加の必要のないstage IIの成績です．各臓器間で外科手術の有効性を比べるときはstage IIの生存率を見れば検討がつきます．補助化学療法の有効性を最も反映しているのはstage IIIでしょう．例えば大腸がんでは術後再発率は補助化学療法によって30％低下し，死亡率は22〜32％低下します[29]．stage IVは手術可能な場合もあるのですが，化学療法単独で治療が行われることが多く，ここでの生存率は主に抗がん剤のもつ効果を反映していると言えます．例えば切除不能な大腸がんは化学療法を行うことで生存期間中央値が8カ月から30カ月にまで延長します[30][31]．

　各臓器での手術は適正な切除範囲が定まりつつあり，現在では低侵襲性をめざしていかに鏡視下で行うかにシフトしています．それに対して化学療法はモノクローナル抗体の実用化もあって多様化してきました．多くのがんの生存率は年々改善していますが，その大部分は化学療法の進歩に負うところが多いといえましょう．ここでは臓器によって大きく異なる消化器がんの治療成績，手術治療の特色，化学療法，放射線治療の特色について解説していきます．

2　各がんのstagingと生存率

　表1に各stageごとの生存率を示しました．（　）内の数値はstage IとIVの患者割合です．注目すべきは膵臓がんです．予後がよいのは大腸がん，乳がん，甲状腺がんです．胃がんは早期の割合が飛びぬけて多いため，予後をよくしています．肝がん，胆道がんは予後が悪くそれぞれのstage Iが胃がんのstage IIの生存率に相当します．膵臓がんは早期に発見されるケースはとびぬけて少なく，どうにもならないstage IVが半数で，しかもstage Iで発見されても胃がんのstage IIIより予後が不良です．手術可能な患者さんもわずか33％にしかならず，がんの超早期発見か

表1 ● 全がん協部位別臨床病期別5年相対生存率（2008-2010年初発治療症例）

5年生存率 (%)	I	II	III	IV	全体の 生存率	手術症例 生存率	手術率
喉頭がん	95.9 (31%)	85.0	70.5	47.6 (25%)	76.1	65.3	31.8
肺がん	82.0 (39%)	50.2	21.3	4.9 (30%)	43.6	79.0	45.8
食道がん	87.4 (25%)	57.3	30.8	14.0 (26%)	45.9	57.1	36.6
胃がん	97.4 (64%)	63.9	48.3	6.9 (17%)	74.9	78.7	58.7
大腸がん	98.5 (25%)	89.9	84.2	22.0 (20%)	76.6	81.2	87.9
肝がん	61.6 (38%)	36.0	14.6	1.7 (12%)	36.4	60.7	28.5
胆嚢胆道 がん	56.7 (29%)	26.1	12.8	2.4 (27%)	28.0	47.9	52.3
膵がん	40.1 (6%)	17.2	5.8	1.5 (50%)	9.2	24.4	32.6
乳がん (女性)	100.0 (44%)	96.0	80.8	38.5 (5%)	93.9	96.9	93.1
甲状腺がん	100.0 (42%)	98.7	100.0	74.2 (29%)	92.8	96.3	89.0
前立腺がん (男性)	100.0 (2%)	100.0	100.0	65.9 (13%)	100.0	100.0	30.1

※2008年は入院治療のみ 〔全国がん（成人病）センター協議会の生存率共同調査による〕

化学療法にブレイクスルーが必要です．これを読んでいる若い皆さんに残されている大事な仕事の1つですね．

1) 食道がん ⇒ stage IIで5年生存率57%…手術・化学療法・放射線治療を組合わせる

治療の大変さから予後の悪そうながんに思えますが，実はそれほどでもなく stage IIで5年生存率57%程度が期待できます．しかし手術できるかできないかの大きさ（stage III）になると30%程度です．また手術単独であると5年生存率は化学療法を加えた場合に比べて10%ほど低下すると報告されています．したがって食道がんの治療は，手術・化学療法・放射線治療を組合わせることが基本と言えます．

ガイドライン上は stage II，IIIのがんは術前化学療法を行ってから食道がん切除を選択することが推奨されています．術前化学療法の有効性は以下の通りです[32]．

> ▶「術前化学療法」＋「手術」での5年生存率　55%
> ▶「手術」＋「術後化学療法」での5年生存率　43%

ちなみに外科手術を希望されない場合は放射線化学療法を行うことでstage Ⅱ，Ⅲの5年生存率，36.8％を得ることができます[33]．stage Ⅳに対しては放射線化学療法を行うことで10〜20％の生存が期待できます．メインの化学療法は，CDDP＋5-FU．

2) 胃がん ⇒ stage Ⅱで5年生存率64％…抗がん剤の併用で10％程度の生存率改善. 腹腔鏡手術が増えている

　stage Ⅱで5年生存率64％と消化器がんの中ではよいほうです．外科手術としては幽門側胃切除，胃全摘術，噴門側切除術が基本であり，腹腔鏡下手術も広範囲に行われるようになってきています．予防的な郭清として脾臓摘出，網囊切除も同時に行われていましたが，必要がないことが明らかになってきており，手術範囲として適正なレベルが定まりつつあります[34]．stage Ⅱ，ⅢにはTS-1，カペシタビン＋オキサリプラチンによる術後補助化学療法が行われます[35][36]．

▶「手術」＋「術後補助化学療法（TS-1）」での5年生存率　71.7％
▶「手術単独」での5年生存率　　　　　　　　　　　　　　 61.1％

　stage Ⅳに対しての化学療法では，全生存期間中央値を対照群の4カ月から11〜13カ月に延長することが可能です．

　化学療法の種類は増加の一途であり，TS-1，カペシタビン，CDDP，オキサリプラチン，タキサン，イリノテカン，HER2陽性例ではトラスツズマブの追加，ラムシルマブ，さらには免疫療法としてニボルマブ（オプジーボ®）が使用されようとしています．

　またHelicobacter pyloriの除菌により胃がんそのものの減少が期待されています．

3) 大腸がん ⇒ stage Ⅱで5年生存率90％…化学療法が進んでいる 腹腔鏡下手術がメイン

　stage Ⅱで5年生存率90％と予後がよく，外科手術はstage Ⅰ〜Ⅲに行われますが，stage Ⅳであっても転移巣が切除可能ならば比較的よい成績が期待できます．肝転移は原発巣ともども切除できると5年生存率は35〜58％です．肺転移の場合は5年生存率は30〜68％と報告されており，たとえ血行性転移があってもそう簡単に諦めるべき疾患ではありません．

　手術は，上行結腸，S状結腸がんに対しては腹腔鏡下手術が行われる頻度が高くなっています．横行結腸，直腸がんに関しては，2016年のガイドラインでは積極的に勧められてはいません．特に直腸がんは臨床試験として実施するとされていますが，今後普及する方向に進むものと思います．

　stage Ⅲとリスクの高いstage Ⅱには補助化学療法が行われます．

　切除できないstage Ⅳに対しては化学療法が行われ，対照群の8カ月から30カ月にまで生存期間中央値を延長することができます．

　化学療法は種類が増加しており，5-FU，イリノテカン，オキサリプラチン（エルプラット®），ベバシズマブ（アバスチン®），ラムシルマブ（サイラムザ®），セツキシマブ（アービタックス®），パニツムマブ（ベクチビックス®），カペシタビン（ゼローダ®），レゴラフェニブ（スチ

バーガ®），トリフルリジン，チピラシル塩酸塩（ロンサーフ®）が使われています．複数の抗がん剤を組合わせて使用することが多く，FOLFOX（オキサリプラチン，5-FU，ロイコボリン）とFOLFORI（イリノテカン，5-FU，ロイコボリン）やカペシタビンを基本にしてモノクロナール抗体薬を加えます．

4) 胆道がん ⇒ stage Ⅱ の5年生存率は26％程度と厳しい．手術が複雑でダイナミック

stage Ⅱ の5年生存率は26％と芳しくありません．全体の5年生存率は28％です．膵臓がんの次に厳しいがんですね．

a. 手術

胆道がんは遠隔転移がなければ手術を検討します．術式の選択は広く，例えば胆嚢がんに対しては胆嚢摘出術のみ，胆管切除術や肝切除，さらに膵頭十二指腸切除術を加えるものまであり，その選択を初期研修医が理解するのは困難かつ無意味です（すみません…）．

注目してほしいのは胆嚢ポリープの術式選択についてです．胆嚢のポリープは術前に良性，悪性を鑑別するのが困難です．良性だと思って切除したら，術後病理検査で「がんです」っていうのがままあります．10 mm 以下のポリープは良性が多いことはわかっています．がんの可能性の高いポリープは10 mm 以上で増大傾向のあるものか，サイズにかかわらず広基性であるものと考えられています．また手術のしかたが問題となります．

・10 mm 以上で胆嚢がんを疑うポリープは開腹で
・10 mm 未満は鏡視下で
・鏡視下手術での胆嚢穿孔率は20％．
　穿孔があるとがんの再発率27％．非穿孔では14％に留まります
・ポートサイト再発は，鏡視下で11～15％．開腹での創部再発は4～6.5％
ですからがんを疑ったら開腹すべきです

b. 化学療法

切除不能の胆道がんに対してゲムシタビン（ジェムザール®）＋CDDPを行います[37]．

> ▶ ジェムザール® 単剤：　　　生存期間中央値　8.1カ月　PR 14.8％
> ▶ ジェムザール® ＋CDDP：生存期間中央値　11.7カ月 PR 25.5％
> ▶ ジェムザール® ＋TS-1を選択することもあります

c. 術後補助化学療法

メタアナリシスでは有用性をうかがわせる論文もあります[38]．しかしはっきりとした有効性を示すエビデンスはいまだにありません．それでも再発の多いがんなので，ジェムザール®，TS-1，CDDP が術後の補助化学療法として期待されています．

5) 膵臓がん ⇒生存率はとにかく悪い．化学療法などは発展途上．
手術はダイナミックかつ合併症が多い．外科医の腕の見せどころ

全症例の生存率が10％に満たない，手術をしても24％の生存率という圧倒的に予後不良のがんです．早い時期に再発するので乳がんのように患者さんが精神的に苦しむ暇もないくらいです．

a. 手術

遠隔転移がなく上腸間膜動脈（SMA）もしくは腹腔動脈幹（CA）に浸潤のない症例で手術を考慮します．そして手術をしたすべての症例に補助化学療法，放射線治療の追加を検討します．

局所進行膵がんで切除可能かぎりぎりの場合（borderline resectable）は術前化学療法，放射線治療を検討すべきです．down stageが得られたり化学療法後に遠隔転移が出なかったりする場合，改めて手術を検討します[39]．

遠隔転移があるような進行がんでは化学療法を選択します．

膵臓がんの手術はどう行っても合併症が多く，致命的な出血もゼロにできません．また膵臓がんは集学的治療が原則なので手術単独での成績というのは意味をもちません．しかし手術できなければ生存に向けたわずかな可能性もなくなるだろうと思います[40]．ですから外科医としてはできれば切除したいと思っていますが，前述した通り，遠隔転移があるような進行がんでは化学療法を選択せざるをえません．

b. 化学療法

FOLFIRINOX療法（オキサリプラチン，イリノテカン，フルオロウラシル，レボホリナート）かゲムシタビン＋ナブパクリタキセル併用が行われています．

> 【遠隔転移症例の成績】
> ▶ FOLFIRINOX療法での平均生存期間は11.1カ月
> ▶ ゲムシタビン＋ナブパクリタキセルでは8.5カ月
> ▶ ゲムシタビン単剤は6.8カ月　ほど[41]

局所進行膵がんに対してのFOLFIRINOX療法の成績は，平均生存期間24.2カ月です．化学療法後に切除可能になったのは28.0％ですが，残念ながら手術ができるようになったことと生存率の改善にはまだ関連が認められていません[42]．

c. 術後補助化学療法

術後補助化学療法は行うべきです．TS–1を第一選択とします．次はゲムシタビン（ジェムザール®）になります．またTS–1やジェムザール®を用いた術前化学療法も行われており有効性を示す報告が増えています．

d. 術後補助化学放射線療法の効果

1. 5–FU系と放射線照射の組合せは有効性がないという結論であった
2. ジェムザール®と放射線療法の組合せは，5–FUと放射線療法より生存期間中央値（20.5カ月 vs 16.9カ月）や3年生存率（31％ vs 22％）の点で優れていたが，有意差はなかった

すなわち放射線治療を加えても効果不良ということです．ガイドラインでは行わないことを推奨しています[43]．

6) 肝臓がん ⇒stage Ⅱの5年生存率は36％
肝切除，凝固療法，肝動脈化学塞栓療法を使い分ける

　stage Ⅱの5年生存率は36％程度．全切除症例の5年生存率は60％くらいです．がんそのものの再発と肝硬変の進行の2つの因子が予後を決めます．

　肝切除術の適応は腫瘍径にかかわらず3個以内と考えられています．門脈本幹に腫瘍塞栓がある場合は程度次第ではありますが適応から外れます．ラジオ波凝固（RFA）でも3個以内とされますが3 cm以上の大きさのがんでは焼き残しが懸念されます．4個以上では肝動脈化学塞栓療法（transcatheter arterial chemoembolization：TACE）が行われています．

a. 手術

　手術術式は部分切除から3区域切除までがんの位置と肝機能によって選択されますが，基本はがんのある門脈支配領域を系統的に切除することです．肝臓がんは経門脈的に転移するためです．

b. 化学療法

　分子標的薬であるソラフェニブ（ネクサバール®）がChild–Pugh分類Aかつ手術適応のない肝臓がんに対して有効性が示されています[44]．

> 平均生存期間　10.7カ月（プラセボ7.9カ月）

　こうした新しい薬（レンバチニブなど）が開発されてきてはいますが，成績はやはり厳しいものです．外科医としてはなんとか切除したいと奮闘しています．

7) 乳がん ⇒生存率がよい．しかし経過観察期間が長くつらい．
ホルモン療法，化学療法も含めて多彩な治療法が確立されている

　stage Ⅱの5年生存率が96％と基本的に予後良好ながんですが，若年で発症し，しかも10年たっても再発する可能性が若干ではあっても残ります．長い間，がんの存在を意識しなければならないため精神的にとてもつらい疾患です．

a. 手術

　手術は直径3 cm以下では乳房温存手術を行います．それ以上の大きさでは術前化学療法を検討したうえで効果があれば温存手術を，なければ乳房全切除を行います．また腋窩郭清は末梢神経症状，リンパ浮腫などのリスクがありセンチネルリンパ節生検（がんが最初に転移するリンパ節の術中生検）が陰性であれば腋窩リンパ節郭清を省略しても生存率は変わりません[45]．

b. 術後薬物療法

　内分泌療法＆化学療法＆抗HER2療法が選択肢になり複雑です．

❖ ホルモン感受性 (ER陽性) の乳がん

閉経前の患者さんでは内分泌療法 (抗エストロゲン薬) としてタモキシフェンを5〜10年投与します. 加えて卵巣機能の抑制を目的としてLH–RHアゴニストを併用することもありますが, 更年期障害, 性機能障害, 骨粗鬆症が増加します.

閉経後の患者さんではアロマターゼ阻害薬を5年間投与します. もし骨折などの有害事象がみられた場合はタモキシフェンを投与します. タモキシフェンとアロマターゼ阻害薬を2〜3年ごとに順次投与する方法も行われており, タモキシフェン単独よりもやや良好な生存率を示しています. さらにタモキシフェンの10年間投与も検討され, 再発率の低下が確認されています. なおタモキシフェンの合併症としては, 静脈血栓症, 子宮内膜がん (3.8%) が懸念されます.

❖ ホルモン非感受性 (ER陰性) の乳がん

アンスラサイクリンを含む多剤併用療法, タキサンを使用します.
HER2陽性乳がんの場合は化学療法にトラスツズマブ (ハーセプチン®) を併用します.

c. 再発, 進行乳がんに対する薬物療法

ホルモン感受性があればホルモン剤を, ホルモン感受性がないか生命危機のある場合は最初から化学療法を行います.

❖ ホルモン感受性 (ER陽性) の乳がん

・閉経前：LH–RHアゴニストとタモキシフェン
　　　　　耐性になった場合はLH–RHアゴニストとアロマターゼ阻害薬
・閉経後：まずアロマターゼ阻害薬. 耐性になった場合にはタモキシフェンに変更

❖ ホルモン非感受性 (ER陰性) の乳がん

・HER2陰性：アンスラサイクリン, タキサン, TS–1
・HER2陽性：タキサン＋ペルツズマブ (パージェタ®) ＋トラスツズマブ (ハーセプチン®)
　この多剤併用療法では無増悪生存期間18.5カ月 (ペルツズマブのない対照群12.4カ月)[46]

8) 甲状腺がん ⇒予後が良すぎて術式の違いによる生存率の差が出ない
　　　　　　　　したがって術式に関しては根拠があいまいな部分が残る

a. 手術

手術には葉切除と全摘術があります. 1番多い乳頭がんでは
・葉切除の適応：2 cm以下でリンパ節転移, 遠隔転移のないもの
・全摘術の適応：5 cm以上の乳頭がん, 3 cm以上のリンパ節転移, 累々としたリンパ節転移, 気管や主要血管, 反回神経への浸潤, 遠隔転移がある場合. 4 cm以上でリンパ節転移のあるものも全摘が勧められますが, どうしても葉切除にするか全摘をするか曖昧なものが残ります

リンパ節郭清：術中に気管周囲のリンパ節腫脹が認められた場合には, 気管周囲をリンパ節郭清するべきです. 予防的郭清は予後を改善するという証拠がありません.

甲状腺がんの手術において心配なことの1つは全摘をすると副甲状腺を一緒に切除してしまい，永続的な低Ca血症をきたさないか，郭清中に両側の反回神経麻痺を引き起こさないかが気になります．許されるのならば全摘は控えたいと思います．

　1cm以下で転移や浸潤の徴候のない微小乳頭がんは，がんと診断したとしても経過観察という選択肢があります．このようながんでは70％は増大せず，リンパ節転移が経過観察中に明らかになるのは1.2％という報告があります[47]．観察中に増大した場合に切除する方針になります．

b. 術後の甲状腺ホルモン

　甲状腺ホルモン（チラーヂン®）によるTSH抑制療法は分化がんの再発リスクを28％減少させるとされています．この場合，TSHは0.1 mU/Lより低く維持するようにします．

c. 再発時

　放射性ヨード内服（I-131）は，甲状腺全摘後に行われます．肺転移，骨転移には有効ですが，リンパ節転移と局所再発に対しては効果が少なく，これらは外科切除を行うようにします．

d. 化学療法

　有効なものがありません．

e. 分子標的薬

　今のところ次のような3種類が開発されています．
- ・レンバチニブ：無増悪生存期間13.3カ月（商品名：レンビマ®）
- ・ソラフェニブ：ソラフェニブ群10.8カ月，プラセボ群5.8カ月［ハザード比0.587］
　　　　（商品名：ネクサバール®）
- ・バンデタニブ：バンデタニブ群11.1カ月，プラセボ群5.9カ月（商品名：カプレルサ®）

12 化学療法について

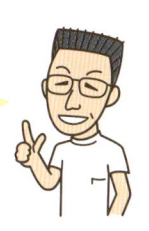

- 副作用は，"当日のアレルギー""第1週に多い消化器症状""第2週の発熱・骨髄抑制"が重要
- 発熱性好中球減少症には，カルバペネムか第3世代セフェム以上，加えて抗真菌薬とGCS-Fを投与する

　化学療法は行う時期で，"術前化学療法""術後補助化学療法""再発・高度進行がんの化学療法"に分けられます．化学療法専門医はいまだ少なく，外科医が術前化学療法と術後補助化学療法を行っていることが多いのが現状です．

　化学療法の個々の詳細については説明を省きます．研修医として知っておくべき副作用とその対策について簡単に概略を示しておきます．

1) 副作用

　術前化学療法では副作用が概して少なくなります．しかし，手術施行にあたっては感染性合併症，縫合不全が多くなり，肝切除後の肝再生なども不良になります．大規模臨床研究では多くはならないとの報告もありますが，そういった試験ではおおむね75歳以下が対象であり，現実の医療においてはさらに高齢者にも行っているため異なった結果が出てくる印象があります．このあたりは，指導医の経験を信用すべきと思います．

　術後補助化学療法・再発時の化学療法では，発熱，DICの発生等のリスクが高くなります．発生順に代表的な副作用を列挙しておきます．

- ▶ 当日：アレルギー　【例】エルプラット®（大腸がん化学療法）
- ▶ 第1週：消化器症状（口内炎を含む），腫瘍崩壊症候群（リンの上昇，腎機能障害など）
- ▶ 第2週：発熱，日和見感染，骨髄抑制
- ▶ 第3週：毛髪，末梢神経，爪を含む皮膚障害，肝腎機能障害，肺障害

Advanced Lecture

❖骨髄抑制時にみられる発熱性好中球減少症について

　腋窩温で37.5℃以上，好中球500/μL以下または1,000/μL以下で減少傾向がある場合に発熱性好中球減少症を疑います．感染原因としては，細菌，真菌が中心です．ちなみに放射線治療，ステロイドによる易感染ではウイルスも原因として大きな割合を占めるようになります．

2) 治療

▶ 主にカルバペネム，第4世代セフェム．好中球を増加させるためにGCS–F製剤を使用します

▶ MASCC（multinational association for supportive care in cancer）スコアを利用すれば重症度を推測できます．判定項目は，「発熱に随伴症状があるか」「血圧低下がないか」「COPDは合併していないか」「脱水はないか」「高齢者でないか」「入院中の発生か」です

▶ 要するに，循環器，呼吸器などの障害と本人の脆弱性，感染機会の多さを考慮して，危なそうならば入院で抗菌薬投与を行うべき，ということです．抗菌薬は緑膿菌を対象に入れてモダシン®またはマキシピーム®，ゾシン®，カルバペネムなど第3世代セフェム以上を投与します

▶ 解熱しなければ抗真菌薬も検討します

▶ ノイトロジン®などのGCS–F製剤も併用し十分に好中球を増加させておきます

▶ カテーテル感染を疑ったらバンコマイシンを投与し，カテーテルを抜去します

▶ 重症ではないなと判断したら外来治療で様子をみますが，3日以内に再診を入れます

▶ 抗菌薬はオーグメンチン®＋クラビッド®orダラシン®を処方します

第4章
全身管理で勉強しよう

❖ 術後の急変！

▶ 超高齢者の大手術が普通になった現在，術後の患者さんの急変はもともと抱えている併存疾患が原因であることが多くなっています．しかしその予防措置，急変してからの対処の知識は経験に負うことが多く，エビデンスが十分に生かされているようには見えません．起きうる疾患の種類は多彩で，疾患名だけ聞けばそれぞれの専門家が診ればよいと思えるでしょう．しかし術後は主治医が回診をすることで能動的に合併症を見つけにいくことが基本スタイルです．最初に合併症に気づく，最初に看護師からコールされるのは，それぞれの専門医ではなく常に主治医です

▶ **初期研修医**は外科のローテートを無駄と思わないでください．手術そのものが肌に合わないのであれば，その研修医はオペ室に入る必要はないと筆者は思っています．その代わり術後の急変も含めた合併症を勉強材料として病棟で頑張ってください．この第4章を読みながら外科の患者さんを診れば一生役に立つ知識と技術を身につけることができます

▶ **外科専攻医**にとってはここから先の知識は必須です

▶ **病院総合医**をめざしている先生には外科診療のチームの一員になってほしいと思います

もしあなたが病院総合医なら我々外科医はこう聞きます．

"この患者さんに心エコーは必要ですか？"

"糖尿病のコントロールはスケール対応でよいですか？"

"肝不全になりませんかね？"

Case 糖尿病，肝硬変などの併存疾患がある上行結腸がん〈70歳代後半 男性〉

上行結腸がんに対する手術目的で紹介を受けた．

既往歴：糖尿病，高血圧，脂質異常症，アルコール性肝硬変がある．

病歴：2週間前に上行結腸がん（図1）が原因の腸閉塞で入院．発熱，腹痛とともに一時的な腎機能障害を合併し血中 K 6.7 mEq/L まで上昇．WBC 11,000/μL と上昇していた．絶食，点滴と抗菌薬にて改善したが，治療開始後3日目には WBC 1,000/μL，好中球 170/μL と著明に低下．G-CSF 投与などでやっと改善した．

肝硬変はアルコール性で CT（図2）のように左葉が肥大している．糖尿病はインスリン（ノボラピッド® 4-4-4-0）に加えてリナグリプチン 5 mg を服用しているがコントロールは不良．

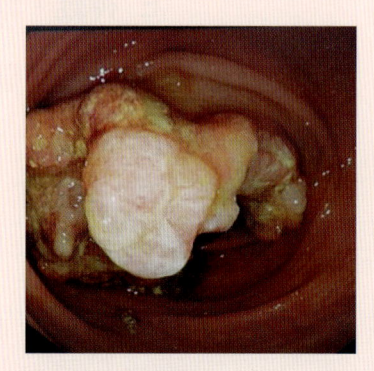

図1 ● 上行結腸がん

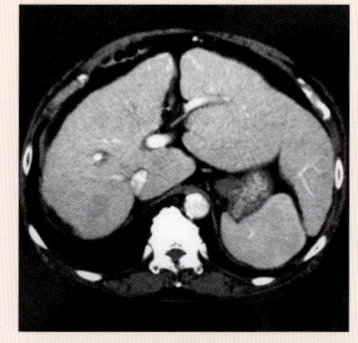

図2 ● CT（左葉が肥大）

高血圧に対してはアムロジピン5 mg，レザルタス® 配合錠（オルメサルタン メドキソミル10 mg/アゼルニジピン8 mg）でまずまずのコントロール．

日常生活ではほぼ自宅の中で生活しており，階段の上り下りは最近したことがない．しばらく歩くと息切れがする．

タバコは40歳まで1箱/日，アルコールは日本酒3合/日，連日飲んでいた．

我々外科医は手術前にこう考えます．「どうして好中球が減ってしまったのか？」「腎機能，肝機能は手術に耐えられるのか？」「手術して大丈夫なのか？」

でも大丈夫かどうか誰にもわかりませんよね．だから本当は病院総合医に次の一言を言いたいのです．

"一緒に診てくれませんか？"

1　循環器系薬剤

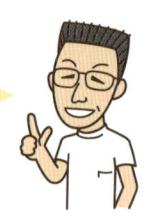

- ショック（敗血症）にはノルアドレナリン
- 腸管虚血（NOMIなど）にはドブタミン
- 心肺蘇生はアドレナリン，心不全は硝酸薬（ニトログリセリン）
- 投与開始量は「3」という数字がカギ

　目の前の患者さんが急変しているとき，医薬品集を開いてμg/kg/分を計算するのでは間に合わないし，かっこ悪いですよね．とにかく開始時の量を覚えてしまいましょう．そんなに難しくありません．「3」という数字がカギになる薬品が多いです．

　また主な循環器系薬剤の使用量を表1にまとめました．

1）緊急時の薬品

- ▶ **アドレナリン（ボスミン®）**：原液で，心肺蘇生には1A（1 mg）静注．アナフィラキシーには0.3 mg筋注
- ▶ **硝酸薬（ミオコール®，ニトログリセリン）**：狭心症，心不全に，原液を3 mL/時で点滴．スプレーなら1～2噴霧
- ▶ **ノルアドレナリン**：敗血症性ショックの第一選択薬で，3A（3 mg）を生食100 mLに入れて3 mL/時
- ▶ **ドブタミン（ドブトレックス®）**：腸管虚血やうっ血性心不全などによる急性循環不全で，600 mg/200 mLキット3 mL/時
- ▶ **ニカルジピン（ペルジピン®）**：くも膜下出血などの高血圧性緊急症で，原液を3 mL/時で．2 mgのアンプル静注も

- ▶ β遮断薬を服用している患者さんではアドレナリンの代わりにグルカゴン1バイアル（1 USP単位）を静注してみます（グルカゴンは内視鏡室に置いてあることが多いです）
- ▶ **アドレナリンを少量を静注すると血圧低下をきたすことがあるので注意が必要です**（表2とCase参照）（UpToDateおよびLexicomp Onlineより）

表1 ● 主な循環器系薬剤等（注射液）の使用量

一般名	商品名	規格	作成法〈体重50 kg〉	開始速度〈体重50 kg〉(mL/時)	開始量	最大量	単位	最大速度〈体重50 kg〉(mL/時)	注釈
ノルアドレナリン	ノルアドリナリン®	1 mg/1 mL	3 A/100 mL	3	0.03～0.05		μg/kg/分		
ドパミン	イノバン®	100 mg/5 mL	3 A/100 mL	3	3	20	μg/kg/分	20	
ドブタミン	ドブトレックス®	600 mg/200 mL	原液	3	3	20	μg/kg/分	20	
イソプロテレノール	プロタノール®L	0.2 mg/1 mL	5 A/50 mL	3	0.02		μg/kg/分		
カルペリチド	ハンプ®	1,000 μg	2 A/40 mL	1.5	0.025～0.050	0.2	μg/kg/分	12	低血圧時は0.025 γ で開始
ニトログリセリン	ミオコール®	50 mg/100 mL	原液	3	0.5		μg/kg/分		
ニコランジル	シグマート®	12 mg	4 A/50 mL	2	2	6	mg/時	6	
リドカイン	静脈用キシロカイン®（2％）	100 mg/5 mL							単回投与1 mg/kg 静注
ジルチアゼム	ヘルベッサー®	50 mg	2 A/100 mL	3	1～5	15	μg/kg/分	60	1～2 γ 時は脈拍数コントロール目的
ニカルジピン	ペルジピン®	10 mg/10 mL	原液	3	1	10	μg/kg/分	30	1 mL フラッシュも可能
ミルリノン	ミルリーラ®	10 mg/10 mL	1 A/40 mL	3	0.25	0.75	μg/kg/分	9	
オルプリノン	コアテック®	5 mg/5 mL	1 A/50 mL	3	0.1	0.4	μg/kg/分	12	
アルガトロバン	スロンノン®HI	10 mg/2 mL	5 A/100 mL	4	0.64		μg/kg/分		APTT・ACTで調節．肝障害では減量
ミダゾラム	ドルミカム®	10 mg/2 mL	3 A/50 mL	3	0.03	0.18	mg/kg/時	15	もう少し高用量で使用
プロポフォール	プロポフォール	500 mg/50 mL	原液	5	1	3	mg/kg/時	15	低血圧がみられたら1.5 mL/時
ランジオロール	オノアクト®	50 mg	10 A/50 mL	6	0.02	0.04	mg/kg/分	12	導入1分間は18 mL/時で投与
			原則5％ブドウ糖液を溶媒にする						

〔上越総合病院総合診療科 大堀高志先生作成〕

表2 ● 主な循環器作動薬の心・血管への作用

		α_1	β_1	β_2	心拍出量	血管抵抗
ノルアドレナリン		+++	++	−	↑	↑↑
アドレナリン		+++	+++	++	↑↑	↑（使用量が少ないとき↓）
ドパミン	0.5〜2 μg/kg/分	−	+	−		利尿作用
	5〜10	+	++	−	↑	↑
	10〜20	++	++	−	↑	↑↑
ドブタミン		+	+++	++	↑	↓

▶ 腸管虚血などでショックの場合，ドブタミン（ドブトレックス®）の方が有利．ただしドブトレックス®は末梢血管抵抗を下げるので（表2），敗血症などの場合，かえって血圧を下げてしまうことがあります．心不全の場合は使いやすい薬です．

Case 少量のアドレナリンで血圧低下をきたした例〈60歳代 女性〉

主訴：喘息発作．プロカテロール（メプチン®）などの吸入薬を使用しいったん改善したが，再度wheezeを聴取．酸素を投与するも目の前でみるみるチアノーゼが出現し顔色が悪くなっていった．SpO$_2$も検出できない！ 筋注効果は待てないと判断し，気管挿管の準備をしながら慌ててアドレナリン0.5 mgを静注．直後に血圧60 mmHgへ低下！！
アドレナリンはβ_2作用により気管支拡張作用をもたらすが，用量が中途半端だと筋肉，臓器内の血管が拡張し血圧が低下することがある．他医師にも応援を要請し病態はなんとか落ち着いた．循環器内科医の意見だとアドレナリンは蘇生時の使用を除いて皮下注，筋注が不整脈も出づらく安全とのことである．…知らなかったでしょ(^-^;

2）循環器系も含めた術前の服薬中止，再開時期（表3）

a. 循環器系の薬品

　循環器系の薬品には術前に服薬を中止するかどうか検討すべきものがとても多いです．抗凝固薬，抗血小板薬は手術の出血リスクを予想して中止を決定します．また虚血性心疾患の治療としてDES（薬剤溶出性ステント）が留置されている場合は抗血小板薬の中止が困難な場合が多く，循環器医と相談すべきです．降圧薬の中では，ACE（アンジオテンシン変換酵素）阻害薬，ARB（アンジオテンシンII受容体拮抗薬）は事前に中止しておくことができれば，周術期の低血圧，術後の血管イベント発生を減少させることが示唆されています[1]．しかし慢性心不全に対してACE阻害薬を使用している場合は手術直前までの継続が望まれます[2]．

表3● 術前の主な投与中止薬

	薬剤名〔商品名〕	術前の中止期間	再開してからの効果発現まで
抗凝固薬	ワルファリン〔ワーファリン〕	5日	3日 （術後1日目で再開可）
	アピキサバン〔エリキュース®〕	2日	数時間
	ダビガトラン〔プラザキサ®〕	2日（クレアチンクリアランス <50 mL/分では4日）	数時間
	リバーロキサバン〔イグザレルト®〕	2日	数時間
	エドキサバン〔リクシアナ®〕	2日	数時間
抗血小板薬	ジピリダモール〔ペルサンチン®〕	2日	1時間
	チクロピジン〔パナルジン®〕	10日	1〜2日
	アスピリン〔バファリン〕	7日	1時間
	シロスタゾール〔プレタール®〕	2〜4日	3時間
	リマプロストアルファデクス〔プロレナール®〕	1日	1時間
	サルボグレラート〔アンプラーグ®〕	2日	1.5時間
	ベラプロスト〔ドルナー®〕	1日	1時間
	イコサペント酸エチル〔エパデール®〕	7日	7日
降圧薬	ACE阻害薬，ARB	1日 （周術期の異常低血圧を予防．心不全では直前まで服用すべき）	
気管支拡張薬	テオフィリン〔テオドール®〕	1日 （不整脈の可能性） 吸入薬などへ変更を検討	3日
ホルモン剤	経口避妊薬をはじめとした婦人科からのホルモン剤	4〜6週間 （血栓症の可能性）	
	タモキシフェン〔ノルバデックス®〕	4〜6週間 （血栓症の可能性） 化学療法専門医と相談	

※精神科疾患で使用する薬剤については p273 参照
（文献3を参考に作成）

b. 循環器系以外の薬品

　循環器系以外の薬品では，呼吸器系でテオフィリン，婦人科などで処方される薬品で血栓症の原因となるホルモン剤などがあります．精神科疾患で使用される薬品についてはp273に記載してあります．術前の中止に関する決定は原疾患の状態次第です．それぞれの疾患の主治医と相談して休薬可能かどうかを検討してください．

2　循環器合併症の概説

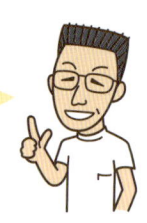

- 目の前の患者さんの心臓は手術に耐えられるのだろうか？
- 階段2階分上ること（7～8 METsの負荷）ができたら心不全や心筋梗塞のリスクは少ない

周術期の循環器合併症の発生率は5.8％と報告されています．

その原因は

- 体液の移動 ⇒ 心不全
- 手術侵襲や出血による頻脈とそれによる酸素消費量増加 ⇒ 心筋虚血
- 血小板，凝固機能上昇 ⇒ 心筋虚血

すなわち心不全と心筋梗塞が多いということです．酸素消費量を増加させたり体液の移動を術前，擬似的に再現するためには負荷をかけてみるのが最適です．手術の前に最低4 METs（階段1階分）の酸素消費負荷をかけてみます．

①**心不全**：術後3日目が発症のピークで，血管透過性が改善し，サードスペースからの水分の戻りがみられたり，陽圧換気が中止されたりするタイミングにあたります．

高齢者に多い拡張障害型の心不全があると血圧上昇を伴う急性肺水腫がみられます

②**心筋虚血**：術後1～4日目が多く，もともと狭い冠動脈があったところに頻脈による心筋酸素需要の増加が起きたための虚血であることが多いです．また冠動脈血流は心筋が収縮している間は供給されにくいことから，主に拡張期，心筋の弛緩している時間が重要です．頻脈は拡張期を短くするため冠動脈血流が減ってしまう危険性が増えます．そこでβ遮断薬の使用が考慮されますが，虚血性心疾患を減らすことはできても脳梗塞が増えたり，術死も増加させるという結果が報告されています[4]．冠動脈のプラークの破壊や内皮びらん部の血栓が原因の通常型の心筋虚血は半数にとどまるため，術前のPCIは予後予測には有効でないことが多いようです

③**不整脈**：術直後より発生し得ます．頻脈であれ徐脈であれ必ずその原因があり，その対応も行うべきです．頻脈は心房細動，心房粗動，洞性頻脈が多く，治療はβ遮断薬が基本です．循環器内科医と相談しながら変力作用よりも変時作用の強いランジオロール（オノアクト®）を使用します．0.06 mg/kg/分より始めて心拍数を調整した後，0.02 mg/kg/分で維持．5～10分で心拍数70回/分を目指します．

PSVT（発作性上室頻拍）にはアデホスを用いることが多いです．

📝ひとくちメモ

手術に耐えられるMETsは？

　1 METsとは3.5 mL/kg/分の酸素消費量を要求する運動負荷で仰臥位安静時に相当します．これの4倍の負荷（階段1階分）によって息切れ，狭心痛が発生せず，増加した心拍もすぐもとに戻るようなら，通常の全身麻酔手術に耐えることができます．しかし感染症により発熱するような**術後合併症に耐える必要があることを考えれば7 METs程度（階段2階分）はほしいところです．**

3　術前の循環器評価

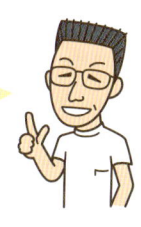

- RCRIをまずチェック!!
- タバコ好きのメタボの中高年男性は超高リスク
- 高齢で心不全が心配なら心エコーを循環器医にお願いする．しかし心筋梗塞の予測はできない
- 脳，心臓，腎臓，糖尿病を患っていたら負荷心電図を行おう

1）術前の循環器リスク評価

心疾患発生リスクの予想と負荷試験の適応を選ぶのにRCRI（revised Goldman cardiac risk index）（**表1**）が参考になります[5]．

RCRIを中心に詳しい術前評価を行います．

表1 ● RCRI

- リスクの高い開腹術（相対危険度2.1），低い腹部手術（0.8）
- 心疾患の既往（データとしては心電図上の異常Q波，不整脈，胸部X線写真で心肥大）
- 心不全の既往
- 脳血管障害の既往〔たとえTIA（一過性脳虚血発作）でも〕
- 糖尿病（インスリンを必要とする場合の相対的危険度は3.5）
- Cr > 2.0 mg/dL（相対危険度 5.2）

心疾患発症リスク：2因子で1.3％，3因子以上で4％，4因子で9％

revised cardiac risk indexのホームページで計算ができる
3因子以上で負荷心電図試験をオーダーする．2因子でもリスクが高そうだと思えば負荷心電図試験を考慮する

a. 手術によるリスクの違い（ACC/AHAによるリスク分類）

- ヘルニア，乳房手術などは循環器合併症：1％未満
- 腹腔内，胸腔内，整形外科手術：1〜5％
- 高齢者の大緊急手術，大血管手術，大量輸液，長時間手術：5％以上

b. 既往歴

心疾患，脳血管障害，糖尿病，腎機能障害，病的肥満がある場合は，周術期に心疾患発症リスクが高いと判断します．特に心不全，不安定狭心症，中等度以上の肺疾患があると死亡率7.8％．生活習慣としては喫煙歴がリスクとなります．

c. 身体所見

身体所見で次の所見があった場合は注意しましょう．

収縮期高血圧（≧160 mmHg），収縮期雑音 遅脈あり ➡ **大動脈弁狭窄症（AS）**，拡張期雑音
あり ➡ **僧帽弁狭窄症（MS）**

d. 血液検査

血液検査では以下の項目の検査値に留意しましょう．

総コレステロール（T–CHO）≧240 mg/dL，HDL低値，Cr＞2.0 mg/dL，HbA1c高値

e. 術前にチェックすべき心電図異常

▶ 心電図異常があれば心疾患による死亡率は0.3％ → 1.8％に上昇します（オッズ比 4.5）[6]

	〈死亡率〉	〈オッズ比〉
心房細動，粗動	3.7％	4.0
脚ブロック	1.5％	2.0
左室肥大	1.3％	1.8
PVC（心室期外収縮）	1.9％	2.3
ペースメーカー波形	2.6％	4.4
異常Q波	2.0％	2.4
ST低下	2.1％	2.1

▶ 既往に虚血性心疾患，心不全，脳血管障害，糖尿病，腎機能障害があり，かつこのような心電図異常があると術後の死亡率は5％程度まで増加します

▶ 特に腹部手術，肺切除，脳外科，大動脈瘤手術など侵襲の大きな手術では，術前の心電図異常があると死亡率は大きく増加します

▶ 逆に，甲状腺，乳がん，低侵襲な整形外科手術，婦人科手術などでは，心電図異常があっても死亡率の増加は0.5％とほとんど変わりがありません．低侵襲の手術では既往に上記のようなリスク項目がある場合に限って心電図をとれば許されるということでしょう．ただしこの論文の対象の平均年齢は60.1歳と若いです．高齢者が増えている日本でそのまま当てはめられるのかはわかりません

f. 負荷心電図

冠動脈疾患に対する感度は68％と高く，特異度も77％であり有用な検査です．周術期心筋梗塞の陰性的中率は90〜100％と言われています．適応はRCRI（表1）を参考にしてください．

❖ **負荷試験の判定の評価**

4METsの負荷（1METsは安静仰臥位での酸素消費量で表される負荷に相当します）で陽性所見が出ないことが安全性の境界．これは1階分の階段を上がれる程度の運動に相当します．負荷時の double product が13,000くらいで，心電図上ST低下するようだと厳しいことになります．逆に**患者さんが2階分階段を上って平気ならば手術は安全と言えます．**

問題は高齢者などでは，足腰の問題で十分な負荷がかけられない場合です．このようなときは薬物負荷シンチグラフィかドブタミン負荷エコーを循環器医にお願いします．負荷心電図と同じくらいの有用性があります．

g. 心エコー

　左室収縮能（EF）の低下で心不全の予測が可能です（オッズ比＝2.0）．特にAS（大動脈弁狭窄症）があってEF＜50％は危険です．左室肥大（オッズ比＝2.1），大動脈弁でのピーク圧較差PMG＞40 mmHg（オッズ比＝6.8）も心血管異常の高リスク所見で心不全に要注意です．このような収縮不全型の心不全は評価しやすいですが，高齢者に多い拡張機能障害型の心不全はエコーのみでの診断は難しく，右室が拡大していれば疑えるかな，という程度かと思います．疑った場合は術前に生食500 mLの点滴負荷をして心不全兆候が出るかどうかみるのがよいかもしれません．

　筆者の経験では術前の心エコーで新しく弁膜症などが見つかるケースは皆無です．おまけに虚血性心疾患の発生予測もできません．この検査は外科医にとっては心理的な免罪符になるかもしれませんが，意味がないことも多く検査を引き受ける循環器内科医からは評判が悪いことがほとんどです．

2）術前の心血管イベント予防処置

　スタチンを使用します．β遮断薬はすでに服用していれば続けます．ACE阻害薬，ARBは手術の24時間前には中止します．

a. スタチン

　たとえ手術の数時間前であってもスタチンを投与することで心血管，脳血管イベントを減らすことができるという報告があります[7]．心筋梗塞でのOR 0.62，脳梗塞でのOR 0.51．否定的なデータもありますが，スタチンを投与することはそれほどリスクのあることではないので，心血管イベントの可能性のある患者さんには投与しておいた方が無難でしょう．使用量はロスバスタチンなら1日1回5 mgと多めにします．

b. β遮断薬

　以前から服用している患者さんではなるべく直前まで続けます．

　心疾患発生リスクRCRIが3因子以上の患者さんでは術前から新しくβ遮断薬を使うことも考慮しますが，必ず循環器内科医に相談すべきです．

　それほど心疾患発生リスクが高くない場合は，新しく投与するのは避けておきます．RCRIが2因子までの患者さんでは術前に新しくβ遮断薬を投与すると，「心疾患は予防できるが（4.2％ vs 5.7％），脳梗塞が増えトータルの死亡率も増加する（3.1％ vs 2.3％）」と報告されています[4]．

c. ACE阻害薬，ARB

　これらの降圧薬を服用していたら手術24時間前に中止します．術中の低血圧が予防でき，心筋梗塞，脳梗塞がわずかですが減少します（RR 0.82）[1]．

4　術後の循環器評価

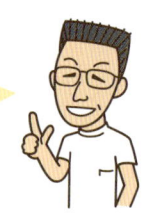

- どこの外科でも必ずバイタルサインを確認するために温度板（三測板）が活用されている
- 術直後から3日間ほどは，血圧，心拍，呼吸数そして尿量を，4日目以降は体温に注意を払うこと

　3日目までは，まず脈圧と血圧，心拍数をチェックします．大脈圧（≧収縮期圧÷2），心拍数≧100回/分のとき⇒まず疼痛管理不良，そして呼吸不全，循環不全を考えます．4日目以降ならば縫合不全も検討します．心拍数≧130/分（整）になったとき⇒最初に心血管系の異常を疑います．逆に心拍数≦60回/分のとき⇒まず硬膜外麻酔の効果を考えます．

①尿量：術直後から利尿期と言われる2日目あたりまでは当然のこととして乏尿（< 0.5 mL/kg/時）となります．循環血漿量低下，低酸素，高CO_2血症が乏尿の原因であることもあります

②呼吸：速く浅い呼吸（> 20回/分）がみられたら，術直後ならば舌根沈下などの換気障害，3日目以降は肺炎などの呼吸不全を検討します．

　徐呼吸（< 9回/分）は麻酔遷延，硬膜外麻酔の影響を検討します

③体温：術直後3日間は当然，高い状態が続きます．4日目以降に高くなってくるようなら細菌感染症を考えます．市中感染症などと違ってウイルス感染はほぼ認めません．発熱の原因として，真菌，薬剤熱も多くみられ，腫瘍熱はがん遺残の場合にありえます

Case　合併症のない術後のバイタルの例〈60歳代後半 男性〉

胸部食道がんに対して8時間かけて鏡視下食道切除を行った．手術室から病棟へ帰室した直後の温度板を図1に示す．青が体温．黒が血圧．オレンジが心拍．ピンクが呼吸数．

手術室から帰室後2時間で血圧が低下した（➡）．この時期は尿量も少ないことが多い．この時点で，循環血漿量が足りないと考えて晶質液とアルブミンを補充しており，翌朝には血圧は上昇，心拍は低下して安定した．その後，2日目あたりには尿量が増加しはじめ，血圧，心拍は安定した状況が維持された．

青で示す体温は帰室後38.2℃に上昇しそのまま3日間ほど続いた．3日目を過ぎると平熱に回復するが，これが通常の術後発熱のパターンで，術後3日間の高熱は気にする必要はない．4日目以降に再度発熱したような場合は，感染症などの合併症を疑う．大量輸血をしている場合も，発熱が継続することがある．

この患者さんの場合は，幸いにして良好な経過であった．

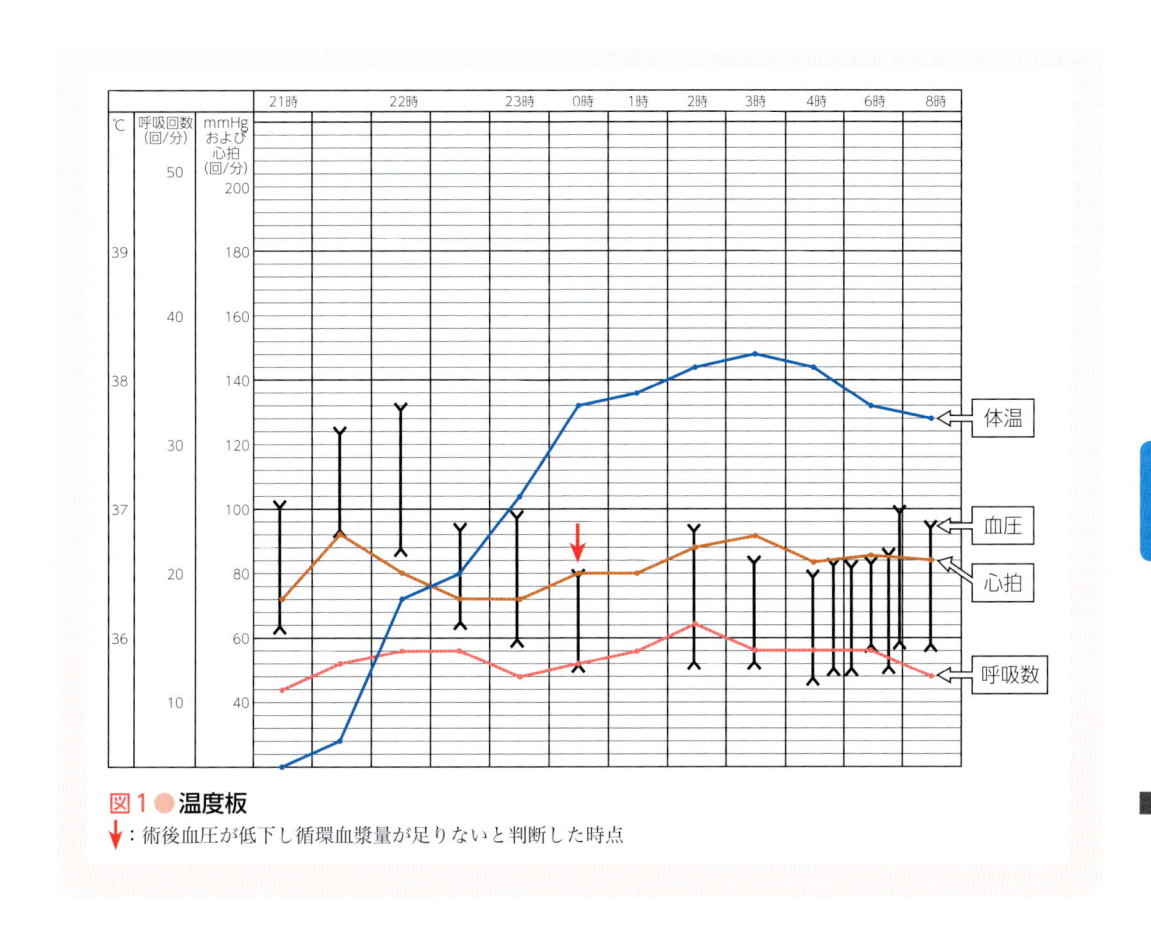

図1 ● 温度板

↓：術後血圧が低下し循環血漿量が足りないと判断した時点

バイタルサインの解釈は入江聰五郎著『バイタルサインからの臨床診断 改訂版』（羊土社）に詳しいです．一読をお勧めします．

5 血圧，心拍数 ～術後にみられる4つのバイタル異常

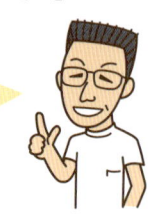

- ① 低血圧 ➡ 輸液が足りているか？
- ② 高血圧，大脈圧 ➡ 鎮痛が不十分ではないか？
- ③ 徐脈 ➡ 硬膜外麻酔が効きすぎていないか？
- ④ 頻脈 ➡ 鎮痛不良や輸液不足がないか？

　呼吸，尿量，体温は別項（p193，223，283）を参考にしてください．

　術後のバイタル異常は看護師さんが気づいて電話連絡してくるケースが圧倒的に多いものです．4つのバイタル異常を以下にあげておきます．

1) 低血圧

　硬膜外麻酔の作用（徐脈がみられる），出血（当然，頻脈となっています．ドレーンチェックを行います），発汗または長時間の手術でそもそも輸液が足りない．術当日まで降圧薬（特にACE阻害薬，ARB）を服用していた患者さんが術後に90/60 mmHg以下まで下がるということも多いです．

【その他】
- ・発汗（末梢血管拡張しています）
- ・敗血症性ショック

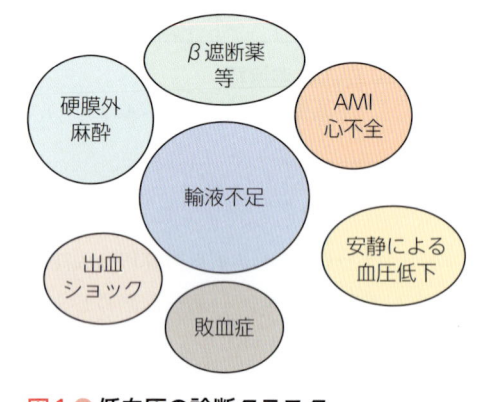

図1● 低血圧の診断クラスター
AMI：急性心筋梗塞

2) 高血圧，大脈圧

　麻酔覚醒に伴う交感神経亢進，疼痛，シバリング，低血糖に伴う交感神経亢進，また高CO_2血症，低O_2血症などの呼吸不全，循環不全が原因になります．もちろんもともと高血圧であれば，血圧は上昇しやすいですし，稀には尿閉が原因となることがあります．

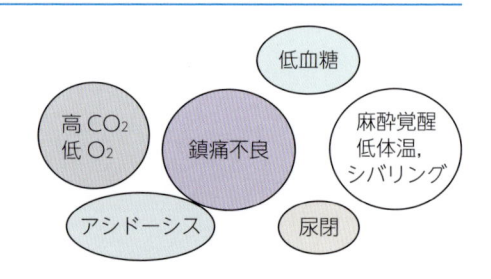

図2● 高血圧，大脈圧の診断クラスター

3) 徐脈（心拍数＜50）

- ▶ 洞性の徐脈は硬膜外麻酔の影響が多いです．続くようなら硬膜外麻酔の注入速度を下げて対応します．低血圧，意識障害がみられるような徐脈ではアトロピン（0.5 mg 静注），ドパミン（2〜10 μg/kg/分 点滴静注），アドレナリン（2〜10 μg/分 点滴静注）を使用してみます

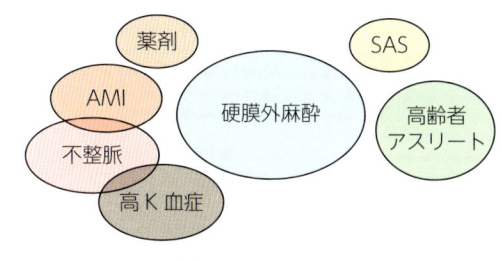

図3● 徐脈の診断クラスター
SAS：睡眠時無呼吸症

- ▶ 洞不全などは術前の心電図では把握できなかったのが，術後明らかになるといったケースがみられます．緊急手術症例にときにみられるケースです．QRSが突然抜けるMobitz II 型第II度房室ブロック，完全房室ブロックも術後にみられる可能性があります．術後に新たな房室ブロックをみたら心筋梗塞の合併を心配すべきです．循環器内科医にコンサルトします．しかし一過性にみられただけで無症状であることも多いです
- ▶ 薬品ではコリン作動薬，コリンエステラーゼ阻害薬，β遮断薬，抗精神病薬が徐脈の原因になります

4) 頻脈（心拍数＞100）

- ▶ 術後，narrow QRSの頻脈は多く経験します．血圧低下などの臨床症状に乏しいことが多いですね．原因は鎮痛不良，呼吸不全，高齢，手術侵襲過大，その他に電解質異常，薬剤，低体温，輸液量不足ですが，麻酔科医師がしっかり管理していますので術直後に電解質，薬剤，低体温，輸液量が問題になることはほとんどありません．そこで，まずはO_2，CO_2，胸郭の動きを確認します．年齢と手術侵襲という要因についてはしかたありません

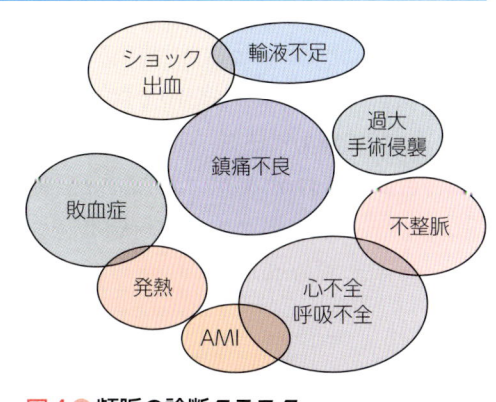

図4● 頻脈の診断クラスター

- ▶ 50歳以上の患者さんでは術後7.6％に上室性不整脈が出現すると報告されています．また食道がんなどの高侵襲手術後に上室性頻脈（上室性期外収縮，心房細動）で140/分以上になることが多くみられます

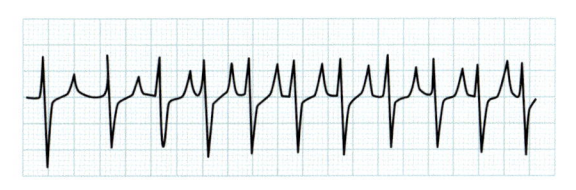

図5● 発作性上室頻拍（PSVT）

- ▶ 不整脈としては特に心房細動と発作性上室頻拍（PSVT）（図5）が多くみられます．VTが続く場合は心筋虚血などの合併が予想されます

5) 治療〜特に頻脈について

①まずは原因として頻度の高い呼吸器系の改善です．気道確保，酸素投与が最初です．鎮痛も忘れずに．実際にはこれでほとんどの術後の頻脈が改善します

②頻脈性不整脈に低血圧，意識障害，急性心不全がみられたら，ACLS にしたがって同期カルディオバージョンを行います

- ・QRS 狭い　規則的　→　50〜100 J
- ・QRS 狭い　不規則　→　120〜200 J
- ・QRS 広い　規則的　→　100 J
- ・QRS 広い　不規則　→　120〜200 J（除細動エネルギー量）

③頻脈で QRS が狭く，症状が安定しているなら，以下の薬剤のいずれかを使用します

❶ATP 製剤（アデホス）：10 mg 急速静注 ⇒ 20 mg（できれば息こらえをしながら）中心静脈は避けて末梢静脈からが無難です

❷ベラパミル（ワソラン®）：1A（5 mg）生食 20 mL まず 1/2 を 5 分間で．血圧低下がみられます（いずれも洞停止が長ければ意識障害が起こりえます）

❸ジギタリス製剤：カテコラミン高値の状態では有効性が低いようです

❹ランジオロール塩酸塩（オノアクト®）：2〜20 μg/kg/分持続静注．強心作用がないので利尿期，輸液過剰時には使用しません．喘息，房室ブロックがあると使いにくいです

❺ジルチアゼム（ヘルベッサー®）⇒ p180 参照

❸〜❺になったら循環器内科医に相談しましょう

④頻脈で QRS が広い，症状が安定しているなら，アデホスを静注．これで効果がなければアミオダロン 150 mg を 10 分以上かけて静注

❖ 周術期の不整脈

周術期の不整脈はありふれた問題といえますが「不整脈が単独で存在するわけではない」という原則があります．不整脈の原因を探りそれに対応することが大切です（上越総合病院循環器内科医 篭島 充先生談）（表1）．

表1 ● 周術期の不整脈の原因

- 心筋虚血
  - ・hypovolemia（出血）
  - ・低酸素血症（気胸，胸腔内出血，無気肺，気道出血など）
  - ・冠動脈塞栓症（空気塞栓など）
  - ・冠動脈攣縮（過換気，血清カルシウム上昇）
- 心臓への負荷
  - ・心房負荷 → 心房性期外収縮（PAC），心室負荷 → 心室性期外収縮（PVC）
  - ・水分過剰（経尿道的前立腺摘出術，熱傷）
  - ・肺塞栓（肝切除時の静脈穿孔から空気塞栓など）→ 右心負荷
  - ・僧帽弁逆流，大動脈弁逆流 → 左心負荷
- 神経性（迷走神経刺激など）
- 電解質異常：低カリウム，低カルシウム，低マグネシウム
- 低体温
- 手術操作

❖ **血圧の見方〜オームの法則で考えると応用が利く**

> 60歳代後半，女性，大腸がんで手術予定．ところが入院時の血圧が210/95 mmHg．心拍70回/分．体温36℃．ディオバン®（ARB），オイグルコン®処方中．Cr 1.26 mg/dL，心電図で左室肥大あり．収縮期雑音あり．拡張期雑音不明．さてどんな疾患が合併していると考えますか？

オームの法則 ΔE＝R×I が血圧にも当てはまります．

・収縮期血圧 ＝ 末梢血管抵抗 × 左心拍出量
・拡張期血圧 ＝ 末梢血管抵抗 × 大動脈ポンプ機能

…と考えてください．大動脈ポンプは左室から拍出された血液により大血管が拡張→大動脈弁が閉鎖した後に大血管が収縮し血液を末梢へ送り出す機能を示します．もっと高度な考え方もあるのですがここでは単純にしておきます．

この症例の場合，まず収縮期血圧も拡張期血圧も高いのでα刺激により末梢血管抵抗がある程度高いか，心拍出量も大動脈のポンプ機能も同時に上げる病態，つまり循環血症量の増加があると考えます．加えて拡張期血圧は相対的に低く，脈圧が大きく開いています．脈圧が開くためには左心拍出量が多い〔β刺激，甲状腺機能亢進，大動脈弁逆流症（AR）など〕か大動脈ポンプ機能が低い状態（大血管の硬化が著しいか，動脈管開存のようなシャント，AR）が考えられます．平熱なのでβ刺激としては感染症などは考えにくいです．副腎機能異常もありえますが，血圧に大きな変動はありませんでした．頻脈にはなっていないので甲状腺も考えにくいです．すると単に大血管の硬化かARだろうか？というわけで循環器内科にコンサルトしました．そして心エコー上，ARが診断されました．またCTでは大血管の石灰化も認められ，複合的な要因での高血圧と考えられました．もちろん心不全はなく，狭心症，心房細動もないのでARが合併しているとしてもそれほど重傷ではなく，血圧のコントロール後には全身麻酔科で手術可能と判断できます．

いくつかの有用なパターンを記載しておきます．どのような病態・疾患があるか考えてみてください．

Q

① 200/120
② 180/50 60歳
③ 150/70 体温38.5℃
④ 100/90 cracle 聴取
⑤ 80/60

A

① 200/120 ⇒ 末梢血管抵抗が高いと考えられます．本態性高血圧です

② 180/50 60歳 ⇒ 拡張期血圧を見ると末梢血管抵抗は低くなっています．収縮期血圧が高いので左心拍出量は異様に多い状態です．これに合うのはARによって血流が左室に戻るために心拍出量が多くなるケースです．動脈管開存症でも同様になります．甲状腺機能亢進症も考えられます

③ 150/70 体温38.5℃ ⇒ 末梢血管抵抗はまずまず．収縮期血圧が高いのは左心拍出量が多い状態．発熱があるのでカテコラミンリリースによるβ刺激，感染症を考えます
　※ 収縮期血圧が，脈圧×2より高い場合 ⇒ カテコラミンリリース

④ 100/90 crackle 聴取 ⇒ 末梢血管抵抗は良好．大血管ポンプも良好．しかし左心拍出量が少なく，心不全（Forrester分類Ⅲ，Ⅳ）を疑う状態です．脈圧比が25％以下のとき心係数は2.2 L/分/m² 以下になるといいます．ちなみに脈圧比は50〜25％が正常です

⑤ 80/60 ⇒ 末梢血管抵抗が低いか循環血漿量が少ないために左心拍出量も大血管ポンプ拍出量も少ないケース．もし徐脈であれば血管迷走神経反射ですが，仮に頻脈であれば出血などによるhypovolemicな状態で緊急事態です．術後で正常の脈拍かやや徐脈気味ならば硬膜外麻酔を考えます

6　周術期の循環器合併症

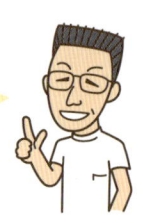

術前術後に合併する循環器異常のなかでも，特に代表的なものをおさえておこう．脆弱な高齢患者が増えてきても，こんな合併症が起きそうだと予想でき，少しは安心できる

1　心不全

通常術後の利尿期に発生する．Nohria 分類のB，すなわち wet & warm が多い．うっ血はあるが組織灌流は保たれている．多くの場合ポンプ機能は維持されているので，輸液を絞るか利尿薬を使って治療する

◆ Nohria の分類

　　心不全の理解と治療方針決定にはForresterの分類が有用ですが，その利用にはSwan–Ganz カテーテルを必要とします．その点，Nohriaの分類（図1）[8] は身体所見〔うっ血と組織低灌流（低血圧）の組合わせ〕で分けた心機能分類であり，ベッドサイドですぐに基本的な治療方針を決めることができる点で術後には有用です．

　　術後の心不全はほとんどが **Nohria B** です．大手術で大量の輸液が行われた場合，第1病日あたりに眼球結膜に浮腫が出現することがあります（図2）．このような患者さんでは第2，3病日あたりの利尿期にサードスペースにあった水分が急速に血管内へ戻るため心不全が発生します．頸静脈の怒張もみられます．このとき，弁膜症や心筋症などがあると容易に肺水腫が発生します．また高齢者では術前に指摘されていない拡張障害が併存していることが多いので，突然SpO_2が低下し wheeze を聴取するようになることがあります．脈圧や血圧は維持されています．

　　治療は水分制限とフロセミドなどの利尿薬や硝酸薬（ニトログリセリン）の投与です．

A うっ血（−），低血圧（−） 治療：必要なし	B うっ血（＋），低血圧（−） 治療：利尿，水分制限
L うっ血（−），低血圧（＋） 治療：輸液	C うっ血（＋），低血圧（＋） 治療：カテコラミン 補助循環

図1 ● Nohria の分類

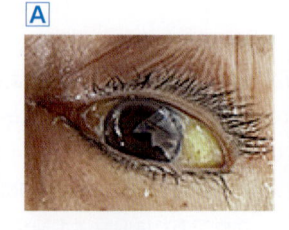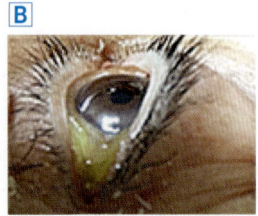

図2 ● 浮腫

同じ心不全でも**Nohria L**の低血圧はみられるがうっ血はない状態では，前負荷が足りないためにポンプ機能に障害が出ています．末梢冷感を認めます．手術侵襲による高血糖（surgical diabetes）で浸透圧利尿をきたして血管内の容量が低下する場合などに発生します．このような場合は輸液負荷です．細胞外液500 mLを1時間ほどで輸液してみて血圧が上昇するか確認します．また下肢挙上で血圧が上昇するかを見るのもよい判定法です．

　Nohria Cの肺水腫の所見とともに血圧も低い場合は，心臓のポンプ機能そのものに異常が予想され，カテコラミン投与や大動脈内バルーンパンピング（IABP）などの補助循環が必要になります．原因の治療も必要なので循環器内科にコンサルトしましょう．

Case　Nohria B〈80歳男性〉

上行結腸がんにて回盲部切除術施行（全身麻酔による4時間の手術）
既往歴：高血圧，脂質異常症，糖尿病，睡眠時無呼吸症候群，心房細動，房室ブロックにてペースメーカー（VDD）留置中．術前に不整脈の確認目的にて心電図モニターを24時間装着．
・手術中　　輸液 3,400 mL　尿量 205 mL　出血 60 mL
・第1病日　輸液 3,200 mL　尿量 660 mL
・第2病日　輸液 3,200 mL　尿量 1,200 mL
血圧を維持するためだったが，明らかに輸液過多であった．第3病日に入ったところで看護師が喘鳴出現に気がついてくれた．SpO$_2$ 84 ％と低下．しかし術後せん妄もみられていたため，患者さんは息苦しさを訴えなかった．血圧には異常なし．図3がそのときの胸部X線写真である．

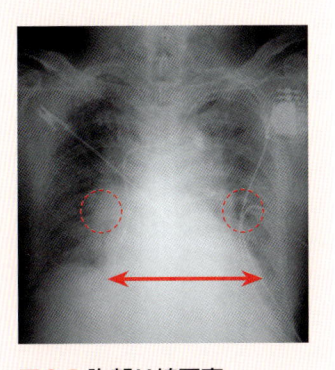

図3 ● 胸部X線写真
◌：肺野の透過性低下，↔：心胸比の増大

　ペースメーカーの設定はVDDではありましたが，術前より心拍が60以上になったことはなく，利尿期の右心負荷のかかる時期に心拍出量の増加が望めない方であったと思います．輸液量も多く拡張不全型の心不全と同じような状況に陥ったと思われます．若い人ならばこの程度の輸液負荷では何にも起きないものなんですが…

　この患者さんは利尿薬の使用と，輸液量を絞ることによって無事に回復しました．

　ところでこの患者さん，理学的には浅い頻呼吸で看護師が最初に喘鳴に気づいています．優秀なベテラン看護師ほどありがたい味方はありません．医師にとっても天使ですね．時々，ご飯をおごりましょう．

Case　Nohria L〈80歳代 男性〉

横行結腸がん．術前検査でうっ血性心不全を診断，EF 20 ％で手術は危険．循環器内科に転科し冠動脈狭窄に対してPCI施行（BMS留置），利尿薬投与などで治療したが心機能改善は不十分．しかし閉塞症状が差し迫ったためアスピリンを服用したまま横行結腸切除術を施行した．

その他の既往としてCOPD（1秒率44%），気管支喘息，糖尿病．

横行結腸切除術施行．手術時間：1時間5分．出血ほぼなし．

第2病日にモニター上のST低下を認めたが心電図では問題なく術前に服用していた利尿薬（ダイアート®，スピロノラクトン）再開で対応．特に問題なく経過した．

第5病日に腹部膨満がみられ，腹痛も出現．腸蠕動音は聴取できず，麻痺性イレウスと診断．イレウス管を挿入．

第6病日，きわめて強い末梢冷感，血圧120/60→98/65，心拍数70→120と血圧低下と頻脈，さらに意識障害が出現し心不全と判断．腹部CTでは腸管の拡張とともに下大静脈の虚脱を認めた．胸部X線では肺うっ血は認めず．下肢挙上すると血圧上昇した．

イレウスによる循環血漿量低下に伴った心不全（Nohria L）と判断．循環器内科と相談して細胞外液500 mLの急速な負荷を行ってみたところ末梢冷感改善．さらにアルブミンの投与も合わせて輸液負荷を続けたところ，腸蠕動音も聴取可能になりバイタルが安定した．肺うっ血はきたさずに経過できた．

　このときみられた**著明な末梢冷感と意識障害，腸蠕動音無音が輸液負荷のみで劇的に改善した**のは印象的でした．後から考えると術後循環動態不安な時期に利尿薬を再開したのも誘因の1つになっていたかもしれません．また麻痺性イレウスも輸液負荷とともに改善したところをみると循環血漿量低下の原因とも結果ともいえるのかもしれません．とにかく患者さんの心臓が輸液負荷に反応してくれたのでNohria Cにならずにすみました．

2　心筋虚血

心臓に合併症のあるケースは「狭心症の既往があります」「冠動脈が狭窄しています」「陳旧性心筋梗塞があります」「…手術お願いします」ということで紹介されてくる．あなたが主治医ならどうします？

▶ 異型狭心症，安定労作性狭心症は準備次第で手術可能だが，術後心筋梗塞による死亡の可能性は3%と報告されている

▶ ACS〔急性冠症候群（不安定型狭心症，心筋梗塞）〕では手術は禁忌．治療後60日以上空けて手術を行う

▶ 病歴で冠動脈疾患合併を確認できないまま緊急手術をすると重大な結果を招く

▶ 術後，心筋梗塞が発生しても胸痛はみられないことがある．息切れ，冷感，低血圧などの症状が多い

1）異型狭心症 ⇒ 術前からCa拮抗薬や硝酸薬（ニトログリセリン）を投与しておく

　喫煙歴があってストレスが多い，夜間や朝方に胸部圧迫感とそれに伴う冷汗，失神様症状が

あれば異型狭心症（冠攣縮性狭心症）が疑われます．血管攣縮の予防が鍵になるので術前からニフェジピン，ジルチアゼムなどのCa拮抗薬やミリスロール®，ニトロール®などの硝酸薬を投与しておきます．また過換気も攣縮の原因となるので麻酔導入に気をつける必要があります．硝酸薬の貼付剤であるフランドル®テープを使っておくのも有用です．

2) 安定狭心症 ⇒ 階段を2階分上って大丈夫なら手術もOK．β遮断薬の投与，3枝病変や左前下行枝近位部の狭窄は術前にステント留置を検討

「狭心症の既往[9]はありますが，最近は落ち着いているので開腹術をお願いします」という症例の紹介はしょっちゅうです．大抵，ニトロール®をカバンにもっていたりします．まずはその発作が数秒以内でもなく，10分以上続くものでないことを確認します．そして発作の性状が胸骨上に握りこぶしを乗せ，ぎゅっと握りしめるLevine徴候として表現されるのか，発作のきっかけとなる労作の程度が一定かを聞き出して本当に安定狭心症だったか確かめます．患者さんの冠動脈は狭窄しているので心筋酸素需要を増やすと狭心症症状が出現します．一緒に階段を2階分上って大丈夫なら手術もOKです．できないのならば狭窄の程度が強いと考えます（p156，**ひとくちメモ**参照）．また負荷心電図で心拍数と収縮期血圧の積であるdouble productも有用で15,000ほどあると安心です．安定狭心症では硝酸薬を使っても直接的に冠動脈を拡張させることは十分でないことがあるので，循環器内科医にβ遮断薬を使って心拍数を抑えておくなどの治療してもらってから手術です．

紹介されてきたときすでに冠動脈狭窄が証明されている場合もあります．3枝病変や左前下行枝近位部に狭窄がある場合は術前にステント留置を検討した方が安全かもしれません．それ以外では外科手術前にステントを予防的に留置するメリットはないと報告されています．RCRI（p157参照）でリスクが高いとされるような患者さんでは術前にステントをしても，しないで手術に臨んでも術後30日以内に16％が心筋梗塞を発症し3％が死亡しています．しかも2年半の経過観察中には実に22％の患者さんが死亡するということです[10]．

Case 胃がん〈80歳代 男性〉

既往歴： 大腸がんにて5年前に手術．糖尿病，腎機能障害
2カ月前より透析が導入されている．RCRI評価にて虚血性心疾患のリスクが高いと判断され，冠動脈血管造影を施行．右冠動脈に90％狭窄を指摘．左前下行枝，左回旋枝は50％以下の狭窄．自覚症状としての狭心痛は認めたことがない．胃がんの術前よりスタチンを開始しているが，β遮断薬は使用しない選択となっている．ステント留置の選択も考慮されたが，がん治療を先行すべきと判断．手術侵襲を少なくするためにリンパ節郭清を制限した幽門側胃切除（手術時間2時間半，出血量70g）．手術前日，第2病日に透析を行った．術後は血圧120/80 mmHg，心拍100回/分前後で推移．第3病日に突然心拍70回/分台となり，その後，上室性不整脈，心室性不整脈が出現し心室細動を呈した．心筋梗塞と診断し蘇生を行ったが約40分の経過で死亡．剖検で心筋虚血を認めた．エビデンスに基づき検討された症例であったが，結果的には心筋梗塞の発生を避けることができなかった．

3) 陳旧性心筋梗塞がありと紹介された場合 ⇒階段を2階分上れるか? スタチンを処方

　階段を2階分上れる（4〜7METsの運動耐用能，p156，**ひとくちメモ**参照）なら手術可能．手術が必要とわかったらスタチンを処方しておくのは新たなACS予防の役に立ちそうです．LDLコレステロールを下げる以外に冠動脈のプラークの安定化，血栓形成抑制を期待できます[11]．

4) ACS〔急性冠症候群（心筋梗塞，不安定狭心症）〕
⇒ACSの治療完了から外科手術までは最低60日空ける

　ACSはそれが生命の危機なので，心臓以外の手術は禁忌です．ACSとわかっていて手術することはあり得ませんが，最近発症した重症の労作性狭心症，1日に3回以上発作が頻発する，わずかな労作でも発作が起こる，階段を2階分上れないなどもまずは循環器内科へコンサルトです．ACS発症とその治療完了から外科手術までは最低，60日を開けるようにACC/AHAのガイドラインでは示されています[2]．

5) 緊急手術と冠動脈疾患の発生 ⇒心電図モニターでは突然の頻脈，徐脈がシグナル

　問題は，緊急手術です．問診で異型狭心症を確認できずに手術したら血管攣縮が発生してしまった．実は安定狭心症が合併していて術後，心筋酸素需要が過剰になり心筋梗塞が発生してしまった．またACSの心窩部痛を胃潰瘍と誤って手術してしまうといった悲劇も生み出されます．急患であっても問診を徹底しつつ，落ち着いて「**腹痛は腹部以外から鑑別する！**」というクリニカルパールを思い出してください．

Case 術後心筋梗塞〈80歳代 女性〉

数日前からの腹部膨満，食欲低下，腹痛を主訴にERを受診．
腹部全体に圧痛を認め，腹膜刺激症状もみられた．汎発性腹膜炎と診断し緊急手術施行．術前の心電図ではV_5のR波が3.2 mVと左室肥大を認め，CTでは下大静脈の虚脱傾向すなわち脱水を認めた．検診歴，および近医への受診歴もなく既往歴は把握できず．
手術所見：膀胱がんによる腹腔内への穿孔による汎発性腹膜炎であったため，洗浄，ドレナージを行った．手術当日の深夜（術後約12時間），突然の呼吸困難と冷感がみられ，心電図ではV_{3-6}でST上昇を認めた（図4）．鎮痛薬投与中のため胸痛は明らかでなかった．
蘇生処置を行ったが，発症後約1時間で死亡．
本症例のように緊急手術の場合，脱水などの悪条件も重なるため，循環器，呼吸器系，脳神経系の合併症は飛躍的に多くなる．緊急手術は本当に危ないので，死亡リスクについて十分に家族に説明し納得しておいてもらう．

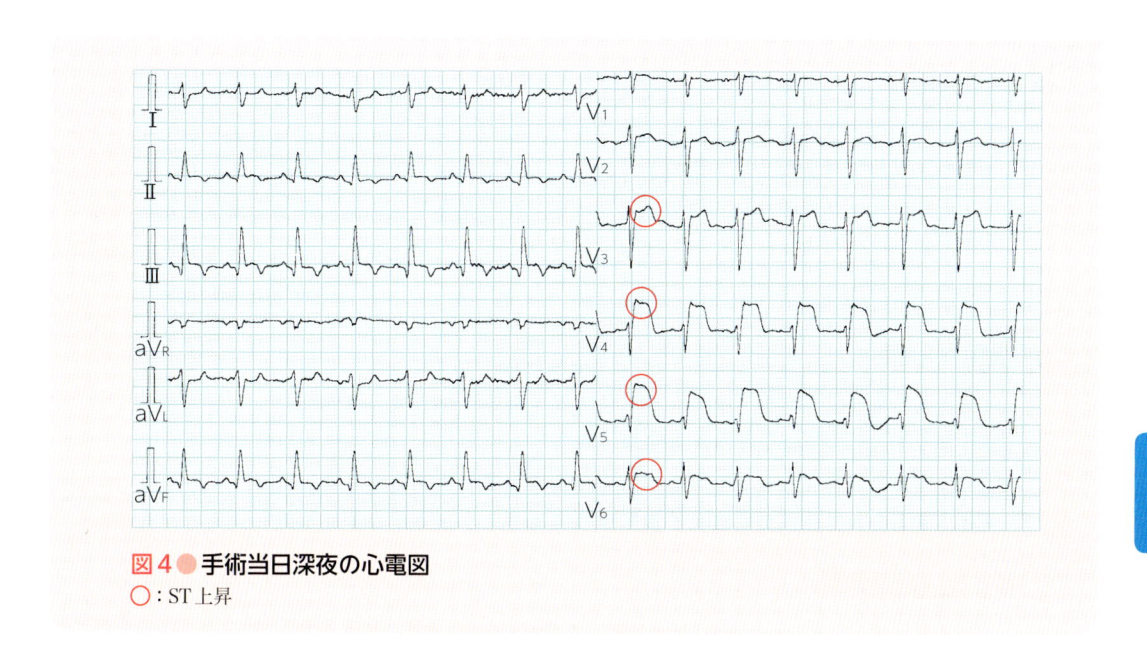

図4 ● 手術当日深夜の心電図
○：ST上昇

6) 術後発症の心筋梗塞の症状

　　鎮痛，鎮静が行われているので，**胸痛はみられないことがあります．むしろ息切れ，冷感，低血圧などの症状が多い印象ですね．**このあたりはERでの症例でも同じで50歳以上の患者さんでは呼吸困難，意識障害，上肢の痛み，失神，虚弱を示すことが多く，80歳以上となると，腹痛，嘔気，嘔吐が主症状になります[12]．**心電図モニターでは洞性頻脈が最も多い異常で，**ST–Tの変化はなかなか検知できません．右心系の梗塞では**徐脈へ変化**（図5➡）しますが，いずれにしてもその後，心室性不整脈がみられ，最後は心室細動です．

　　虚血を疑ったらもちろん十二誘導心電図，生化学検査などルーチンといえる検査をします．ただし虚血性心疾患であっても心電図が正常な症例は10〜21.9％もあるので，くり返し心電図をとるべきなのはER症例と一緒です[13]．治療はACLSに沿って初期治療を行うと同時に循環器内科にコールします．

7) 術前に行うべき治療 ⇒ACE阻害薬，ARBは中止．スタチンと硝酸薬の投与．β遮断薬はもともと服用しているなら継続．新規処方は検討課題

　　術前に中止した方が無難な薬剤としてACE阻害薬，ARBがあります．24時間前に中止することで周術期の低血圧を予防できACS，脳梗塞，死亡率が低下すると報告されています（RR 0.82）[1]．

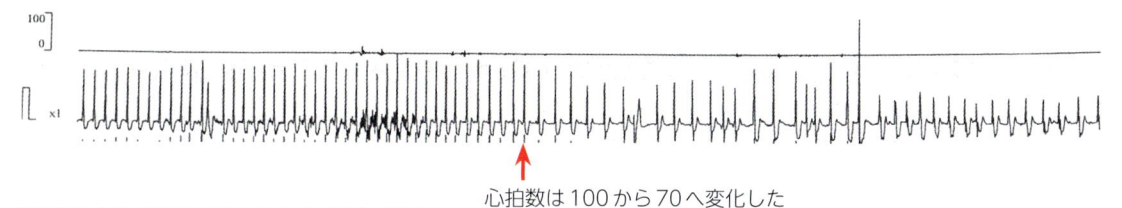

心拍数は100から70へ変化した

図5 ● 右心系梗塞でみられた突然の徐脈

a. 異型狭心症

▶ ニフェジピン，ジルチアゼムを手術当日朝から内服

またはニトログリセリン，硝酸イソソルビドの貼付剤を術前から貼付

またはニトログリセリン，硝酸イソソルビド注射薬を1〜3 mg/時で持続点滴

▶ ちなみに発作がみられたら，ミオコール® スプレー，ニトロール® スプレーを1〜2回口腔内噴霧．またはニトログリセリン0.5〜1 mg，硝酸イソソルビド0.5〜1 mg静注

b. 安定狭心症

▶ インデラル® 30〜60 mg，メインテート® 2.5〜5 mg，テノーミン® 25〜50 mg，アーチスト® 10〜20 mgなどのβ遮断薬は術前から服用しているのならば継続します

またはインデラル® 0.5〜1 mg/時から持続点滴します

▶ 経口薬も含めて術前に新規にβ遮断薬を開始するかどうかは循環器内科医にコンサルトします

c. 陳旧性心筋梗塞

左室駆出率LVEF＜40％なら1日あたりの輸液量を500 mL減らします．血圧をやや低めに維持します．心拍数を上げすぎないようにします．前述のようにニトログリセリンやインデラル® を使用して対応します．

d. 術後に心筋梗塞が発生

まず酸素投与，モルヒネ（1A＝10 mg）1/2A 静注，ニトロール® スプレー2噴霧します．うっ血や低血圧，脈圧の減少が発生したらドブタミン，ドパミンなどのカテコラミン，ミルリノンなどのホスホジエステラーゼ阻害薬，フロセミド，カルペリチド（ハンプ®）などの血管拡張薬を使いますが，ここまできたら当然，循環器内科にお願いすべきです．

なお術後に新たな心室性不整脈がみられることは普通は少ないですが，虚血性心疾患の場合は出現してきます．循環器内科医が来るまでの治療は，

①血行動態が維持されているVT ➡ アンカロン®（1A 150 mg）2Aを5％ブドウ糖液20 mLに加え静脈内へボーラス投与か，内科医の到着を待つ．循環動態が良好なときは左脚ブロックに伴った頻脈と区別がしにくくなりますので

②ショック状態のVT ➡ カルディオバージョン 120〜200 J

3 弁膜症

● 閉鎖不全症 ➡ 輸液は絞り気味，血圧を下げて頻脈にする
● 狭窄症 ➡ 輸液はやや多めに維持，徐脈にしながら血圧を上げる

弁膜症の既往がわかっていても手術前に心エコーを依頼しますよね．その報告は「…という弁膜症．EF ◯◯％．左心機能は保たれているので手術可能です」とかです．可能というのは安全に手術できるっていうこと？ 管理はどうすればいいの？ 親切な循環器の先生は輸液を絞って

くださいとかコメントしてくれるのですが，どれだけ？…っていうのが外科医の本音ですね．

1) 閉鎖不全症 ⇒ 輸液は絞り気味，血圧を下げ頻脈にする

　狭窄よりは耐術性があり，安全です．特に左室駆出率 EF が維持されている場合は僧帽弁閉鎖不全症（MR），大動脈閉鎖不全症（AR）とも外科手術可能です[2]．とは言っても閉鎖不全では左心房から肺へ血液の戻りがあるので容易に肺うっ血が発生します．したがって輸液をやや絞ることになります（筆者は 30 mL× 体重 kg/24 時間程度から開始しています）．また戻る量を減らすために徐脈を避けて管理をします．中心静脈圧測定や肺動脈カテーテル（Swan-Ganz カテーテル）によるモニタリングと輸液量の調整が必要です[14]．患者さんと家族には虚血性心疾患や心不全による死亡リスクが数倍になることを説明しておきます．

a. 僧帽弁閉鎖不全症（MR）

- ▶ 目標：逆流量を減らし，心拍出量を維持します．後負荷を下げます．頻脈気味にしておきます
- ▶ **輸液量は維持するかやや絞ります**
- ▶ 後負荷を下げるために**血管拡張薬，利尿薬を使用**します
- ▶ 慢性の場合は左房拡大が認められます．これは左室からの逆流に対するコンプライアンスが大きいことを示し，術後の輸液負荷に対してある程度耐えてくれ，肺うっ血も防げる可能性があります．同時に EF が保たれていれば手術は比較的安全にできるものと思われます
- ▶ EF％＜ 35％，Cr ＞ 2 mg/dL，糖尿病の合併などがリスクであり，このような場合は術後死亡率は 1.5 倍になります（1.7％ vs 1.1％；$p = 0.43$）
- ▶ 術後の合併症は虚血性心疾患，脳梗塞，心不全です[15]

b. 大動脈閉鎖不全症（AR）

- ▶ 目標：逆流量を減らし，心拍出量を維持します．後負荷を下げます．頻脈にすることで拡張期が短縮し逆流量が減少します
- ▶ **輸液量を絞っておかないと心不全を引き起こしかねませんし，拡張期血圧が低すぎれば冠動脈血流の減少により狭心症を合併します**．β 遮断薬は有用ですが徐脈は逆流量を増加させるので避けます．循環器内科医と相談してください
- ▶ EF ＜ 55％，腎機能障害（Cr ＞ 2 mg/dL）があると死亡リスクが 5 倍高くなります（9.0％ vs 1.8％；$p = 0.008$）
- ▶ 術後の合併症は虚血性心疾患，脳梗塞，心不全，重篤な不整脈です[16]

2) 狭窄症 ⇒ 輸液は十分に，徐脈にしながら血圧を上げる

　運動負荷による耐術性の確認（7METs）は有用です．待機手術であれば術前に弁狭窄の解除術を検討すべしというエビデンスが多いので循環器内科医としっかり相談してください．周術期は頻脈と低血圧を避けることが重要です．緊急手術時は輸液量は絞りすぎないように，心拍も普段と同じくらいに維持し，決して頻脈にしないようにします．とにかく中心静脈圧測定や肺動脈カテーテル（Swan-Ganz カテーテル）によるモニタリングと輸液量の調整が必要です[14]．

頻脈性の不整脈に対してcardioversionを行うことがあるので循環器内科医のチームへの参加が必要です．さらに僧帽弁がかかわる場合は血栓の存在を忘れないようにします．死亡リスクが高いので原疾患の予後を明らかにしたうえでの手術適応の検討ははずせません．

a. 大動脈狭窄症（AS）

▶ 目標：やや徐脈気味の同調律（もちろん40/分以下は危険です），前負荷と後負荷を維持します

▶ 大動脈弁口面積 1.5 cm^2 以下，最高流速 4.0 m/秒以上，収縮期平均圧較差 40 mmHg 以上となる moderate または severe AS では死亡率，心筋梗塞発生率などは 2〜3 倍になると報告されています

▶ 特に狭心痛，心不全，失神がみられたり，十分な歩行負荷に耐えられないような症例では死亡率が飛躍的に増加するので（OR：2.7〜9.8），腹部手術をする前に**大動脈弁の治療（経カテーテル大動脈弁置換術など）を先行する**ことを考慮すべきです．狭心痛，心不全，失神などの症状がなければ胆嚢摘出術程度の中等度侵襲の手術は可能ですが，膵頭十二指腸切除，肝切除，食道がん手術などの高侵襲手術は危険です[17]

▶ また AS に MR や冠動脈疾患が合併していると死亡率が格段に上昇します

▶ 周術期には**輸液を絞りすぎないようにして低血圧と頻脈を避ける**ようにします．心拍は 60〜70/分に維持することが目標です．β 遮断薬は頻脈を予防できますが，低血圧になるため，使用に際しては循環器内科医と相談します．頻脈性の不整脈に対しては cardioversion の用意が必要です．本当に気をつけないと（症状がみられるような重症 AS の場合は，気をつけても）容易に冠動脈血流が減少し，虚血，不整脈が発生します．**severe AS に対しては外科医だけでは対応できない**と心すべきです

Case 大動脈弁狭窄症（AS）〈80歳代 女性〉

AS では徐脈傾向にしておくべきだが，実際は発熱，疼痛，無気肺などの合併により頻脈になることが多くコントロールは困難を極める．

吐血で救急搬送．Hb 6.9 g/dL, NT-proBNP 28,900 pg/mL. 心エコーで重症大動脈弁狭窄が合併していることが判明．
max PG 101 mmHg，Vmax 4.5〜5.0 m/秒
循環器内科医からは手術はかなり危険と言われたが…止むをえず，本当に止むをえず止血目的に幽門側胃切除．2時間以内で終了．

その後は，術後第2病日まで心拍 120 回/分，血圧 120/70 mmHg，体温 38 ℃で頻脈がコントロールできずまずいかなと思っていたら，解熱に伴って心拍 80 回/分まで低下．この間ノルアドレナリン持続点滴が必要であった．

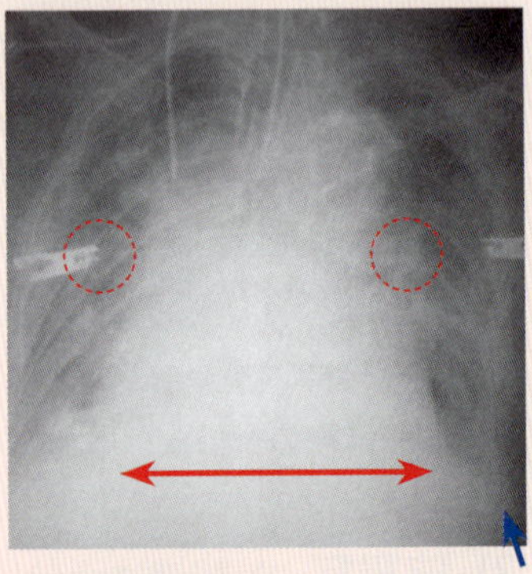

第4病日の心エコーで心拍出量は保たれていたが胸部X線では御覧の通り（図6）．その上，術後第6病日に突然心拍 190 回/分まで上昇．胸部X線を撮ったところ右肺に無気肺が形成され

図6 ● 胸部X線
⭕：肺野の透過性低下，↔：心胸比の増大，↗：肋骨横隔膜角の不明瞭化

ていた．循環器内科医によりワソラン®を静注し，いったんは改善したが，その後も心拍は安定せず120〜140回/分で推移したため，第11病日に循環器内科へ転科となった．

b. 僧帽弁狭窄症 (MS)

▶ 目標：狭い僧帽弁にもかかわらず左室を充満させることです

▶ 周術期は**輸液を絞りすぎないようにして頻脈と低血圧を避けます**．循環血漿量を維持し心拍出量を確保します．頻脈になると心室充満が阻害され，同時に容易に肺うっ血をきたします．徐脈気味の方がよいでしょう．MSの症状がない患者さんでは弁口面積< $1.0\ cm^2$ であっても心エコーで肺動脈圧が50 mmHg以下であれば外科手術が可能です．症状があったり肺動脈圧>50 mmHgであれば術前に僧帽弁交連切開を検討してください

▶ また**心房細動を合併していることが多いので**，経食道心エコーなどによる血栓確認と抗凝固薬の使用を確認しておく必要があります[18]

4　たこつぼ心筋症 (stress cardiomyopathy)

Case たこつぼ心筋症？　心筋梗塞？

たまたま麻酔医が不在中の緊急手術．もう閉腹というとき．臨時麻酔医（本職は外科）のA先生がモニターを見てオワアという聞きなれない叫び声をあげた．視線の先にはSTがくっきりと上昇しているモニター画面がある．循環器医を呼べ！血ガス！心電図！ミリスロール®はどうする？血圧は良好だから循環器医に診てもらってからにしたらどうだ．先生早くお腹閉じて．よしきた，まかせろ！…などと騒いでいるうちに駆け付けた循環器医が，とても冷静に「これは，たこつぼだね．心エコーを見ると左室心尖部だけの壁運動低下だし，局在性がないから，こいつは心筋梗塞じゃないと思うよ」

我々外科医には見分けがつかないのである．心筋梗塞とたこつぼ心筋症は．

　女性に多いようです．**症状は狭心痛，呼吸不全．心電図では前胸部誘導でST上昇，陰性T波**が見られ（**図7**），採血ではトロポニンTの上昇（CKなども含めてそれほど高値にはなりません）がみられます．これらの変化は数週間程度で回復しますが，**発生したときは心筋梗塞と区別しにくい状況に陥ります**．駆けつけた循環器内科医はまず心エコーで心尖部のバルーン状の拡張と心基部の収縮（たこつぼ様の変化）を確認します．血管造影では冠動脈の変化は認められず，この時点でたこつぼ心筋症と診断されるわけです．比較的予後がよいとされますが10％くらいは肺水腫などが合併してくるので要注意です．原因としては手術を含めた身体的ストレス，シビアな口論など精神的ストレスなどによりカテコラミンが放出され心筋の微小循環に虚血をきたすためと考えられています．病名告知やギャンブルの負けのせいでたこつぼ心筋症になった報告もあります．気をつけましょう[19]．専門的な治療は循環器内科医に委ねることになりますが，

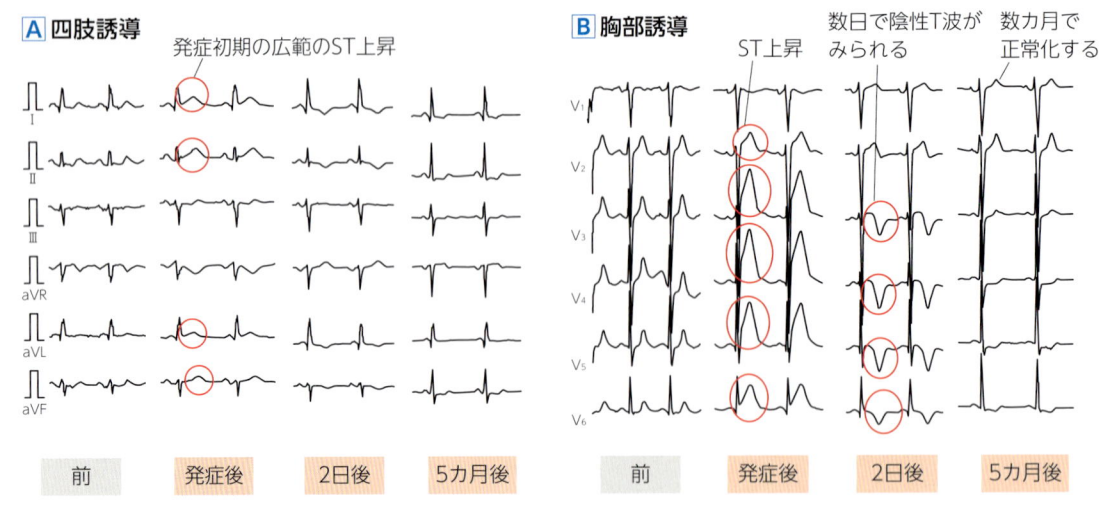

A 四肢誘導

発症初期の広範のST上昇

Ⅰ Ⅱ Ⅲ aVR aVL aVF

| 前 | 発症後 | 2日後 | 5カ月後 |

B 胸部誘導

ST上昇　数日で陰性T波がみられる　数カ月で正常化する

V_1 V_2 V_3 V_4 V_5 V_6

| 前 | 発症後 | 2日後 | 5カ月後 |

図7 ● たこつぼ心筋症の経時的な心電図変化

カテコラミンが原因で発生しているのでドブタミンやノルアドレナリンを使っていいのか難しいところです.

5　PCI 症例，抗血小板療法

手術前に既往歴を確認しているとき「1年前に心筋梗塞で心臓にステントを入れました. 今は健康です. …手術お願いします」こう言われたらアスピリンを継続して手術に臨むことを検討する[2]

①DES（drug eluting stent：薬剤溶出性ステント）：留置例が要注意です. ステント血栓症予防にアスピリンとチクロピジン（パナルジン®）かクロピドグレル（プラビックス®）を通常12カ月使用します. dual antiplatelet therapy（DAPT）ですね. 場合によって3年間続けるべき患者さんもおり，2種類とも中止しての手術は血栓症リスクがあります. **最低で6カ月，できれば12カ月以上経ってから，できる限りアスピリンだけでも継続したまま手術に臨む**ことになります. また患者さん本人と家族にも心筋梗塞再発と死亡リスクについて説明し了解をもらっておく必要があります. 事前に必ず循環器内科医に相談し，術後は24時間体制で循環器内科医に対応してもらえる体制をつくっておくべきです

②BMS（bare metal stent）：留置後1カ月間経ってからプラビックス®を中止し，手術に臨むことが可能です. アスピリンは継続します

③POBA（plain old balloon angioplasty）：つまりバルーンで拡張しただけの場合は**14日間待って手術に臨みます**. 14日以内に緊急で手術する場合はアスピリンを継続したままで行います

④その他の注意点として
- ・酸素供給維持を目的に輸血を早めに行います
- ・ドパミン等のカテコラミンはなるべく使用しません

⑤ヘパリンブリッジ

アスピリンも投与できず，やむなく手術を行わねばならないこともあります．エビデンスはありません，ヘパリンブリッジを試みましょう．術前，プラビックス®は10～14日前より中止可能，アスピリンは7日前より中止します．ヘパリンはアスピリン中止から4日目に開始します．ヘパリン10,000単位の投与を開始します．APTTは正常上限の1.5～2倍を目標に投与量をコントロールします．そしてヘパリンは手術2～4時間前に中止．血栓リスクが高ければ直前までヘパリンを継続し，プロタミンを静注（ヘパリン1,000単位にプロタミン10 mg，上限50 mg）することでリバースします．術後の再開は24時間目に，第7病日まで継続します．第3病日よりアスピリン，チクロピジン再開．アスピリンは服用してすぐに効果があります．プラビックス®は3日かかります．大動脈弁狭窄症に対して弁置換術後，十分に期間を空けられない時期に大腸切除をせざるをえないケースがありました．ヘパリンが抗血小板薬の代わりになるガイドラインやエビデンスがあるわけではないのですが，がんからの出血もありAPTTの測定をくり返しながらやむをえずヘパリンブリッジで手術を乗り切ることになりました．血栓ができなかったのは患者さんも我々医師も運がよかっただけかもしれません．しかしながら厚生労働省委託事業のMinds診療ガイドラインにも記載されているように，ガイドラインに示されるのは一般的な診療方法であるため，必ずしも個々の患者さんの状況に当てはまるとは限らず，臨床現場においての最終的な判断は，患者さんと主治医が納得し合って行う必要がときにあります．

⑥ドレーン，硬膜外カテーテルを抜去をするときはヘパリンを2～4時間前に中止します．ちなみに低分子ヘパリン（クレキサン®）では12時間前に中止します

Advanced Lecture

❖DES挿入患者でも6カ月以内に手術可能！

　文献20によるとステント血栓症はDESで90日以内のリスクが高く，BMSでは250日以内のリスクが高いと報告されました．いずれのステントでも6カ月待機することが推奨されてはいますが，もっと早めに手術できる可能性があります．ガイドラインとは合わないのですが，いざというときの参考なりますよ．

❖アスピリンを継続した場合の出血リスクは少ない！

　術直前と術後もアスピリン200 mgを投与した場合の出血率は4.6％．対するアスピリンの服用なしで3.8％，ハザード比1.23という報告があります．大きな差はないですね．生命にかかわる大出血はそれぞれ1.7％，1.5％で有意差なし．約1万人のRCTの結果です．この試験には一般外科，整形外科，泌尿器科，婦人科，胸部血管外科の手術が含まれています．腹部のがんの手術で出血リスクが高くなる広範囲のリンパ節郭清，大きな肝切除でなければアスピリンを継続して手術を行う選択肢を検討すべきですね[21]．

　またチクロピジンなどとアスピリンを併用（DAPT）したままで手術に臨んだ場合は，アスピリン単独に比べて，当然出血リスクが増えます（4.0 vs 1.6％）．そして出血が虚血性心疾患を誘発するために術後死亡率はDAPTでかえって増加する（4.9 vs 1.1％）と報告されています．この報告でもアスピリン単独とアスピリンの服用なし群で出血リスクには差がないようです[22]．**結論としてはステントが留置されている場合はDAPTは中止し，アスピリン単独で手術に臨むべきといえます．**

6 抗凝固療法

p253を参照してください.

7 ペースメーカー

- ペースメーカーは手術中，基本的にVVIまたはDOOとする
- 自己心拍が少なくペースメーカー依存が高い場合はDOOで固定するのもよい
- 自己心拍が多くペースメーカー依存が低い場合はVVIが望ましい

▶ 電気メスからの電位はペースメーカーにとって，患者さん本来の心拍による電位と区別がつかない可能性があります．電気メスの刺激を心拍ととってしまうと，ペースメーカーは出すべき刺激をやめてしまい，その間，患者さんの心臓は拍動しません．このような事態を避けるためには自己心拍を認識する機能をOFFにし固定レートにしてしまえばいいわけです（VOO，DOO）．しかし患者さん本人の心拍のうちT波の頂点にペースメーカーの心室への刺激が被さるとR on Tから心室細動を引き起こしかねません．自己心拍が多い場合はこのようなことが起きやすいので，VVIにしておけばペースメーカー刺激は抑制され安全になります．患者さん本人の心拍数が少なくペースメーカー刺激の方が早ければ，患者さんの刺激伝導系は抑制されてしまうのでこのようなことは起きにくくなります

▶ その他の注意点
- ・電気メスとアース電極の位置は，電流がペースメーカー本体を通らない位置としておく
- ・電気メスを使用するときはペースメーカーから15 cm以上離す
- ・普段と同じ設定で手術を始めたが，電気メスを使うとペースメーカーの刺激が抑制されてしまうときはその場でDOOに直してもらう．またアース電極の位置を変えるかバイポーラか超音波電気メスに変更する
- ・麻酔時のモニタリングは心電図とともに必ず動脈波か酸素飽和度のモニターを並列させておく

▶ 植え込み型除細動器ICDは電気メス刺激をVFと認識し除細動を行ってしまうことがあります．設定をOFFにしておきます．除細動用パッドを貼って体外式除細動器で対応します．いずれにしても術中の設定は循環器内科医や麻酔科医に相談しておきましょう

8 心房細動

心房細動は術後1％の患者に新たに発生する．CHADS$_2$スコアの活用と抗凝固薬の確認を

a. 術後に新たに発生する心房細動

術後約1％の患者さんに新たに心房細動が発生します．手術別のリスクとしては腹部（オッズ比1.82），胸部，脳外科手術に多く発生します．高血圧，うっ血性心不全，虚血性心疾患の既往がある場合も発生リスクが高くなります．逆にスタチン，ACE阻害薬，ARBを服用している場合は発生リスクが低下します[23]．

循環器内科の篭島充先生によると「加齢，高血圧，弁膜症，肥大型心筋症などによって左室拡張能が低下し左房負荷があったところに，術後のカテコラミン，輸液過剰が契機となって発症する」とのことですし，呼吸器合併症，特に肺塞栓などによる右房負荷もリスクです．

b. 既往歴としての心房細動

心房細動は高齢者ではありふれており，それによる心拍出量低下は20％程度で手術に際して問題になることは少ないものです．しかし脳梗塞のリスクがあるため，CHADS$_2$スコア（表1）を確認しておきましょう．また必ずワルファリン，プラザキサ®，イグザレルト®を使用しているかチェックします（中止については抗凝固薬の項，p253参照）．

なお外科外来受診時の心電図で初めて心房細動とわかった場合は，3週間の抗凝固療法を行うか経食道心エコーを行って血栓がないことを確認すべきです．

Case 術前検査で初めて心房細動を指摘された症例 〈60歳代 男性〉

既往歴：高血圧，2年前に脳梗塞．左不全麻痺軽度

近医より降圧薬処方．過去に3回，右季肋部痛を経験している．先月の発作時に内科受診．エコー，CT，ERCPにより総胆管結石症，胆嚢結石症と診断．ESTにより総胆管結石は排石．胆嚢切除目的に紹介．

身体所見で特に異常認めず．

ところが心電図をとったところ心房細動が確認された．今までは指摘されたことがない．心エコーで異常なし．心不全の既往もなく，糖尿病もないということでCHADS$_2$スコアで3点（表1）．脳梗塞の発生は年間5.27％であり，ワルファリンやDOACを服用させれば半分以下の確率になる（表2）．

表1 ● CHADS$_2$スコア

心不全，左室機能不全	1
高血圧	1
75歳以上	1
糖尿病	1
脳梗塞，TIAの既往	2

表2 ● CHADS$_2$スコアと抗凝固療法の効果

CHADS$_2$	1年間の脳梗塞発生リスク（％）	
	ワルファリン服用	ワルファリン非服用
0	0.25	0.49
1	0.72	1.52
2	1.27	2.50
3	2.20	5.27
4	2.35	6.02
5 or 6	4.60	6.88

文献24，25より引用

循環器内科へコンサルトし経食道心エコー施行．もやもやエコー grade3，左心耳血流速度 19 cm/秒で血栓形成リスクが高いと判断され，プラザキサ® を 3 週間服用してもらった．
再入院後ヘパリン化して，胆嚢摘出術を行い，術後にプラザキサ® を再開した．
待てるのなら術前対応をしっかり行い避けうる合併症は避けておこう．

❖ 経食道心エコー

左房の血栓，もやもやはハイリスク．左心耳血流＜20 cm/秒だと脳梗塞は7.8％の発生率．これに大動脈プラークが合併すると，20.5％の確率となります．

c. 治療

心房細動が術後発生したら… 発生の原因（虚血性心疾患，心不全など）を確認し，循環器内科医と相談してレートコントロールを行います．

> ▶ Ca拮抗薬（ベラパミル；ワソラン®）　5 mg＋生理食塩水 20 mL 静注 5～10分かけて
> ▶ β遮断薬（インデラル®）2 mg＋生理食塩水 20 mL 静注 5～10分かけて
> ▶ Ca拮抗薬（ジルチアゼム；ヘルベッサー®）
> 〔初期投与〕15～20 mg＋生理食塩水 20 mL 静注 5～10分かけて
> 〔持続投与〕100 mg＋生理食塩水 100 mL 点滴静注 3 mL/時
> ▶ ビソプロロール（ビソノ®テープ）

いずれの方法でも構わないのですが外科医の筆者はビソノ®テープが使いやすいですね．

9 大動脈瘤

● 胸部大動脈瘤（TAA）でも腹部大動脈瘤（AAA）でも 5.5 cm 以上なら血管外科に相談
● 血圧を下げておくべし

a. 触診

高齢者が増えているので腹部を触診するときに大動脈を意識しておきます．5 cm 以上の腹部大動脈瘤なら感度82％で触れることができます．太っている患者さんでは見逃す可能性も出てきますが，腹囲 100 cm 以下ならば 5 cm 以上の AAA は 100％触診可能との報告もあります[26]．

> ▶ TAA 5.5 cm 以上ある場合は外科手術を決定する前に血管外科にコンサルトする
> ▶ AAA 5～5.5 cm までの紡錘形で，増大がないものは全麻手術可能．ここ数年以内の腰痛，背部痛を必ず聞いておく．嚢状動脈瘤，感染性動脈瘤は破裂リスクが高い
> ▶ 解離性大動脈瘤を見つけたら… 血管外科にコンサルトする．当たり前ですね

b. 頻度

①TAAが破裂を1年間に起こす頻度は，4 cm未満で0％，4〜4.9 cmでは0〜1.4％，5〜5.9 cmでは4.3〜16％，6 cm以上では10〜19％と報告されています．仮に外科手術一般が動脈瘤破裂を促進しないならば5〜5.9 cmのサイズ以下が安全に手術できることになります

②AAAでも同様で4 cm未満で0％，4〜5 cmでは0.5〜5％，5〜6 cmでは3〜15％，6 cm以上では10〜20％と報告されています．6カ月で0.5 cm以上の増大するものも破裂リスクが高いです．AAAでは出血傾向を示すものもあり，この場合は動脈瘤の治療が優先です[27]〔『大動脈瘤・大動脈解離診療ガイドライン（2011年改訂版）』〕[28]．

c. 治療

外科手術が動脈瘤破裂のきっかけになるのは血圧の上昇に尽きると思います．したがって外科手術を安全に行うには降圧が最も大事です．循環器内科医の篭島充先生によると「収縮期血圧を120 mmHgまでにとどめる，尿が出ていればそれ以下にする」とのことです．β遮断薬が第一選択薬です．

> ▶ インデラル®　0.5 mg/時から開始．2 mg/時まで
> ▶ ミリスロール®　1〜2 mg/時から開始．5 mg/時まで
> ▶ 不十分な場合は
> ペルジピン®　2 mg/時から開始

10　肺塞栓，深部静脈血栓症 (venous thromboembolism：VTE)

- 失神，呼吸困難，胸痛，腹痛が主な症状
- 術前にDダイマー1.5 ng/mL以上なら下肢静脈エコー
- 疑ったら心電図で右心負荷があるかみて造影CTを
- 初期治療は酸素投与，ノルアドレナリンなどで循環維持，ヘパリン5,000単位静注

術後，数日で初めて歩いてトイレに行って，病室に戻る直前に突然失神するのが典型的な肺塞栓症の発症パターンです．しかし症状は多彩で失神以外に呼吸困難，胸痛，腹痛などがみられます．腹部の手術後に発症した肺塞栓症で腹痛を呈したため再開腹してしまったという笑えない話もあります．

酸素投与してもなかなかSpO_2が上昇せず，あっという間にショックから心停止に進展します．看護師のコードブルーの号令とともに心肺蘇生がはじまり，挿管，人工呼吸，ノルアドレナリン点滴開始．この時点で原因は何だろうと考えることになります．肺塞栓症を疑ったら，ヘパリン5,000単位静注します．しかし心電図をとっても典型的なSⅠQⅢTⅢなんてみられないことがあります．右心負荷の所見としてV_1，V_2でTが陰転化することの方が多いと思います．心エコーで右室が拡大していれば，診断はほぼ確定です．診断も困難ですが救命するのはさらに困難なことがあります．予防ないし予測するのが1番です．

a. 入院時の評価

　既往に失神，呼吸不全，脈不整がないか聞いておきます．VTEのリスク予想にはWellsスコアやGenevaスコア（65歳以上，DVT，肺塞栓の既往，1カ月以内の手術，悪性腫瘍の合併，片側下肢の痛みと浮腫，頻脈がリスク因子）が一般的に用いられますが，これらは消化器外科に多い高齢のがん患者には有用とはいえません．手術前の段階ではほぼ全員が中リスク群に当てはまってしまいます．そこで**入院時，Dダイマーをルーチンに測定してカットオフ値を1.5 ng/mLとして手術前にすでにVTEが存在していないかを評価**しています．肺塞栓に対するDダイマーの感度は95％，特異度は44％．特異度が低いので，上昇していれば下肢静脈エコーを行って尤度比をあげます．CTは尤度比が高く，肺は動脈相で，下大静脈以下は静脈相で造影します．シンチグラフィーを行ったうえで循環器内科医と相談し，肺塞栓を引き起こしかねない血栓が存在するなら下大静脈フィルターを検討します．

b. 術中，術後のVTE合併リスクと予防

　新規の下肢静脈血栓がなければ**フットポンプを術中から装着**します．手術が終了して十分に歩行できるようになるまで継続します．**Caplini スコア**（表3）で血栓リスクが高い場合は，ドレーンからの出血がみられなくなった時点から**ヘパリンを投与開始**します．その後，ワルファリンやDOACの処方も検討します．

表3 ● Caplini スコア

スコア合計	DVT 発症率	リスク	予防法
0～1	＜10％	低	早期歩行
2	10～20％	中	弾性ストッキング，フットポンプ，ヘパリン
3～4	20～40％	高	フットポンプかヘパリン単独，またはヘパリンに弾性ストッキングかフットポンプを組合わせる
≧5	40～80％（1～5％に致死性PE）	最高	ヘパリン，ワルファリン，DOAC単独か弾性ストッキングやフットポンプを組合わせる

1点	2点	3点	5点
● 41～60歳	● 60～74歳	● 75歳以上	● 下肢関節形成術
● 小手術	● 関節鏡手術	● DVT/PEの既往	● 1カ月以内の下肢，骨盤骨折
● 1カ月以内の大手術の既往	● 悪性腫瘍	● 血栓症の家族歴	● 1カ月以内の脳卒中，多発外傷，脊髄損傷（麻痺）
● 静脈瘤	● 大手術＞45分	● ホモシステイン上昇	
● 炎症性腸疾患	● 腹腔鏡手術＞45分	● Lupsanticoaglant陽性	
● 下肢浮腫	● 床上安静＞72時間	● 抗カルジオリピン抗体上昇	
● BMI＞25	● ギプス固定＜1カ月	● HIT	
● 急性心筋梗塞	● 中心静脈カテーテル	● 他の血栓形成傾向	
● 1カ月以内の心不全，敗血症，重篤な肺疾患			
● 呼吸機能異常			
● 床上安静			

各項目のスコア合計点でリスクを判定する
（文献29より引用）

c. 肺塞栓症の症状・診断

▶ 空気飢餓感を主とする呼吸不全，頻呼吸，頻脈，意識障害，胸痛，ときに腹痛で発症することもあります

▶ 起坐呼吸（orthopnea）はみられないことが多いです．頸静脈怒張はあるはずですが，術後の利尿期であれば生理的に頸静脈怒張していることが多いので鑑別は難しいです．胸部X線では異常所見は少ないですが，よく見ると肺動脈怒張があります．

▶ 心電図上の異常所見（図8）は…

・右心負荷 S I，Q III，T III（I誘導で著明なS波，III誘導で明瞭なQ波と陰性T波）

・［V_1，V_2］R波↑，および陰性T波　　　［V_5，V_6］S波↓

・右軸偏移

・右脚ブロック

・右房負荷としてP波↑

などですが全てが揃うことはまずありません．

▶ Dダイマーは術後に検査しても通常上昇しているのでよっぽどでなければあてになりません

▶ **造影CTで肺動脈に血栓を認めれば診断は終了です**（図9⇨）

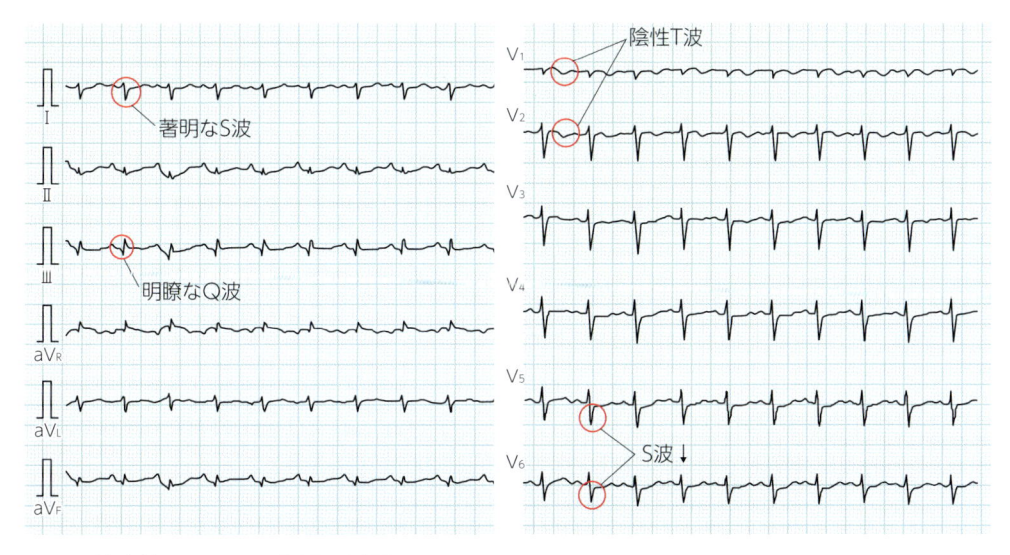

図8 ● 肺塞栓でみられる心電図所見

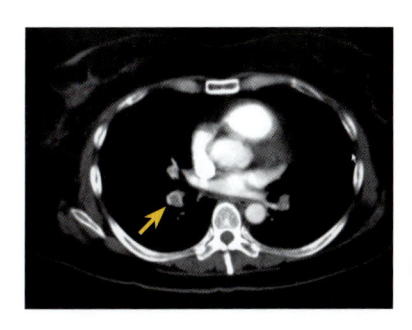

図9 ● 造影CT
右肺動脈に血栓を認める（⇨）

d. 治療

▶ まず，呼吸，循環管理です．前述のように挿管も含めて酸素投与，ショック状態ならばノルアドレナリン，脈圧が小さいのならばドパミン，ドブタミンを開始します

❖ ヘパリン

▶ ヘパリン：**肺塞栓発症時はヘパリン5,000単位の急速静注**．維持としては時間あたり18単位/kgを持続点滴．点滴開始後4〜6時間後にAPTT測定．1.5〜2倍にとどまっているのを確認します．以後は1日に1回測定が推奨されています

▶ 維持療法として皮下注用ヘパリン1回5,000単位皮下注，2回/日を選択することもできます．いずれも血小板減少症（HIT）が合併する可能性があります．投与期間は治療が奏効しているのならば1週間ほどとします

▶ 術後の患者さんですから出血し出すこともあります．その場合はやむをえずプロタミンを投与します．ヘパリン100単位あたりのプロタミンの必要量は1 mgとされています

❖ 一時的下大静脈フィルター

▶ 抗凝固療法ができない症例，大腿静脈や下大静脈に新しい血栓が存在する症例などが適応です

▶ 長期にフィルターを使うとそれが原因で血栓を引き起こすこともあるため，使用するかについては循環器内科医と相談してください

❖ ワルファリン

▶ ヘパリン投与の時期が終了する3日程前から男性であれば3 mg/日，女性では2 mg/日からワルファリンの経口を開始します

▶ 3〜4日目にPT–INRが1.5〜2.5となっているかを確認します．なかなか上昇しないことが多いので，その場合は0.5 mgほど追加して数日後に再検査します．UFTなどの抗がん剤治療時やNSAIDsはワルファリンの効果に影響するのでDOAC（後述）を使用します．胆汁外瘻や納豆，野菜なども影響を与えるので注意が必要です

❖ DOAC (direct oral anticoagulants)

▶ アピキサバン（エリキュース®）は腎排泄が20％程度で腎障害患者でも使いやすく，抗血栓効果と出血事故が少ないとされています．1回5 mg 1日2回が基本の投与量ですが，$Cr > 1.5$ mg/dL，80歳以上，体重< 60 kgでは1回2.5 mg 1日2回とします

Case 胃全摘後の呼吸困難 〈75歳 男性〉

胃全摘後，第5病日．順調に経過していたが，突然，呼吸困難発症．SpO_2 70％，心拍120回/分，血圧110/80 mmHg，呼吸36回/分，体温39℃
血液ガス PO_2 42.4 Torr，PCO_2 26.6 Torr，HCO_3 21.2 mEq/L
O_2 10 Lを投与してもSpO_2 78％までしか上がらず．呼吸音は速いが両肺ではっきりしている．痰詰まりじゃないわけだ…ヤバいと思いながら，ポータブルのX線をオーダーする．X線上，肺動脈が怒張しているかなんてわからないが，気胸と心不全はない（図10）．気管挿管施行．次いで気管支鏡検査を行うが，ARDSなどのときと比べて喀痰が少ない．気道異物もない．
CVP 11 cmH_2O と上昇．肺塞栓か…？

しかし心電図をとってみたが肺塞栓の所見はもちろん虚血の所見もなし.

30分後に血液検査の結果が報告されてDダイマー43.6と上昇！いくら術後でも高すぎる.心電図では判断できないが,これは肺塞栓だ.確定診断ではないがヘパリン5,000単位,点滴.気管挿管

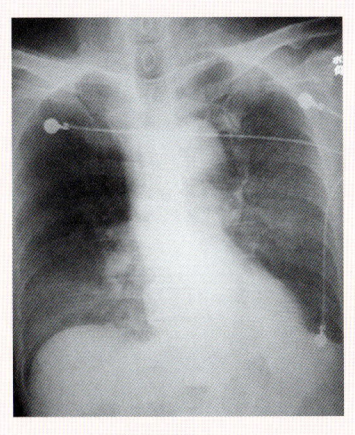

図10● X線所見
気胸と心不全はない

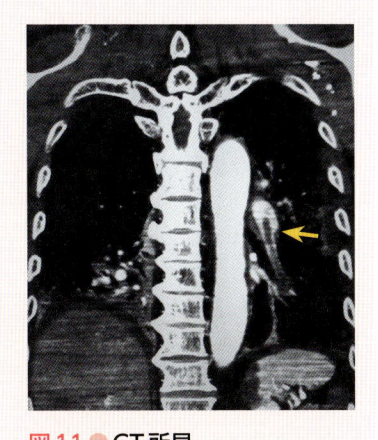

図11● CT所見
左肺動脈に血栓を認めた（）

後,徐々に酸素化の改善がみられたためCTを行う.やっぱり血栓があった（図11）.
安定したところで,念のため下記の検査を確認しておいた.

- ATⅢ 83％,抗核抗体40倍未満
- 抗DNA抗体 3.8 IU/mL
- IgG型カルジオリピン抗体 2 IU/mL,抗Sm抗体 陰性
  抗Scl抗体 陰性
- MPO-ANCA 1.3 IU/mL未満,PR3-ANCA 2.2 IU/mL
- プロテインC 83％　・プロテインS 94％

　外科医は術後の患者さんが合併症を起こすと,「これは自分の責任」とまず思います.それから今回のように焦りまくって診断と治療を並行していくんですね.頭の半分で診断,治療しながら,残りの半分はあせりで真っ白になっている感じです.…もしあなたが研修医だったら,外科医になりませんか？ ダイナミックですよ,大変だけど.

　深部静脈血栓は下肢が圧倒的に多いですが,術前化学療法をくり返した後に手術するような症例ではCVカテーテルに関連した血栓症にも注意を配っておいて損はありません.上肢の深部血栓症は全深部血栓症の4.4％,続いて発生する肺塞栓の頻度は下肢由来に比べて1/3ですが,CVカテーテルに由来するのが45％を占めています[30].術前に造影CTを撮ったならば鎖骨下静脈,内頸静脈の陰影欠損を確認しておくと安全でしょう.

　図12の矢印は血栓とカテーテルを示しています.

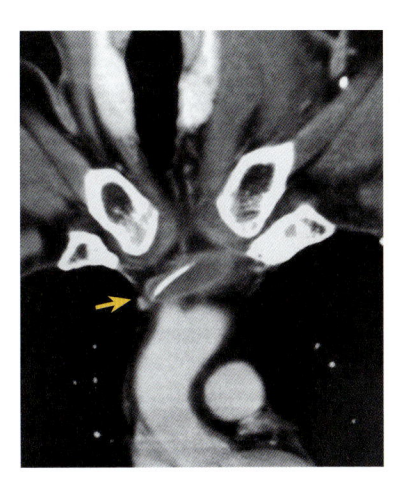

図12● 造影CT所見
⇒：血栓とカテーテル

1 周術期呼吸器イベント発生の予測

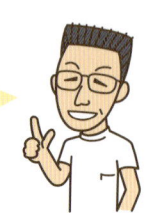

- この患者さんの肺は手術に耐えられるだろうか？
- 手術後の呼吸器系障害により酸素供給が減るのにもかかわらず，酸素需要は増えるため呼吸不全が発生する
- 術前の病歴聴取と身体所見が重要
- そして階段を2階分上ってもらおう…循環器と一緒だね

◆ 呼吸器の術前リスクと評価項目

a. 運動による酸素需要増加で術後をシミュレートする

　呼吸不全発生の最も確実な術前指標は最低4 METsの運動による酸素需要増加への対応力です．階段1階分を上りきる必要があります．安全性を入れると**2階分をさっさと上れるか見極めます**．これは**7 METsの負荷に対応できる**ことに相当します．呼吸困難を感じず，携帯型SpO_2モニターをつけているなら極端に酸素飽和度が下がらない，かつ1分以内に平常時に戻ることを確認できる患者さんなら安全に手術に臨めます．

b. タバコと年齢

　この2つは，COPDの合併を疑わせる要因ですし，患者さんのclosing volumeを増加させます．喫煙歴が40 pack-yearだと尤度比12で1秒率が低下します〔pack-year＝（1日の喫煙本数/20本）×喫煙年数〕．55 pack-yearかつwheezingが聞こえるようだと尤度比156！で…確実にCOPDですね．年齢だけでも術後肺合併症は増加し50歳未満に比べると70歳以上でオッズ比3.9，80歳以上では5.63にもなります[1]．

c. 呼吸補助筋

　胸鎖乳突筋，中斜角筋が発達していませんか？ 呼吸不全の患者さんは前かがみの起坐呼吸（図1）をしていることが多いものですが，このとき吸気努力が必要な拘束性障害では中斜角筋を，呼気努力が必要な閉塞性障害では胸鎖乳突筋，中斜角筋を使っているのでそれぞれが発達しています．胸鎖乳突筋は見えやすいのですが，中斜角筋は胸鎖乳突筋とその後ろの皮下組織に隠れて見えません（図2）．胸鎖乳突筋のすぐ背側を触れると呼吸のたびに活動しているのがわかります．基礎疾患次第ではありますが，この2つの筋肉が発達しているときは"1秒量1L"という低値を疑います．

d. 胸部X線写真

　肺野の縦横比が大きくなっていませんか？ ➡ air trapがあると縦が長くなり換気量が減っていることを示します．横隔膜が平坦化していませんか？ ➡ 吸気量が減ります．

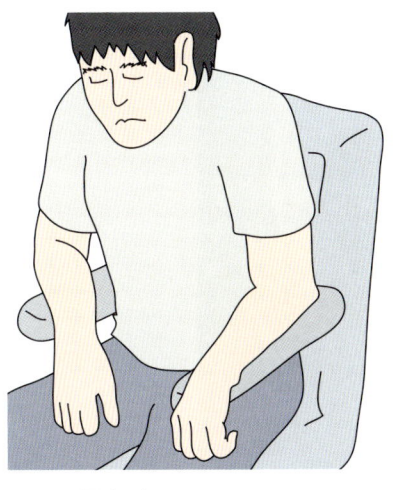

図1 ● 起坐呼吸

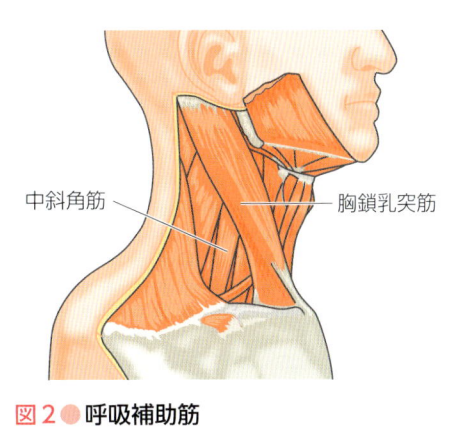

中斜角筋　　　　胸鎖乳突筋

図2 ● 呼吸補助筋

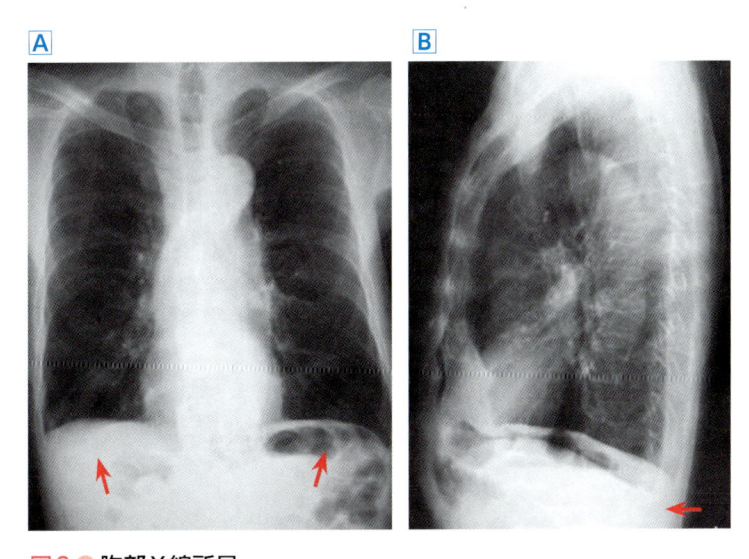

図3 ● 胸部X線所見
A) 肺野の縦横比が大きくなっている，B) 横隔膜が平坦化している

　　図3のような胸部X線の患者さんは，たとえ短時間の全身麻酔でも手術当日の夜に呼吸不全になります．

e. 亀背がないか

　　Cobb角が40°を超えると換気不良が起こります．経験的には十分な換気を続けるために，相当なエネルギーを要する体型と思います．亀背の責任椎体に対して最も角度の急な上下の椎体から垂線を引き，その交わる角度をCobb角とします（図4）．高齢者の全身麻酔手術が増えるにしたがって，このような亀背患者の呼吸器合併症が増加しています．

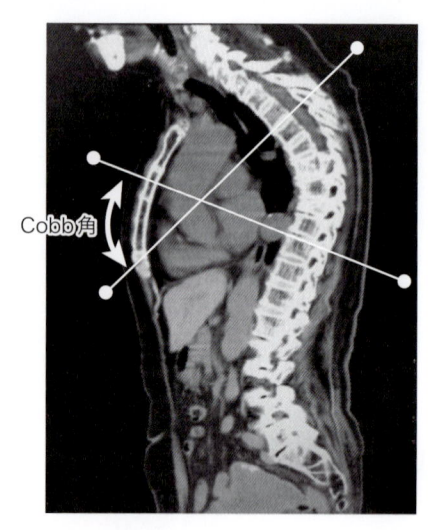

図4 ● 亀背

　亀背においては体型の変形に加えて，胸部，腹部の筋力低下もあって，肺活量，1秒量，最大酸素消費量などが低下します．正常な成人で最大酸素消費量（VO_2max）は40 mL/kg/分程度ですが，亀背患者では16〜18 mL/kg/分まで低下しています[2]．亀背の程度が進めば進むほど顕著になることが示されており，我々の実感とも合いますね．

　亀背高齢者は普段は活動レベルが低下するため呼吸苦を自覚することはありませんが，肺炎や手術などで酸素の必要量が増えたときには呼吸不全が明らかになります．

f. 1秒率，肺活量測定

　COPD，喘息などは呼吸機能検査で病状がわかりやすく，術前に呼吸器内科にコンサルトできます．しかし，その値で術後合併症の予測はできそうもありません．また塵肺，閉塞性睡眠時無呼吸症候群（OSAS）はスパイロメトリーでは評価できず，1秒率や肺活量が正常値だからといっても安心できません．

2 術前にチェックすべき呼吸器疾患

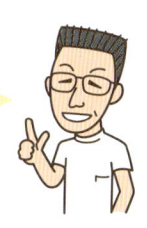

- COPD，肺線維症，閉塞性睡眠時無呼吸症候群，喘息をチェックする
- 臨床症状を伴うCOPDは術前に治療したうえで短時間手術を選択する
- 典型的な蜂巣肺を認める肺線維症は急性増悪リスクがある．手術適応を検討し直す

1) COPD（慢性閉塞性肺疾患）

　最も多い術前の呼吸器障害です．オッズ比 1.79 で肺合併症が増えます．急性増悪があれば手術を延期して，β刺激薬，ステロイド，抗菌薬による治療．可能ならば短時間の術式へ変更します．

　COPDと診断されている場合，その程度はスパイロメトリーで評価されます．スパイロメトリーの結果による呼吸器合併症の予測は開胸手術では有用ですが，腹部手術では使えません．1秒量が1 L以下，1秒率が50％を切るような結果はもちろん高リスクなのですが，実際に合併症が起きるか否かは病歴と身体所見，手術の種類と手術時間によると報告されています[3) 4)]．

　術前の胸部X線にしても異常は10％に見つかりますが，その異常が予想外であったのは1.3％で，異常所見のせいで手術の変更に至ったのはなんと0.1％という報告もあります[5)]．あまりあてにならないわけです．

a. 身体所見が重要

　呼気延長，rales，wheezes，rhonchiのような症状があるとオッズ比 5.8 で術後呼吸器合併症が増加すると報告されています．手術を延期して，COPDが重症でないか急性増悪をきたしていないか検討します．まずは呼吸器内科に相談し β刺激薬，ステロイド，抗菌薬による治療などを考慮しましょう．急性増悪の主な原因は気道感染で，インフルエンザ菌，肺炎球菌，緑膿菌が主な細菌で，アモキシシリン / クラブラン酸，ピペラシリン / タゾバクタムなどを使用します[1) 6) 7)]．

　病歴として，COPDの急性増悪，感染症合併などがある場合も手術前にCOPDの現状を評価し直すべきです．

　血中Albも関係しており，3.5 g/dL以下であると呼吸器合併症が増えます．

b. 手術要因

▶ **術式による違い**：肺合併症全体の頻度に影響します．冠動脈バイパス術，肺切除術，食道がん手術は合併症が多くスパイロメトリーの結果に注意が必要です．例えば『食道癌診療ガイドライン』では，「% VC 40％以下，1秒率 50％以下，1秒量 1.5 L未満，% RV/TLC 56％以上では開胸に慎重になるべき」としています[8)]．その他の上腹部手術もけっこう肺合併症が多いですが，残念ながらスパイロメトリー単独でその発生を予測することはできません．大腸穿孔などの腹膜炎手術では呼吸不全が必発です

- **腹腔鏡手術**：術後の呼吸器合併症を開腹術よりも減らすとは言えないようです．気腹による胸腔内圧上昇，高CO_2血症や手術時間の相対的延長が影響していると考えられます[9]
- **手術時間**：1秒率が50％を切るような患者さんの検討では，手術が1時間以内 ⇒ 肺合併症は4％に発生，2時間まで ⇒ 23％，4時間まで ⇒ 38％，4時間以上 ⇒ 73％ととてつもなく増加します．もちろん術式によって発生率は違うのですが，時間の影響がとても大きいことがわかります．一般的に長時間になると合併症はオッズ比2.14で増えると報告されています．2期的にできるのならば，手術を分割する手もありそうです
- **予防**：発生予防には術前の呼吸訓練，経鼻胃管の術後早期抜去が有効です．いずれにしても患者さん本人・家族へ肺合併症リスクが高いことを説明しておくことが必須です

2) 肺線維症と急性増悪

- 線維症の重症度評価を行い，短時間・低侵襲手術を心がける
- 治療は酸素，コルチコステロイド，抗菌薬

　特発性肺線維症は肺や縦隔の手術を契機として急性増悪することがあります．急性増悪時の死亡率は56.7％ときわめて高いと報告されています．20年以上前になりますが，術前放射線化学療法（ブレオマイシンという当時よく使われていた抗がん剤）後の食道がん症例で肺線維症が併発した経験があります．右開胸で切除術を行っている最中に酸素化が悪化し，結局化学放射線治療による肺線維症の急性増悪と診断され，1カ月の闘病後に亡くなられました．

a. 急性増悪のリスク

　さて，もし術前に肺線維症を疑ったらHRCT（高分解能CT）を撮影しておきましょう．肺切除後における特発性肺線維症の急性増悪は4.8〜15.8％に発生するとされていますが，線維化の程度によって発生率が違います[10][11]．

　HRCTなどによる肺野の所見別では急性増悪の発生が以下の通り報告されています．

　・典型的な蜂巣肺では13.6％

　・わずかな蜂巣肺では6.4％（図1）

　・蜂巣肺がみられなければ0％

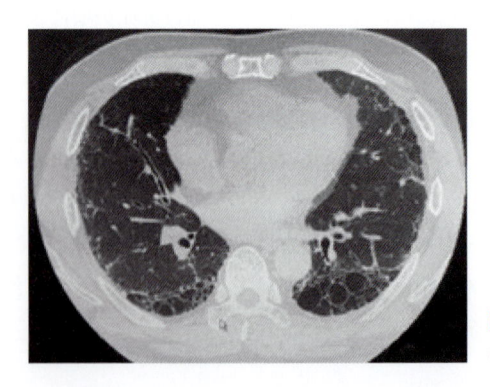

図1 ●HRCT画像
わずかな蜂巣肺を認める

そのほかの因子としては，肺の感染，ステロイド中止，高濃度の酸素投与，大量の1回換気量，長期の人工呼吸管理がきっかけになると指摘されています[12]．

胸部以外の手術での急性増悪も報告されており，やはり発生してしまうと予後がきわめて悪いといわれていますが，発生頻度は不明です．肺切除よりも侵襲の少ない肺生検の方が急性増悪が少ないことを考えれば，短時間に終了する低侵襲の腹部手術での発生頻度は少ないのかもしれません．

b. 予防

肺線維症の術後急性増悪の予防薬についてはガイドライン上は推奨されていません．ただしレトロスペクティブな報告ではありますが，ピルフェニドンの術前術後の経口投与が有効であったという報告もあり将来に期待がもてます[13]．

c. 治療

✣ 肺線維症の急性増悪時の治療

- ▶ まず**酸素投与**は必須です．しかし人工呼吸が生存率を改善させるわけではありません
- ▶ **コルチコステロイド〜1 g/日**：RCTによるエビデンスはありませんが欧米のガイドラインでは推奨されています
- ▶ **抗菌薬**：培養などで細菌が明らかでなくとも使用します[14]

Case 術後の呼吸不全を合併した塵肺（肺線維症）症例〈70歳代 男性〉

塵肺症も進行すれば線維化する．このX線（**図2**）の患者さんは職業歴としてトンネル工事に長期間従事しておられた．術前評価として安静時には呼吸困難は認められず，血液ガス分析，スパイロメトリーもよかったが，全身麻酔による腹腔鏡下結腸切除術術後に呼吸不全になった．

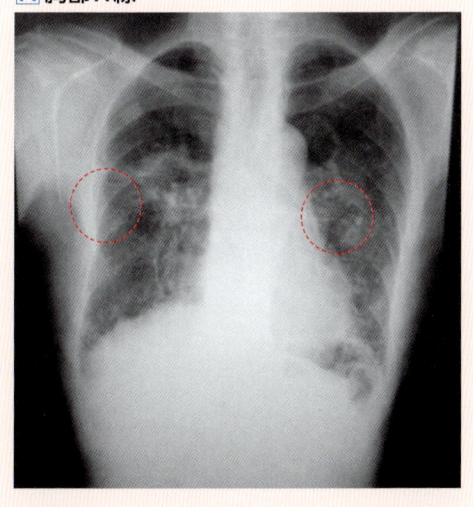

A 胸部X線

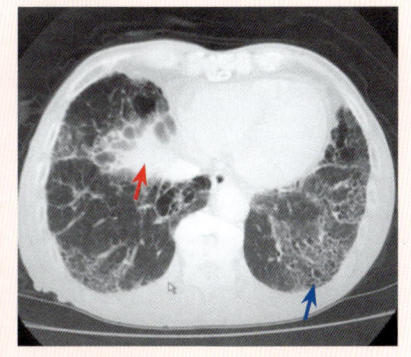

B 胸部CT

図2● 塵肺症
A) ⬭：すりガラス影
B) ➔：浸潤野，➔：蜂巣肺

このような患者さんの典型的な術後経過は，肺炎の有無にかかわらず大量の喀痰が出始める→そこに低酸素によるせん妄が加わる→身体抑制をせざるをえなくなる，というものである．ベンゾジアゼピンなども使って鎮静などしようものなら体位ドレナージもできなくなってさらに呼吸状態が悪化するという悪循環がはじまる．術後，数日以内に気管切開を行うことになるが，この頃には細菌性肺炎も合併してくるので，呼吸不全，感染症での死亡の可能性が高くなる．術前の予測はきわめて困難，また肺合併症の予防も難しい疾患という印象である．

3) OSAS (閉塞性睡眠時無呼吸症候群)

睡眠時の無呼吸が多い患者さんでは，虚血性心疾患，心不全，血栓塞栓症，心房細動，脳梗塞などの心血管系イベントが増加します．特に1時間あたりの無呼吸，低呼吸の回数を示すREI (respiratory event index) が30を超えるような患者さんでは，ハザード比2.23で心血管系の合併症が増えると報告されています[15]．陽圧換気CPAPがこのような合併症の予防に有効かはまだ十分に明らかとは言えませんが，可能ならば検討すべきでしょう．

4) 喘息

喘息は術前にコントロールできれば，術後呼吸器合併症の原因にはなりません．

コントロールのよくない場合は術前にプレドニゾロン40 mgを5日間経口，ヒドロコルチゾンを1回100 mg静注3回/日，β刺激薬を呼吸器内科と相談しながら使用します．

さて，以上の検討から呼吸器は大丈夫との評価が得られれば，術後は酸素マスクでFiO_2〜40％で管理するだけでOKです．

3 術後呼吸状態のチェックポイント

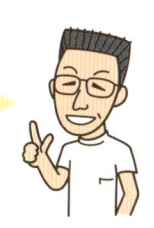

- 若い看護師さんがSpO_2モニターをみて「96％です，大丈夫です」…と電話でバイタルを確認したときに呼吸数の報告がない場合は必ず確認を！ 呼吸数が30回を超えていても気がつかず再挿管騒ぎになることもある
- **手術直後の呼吸不全は咽喉頭や気管に問題のある換気障害**．身体所見とバイタルサイン（胸郭の異常な動き，頻脈，呼吸音）の異常で気づかないと手遅れになるので要チェック

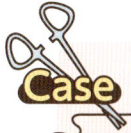

Case 術直後の呼吸不全〈30歳代 男性〉

診断：臍ヘルニア陥頓
既往歴：ダウン症

腹痛，嘔気嘔吐を主訴にER受診．臍ヘルニア陥頓と診断し，同日，全身麻酔下に根治術施行．以前，別の手術後に興奮状態となり術後経過不良であったことから，今回は数日間の人工呼吸管理後に抜管を行った．

抜管直後のSpO_2は良好．しかし呼吸は速く小さい．声も小さくかすれ気味でとにかくつらそうである．再挿管の準備をしながら経過をみていると15分後にstridor発生．同時にSpO_2も急激に低下しはじめたため直ちに再挿管した．

挿管の際の観察で喉頭浮腫が疑われた．ステロイドを投与し治療．後日，麻酔科，耳鼻咽喉科医師の立会いのもとで喉頭鏡で観察しながら抜管．喉頭の変形は認めたが浮腫はなく，無事に操作を終えた．しかしダウン症に伴う巨舌のため経鼻エアウェイを留置して気道を確保．翌日抜去し得た．

本症例の換気不全は喉頭浮腫か巨舌によるものであったかと思われる．ダウン症においては常に舌を口から出していることがあり，巨舌による換気不全を術前に予測しておく必要がある．また長期間の挿管も呼吸不全のリスクである．

浅く速い呼吸が抜管後呼吸不全の最初の身体所見であろう．stridorが明らかになったときにはSpO_2の低下がすでに始まっており，その後の低下はきわめて速いことから，身体所見を頼りにすぐにスタッフも含めて再挿管の準備をしておかないと救命が間に合わないことがある．

…実に怖い経験であった．

1 術後の呼吸器における生理学的な変化

キーワードは，"換気/血流比の低下" "肺気量の減少" "closing volume の増加"

1) 手術の影響

呼吸不全の最も多い原因は分泌物，喀痰による部分的な換気不良，すなわち "**換気/血流比の低下**" です．これはA–aDO$_2$で示されます．術後のA–aDO$_2$は短時間の全身麻酔手術であってもほぼ50～100になります．また換気ゼロの部分の増加すなわちシャントが多くなります．シャントは疼痛，鎮静，鎮痛，過度なドレッシング，タバコ，肥満などによって誘引される無気肺が原因であることが多いです．

喀痰，分泌物に加え，麻酔，痛み，胸郭変形，肺水腫，ARDS，誤嚥は "**肺気量の減少**" をきたします．減少量を術前に正確に予測することはできませんが，例えば機能的残気量（FRC）は上腹部手術で少なくとも30％低下するとされています．FRC減少は呼気時のガス交換不良につながります．

2) 年齢の影響

若年者では呼気時にも拡張している肺胞部分が多くガス交換が行われていますが，**高齢者**では弾性力の低下に伴って細気管支の呼気時の閉塞部分（**closing volume：CV**）が多くなります．閉塞部分は重力の関係で肺下部に多く，ガス交換は肺の上部で吸気時にのみ行われる状態になりやすくなっています．CVに残気量を加えたclosing capacityが，機能的残気量FRC（40％）を超えてしまうことがあります．すると通常の呼気の途中で細気管支が閉塞してしまい，再開通には相当のエネルギーを要します．術後の臥床時には背側の肺が閉塞しており，CT上よく見る背側の無気肺の原因となるわけですね．これはシャントとなり，血液の酸素化が低下する原因となっています．さらにこれは心筋梗塞，せん妄の原因になります．したがってせん妄は2日目，3日目にはじまって7日目ごろに改善することが多くなります．習慣的ないびき，肥満患者はリスクが高いですね．

3) 呼吸器疾患による影響

拘束性障害患者ではただでさえ少ない肺活量が前述のような原因で減るため，術後酸素が必要なときに予備吸気量（IRV）はもちろん十分な1回換気量さえ確保できなくなり，頻呼吸となります．**閉塞性障害**患者では残気量の増加が激しい（**図1**）と予備吸気量（IRV）（**図2 A**）が減少し，肺活量が低下します．もちろん1秒率が低下し呼気が延長します（**図2 B**）．拘束性，閉塞性障害ともに術後に肺気量がより低下するため，発熱などによる酸素需要増加に対して耐えられない状況に陥ってしまいます．

第2病日以後から数日にわたって続きやすい過度なレム睡眠による睡眠時無呼吸症候群（SAS）

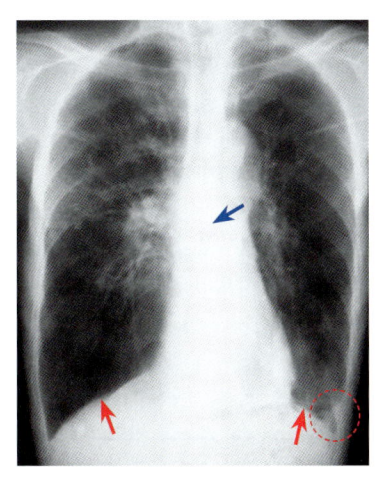

図1● COPD 症例の胸部 X 線

➡：滴状心，➡：両側の横隔膜低位，

◯：肋骨横隔膜の鈍化

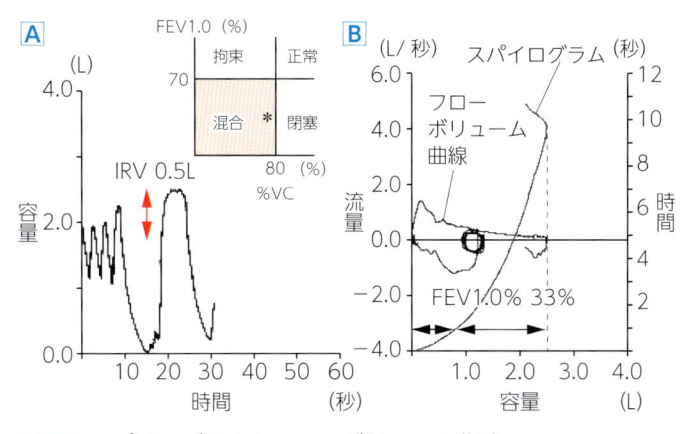

図2● スパイログラムとフローボリューム曲線

A スパイログラム：残気量が大きいため予備吸気量（IRV）も少ない状態の COPD．%VC も減るため混合性障害となる

B フローボリューム曲線：呼気で下に凸の典型的な閉塞性障害を示す
スパイログラム：FEV1.0%が低下していることがわかる

頻発も呼吸不全の原因の1つです．

このような術後の酸素供給能力の低下に対して酸素需要は発熱や術後振戦により術前の170%ほどにまで増加することがあります．もともと慢性呼吸不全などでぎりぎりの患者さんは簡単に需要供給のバランスが崩れます．

2 手術直後から1日目：換気不全が多い！

● オピオイドの過量投与に注意し，エアウェイを用意しておく
● 酸素投与量を調節し SpO_2 を97%程度にする

1）チェックポイント

手術が終わって抜管し病棟へ戻るところからのチェックポイントです．

①手術終了直後は換気量が死腔気量150 mLより十分に大きい必要があります

②帰室中は呼吸回数，胸郭の動き，吸気時に腹部が上がっているかなど，理学所見にしっかり注意を払います

③帰室後は血液ガス分析を行い，$A\text{-}aDO_2$ を含めて確認しておきます．このときも，胸郭の異常な動き（速く，小さく，呼気が長い，吸気時に肋間が陥没），頻脈，wheeze，stridorの聴取，SpO_2 モニターでの酸素飽和度の低下，血液ガス分析で CO_2 増加をチェックし，いずれかが見られたときには呼吸不全ではないかと疑います

④翌日以降の呼吸不全は診断に時間をかける余裕があります．

呼吸不全の原因として，術直後は図3の◯で示したように，麻酔薬，鎮静薬の影響での舌根沈下，呼吸筋の協調運動不全や痰，喉頭けいれん，喉頭浮腫，頸部の手術に伴って起きる反回神経麻痺による気道閉塞，気道けいれんが起こりえます．翌日に多いのは無気肺で，その後は循環器系の問題が原因となります．5日目あたりまでに発熱を伴っての呼吸不全として肺炎などのリスクが増えてきます

なお，抜管直後に舌根沈下などの気道閉塞があってそのときに陰圧（$-50 \sim -100 \ cmH_2O$）がかかると，直後に肺水腫が発生します（negative pressure pulmonary edema）．p199のCase参照．

Case 術後の高CO_2血症，呼吸抑制〈60歳代 男性〉

大腸がん肝転移を切除した症例．麻酔導入はモルヒネ塩酸塩4 mg，フェンタニル100 μg．術後は硬膜外麻酔としてモルヒネ塩酸塩16 mg＋局所麻酔薬を持続的に使用した．術後，換気不良がありPCO_2 106 Torrと上昇し傾眠傾向を認めた．瞳孔径2.5 mmと縮瞳，左右差なし．もともとCr 1.9 mg/dLと腎機能障害があったことから，術中から使用した分も合わせて結果的にモルヒネの過量投与になったのではないかと疑い，拮抗薬であるナロキソン0.2 mgを静注．硬膜外麻酔も中止した．直後に換気，意識レベルも改善し，やれやれと安心したが…．

しばらくして創部痛が強くなったため硬膜外麻酔を再開した．ところが，あっという間に換気不良に戻ってしまった．この時点で麻酔科医により硬膜外カテーテルのチェックが行われ髄液の逆流が判明．カテーテル抜去後は呼吸状態は安定した．

まさかと思ったが硬膜穿孔による呼吸筋抑制なんてのも起きるんだという経験であった．"If it can happen, It will happen."マーフィーの法則である．

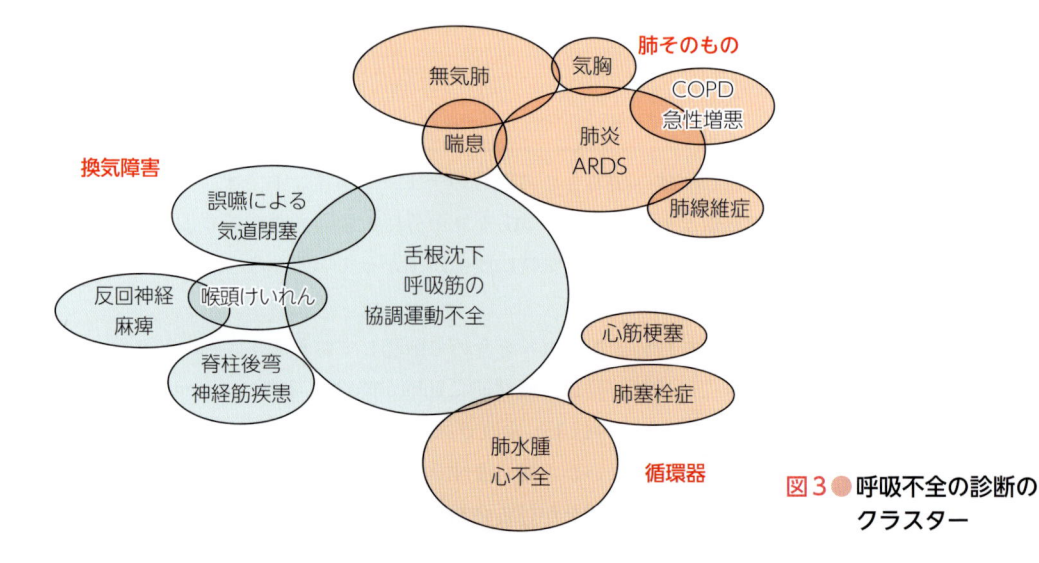

図3 ● 呼吸不全の診断のクラスター

2) 初期治療

手術直後の換気障害に対する初期治療としては，まずは酸素投与量を増やします．肩枕，経鼻エアウェイ挿入，体位ドレナージ，理学療法で無気肺の改善を図ります．オピオイドやソセゴン®が原因と考えられたらナロキソンなどの投与を行うと劇的に改善します．

しかしシャントが大きい場合は酸素の増量のみではPaO_2上昇が得られません．マスクで補助換気をしなければならないようなら再挿管してPEEPをかける必要が出てきます．

注意が必要なのはCOPD患者で，hypoxic ventilatory driveになっており，酸素投与量は換気の状況を見ながら決定しなければなりません．

▶ **経口エアウェイ**：口角から下顎角までの長さのものを選ぶこと．挿入時は逆向き（先端を口蓋に向ける）にして，咽頭に達したと思ったら180°回転させます（図4）

▶ **経鼻エアウェイ**：鼻から耳朶までの長さのものを選ぶか，鼻孔の大きさに合わせて選び，鼻から耳朶の長さまで入ったらそれ以上入り込まないように安全ピンを刺してストッパーとします（図5）

いずれも挿入後に換気が良好であることを聴診で確かめましょう．

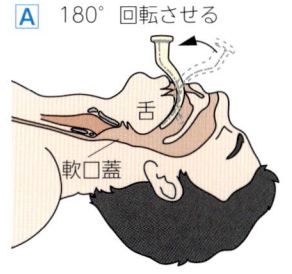 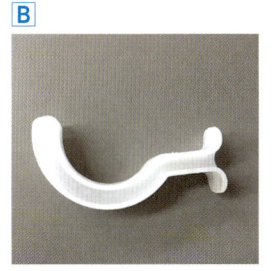

図4 ● 経口エアウェイ

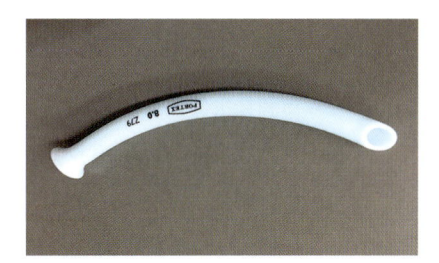

図5 ● 経鼻エアウェイ

Case オピオイド系鎮痛薬による術後の低酸素 〈80歳代 女性〉

腹腔鏡下結腸切除術後，帰室後にソセゴン®15mg，アタラックス®P 25 mgを使用．その直後，SpO_2 87％まで低下．血液ガス分析で$PaCO_2$はやや上昇．マスクで換気補助をすると，そのときは酸素化が改善した．鎮痛薬による低換気と診断．経鼻エアウェイを挿入し気道を確保しながら，ドプラム®1 mL 静注したところ素直に酸素化が改善した．こうしたときはナロキソン0.1 mg（1/2A）静注も可である．

このようなケースは高齢者が増えたので多い．

---

a. SpO_2 97％程度を目標にして酸素を投与する

酸素解離曲線を見てもらえばわかるように術後の酸素投与によってベッドサイドモニターのSpO_2が100％だと，対応する酸素分圧PaO_2はどのくらい高い値になっているかわかりません．

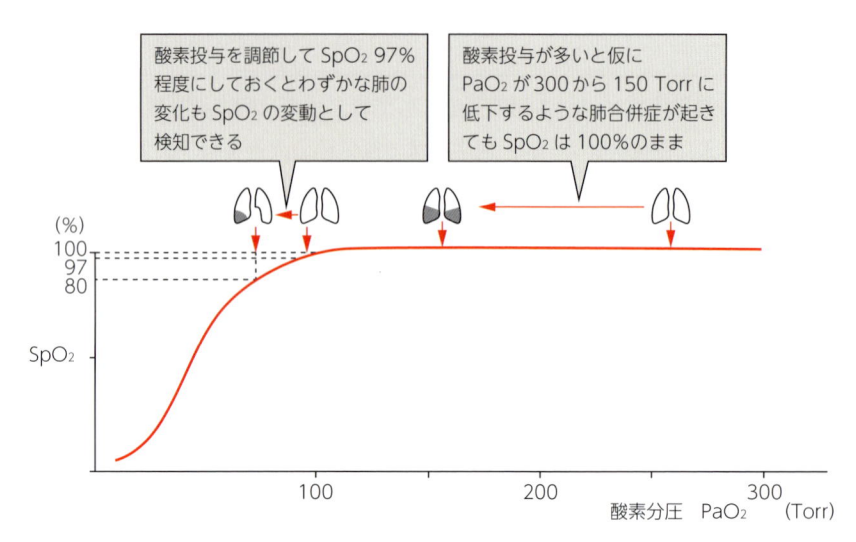

図6 ● 酸素解離曲線からみた至適 O_2 投与量の目安

仮に無気肺が発生した結果，PaO_2 300 Torr が 150 Torr にいきなり低下するといった異常事態が発生しても，ベッドサイドモニターの SpO_2 は 100％のままで何の変化も示してくれません．

酸素投与を調節して SpO_2 97％にしておいたらどうでしょう？ 解離曲線の角に相当するので無気肺発生によるわずかな酸素分圧の低下をベッドサイドモニターの SpO_2 の変化で知ることができます（図6）〔中頭病院 笹野幹雄先生よりの私信〕．

b. 投与している酸素の濃度は何％？

▶ **経鼻カニューレ**：1〜4 L/分で FIO_2 30％（25〜40％）．または $FIO_2 = 0.21 + 0.04 ×$ 酸素流量（L/分）と計算します．2 L/分以上は鼻腔を刺激するので注意しましょう

▶ **単純なマスク**：6〜10 L/分で FIO_2 40％（35〜60％）

▶ **リザーバーマスク**：10〜12 L/分で FIO_2 40〜70％．この場合，呼気のガスを吸わないためにはリザーバーがへこまない程度の酸素流量が必要ですが，あまり気にする必要はありません．リザーバーにたまる呼気ガスは，最初に排出されるものなので口腔内などの死腔換気が中心であり，CO_2 濃度は低く，O_2 濃度は高くなっています

▶ **高流量経鼻酸素カニューレ**：O_2 40 L で FIO_2 100％まで可能．湿度 99％まで加湿，加温してあります．高流量のため鼻咽頭に PEEP 効果をもたらすとされており，ときに気管挿管を避けうる症例もあります

c. ところで酸素投与はいつ中止するのか？

通常，術後の酸素投与と SpO_2 モニターが必要なくなるのは室内気で SpO_2 95％または術前と同等になったときとされ，1〜3日かかります．しかし一般に $A-aDO_2$ の改善には1週間ほどかかるとされており，しばらくは換気量増加，肺動脈血流の変化などで代償しているのかもしれません．

SAS 患者は術後1週間は夜間 SpO_2 をモニターしてから酸素投与中止を決めた方が安全なことがあります．術前からモニターしておいた方が無難ですね．

3　術後2日目から：肺水腫/心不全が多い！

- 利尿期には頸静脈怒張のチェックと胸部聴診を
- A-aDO$_2$を計算してみるべし

1) 身体変化と原因

　術後の乏尿期が終わり，利尿期に移行した頃，患者さんの呼吸が大きく，ときに速くなってきます．経験豊富な優秀な看護師から「患者さんが溺れていますよ」ってコールがあります．まだ術後の集中治療室にいることが多いのでベッドサイドのSpO$_2$モニターをみると80%以下のときもあります．聴診するとラ音とともに背側の呼吸音が聞こえなかったりします．頸静脈は怒張し，中心静脈圧を測ると乏尿期にはとても低かった値が10 mmHgを超えてきているのに気づきます．

　胸部X線写真ではときに心拡大，肺水腫の像を示しますが，無気肺だけの所見のときもあります．治療は吸痰（すごく水っぽい，量の多い痰ですね）とラシックス®1/2A（10 mg）の静注ですね．よっぽどひどくなければピンク色の喀痰にはなりません．

　利尿期におけるいわゆるサードスペースからの水の再分布（refilling）が原因です．サードスペースとは非機能的細胞外液ともいわれ，細胞外液（細胞間質液＋血漿）と水のやりとりはしますが平衡関係にない体液分画を示します．組織内外の差である静水圧が上昇し，膠質浸透圧に対してアンバランスになると発生します．術中と術後1日目の点滴量が90 mL±36/kg/日を超えると，サードスペースから水が細胞外液に再分布する数日目に重篤な肺水腫が発生しやすくなると報告されています．体重増加でいえば50 kgの患者さんが術後53 kgを超えるくらいになると危ないことになります．しかし，すべてのベッドで体重が測定できるわけではないし，術中，術直後の水分出納は疾患の種類，発熱，代謝水，サードスペースの個人差によって大きく変化するのでよくわかりません．わりあい少ない点滴量でも起きる可能性はあります．結局，水負荷が大きすぎたかどうかは，再分布時の尿量の増加，頸静脈を観察したり中心静脈圧，血圧，脈拍，肺の聴診で評価します．

　その他の肺水腫の原因としては，術直後の喉頭けいれんなどの気道閉塞により陰圧（−50～−100 cmH$_2$O）がかかった後に起きるもの（negative pressure pulmonary edema，後述のCase参照），術中薬剤によるアナフィラキシーによるものなどがありますが頻度は少ないです[16]．

　いずれにせよ基本的な身体所見で患者さんの変化を早期に把握する医師の姿勢が患者さんを救う鍵になります．

Case　negative pressure pulmonary edemaを疑った1例〈70歳代 男性〉

転倒し左側腹部を打撲．自宅へ歩いて帰ったが，そこで失神．ER受診して脾臓破裂による腹腔内出血と診断．緊急手術で脾臓摘出術施行した．麻酔を終了し抜管したが一時的に強い吸気努力とstraidorを認めた．舌根沈下による上気道閉塞があったと思われたため再挿管を行う．集中

治療室で人工呼吸を開始したが挿管下での自発呼吸（FIO_2 0.5）による1回換気量がなんと1L以上．それでもSpO_2 84％にしかならず．このときは軽度のwheezeを聴取．頸静脈怒張は認めず．胸部X線写真では術前には認めなかった斑状陰影が増強（図7）．心陰影の増大はなかった．術中の点滴負荷による肺水腫はやや否定的．ARDSにしてはX線の陰影の発生が早すぎたため，上気道閉塞に伴う陰圧によって発生した肺水腫を考えた．利尿薬は使用せず，PEEP 5 cmH_2O で様子を見たところ40分ほどで換気量が正常化しはじめSpO_2も95％となった．

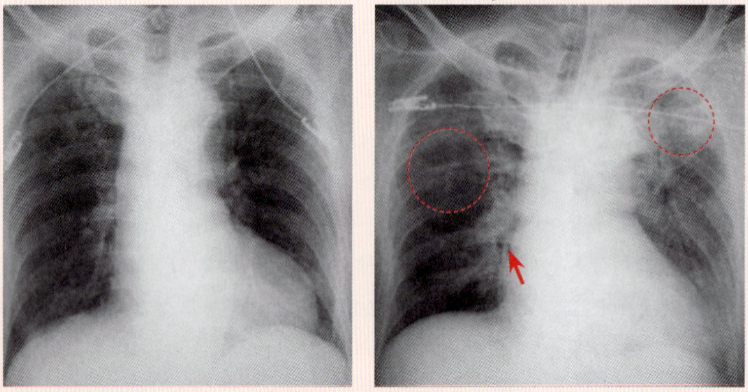

A 術前　　**B 術後のSpO_2低下時**

図7 ● 胸部X線写真
➡：肺門部陰影の増強，◯：両肺野のすりガラス影が斑状に分布

2）肺水腫の確認に有用な A-aDO₂（肺胞気－動脈血酸素分圧較差）

▶ $A\text{-}aDO_2 = PAO_2 - PaO_2 = PIO_2 - PaCO_2 / 0.8 - PaO_2$

▶ 大気圧：760 mmHg　水蒸気圧：47 mmHg では
$PIO_2 = (760 - 47) \times FIO_2$ なので
$A\text{-}aDO_2 = (760 - 47) \times FIO_2 - PaCO_2 / 0.8 - PaO_2$

▶ room air では（$FIO_2 = 0.21$ なので），$A\text{-}aDO_2 = 150 - PaCO_2 / 0.8 - PaO_2$

▶ 基準値：5〜15 Torr

　$A\text{-}aDO_2$は投与している酸素のうち，どのくらいの割合が血液中に取り込まれているかを示しています（分圧較差が小さいほど血液中に取り込まれていることになります）．COPD，シャント，肺水腫，無気肺などで上昇します．全身麻酔手術直後はほとんどの場合50〜100 Torrとなっています．400を超えたら危険です．

Case 結腸穿孔による腹膜炎の手術後〈69歳 女性〉

術後第2病日に人工呼吸器をはずした直後に術後の利尿期になったため，徐々に呼吸状態が悪化．6時間おきの$A\text{-}aDO_2$は，155 ⇒ 239 ⇒ 301と推移し急速に増大した．まだwheezeなどが

聞こえる前であったが，$A\text{-}aDO_2$の増加が明らかになった時点でラシックス®1A（20 mg）静注したところ，翌日には$A\text{-}aDO_2$ 142まで低下し呼吸困難感も劇的に改善した.

　必ずしも毎回$A\text{-}aDO_2$を計算する必要はありませんが，投与している酸素の濃度に比べてPaO_2やSpO_2がどう変化しているのかを意識することは術後肺水腫の管理にはとても有用です．先手必勝で症状が悪化する前に治療できます．次の症例は先手を打てず再挿管になった症例です．

Case 術後の肺水腫で再挿管となった症例〈70歳代 男性〉

大腸がんと多発肝転移患者で全身麻酔下に人工肛門造設．術前の身体所見上，上腹部にゴツゴツと腫大した肝臓を触れるほどであった．術後の乏尿が3日間も続き，腹水貯留による腹部膨満がみられた．ドレーンからの排液も1 L/日以上であった．腹水は漏出性で腹壁静脈の怒張もみられ，ビリルビンこそ上昇しなかったが門脈圧亢進症状が続く状態．しかし呼吸状態はSpO_2 96 %程度と良好であった.
このような状態で術後4日目の夜9時頃にやっと尿量が増えはじめ利尿期に入ったと喜んだその2時間後，突然呼吸不全を発症．room airでSpO_2 80 %台．crackleを両肺で聴取．胸部X線ではわずかに肺動脈影の増強がある程度であったが，内頸静脈怒張がみられCVP 13 mmHgと上昇．refillingによる術後の肺水腫で人工呼吸器管理になってしまった.

　悪化する前のSpO_2は97 %なので$PaO_2 = 100$ Torr弱．換気状態はやや頻呼吸であったのでPCO_2を30 Torrとすると$A\text{-}aDO_2$は$150 - PaCO_2/0.8 - PaO_2 = 150 - 30/0.8 - 100$となり17 Torr程度かなと推測できます．悪化後はroom airでSpO_2 80 %台なのでPaO_2は50 Torrぐらいでしょうか（p202の表を参照）．呼吸回数は多くなっておりPCO_2は30 Torr以下であったかもしれません．すると$A\text{-}aDO_2$は70 Torr程度にまで急速に悪化しています．肺に何か起きたわけです．crackleが聴取でき中心静脈圧が上昇していれば当然肺水腫を疑います．ただ，利尿薬での治療をしても反応が悪く人工呼吸器管理になってしまっています．この症例では門脈圧亢進症があったうえでの呼吸不全なので肝肺症候群が合併した可能性もあるでしょう.

3) 血液ガス分析 ⇒ 血液ガスは動脈から採血するものと思い込んでいないだろうか？ アシドーシスでは末梢静脈から，敗血症では中心静脈からも採ってみよう

　術後の呼吸状態を評価するためには動脈血のPO_2とPCO_2測定が必要です．しかし腹膜炎術後などでアシドーシス評価をくり返す場合には採血の簡単な静脈血でOKです.

> ▶ 動脈血の場合 ⇒
> 　　正常値：pH7.4 ± 0.04，PO_2 80 ～ 100 Torr，PCO_2 40 ± 4 Torr，
> 　　　　　HCO_3 24 ± 2 mEq/L
> ▶ 静脈血の場合 ⇒
> 　　正常値：pH7.37，PO_2 40 Torr，PCO_2 48 Torr，HCO_3 26 mEq/L

静脈血のPO$_2$は採血部位により変化があります．静脈血のPCO$_2$が48前後なら動脈血では40ぐらいあるはずと推定していていこともありますが，ばらつきも大きく信用しきれません．しかし**静脈血のpHは0.03ほど低値，HCO$_3$は1.5 mEq/Lほど高値になり，動脈血との相関があります**．特にアシドーシスの状態ではより強い相関があると報告されています[17][18]．

敗血症で集中治療（early goal directed therapy）を行う場合，中心静脈の酸素飽和度をチェックすることがあります．その値は末梢組織での酸素需要増加を反映するので，敗血症では酸素飽和度が低下しています．治療効果がみられれば酸素飽和度は上昇に転じます（p321参照）．

> ▶ 中心静脈血酸素飽和度（SvO$_2$）：正常値 60〜80 %
> ▶ 60 %以下になった場合 ⇒ 酸素需要の増加または供給の低下を示す
> ▶ 80 %以上であった場合 ⇒ 酸素需要の低下または供給の増加を示す
> （大腿静脈から挿入した中心静脈カテーテル採血では低めに出ます）

✏️ ひとくちメモ

SpO$_2$とPaO$_2$の関係

SpO$_2$とPaO$_2$の関係を知っておくと結構便利です（表1）．

表1 ● SpO$_2$とPaO$_2$の関係

	SpO$_2$（%）	PaO$_2$（Torr）
術後の目標値	97.5	100
在宅酸素療法の目安	90	60
静脈血	75	40
P50	50	27

4）術後の呼吸器合併症の予防

術後に行うべき予防法は，

- 深呼吸訓練，スパイロメトリー，IPPB（intermittent positive pressure breathing），CPAP（continuous positive airway pressure）などで肺を拡張させる
- 術後1日目からの早期歩行

いずれもオッズ比で0.4程度まで肺合併症を減らすことができます．

術後せん妄の予防も効果的です．せん妄になってしまうと転倒や点滴ライン，ドレーンの事故抜去に備えて，手足を抑制されてしまいます．こうなると痰を出しやすくする体位もとれず，簡単に肺合併症を引き起こします[19]．

4　周術期の呼吸器合併症

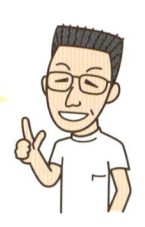

- 周術期の呼吸器合併症は循環器合併症と同様に大きな問題である．"経鼻胃管を不用意に留置しない""術前に呼吸訓練をする""麻酔法の改善"などでリスクを減らすことができるが，結局は起こりうる

- 呼吸器疾患を術前に予想していなければ，そういった努力も無駄になってしまうので，術前評価は重要である[20]

1) 気胸

　急性発症の呼吸不全の代表格ですが，病院内では CV 挿入後に発生することが多いものです．この場合，挿入直後の X 線では判明しないことも多く，患者さんの臨床所見が重要です．翌朝，必ず聴診を行い呼吸音の左右差を確認しましょう．手術開始時に CV を挿入したら，手術終了後に気胸ができていたということもあります．治療として以下を行います．

a. 胸腔ドレーン挿入

- ▶ 左第 4, 5 肋間より頭側をトロッカー挿入点とします．局所麻酔を長い 22G 針で行いながら，空気が引けるのを確認します

- ▶ 気胸のみで胸水がない場合は，気胸セットの細いトロッカーで可．メスで皮膚の切開後，ペアン鉗子を下側の肋骨の上縁に当てるように挿入，排気を確認したうえで，トロッカーを差し入れます．吸引圧は $12 \sim 15$ cmH$_2$O とします

- ▶ 排気が止まれば 3 日目に抜去します

- ▶ トロッカーに陰圧をかけた状態で，自発呼吸時に空気漏れが続くのならば，いったん吸引を止めるべきです．大きな陰圧で穿孔部がふさがらないことがあるからです．メラサキュームなどの 3 連式ドレナージシステムの水封室に水を入れておくと，吸気時において胸腔内陰圧はその水により水封され空気は入らず，呼気時にのみ空気がトロッカーから外へ出ます

b. それでも気胸が続く場合

- ▶ COPD などが原因の続発性気胸では，なかなか気胸が治らないことがあります

- ▶ この場合は，肘静脈から $50 \sim 100$ mL の血液を採取し，なるべく早くトロッカーから胸腔内へ注入します．できれば少量のキシロカイン® を混ぜておくと痛みが少ないようです．その後，トロッカーにつながる排気管を高くもち上げ，かつ -15 cmH$_2$O 程度で陰圧をかけて（水封するだけでもよいはずですが），待ちます

- ▶ これでだめなら 1 ％キシロカイン® 20 mL ＋生理食塩水 20 mL 注入 ⇒ ドキシサイクリン 300 mg ＋生理食塩水 50 mL を注入してみます．成功率 80 ％らしいです

2) 胸水

　　肝切除や胆嚢炎術後に胸水が貯留することは多いものですが，多くは二次的な反応です．細菌は検出されず胸水そのものが発熱の原因になることは決して多くありません．したがって，穿刺の適応は限られます．ドレナージのためのトロッカーの挿入は，気胸とは逆に背側に向けて入れます．また胸水は時間をかけて抜くようにしないと，肺水腫が合併することがあります．

胸水の性状と原因

▶ **滲出性**：肺炎，がん，肺塞栓，ウイルスが原因．細胞診，培養を提出しておきます
- ・血漿 Alb −胸水 Alb ＜ 1.2 g/dL
- ・胸水蛋白 / 血漿蛋白 ＞ 0.5
- ・胸水 LDH/ 血漿 LDH ＞ 0.6
- ・グルコース＜ 60 mg/dL，pH ＜ 7.0　　であれば細菌感染を考慮します

▶ **漏出性**：心不全，肝硬変

乳び胸

　　胸水中のトリグリセリド＞ 110 mg/dL で診断．CT で縦隔リンパ節の異常がないかをチェックしておきます．また食道がん手術の後には胸管損傷による乳び胸が発生することがあります

3) 無気肺

　　高齢者の術後に多くみられます．CT をとればより明らかになります．呼吸不全の原因の1つですが，すぐに発熱の原因にはなりません．8つの臨床研究で合計998人の患者さんの検討で発熱の原因にならないとする結果が出ています[21]．さらなる検討が必要とされていますが，X線やCTで無気肺を見つけて，これが発熱の原因だ！と飛びつくと，真の発熱の原因を見逃してしまいます．

5 ARDS

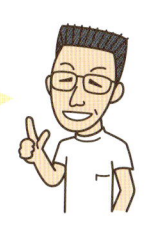

- 手術ストレスや感染症により発症する
- PaO_2/FIO_2 が低いと死亡率が高くなる
- PEEP高め，気道内圧を抑制した人工呼吸器管理，ステロイド，栄養管理を

ARDS：acute respiratory distress syndrome（急性呼吸窮迫症候群）

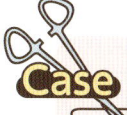

Case ARDS〈60歳代 女性〉

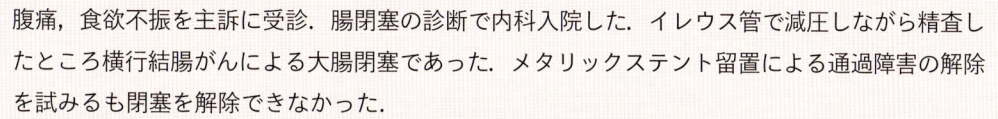

腹痛，食欲不振を主訴に受診．腸閉塞の診断で内科入院した．イレウス管で減圧しながら精査したところ横行結腸がんによる大腸閉塞であった．メタリックステント留置による通過障害の解除を試みるも閉塞を解除できなかった．

全身状態が悪化したため外科紹介となり，右結腸切除・再建術を施行した．ほぼ緊急手術であったので術前評価は不十分にならざるをえなかった．手術自体は順調に終了したが…．

術後経過：もともと亀背（Cobb角が40°以上）があり，さらに肺線維症が合併していたため，術直後より喀痰が多くその排出が不十分であった．徐々に肺コンプライアンスは低下し15 mL/cmH$_2$Oまで悪化．

PaO_2/FIO_2も150程度まで低下し（**表1**），第4病日にARDSと診断．胸部X線上，両側肺浸潤影を呈していた（**図1**）．細菌性肺炎も合併したため，第6病日に気管切開を施行．

治療には平均的なARDSの治療期間（26日と報告されている）をはるかにオーバーして4カ月間を要した．ARDSの治療後に発症しやすいうつや，PTSDはみられずにすんだが，この入院中に肝転移をきたした．痛恨の1例である．

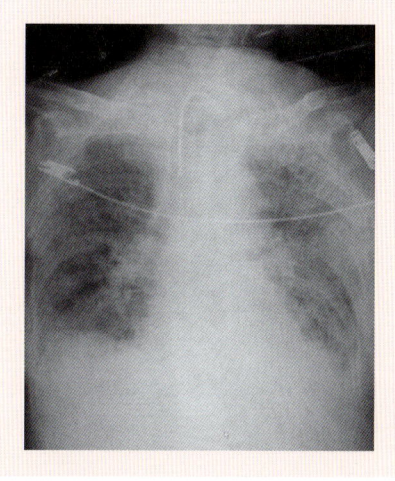

図1 ● **胸部X線所見（第4病日）**
両側肺浸潤影を認めた

表1 ● **PaO_2/FIO_2** [P, Fレシオって呼んでいます（正常値は450程度）]

< 300	mild ARDS	⇒ 死亡率22%
< 200	moderate ARDS	⇒ 死亡率32%
< 100	severe ARDS	⇒ 死亡率45%

ARDSは術後の呼吸器感染症（sepsis）または呼吸器以外の感染症が原因で発生することが多いです．症状は当然，頻呼吸，呼吸困難です．術後のSpO_2モニターで「あれっ，低いね」っていう感じで始まります．最初は肺水腫か心不全かなと疑いますが，頸静脈は怒張しておらず，III音も聞こえません．利尿薬を使っても改善しない．輸液負荷も多くないはずだし，誤嚥したという報告もない．もしかしたらと思って胸部X線を撮影すると両肺に図1のような所見が得られます．

低酸素よりも多臓器不全で死亡しますが，その頻度は34〜55％と報告されており，かなり怖い術後合併症です．

◆ **ARDSの治療** ⇒ 重症のARDSでは，人工呼吸管理．PEEP 12 cmH_2O以上，最高気道内圧＜30 cmH_2O，1回換気量6 mL/kg．ステロイド，ヘパリン，PPIの投与．栄養管理

a. 人工呼吸管理

まず呼吸補助です．人工呼吸器を必要とすることが多く，10日間以上，挿管するようでしたら気管切開を行います．酸素飽和度を88〜95％，気道内圧を30 cmH_2O以下に保ちます．

PEEPはmild, moderate ARDSなら5 cmH_2Oより高めくらいで，severe ARDSなら高め（12 cmH_2O以上）に設定します．例えばFiO_2 0.5かつPEEP 16〜20 cmH_2Oなどですね．気道内圧は30 cmH_2O以下と制限しているので1回換気量は低下し$PaCO_2$は上昇しますが我慢します．1回換気量を増やすために気道内圧を上げるとまだ残っている健康な肺領域が圧損傷を受けるためです．硬い肺は無理に広げないようにすると生存率がよくなるわけです．だいたい6 mL/kgの換気量でOKです[22]．

❖ さらなる人工呼吸器の設定

少し専門的になりますがARDSではドライビングプレッシャー（1回換気量/コンプライアンス）をなるべく低く保つようにします（可能ならば7 cmH_2O）．硬い肺を無理に広げないようにします．

この場合，SIMVなどの従量式のコントロールだと圧が高くなるおそれがあるのでPCVコントロールにて圧を規定し，PEEPを上げておくのがわかりやすいですね[23]．

しかし，ARDSが進行すると肺のコンプライアンスが低下する（要するに同じ圧でも広がりづらい）ため，PEEPを上げると気道内圧がとんでもなく上昇します．もし人工呼吸器に機械的な圧制限があると，今度は換気量が少なくなってしまいます．そこで何とかしようとすると，FiO_2をぐっと上げるか，とてつもない呼吸回数にするというような状況になってきます．こうなるとかなり怖い状況です．呼吸器内科に相談して高頻度振動換気法，腹臥位療法なども検討します．

b. 薬剤投与

▶ ステロイドの投与による生存率の改善は証明されていません．しかし人工呼吸管理の日数を減らすことができます．酸素化も改善してくれます[24][25]

▶ **血栓症予防**にヘパリン（低分子ヘパリン5,000単位），ストレス潰瘍予防にPPIは必要です

▶ 期待の好中球エラスターゼ阻害薬には有効性は証明されておらず，長期予後をむしろ悪化させるというトライアルもあります[26]

c. 栄養

　必ず経腸栄養を行ってください．疾患そのものと人工呼吸管理で相当エネルギーを失います．栄養管理は最後の砦です．今回示した症例も，結局栄養負荷で乗り切りました．小柄な方ですが 2,600 kcal/日ほど連日投与しました．

d. 治療後のフォロー

　うつやPTSDになったり，筋力低下が激しく社会復帰ができなくなる症例が多いので，早期リハビリテーションなどの十分なフォローが必要です．そこまで心を配るのが医療です．

6　人工呼吸管理

手術が終わって抜管しICUに患者さんを戻した．しかしなんだか呼吸が変だな．仕事を終えてこのまま家に帰えるのはちょっと不安な気がする…ならば挿管，人工呼吸管理としよう．再挿管の閾値は低めにすべきである

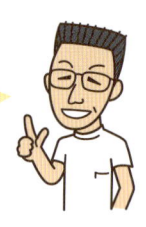

再挿管を考えるのは例えば…

- 術後，呼吸努力ができていない．stridor を聴取する
- ARDS を疑う
- 長時間手術で覚醒不良
- 気道分泌物が多い
- 血液ガス分析で酸素を投与しても $PaO_2 < 55$ Torr，PCO_2 が 10 Torr 以上も上昇した

とにかく，判断が遅れて緊急で再挿管というのが最悪です．これを避けるのが重要です．

こんなときの挿管手技はベテランに任せてください．看護師も不慣れなことが多く，失敗すれば即死亡につながるため研修医には荷が重いと思います．しかし人工呼吸器の設定には慣れておきましょう．時間のあるときに病院の機器を触って見ておくことです．

1　帰室時の設定

- 挿管したまま手術室からICUに戻ってくることも多い
- まずCMVまたはSIMV，ASVを選択する

最初の設定は

▶ 1回換気量 500 mL

▶ FiO_2 0.5

▶ 換気回数 10回/分

▶ 吸気時間2秒　I：E ＝ 1：2 となる

▶ PSV 10 cmH_2O　（1 cmH_2O ＝ 1 hPa ＝ 0.75 mmHg）

▶ PEEP 5 cmH_2O

▶ SIMV を選んだ場合は吸気トリガーを 6 L/分に設定する

▶ ASV を選んだ場合は，モニターで理想体重を入れる．% MV ＝ 100 に設定する

呼吸不全患者では1回換気量を減量し回数を多くした方がよいので，下記のように変更します．

- ▶ 換気量 6〜8 mL/kg 350 mL 程度とする
- ▶ 換気回数 12回/分
- ▶ FIO_2 0.4
- ▶ PSV 5〜10 cmH_2O
- ▶ PEEP ＞ 5 cmH_2O
- ▶ ASV モードでは，%MV＝70（換気量を 350 mL 程度にするため）
- ▶ モニターを見て最高肺内圧を 30 cmH_2O 以下に調整する

2　人工呼吸時の使用薬剤

第4章　全身管理で勉強しよう

B　呼吸器

a. 鎮静

- ▶ プロポフォール（ディプリバン®）原液 2 mL/時 持続点滴で開始．15 mL/時まで増量可〔注意〕20 mL/時で 48 時間以上使用していると PRIS（propofol infusion syndrome）が発症します．代謝性アシドーシス，徐脈を伴うショック，横紋筋融解症（からの急性腎不全，高カリウム），脂質異常症，腫大肝・脂肪肝，心電図異常を発生し死亡率が高くなります（4割）．ミトコンドリア障害からブドウ糖代謝が回らなくなるというメカニズムが考えられています．
- ▶ ミダゾラム（ドルミカム®）を選んだら 10 A（20 mL）を 1 mL/時で持続点滴します（このようなベンゾジアゼピンの使用は最小とすべきです）

b. 再挿管時の薬剤

ドルミカム® なら 1 A（2 mL）を静注，ラボナール® なら 0.5 g を生理食塩水 20 mL で溶解して 4 mL を，つまり 100 mg を静注します．

c. 筋弛緩

エスラックス® 25〜30 mg（2.5〜3 mL 原液）を静注．

3　換気モードの選択

● 従量式は覚醒不良に，従圧式は ARDS に

1) CMV, SIMV, ASV ⇒ 術直後，患者さんの覚醒が悪いときに使うモード

術後直後で覚醒が悪いというのは高 CO_2 血症になる II 型呼吸不全です．従量式モードで換気を維持しましょう．まず CMV と SIMV の違いを確認しておきましょう．

a. CMV（A/C）モード

　CMVでは決まった回数，容量の補助換気が加わるようになっています（図1）．つまりCMVでは，常に無理やり吸気が押し込まれるともいえます．十分な鎮静をかけないとファイティングが発生し，呼気時間を吸気時間の2倍以上にしておかないと，肺胞内に残圧がかかり（auto PEEP），肺胞の組織傷害の原因となってしまいます．それでもCMVは術後麻酔効果が続く場合や筋力低下している患者さん，左心不全においても使いやすいモードです．換気量は6 mL/kg前後に設定しておきます[22]．

b. SIMVモード

　SIMVでは決まった回数の補助換気に加えて，自分の意志で追加呼吸ができます（図2）．追加呼吸のときは定常流が入るので，気道に余計な圧はかかりません．SIMVは手術翌日以降に少し自発呼吸が戻ってきたころに使うとauto PEEPも少なく，呼吸補助筋も使うのでその萎縮も避けることができます．しかしこのモードでは呼吸仕事量を増加させ，左室後負荷を増加させるため左心不全では使いにくい欠点もあります．そこでプレッシャーサポート（10 cmH$_2$O）を加えておくと，自発吸気時の仕事量を減らすことができます．

c. ASVモード

　最近よく使われるようになったASVモードは，患者さんの理想体重を入力するだけで呼吸仕事量が最小になるように，目標とする換気回数，換気量を自動的に決定するSIMVといえます．自発呼吸が少ない場合，目標換気回数に足りない分はSIMV方式で補助します．換気量の調整は強制換気分を圧調整換気で，補助換気分はプレッシャーサポートで行います．オートマチックな換気法ですが，微調整は必要であり，またすべての呼吸不全に適応があるわけではないようです．

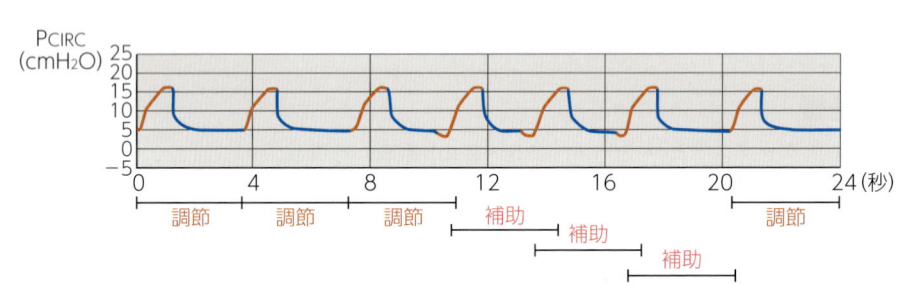

図1 ● CMV（A/C）モード（コヴィディエンジャパンHPより転載）

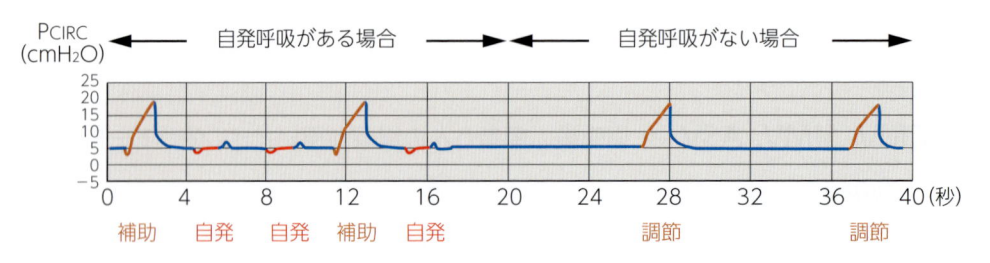

図2 ● SIMVモード（コヴィディエンジャパンHPより転載）

このモードでは，まず1回換気量を理想体重から人工呼吸器が決めます．次いで患者さんの仕事量が最小になるように換気回数を決めます．これは肺・胸郭コンプライアンスと気道抵抗からOtisの式で求めることになりますが，人工呼吸器は自動的にテスト換気（気道内圧，吸気流速，流量を測定しコンプライアンスと抵抗を計算しているらしい）を行って力学的に理想的な換気回数をはじき出しています．一定の状態になるまでに数回の換気が必要です．

このモードで換気量を調整するためには％MVを調整します．換気量を350 mL程度にしようとするならば％MVは70％程度にしておきます．

2) PSV ⇒ 自発呼吸のあるときに使う．5〜15 cmH₂Oで設定する

プレッシャーサポートは患者さんの吸気時に圧を加えてくれ，吸気流量が最高時の25％まで低下すると終了します．いっぱい吸いたいときは長く吸気でき，少ない量でよいときは短時間の吸気時間に患者さん自身が調整できるメリットがあります．しかし吸気時間が短ければ自動的に換気量も少なくなるので，呼吸を完全な形で担保することはできません．患者さんの覚醒具合を見て使用しています．

またSIMVにPSVを追加すると，自発呼吸時の挿管チューブなどの吸気抵抗を相殺できるメリットがあります．挿管チューブが7 mmより細い場合，吸気抵抗に打ち勝つためには10 cmH₂Oのプレッシャーサポート圧が必要です．

PSVを抜管前に使えばチューブなどによる空気抵抗がない抜管後の状態を再現できます．

3) PEEP（呼気終末陽圧）⇒ 通常5~7 cmH₂OでSIMVなどに負荷して使用．CPAP（持続気道陽圧）はPEEPをかけただけの定常流の換気モード

健康であっても下肺野の遠位気道は3 cmH₂Oの内圧が維持されていないと虚脱してしまいます．

COPD，ARDSのときなどはさらに高い気道内圧が必要です．そこで呼気終末に陽圧をかけておくPEEPがガス交換のために必要となります．ただしPEEPをかけると通常，最高肺胞内圧はその分だけ上昇します．これが無気肺の改善をもたらすこともありますが，上げすぎると健康な肺胞を過膨張させて傷害を与えかねません．**PEEPを上げるのに合わせて肺コンプライアンスも増加しているうちは過膨張はないと判断してOK**です．またよい効果をもたらしているうちはPaO_2/FIO_2やA-aDO_2も改善します．

またPEEPは心拍出量を減少させるため，酸素化がよくなっても全身への酸素供給量は結局減少してしまうこともあります．

$$DO_2 = Q \times 1.34 \times Hb \times SaO_2$$
（DO_2：酸素供給量，Q：心拍出量）⇒ SaO_2が増加してもQが減る

また肺水腫に対してはPEEPは無効で，かえって悪影響を与えるとされています．

4) pCMV (pressure limited CMV)，pSIMV (pressure limited SIMV)
⇒ARDSのときに使うモード

　　CMVは決まった容量を押し込む方法ですが，pCMVは決まった気道圧まで押し込みしばらくその圧を維持するモードです．したがって1回換気量は変動します．なんか不安ですよね．しかし病態を選択すればとてもよいモードです．

　　術後の呼吸不全にはARDSのようなI型呼吸不全があります．これは低酸素血症が中心で高CO_2血症はあまり関係しません．すなわち換気量をそれほど気にかける必要がないということです．それよりも圧外傷による病態の悪化が問題です．肺胞内圧は最大で30 cmH_2O に制限します[22]．部分的に傷害のある肺に多めの容量負荷をかけると傷害部には入らず，その分が健常な肺野部分に入って過大な圧がかかる可能性があります．いいところもダメにしてしまう可能性があるわけです．圧負荷モードであれば避けることができます．またARDSのように気道内圧の制限が必要な場合にも大変有用です．ARDSで自発呼吸があるときなどはpSIMVを選択します．

✏️ひとくちメモ

I型，II型呼吸不全と人工呼吸管理

- I型呼吸不全：肺胞に浸出物が溜まりガス交換が不良になる．A-aDO_2 が開大する状態．$PaO_2 < 60$ Torr〔治療〕FiO_2 を上げることとPEEPをかけることが治療…換気量は保証されなくても構わないので圧損傷の少ないpCMV，pSIMVを選択します．
- II型呼吸不全：中枢性，呼吸筋，I型の遷延によって起こる換気不全．$PaCO_2 > 45$ Torr，またはpH < 7.25〔治療〕術後覚醒不良ではそもそも肺実質に異常はなく，単に換気量をしばらく確保できればいいので，わかりやすいCMV，SIMV，ASVを選択します．

4　人工呼吸からの離脱

炎症が治り，自分で呼吸しようとする気配がみられたら，
- CPAP，PSVに替えて自発呼吸を訓練する
- 小さな呼吸でハアハアしていなければ抜管する

a. weaning が可能と判断する条件

- ▶ 炎症が治りつつあり，目も覚めて自分で呼吸をしようとする気配がある状態
- ▶ SIMVやASVで，FiO_2 0.5，PEEP 5 cmH_2O の条件で，PaO_2 75 Torr以上，$PaCO_2$ 正常であること
- ▶ 呼吸努力が可能
- ▶ 心拍< 140回/分
- ▶ ドパミン使用量5γ以下
- ▶ GCS > 13

▶ 平熱，電解質異常がない

これらを満たせばweaningが開始可能と考えます

b. weaning の方法

強制換気モード ➡ わずかにサポートする換気モード ➡ 自発呼吸を訓練する

▶ CPAP，PSV モードで

・PSV 5 cmH$_2$O（呼吸器回路の抵抗を相殺するため）

・PEEP 3 cmH$_2$O

・FiO$_2$ 10％増加させる

▶ T回路を使用する方法も可能（これは結構簡単です）

この条件で2時間OKなら抜管へ．下記の条件を満たさないようならば自発呼吸訓練を30〜120分間，毎日くり返します

c. 抜管

▶ 小さな呼吸でハアハアしていない，痰の量が少ないことを確認します

▶ weaningを行っても，頻，浅呼吸がみられない．すなわち呼吸数（回/分）と1回換気量の比（RR/VT）＜100を確認します

▶ RR 30回/分，1回換気量0.25 LだとRR/VT比は30/0.25＞100となり，まだ抜管は無理です．1週間以上，人工呼吸が必要ならば気管切開を予定することもあります

▶ 腹壁の奇異運動（吸気時に呼吸補助筋に負けて横隔膜が引き上げられるため，腹壁がへこむこと）がないことも確認しましょう

▶ 抜管する前に咳をするように指示します．名刺のようなカードをチューブの端から1〜2 cmにかざして4回ほどの咳で濡れてくるようであれば，再挿管リスクは減ります[27]．

▶ 最後に抜管前にカフの空気を抜き，チューブの周囲をガスがリークすることが確認できれば喉頭浮腫を否定できます

d. weaning できないときは原因を探す

▶ 末梢組織で必要としているよりも心拍出量が少なくなっていませんか？

確認するにはSaO$_2$-SvO$_2$が50％以上でないか調べてみます．正常では25％程度．心拍出量が少なければ末梢での相対的酸素消費が増え中心静脈での酸素飽和度が低下すると考えられます

▶ エネルギー投与が多すぎるため，CO$_2$の産生が多くなっていませんか？

▶ 呼吸筋疲労はありませんか？ ただし横隔膜は疲労しにくいですが横隔膜神経麻痺では呼吸不全が起こりえます（図3）．食道がんなどで発生しますが，左側に多く吸気時に腹の片方がへこむように見えます

▶ 忘れがちなのがMg，Pの欠乏による呼吸筋障害です

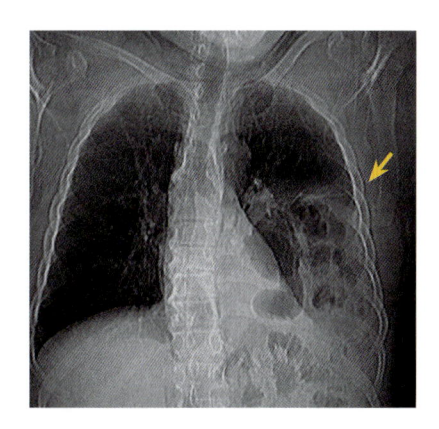

図3 ● 左横隔神経麻痺
⇨：横隔膜の挙上

e. 抜管後の喘鳴が聞こえたら…再挿管の準備を

抜管の失敗は喉頭浮腫，多量の気道分泌物が原因であることが多いです．

p193の症例のように抜管後にstridorを聴取する患者さんもいます．すぐには聞こえずやや時間が経ってから聞こえることが多く（30分以内），吸気時に肋間が凹み，腹壁は奇異運動を起こしています．経鼻胃管が入っていればその内容液が吸気時に体の中へ引き込まれるのが見えます．余裕があればステロイドの静注やアドレナリン（ボスミン® 外用液）0.3 mgを3 mLくらいに希釈して吸入することを試みてもいいかもしれません．また仰臥位から側臥位に変えることで換気が改善することがあります．試してみてください．

1 血液ガスの読み方

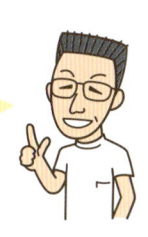

- pHとPaCO$_2$が同じ向きに変化したら代謝性，逆向きだと呼吸性
- 代謝性アシドーシスではAGを計算し原因を推定する
- AG増加は腸管壊死，ショック，肝不全などによる乳酸アシドーシスを示すことがある

Case 敗血症患者

pH 7.26，PaCO$_2$ 30 Torr，PaO$_2$ 108 Torr，SaO$_2$ 97 %，HCO$_3^-$ 13.5 mEq/L，Lac 0.2 mmol/L，Na$^+$ 130 mEq/L，Cl$^-$ 94 mEq/L

1) 血液ガスの見方

　上腸間膜動脈塞栓，敗血症，外傷での手術，肺塞栓や臓器虚血，感染などの術後合併症…外科の分野でも血液ガス分析の出番はほぼ連日です．酸塩基平衡の理解は必須と言えます．次の①〜④のステップに従って Case の患者さんの血液ガスを読み解いていきましょう．

ステップ① pH〔正常値7.40〕とPaCO$_2$〔正常値40〕の変化をみます

▶ 同じ向きに変化する　➡ 代謝性
▶ 逆向きに変化する　　➡ 呼吸性

　この患者さんのデータはpH 7.26 ↓，PaCO$_2$ 30 ↓でしたから代謝性のアシドーシスですね．

ステップ② 次は代償反応をみます．係数がなかなか覚えられない (>_<)

A．代謝性アシドーシスに対する呼吸の代償：PaCO$_2$の低下量 = (1〜1.3) × HCO$_3^-$の低下量
B．代謝性アルカローシスに対する呼吸の代償：PaCO$_2$の上昇量 = 0.7 × HCO$_3^-$の上昇量
C．急性呼吸性アシドーシスに対する腎の代償：HCO$_3^-$の上昇量 = 0.1 × PaCO$_2$の上昇量
　　（慢性では係数が0.4）
D．急性呼吸性アルカローシスに対する腎の代償：HCO$_3^-$の低下量 = 0.2 × PaCO$_2$の低下量
　　（慢性では係数が0.4〜0.5）

　この患者さんのデータは上記の通りなので，HCO$_3^-$の低下量は24（HCO$_3^-$の正常値）− 13.5で10.5となり，式Aで予想されるPaCO$_2$の低下量 = (1〜1.3) × 10.5 = 10.5〜13.65 Torrです．実際のPaCO$_2$の低下量は40（PaCO$_2$の正常値）− 30で10 Torrで，ほぼ一致しており呼吸性

代償がうまくいっている，単純な代謝性アシドーシスであることがわかります．

ステップ③ 代謝性アシドーシスである場合は，次にアニオンギャップ（AG）〔正常値12〕をみます

$AG = Na^+ - (Cl^- + HCO_3^-)$ の式にこの患者さんのデータを代入すると，$AG = 130 - (94 + 13.5) = 22.5$ と正常値より増加しています．

▶ **AGの増加するアシドーシスの原因**：ケトアシドーシス，乳酸アシドーシス（腸管壊死なども含まれます），慢性腎不全，アスピリン，メタノール，エチレングリコール，飢餓

▶ **AGの増加しないアシドーシスの原因（高Cl性アシドーシス）**：下痢，尿細管アシドーシス，アジソン病，生理食塩水点滴

AGの正常値は陰イオンであるAlbの値によって変化します．Albが1 g/dL減るとAGは2.5 mEq/L低下します．

ステップ④ gap-gap

合併する代謝性アシドーシスまたは代謝性アルカローシスをチェックします．

アシドーシスにAG正常の別のアシドーシスや代謝性アルカローシスが加わっているかもしれないときに使います．よく例に出されるのが糖尿病性ケトアシドーシスで生理食塩水を大量に点滴したときの解析です．

▶ AGが増加するアシドーシスの病態単独であれば，AGが上昇すれば同じだけHCO_3^-は低下するはずです．$(AG - 12) = (24 - HCO_3^-)$

▶ もしHCO_3^-の低下分がAGの上昇分より大きかったら $(AG - 12) < (24 - HCO_3^-)$
その分だけ別のAG正常のアシドーシスが加わっているはずです．例えば生理食塩水による高Cl性アシドーシスです．

▶ 逆にHCO_3^-の低下分がAGの上昇分より小さかったら $(AG - 12) > (24 - HCO_3^-)$
その分だけ別のアルカローシスが加わっているはずです．代謝性アシドーシス患者に経鼻胃管吸引を続けたときにみられる低Clによる代謝性アルカローシスが合併した状態です（図1）

この患者さんでは $(22.5 - 12) = (24 - 13.5)$ であり，ホントに単純な代謝性アシドーシスですね．

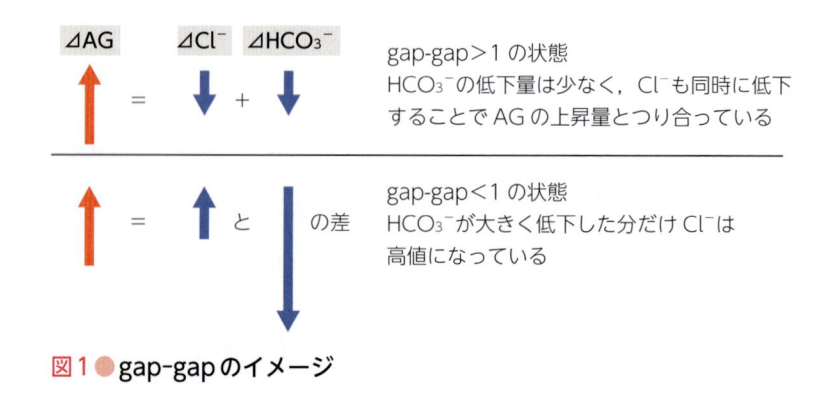

図1 ● gap-gapのイメージ

✎ ひとくちメモ

Na$^+$とCl$^-$の差からAG正常の代謝性アシドーシスを推測することができます.

AG = Na$^+$ − Cl$^-$ − HCO$_3^-$　改変すると

Na$^+$ − Cl$^-$ = AG + HCO$_3^-$　AGの正常値は12，HCO$_3^-$の正常値は24ですから

Na$^+$ − Cl$^-$ = $\underline{36}$ ⇐ マジックナンバー

もし採血をしてNa$^+$とCl$^-$の差が20であったりしたら，HCO$_3^-$が低下している，すなわち下痢や，高Cl性尿細管アシドーシスを予想します.

詳しくは『ICUブック』（Marino著）[1]，『より理解を深める！体液電解質異常と輸液』（柴垣有吾著）[2] などに記載されています.

✂ Case 腸管壁の壊死？ 虚血性腸炎？〈70歳代 男性〉

7年前の既往に直腸がんがあり，治癒しているが人工肛門がある．またCr 4.78と上昇しており，慢性腎不全が指摘されている．今回は人工肛門周囲の急性発症の腹痛を主訴に受診．人工肛門からの排便はみられたが，やや血性．CT画像上は下行結腸壁の著明な肥厚（➡）があり，腸管壁の壊死なのかただの虚血性腸炎なのかが問題となった．血液ガス分析でアシドーシスがみられ，壊死なら手術を準備しましょうとなったが…

血液ガス分析では

pH 7.28，PaCO$_2$ 37.2 Torr，HCO$_3^-$ 17.1 mEq/L，
Na$^+$ 140 mEq/L，Cl$^-$ 113 mEq/L

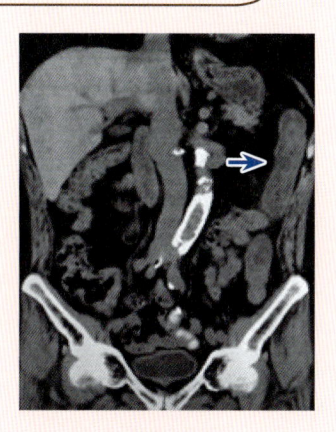

図2 ● CT画像所見

順番に解釈していくと

ステップ①pHとPaCO$_2$が同じ向きに変化するので代謝性アシドーシス

ステップ②HCO$_3^-$の低下量は約6.9．それに対してPaCO$_2$の低下量は2.8．呼吸の代償は完成していないようです

ステップ③AG = Na$^+$ − (Cl$^-$ + HCO$_3^-$) = 140 − (113 + 17.1) = 9.9とAGの増加しないアシドーシスです．この時点で乳酸が溜まるようなタイプのアシドーシスは否定されます．ちなみに血液ガスの機械が出したAGは14.1でほぼ正常値と言えます

ステップ④gap-gapは計算するまでもなくAG − 12 < 24 − HCO$_3^-$です．高Cl性の尿細管アシドーシスなのだろうということになります

また単純にNa$^+$ − Cl$^-$ = 140 − 113 = 27と36より小さいことから腎機能障害による尿細管アシドーシスを疑うこともできます.

ということで，乳酸アシドーシスをきたすような腸管壊死はとりあえず否定的で，手術は必要ないというのが結論です．実際，絶食・安静で改善してきています.

❖ gap-gap

ステップ④の "gap-gap" は理解しにくいので図1のように図解して考えてみます.

$AG = Na^+ - (Cl^- + HCO_3^-)$ において, $\triangle AG$ は $\triangle Cl^-$ と $\triangle HCO_3^-$ の変動量を合わせた量になります. 近位尿細管は HCO_3^- を再吸収し, Cl^- を排泄しています. ここに障害があると血液中の HCO_3^- が低下して, Cl^- が増加する**尿細管アシドーシス**を呈し, これは図1の下段の状態に相当します.

例えば pH 7.403, $PaCO_2$ 13.6 Torr, PaO_2 224 Torr, HCO_3^- 8.4 mEq/L, AG 30 (O_2 投与中の症例) は, $(AG - 12) = (30 - 12) = 18 > (24 - HCO_3^-) = (24 - 8.4) = 15.6$ となり代謝性アシドーシスに呼吸性代償がはじまっており, かつわずかに低 Cl 性のアルカローシスが合併していると判断できます.

このように図解しても, やっぱりわかりにくいですかね. がんばってください.

Advanced Lecture

❖ 血液ガスのデータが正しいか確認する

まず Henderson-Hasselbalch 式のもとになる水素イオン濃度と CO_2, HCO_3^- の関係

$[H^+] = 24 \times PaCO_2 / [HCO_3^-]$

で二酸化炭素と重炭酸の値から水素イオン濃度を出しておく.

p215 の **Case** の敗血症患者ではどうでしょうか?

pH 7.26, $PaCO_2$ 30, PaO_2 108, SaO_2 97, HCO_3^- 13.5, Lac 0.2, Na^+ 130, Cl^- 94

$[H^+] = 24 \times 30 / 13.5 = 53.3$

次に pH の値から水素イオン濃度を推測してそれぞれの濃度が一致するか見ます. 『80の法則』と言われる概算法です. pH 7.26 の 26 を 80 というマジックナンバーから引きます.

$80 - 26 = 54$

53.3 とほぼ一致しますね. 採血のデータは正しいようです. でももう1つ覚えておきましょう.

『1.25 の法則』と言われる概算法.

pH 7.40 のときは水素イオン濃度は 40 です. pH 7.30 のときの水素イオンは 40 に 1.25 を掛けます.

$40 \times 1.25 = 50$

pH 7.20 のときは, 50 にもう一度 1.25 を掛けます.

$50 \times 1.25 = 62.5$

pH 7.26 は pH 7.30 と pH 7.20 の間なので水素イオン濃度 $[H^+]$ は 50 と 62.5 の間. 53.3 と矛盾しません.

ちなみにアルカレミアのときは 1.25 で割っていきます.

pH と水素イオン濃度の関係は**表1**のようになります.

表1 ● pH と水素イオン濃度の関係

pH	$[H^+]$ mEq/L
7.10	80
7.20	64
7.30	50
7.40	40
7.50	32
7.60	25
7.70	20

この表をみれば『80の法則』『1.25の法則』が納得できますね.

p217 の **Case** では

pH 7.28, $PaCO_2$ 37.2, HCO_3^- 17.1, Na^+ 140, Cl^- 113

$[H^+] = 24 \times PaCO_2 / [HCO_3^-] = 24 \times 37.2 / 17.1 = 52.2$

マジックナンバーである 80 から 7.28 の 28 を引くと 52. それぞれの水素イオン濃度は一致するので, このデータは正しいと思われます.

2) アシドーシスの補正について

　通常，アシドーシスをみたときはその原因の治療を第一とし重炭酸ナトリウム（メイロン®）は使用しません．重炭酸は末梢組織でCO_2を供給し，細胞内や脳脊髄液などの組織におけるアシドーシスを引き起こすとされています．

　また重炭酸は緩衝能力としては，pH 7.1以下で有用であり，補正に使うとしたら，乳酸アシドーシスでpH < 7.2，ケトアシドーシスでpH < 7.0，HCO_3^- < 6 mEq/L，下痢，小腸液排出による重炭酸不足が明らかな場合，などです．

　補正の目標はやはりpH 7.2とします．それ以上の補正は行わないこと．

　補正法：1〜2（mEq）×体重（kg）を静注して1時間後に血液ガス分析します．

　補正量を計算する方法［体重（kg）× 0.6 × ΔHCO_3^- mEqとか，体重（kg）× 0.2 × ΔBE など］がありますが，それほどあてにならないのでメイロン®静注8.4％を60〜120 mL点滴でよいと思います．

✤ アシドーシスは体によい？

　アシドーシスでは酸素解離曲線が右方移動しており，末梢組織での酸素放出量が増えています（図3）．つまり体を守る有益な面もあります．したがって腸管虚血などではメイロン®を入れたとたんに虚血のダメ押しなんてこともあるかも…．

　もちろんpH 7.1以下になってくれば不整脈，心拍出量低下，カテコラミンに対する効果減弱などが見られるので，メイロン®を使用する価値があります．

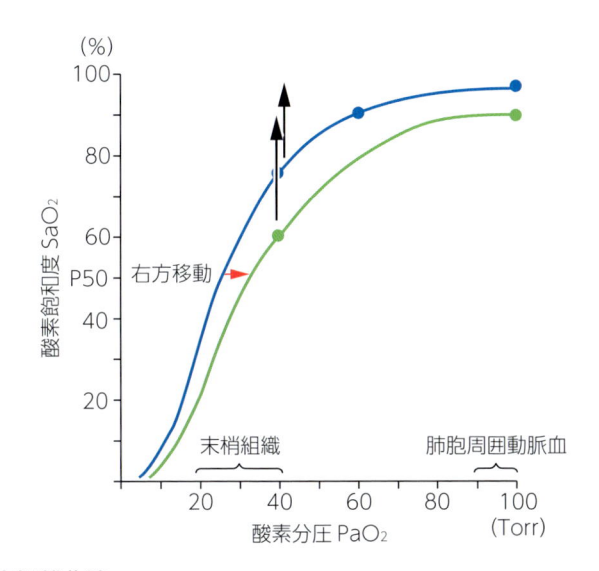

図3 ● 酸素解離曲線
・酸素解離曲線が右方移動しているかどうかは，血液ガス分析したときP50が27 Torrより増加していることを確認する（→）
・右方移動している原因は，アシドーシス，体温上昇，2,3-DPG増加，代謝亢進などである
・肺胞周囲の動脈血のSaO_2（90〜98％）と末梢組織でのSaO_2（20〜40％）の差がヘモグロビンからの酸素放出量となる．アシドーシスなどで右方移動している場合のほうが末梢組織での放出量は多い（→の差）．運動でも右方移動し酸素放出量が多くなり，合理的である

2　術前の腎機能評価

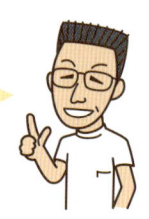

- 腎機能が悪い患者さんでは循環器，呼吸器合併症が増える
- 薬剤の減量が必要であると心得る

高齢の患者さんが増えたのでCr 1.5mg/dLなんて普通ですよね

　術前に測定したCCrやeGFRが低かったらどうしたらいいのでしょうか？ 症状のない腎機能障害は手術中止の理由になりません．中程度までの症状を伴わない腎機能障害（Crの上昇）は，中高年では10％程度にみられます．このような患者さんでは何を心配するべきでしょうか？

1. Cr＞2 mg/dLは術後の心合併症が増加する
   （例えば透析患者では循環器合併症による死亡リスクはそうでない患者さんの10倍）
2. 呼吸器合併症が増加する
3. 薬剤の減量が必要となる

　その他に，腎不全患者では血小板機能低下により出血時間の延長，出血傾向を認めることがあります．また腎不全患者ではその4割に糖尿病を合併します．

3 術前からの透析患者への対応

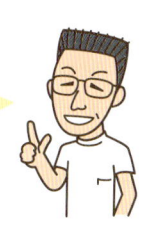

- 透析患者に対する意識は周術期の点滴量を減らすことにのみ向きがちだが そこが1番ではない
- 多くの患者さんが糖尿病と循環器合併症を抱えており術後の死亡率が高い
- 透析から心筋梗塞に至る一本道があると考えよう[3]

1) 術前管理のポイント

- ▶ 慢性腎不全（CKD）患者で継続的に透析を行っている場合，**手術前日と術後1～2日目に透析を行います**
- ▶ 内科医と相談して術中の輸液量，術後の輸液量ともに減量しておく必要があります．**術後はKフリーの維持輸液500～1,000 mL/日を選択する**ことになります
- ▶ 貧血に対してはHb 11 g/dLをめざしてエリスロポエチンを使用します
- ▶ 透析の目標は，血中Kの低下，余分な水分量の減少と高血圧の予防であり，腎不全の患者さんを手術する場合には必須です

2) 注意点

①循環器系の合併症をもった術後患者にとって透析は，血圧が下がり，心室充満が低下するため血管イベントリスクにつながる可能性があります．透析患者ではそもそも術前・術中の循環血漿量の把握が難しいうえに[4)5]，前日の透析によって理想的なドライウェイトにまで除水して手術に臨んでも，周術期に輸液された水分は血管内や細胞外液とは平衡関係のないサードスペースに取り込まれてしまいます．術後の最初の透析において除水量の目安となるドライウェイトの判断は，血圧，浮腫，計測した体重で行われます．しかし目安となる浮腫と体重が増加したように見えても，輸液された水分はサードスペースに入っているのでは透析を行っても refilling（周囲組織から血管内に体液が戻ること）しません．つまり血管外の間質の水分は見た目より少ないのでいつまでたっても血管内容量は減ったままとなります．結果的に必要以上に除水を行ったことになり循環血漿量は低下したまま心室充満が不足してしまいます．

また稀なケースですが透析液のNa濃度が患者さんの血液より低かった場合は，ダイアライザーを通って体内に戻る血液のNa濃度も低く調整されます．そのような低張な血液が戻った場合，浸透圧の平衡を維持するため，血中の水分は血管外に放出され，急激に循環血漿量が低下する事態となってしまいます．糖尿病合併例の透析では，自律神経障害のためさらに低血圧が起こりやすいようです．

もともと末期腎不全患者は虚血性心疾患の合併がきわめて多く，死亡率も高いことから，透析の施行時には，1回拍出量の呼吸性変動（stroke volume variation）を測定する非（低）侵襲

②ARB，ACE阻害薬は手術の2日前に中止します．不測の低血圧，血管拡張を予防するためです

③術前に透析でヘパリンを使用している患者さんの緊急手術は，その開始まで4時間待てなければプロタミンを使用します

④術後にすぐ透析が必要な際はヘパリンでなくナファモスタットメシル酸塩を使用するなどの工夫をします

⑤透析患者はNaへの反応性が高いためいきなり200 mmHgを超えるような高血圧を呈します．術後，高血圧が発生したら5％ブドウ糖液などのNaフリーの輸液を考慮してください

⑥高血圧に対しては，アプレゾリン®（1A 20 mg/生食100 mL，1/4量を10分ぐらいで点滴），ヘルベッサー®，ニトログリセリンなどを使用します

⑦糖尿病による末期腎不全で透析している場合，手術前後で絶食にすると高K血症をきたすことがあります．絶食によりインスリン分泌が抑制され，Kが細胞内から細胞外に移動するためで，通常は腎臓でKが排泄されることにより高血症にはなりませんが，腎不全では容易にKが上昇してしまいます．この場合，ブドウ糖輸液とインスリンの併用を行います

⑧術後疼痛ではアセトアミンフェンとフェンタニルが使いやすいでしょう．モルヒネは効果が遷延します．NSAIDsは腎機能が残っている場合は使いづらいです

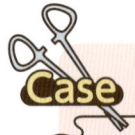

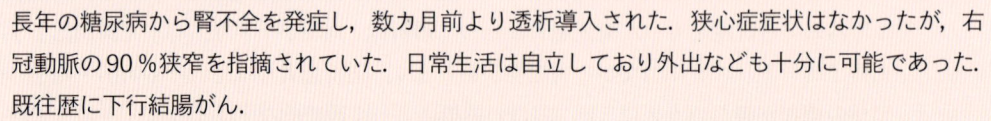

Case　胃がんの手術症例〈70歳代 男性〉

長年の糖尿病から腎不全を発症し，数カ月前より透析導入された．狭心症症状はなかったが，右冠動脈の90％狭窄を指摘されていた．日常生活は自立しており外出なども十分に可能であった．既往歴に下行結腸がん．

今回，胃幽門部の進行胃がんを診断．循環器科と検討のうえ，まず胃がんの手術を行い，その後冠動脈へDESを留置する予定となった．術前にはスタチンを服用．β遮断薬は使用せず．

幽門側胃切除術，手術時間2時間50分，出血量110 mL．術中輸液量1,000 mL．術前日に透析．術後第2病日に透析．1,000 mL除水．

術後第3病日に突然徐脈．その後，心室性不整脈も出現．胸痛なし．

発症後，間もなく心室細動となりACSと判断しcardioversionを施行，蘇生を試みたが反応なく亡くなられた．

　この患者さんの場合，RCRIで2〜3点で，心血管イベント発生予測は6.6〜11％でした（RCRIについてはp157参照）．また術後の脈拍は100/分と頻脈が続いており，ACSは十分に予想されていた患者さんです．透析がACS発生に影響したかは不明ですが，このような患者さんで循環動態に変化を起こさざるを得ない透析療法はとても難しいと感じたケースでした．ある程度，心機能が保たれているのならば，術後透析の除水量はやや少なめにしておいた方が無難かもしれません．

4 術後乏尿と急性腎不全

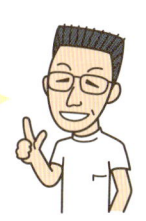

- 無尿は尿道カテーテルをチェック
- 乏尿は生理的反応で心配しすぎないこと
- 急性腎不全は少ないが発症すると重篤．乏尿（0.5 mL/kg/ 時）が6時間以上続いたり，Cr 0.3 mg/dL 以上の上昇をみたら急性腎不全を疑う．原因は NSAIDs，抗菌薬など

「術後の急性腎不全？　うーん，そもそも敗血症性ショックで手術した患者さんで乏尿や腎不全っていう経験はあるけれど，他の状況ではいつ経験したかな？　そういえば昔，インドメタシン坐薬を術直後に使って乏尿から腎機能障害になった症例があったな…」というくらいの頻度でしか発生しません．1 ％以下という報告もありますが，待機手術の術後に発生する合併症のなかではかなり稀．術後によくみられる乏尿の多くは生理的な反応です．

乏尿，無尿という報告を看護師から受けたら，筆者は患者さんの頸静脈を診て，腋窩を触り，下腹部を触診しています．無尿の場合は前立腺肥大もありますが，せん妄になった男性患者が導尿カテーテルを引っ張って尿道の途中に留まっていることがあります．バルーンをへこまして膀胱内へ押し戻すことができればよいのですが，このようなときは無理をせず泌尿器科の先生に相談するほうが無難ですね．尿道周囲に術後膿瘍が形成されることもあります．

術後の乏尿はほぼ生理的な反応で心配する必要はありませんが，実際に循環血漿量が少ない場合などは腎前性腎不全になる可能性があります．また現場では異型輸血を行うこともありますが，こうした場合は大量出血していることが多いので，合わせ技で急性腎不全になりえます．

1) 術後乏尿の原因

術直後から1～2日間はカテコラミン，レニン‐アンギオテンシン‐アルドステロン，抗利尿ホルモン分泌により尿量の減少が起こります（このうち，アルドステロンは発汗も抑えるため，術直後は発熱が起きても発汗が少ない症例がみられます．もちろん，重症の感染症で手術した場合などは発汗がみられます）．陽圧換気，疼痛も乏尿の原因となります．しかし Cr は大きくは変動しません．つまり術後の乏尿の大半は生理的反応です．

2) 急性腎不全の原因

腎前性腎障害と腎実質性腎障害〔急性尿細管壊死が代表的（後述）〕による急性腎機能障害がみられることがありますが，術後患者の1 ％に発生する程度です．乏尿（0.5 mL/kg/ 時）が6時間以上続いたり，Cr 0.3 mg/dL 以上の上昇をみたら疑うようにしています．それほど多いわけではありませんね．しかしながら Cr が術前の3倍以上の上昇を示すような場合は術後死亡率が

8倍に増加するとされています[6].

腎前性腎障害のリスクは循環血漿量が少ない時期でのNSAIDsの使用が代表的です．術後，循環血漿量を維持するためアンギオテンシンとノルアドレナリンが生理的に分泌されますが，そのため腎血管も収縮しています．このとき過剰な腎血管収縮を抑制するために腎臓でプロスタグランジンE2が産生されていますが，ここにNSAIDsが投与されるとそのプロスタグランジンが抑えられてしまいます．腎血管は収縮したままとなり尿量が減少し腎障害が発生します．

その他，高齢，男性で動脈硬化がある，敗血症や緊急手術で循環血漿量が最初から足りない，心不全，肝硬変が合併している，高血圧，糖尿病で軽度の腎機能障害が術前から存在する．当てはまる項目が多ければリスクは高くなります．

腎前性腎障害は輸液の追加ですみやかに改善することが多いものです．

❖ 急性尿細管壊死

虚血と薬剤が原因となることが多いです．薬剤としてはアミノグリコシドなどの抗菌薬，造影剤，抗がん剤のCDDP，メソトレキセート®．大量出血時における異型輸血による溶血，横紋筋融解なども原因となります．急性尿細管壊死では原因がすみやかに除去されないと透析が必要になるところまで遷延します．また腎後性として単純にフォーレカテーテルの血栓などによる詰まりがみられることがあります．下腹部の触診を忘れないようにしましょう．

Case 腎前性腎障害例〈60歳代 男性　身長180 cm　体重90 kg〉

転移性肝臓がんにて肝S4＋尾状葉部分切除を施行．手術時間7時間．術中輸液量が途中までマイナスバランスであったため術後も含めて輸液を追加．しかし術後50 mL/時前後と乏尿傾向を呈した．血清Crは術前に比べて1.2 mg/dL以上上昇していた（図1）．輸液負荷を続けることで尿量は増加に転じたがCrの改善には時間がかかった．尿浸透圧は保たれ，顆粒円柱も認められないことから，循環血漿量が足りないことからくる腎前性腎障害であったと思われる．このように普段より大柄な患者さん，逆に小柄な患者さんを扱う場合には輸液量がアンバランスになりやすい．

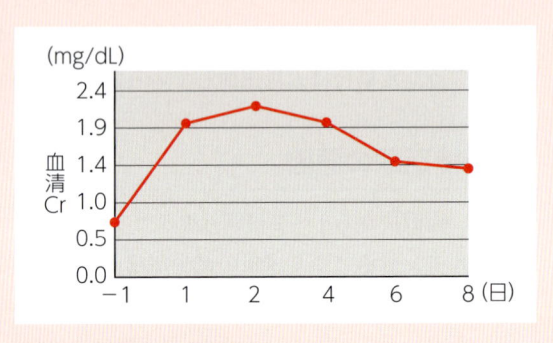

図1 ● 血清Crの推移

---

3) 循環血漿量低下の見分け方

ところで術後乏尿の主な原因である循環血漿量の低下をどうやって見分けますか？ まず，浮腫や汗は術後患者の場合はあてにならないので，とりあえず無視しています．特に長時間，高侵襲手術では術中に多めに輸液してもサードスペース（細胞内，細胞外液とも平衡しない間質部分へ

の水分貯留分画）にばかり水分が留まり（図2），血管内は脱水ということがあります．また高齢者が多いので皮膚のツルゴールもあてにしていません．

▶ 腋窩の湿り具合は脱水の評価としてあてになることがあります
▶ CVPで1〜2 mmHgを示す場合は明らかに水不足です．しかし10 mmHgでも足りているとはいえないことがあるので注意が必要です
▶ 内頸静脈の拍動を確認するようにしましょう．見えにくいようであればエコーで内頸静脈か下大静脈を確認してみます
▶ 人工呼吸中の患者さんに限れば，吸気時に収縮期血圧が低下します．水が足りている場合は逆に上昇するのを確認するのもよい指標になります
▶ 下肢を少し挙上して血圧が上昇するのを確認する手もあります

4）検査と対応

このようにphysicalをチェックしてから，尿中Na，尿中Cr，尿比重，尿浸透圧，血中Na，血中Cr，BUN，BS，UAなどの検査を提出します．

術後の生理的な乏尿であればレニン–アンギオテンシン–アルドステロン系の作用によりNaと水分は再吸収され，尿中Naは低下します．再吸収された水分やNaが血管内に留まれば問題ないのですが，炎症の亢進による血管透過性によっていわゆるサードスペースに留まり，その結果浮腫を呈します．Crはそれほど上昇しません．

腎前性腎障害では循環血漿量が足らないために尿量が減りますが，Crに比べてBUNは高値になるでしょうしNaを保持しようとするので尿中へのNa分泌は少なくなるはずです（表1）．尿浸透圧も上昇します．腎前性を疑ったらチャレンジテストとして500〜1,000 mLの生理食塩水を1時間で点滴して尿量が増えるか確認するのも手です．ただしすでに体内水分貯留傾向が強くなっているので，心不全や肝硬変が原因で腎障害を呈している場合はチャレンジを控えたほうがよいでしょう．

急性尿細管壊死では尿細管での尿の濃縮がないため血漿と同程度の浸透圧になります．Naの再吸収が障害されるので尿中のNaは増加します．またCrはもともと再吸収されないので変化しません．すなわちNaクリアランスがCrクリアランスに比べて大きくなることになります．FENa＞2％となりやすいわけです．

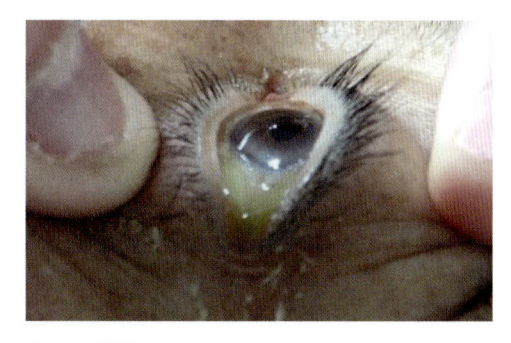

図2 ● 術後1日目
結膜の浮腫がサードスペースへの水分貯留を示すことがある

表1 ● 腎前性腎障害と急性尿細管壊死の鑑別

	腎前性腎障害	急性尿細管壊死
BUN/Cr比	＞20	＜10〜15
検尿	円柱（−）か硝子円柱	顆粒円柱
尿中Na	＜25 mEq/L	＞40 mE q/L
FENa	＜1％	＞2％
尿浸透圧	＞500 mOsm/kg	300〜350 mOsm/kg

FENa（％）＝（UNa/PNa）/（Ucr/Pcr）×100
UNa：尿中Na濃度，PNa：血中Na濃度，Ucr：尿中Cr濃度，Pcr：血中Cr濃度
（p231のAdvanced Lectureも参照）

5　術後急性腎不全が発生したら…

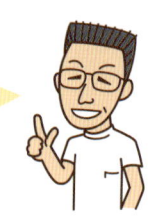

- 輸液量は尿量＋0.5〜1 L，Kフリーの輸液を検討する．カロリーは必要
- ドパミン，フロセミドは有効性があいまい

　敗血症に対する手術を行い，ショックやARDSに対応しているなかで急性腎不全になることがあります．このようなケースで乏尿が24時間も続いたり，Crが基準値の3倍になるようだと急性腎不全による死亡率は40％にもなります[6]．

1) 可能な予防

　周術期に造影剤を使う場合は，可能ならば急性腎不全の予防策として生理食塩水1〜2 Lを輸液します．証明はされていませんが重炭酸（メイロン®）やN–アセチルシステイン（アセトアミノフェン中毒の解毒剤としても使われていますが…）を使う手もありそうです．NSAIDsを術後の鎮痛に使うときは利尿期になったのを確認してから使用してください．ただし侵襲度の低い手術（ヘルニア，内痔核の手術など）では通常通りに使えると思います．

　アミノグリコシドを使用する場合は，少量分割投与だと尿細管壊死のリスクが上昇するので，1日に必要な分は1回で投与してしまいます．

2) 治療

- ▶ 腎毒性を示す薬物の中止
- ▶ 輸液：乏尿があれば維持輸液量は尿量＋0.5〜1 L/日．尿量を0.5 mL/kg/時を確保するようにします．腎前性腎機能障害には特に有効と思います
- ▶ 以前によく使用された低用量のドパミンには腎保護作用はないことが示されています[7]
- ▶ 血清Kが基準値以上で上昇傾向であればKを含まない輸液を使用します
- ▶ 循環血漿量の維持のために25％アルブミン50 mLを点滴静注．その1時間後にフロセミド20 mgを静注してみます．フロセミドは水分管理のためですが，これを投与することで腎機能の回復が早くなるというエビデンスは残念ながらないようです

3) 急性腎不全発症時の栄養補給

　少量の水分量で十分なカロリーを投与すること，アミノ酸のインバランスを是正すること，K，Pの制限が必要です．

- ・ハイカリック®RF 500 mL：50％グルコースがベースで，1,000 mLの輸液量で2,000 kcalを投与できます．K，Pを含まない点で腎不全時には安全です
- ・キドミン®：腎不全で主に不足する必須アミノ酸に，一部の非必須アミノ酸を加えた製剤．

肝機能障害に注意する必要があります
・ビタミン剤. ときどき微量元素を加えます

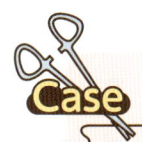

Case 術後の急性腎不全〈70歳代 男性〉

腸閉塞で入院. イレウス管にて徐々に腸閉塞症状は改善していたが, 突然, 発熱. 腹痛あり. 血圧低下, 呼吸回数30回. 意識障害もみられて敗血症性ショックと判断. 原因としてNOMIを疑う.

同日中に緊急開腹. 小腸の癒着が約1 mの範囲で認められ同部が虚血となっていた. 手術中収縮期血圧は60〜70 mmHg.

案の定, 術後より腎, 肝, 脳の多臓器不全を呈する. 無尿が続きCrは徐々に上昇, 最高で8 mg/dLまで. 自尿は10日目になってやっと出た. この間, 1回だけフロセミド, アルブミン投与を行ったが全く反応なし. Kフリーの点滴を行うことで血中Kは4 mEq/Lで推移. 輸液量は700 mL/日と絞りキドミン®, ハイカリック®RFを使用した.

術後20日目に至り人工呼吸器より離脱. Crも低下し, その後は良好な経過となった.

よく助かったなと思うが, このような急性腎不全では, 輸液量, K, 栄養補給, アミノ酸バランスなど気を配り続ける必要があることを実感した症例である.

4) 透析開始の適応

・無尿, 乏尿の継続により体液量が過剰となり心不全や肺水腫が懸念される場合
・代謝性アシドーシス (HCO_3^- < 15 mEq/L)
・BUN > 50〜60 mg/dL以上, Cr > 5 mg/dL
・血清K上昇 (> 6 mEq/L)

　術後であり尿毒症の症状 (出血傾向, 神経症状) が出現する前に導入したいところです. 敗血症に対する手術や術後合併症によって多臓器不全に至った場合, 利尿が確保できなければ早期に透析を導入します. 持続的血液濾過透析 (CHDF) によりサイトカイン血症を是正し, 除水により高カロリー輸液を投与する余裕をつくることができます. しかしながらこのような重症なケースに透析を行って生存率が改善するというエビデンスは残念ながら否定的なようです[8].

6　周術期の電解質異常

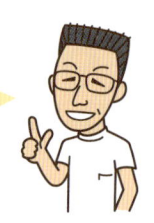

- 低 Na 血症の原因は MRHE や ARB などの処方，3号輸液の点滴が多い
- 高 K 血症で不整脈がみられたらまずグルコン酸カルシウム（カルチコール）1A の静注を
- 甲状腺切除後に副甲状腺機能低下によるテタニーがみられたらグルコン酸カルシウムを

1　低 Na 血症

　外科の入院中に意識障害を起こす患者さんは意外に多くみられます．意識障害の原因としては，麻酔薬やオピオイドなどの過量投与，誤嚥などによる低酸素血症，敗血症，悪性腫瘍の脳転移，術後肝不全などが挙がりますが，そのなかでも低 Na 血症は頻度が高い印象があります．筆者が外科医になった頃（ずいぶん前ですが…）は低 Na 血症はほとんど見ませんでしたが，患者さんの高齢化，ACE 阻害薬などの使用，抗がん剤の進歩による延命がもたらしたがんの中枢への転移の増加などが関連しているようです．

Case　低 Na 血症① 〈60歳代 女性〉

乳がん再発にて化学療法（パージェッタ®，ジェムザール®，ハーセプチン®）施行．その後，食欲不振が出現したため輸液目的に入院．入院時はふらつきが強く嘔気もあり．坐位を保つのも難しかったが，このときの電解質を含む生化学所見には異常を認めなかった．

入院後，3号輸液 2,000 mL の輸液を開始したところ，翌日になって四肢脱力を認めるようになった．失禁があるため正確な尿量は不明だが乏尿ではなかった．ベッドサイドのポータブルトイレに座るために看護師2人がかりで補助する必要があった．眼瞼下垂も出現し患者さんはものを見るとき指で瞼を引き上げるようになった．入院3日目には JCS30 と意識障害も認めたため，採血検査と脳転移を疑い MRI 施行．

意識障害時のデータ：

血中 Na^+ 117 mEq/L，血中 Cl^- 89 mEq/L，血中 Cr 0.56 mg/dL，尿中 Na^+ 170 mEq/L，尿中 Cl^- 134 mEq/L，GFR 83 mL/分

頭部ガドリニウム MRI：多発性脳転移および水頭症を認めた（図1）．

翌日，水頭症に対する緊急手術と全脳照射目的に転院．

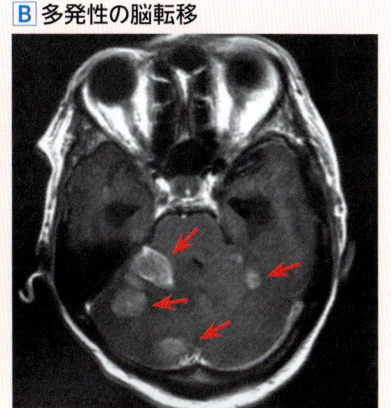

A 側頭室の拡大　　　**B** 多発性の脳転移

図1 ● 頭部ガドリニウム MRI
B) ➡：脳転移巣

さて…入院後にいきなり低 Na を呈した原因は何でしょう？

脳腫瘍によりそもそも ADH 分泌過剰症（SIADH）になっていましたが，自宅では嘔気のため数日間食べられず，自然と水制限の状態で SIADH をコントロールしていました．ところが入院後，維持輸液を入れたものだから一気に水が溜まり低 Na 血症を呈したと思われます．

鑑別としてはくも膜下出血のときにみられる脳性塩類喪失症候群（CSWS）がありますが，Na 利尿ペプチド（ANP）や脳性利尿ペプチド（BNP）分泌による Na 利尿が病態であり，体液量が低下しているはずです．したがって Na 低下とともに尿素窒素（BUN），ヘマトクリット（Ht）の上昇を認める点が違います．この患者さんでは BUN はむしろ低下し，Ht には変化がなかったため SIADH と判断されました．CSWS の場合は治療は Na と水の負荷になります．

1）低 Na 血症の原因の考え方
⇒ 外科患者さんに多くみられる原因は MRHE（鉱質コルチコイド反応性低 Na 血症），ARB などの利尿薬，不用意な 3 号輸液点滴

高血圧に対する ARB の処方は特に高齢者で **MRHE（鉱質コルチコイド反応性低 Na 血症）** を引き起こすことがあります．高齢者ではアルドステロンに対して腎臓の反応が悪いことが往々にしてあり，Na 不足の状態になりやすいです．

そこに **ACE 阻害薬，ARB，利尿薬** が投与されると容易に低 Na 血症から意識障害を引き起こします．入院してきた高齢者に**いきなり 3 号輸液を点滴**をするのも，同様に希釈による低 Na 血症を引き起こすので要注意です．

入院してから低 Na 血症になる病態として**それほど重症でない慢性腎不全**も考えられます．例えば自宅では 10 g/日以上の食塩を摂取しており，その場合，数少ないネフロンが頑張って Na を排泄していた．ところが入院して 6 g/日の食事になってもネフロンの頑張りが続くため Na 排泄にストップがかからず低 Na 血症になるといった状況です．

治療としては，Na 負荷．MRHE には鉱質コルチコイド作用のあるソル・コーテフ®，サクシ

ゾン®の投与．降圧薬の変更は必須です．

　ところでMRHEやCSWHと，SIADHは見分けがつかないことがあります．鑑別には病歴も大事なのですが，SIADHだけは循環血漿量が少し増加していると思います．循環血漿量の増加は尿酸値が低下することでも疑うことができます．MRHEやCSWHでは循環血漿量が低下傾向であり尿酸値は増加するはずです．MRHEをSIADHと思って水分制限すると，高齢者では脱水になりかねません．

　鑑別の手順を押さえましょう．

　①まず血漿浸透圧が280 mOsm/kg以下であることを確認します．外科入院患者の場合，等浸透圧性，高浸透圧性の低Na血症であることは稀です（次項2) 参照）．

　②加えて脱水の身体的な評価は，腋窩の乾燥，眼窩の陥凹，時に起立試験，頸静脈の状態が参考になります[9]．

　③ついで尿中Na排泄量です．尿中Na排泄量は尿中Na濃度と常に比例するわけではなく尿量次第で変化します．そこで糸球体で濾過されたNa量に対する尿中のNa量の比（FENa）を使うこともあります．

　糸球体で濾された Na は通常99％ほどが尿細管で吸収され，わずか1％が尿中に排泄されます．FENaは，分子に尿中Na濃度と尿量（mL/分の単位です）の積，分母に血中のNa濃度とGFR（糸球体濾過量）の積を入れて計算します．　　FENa（%）＝（UNa×尿量 [mL/分]）/（PNa×GFR）GFRの代わりにCCrを使うと　FENa（%）＝（UNa/PNa）/（UCr/PCr）×100

〔FENaが1％以下の場合〕有効循環血漿量中のNaか水，またはその両者が少ないことを示しており，低Na血症の原因は，嘔吐や下痢，さらにネフローゼ，心不全，肝硬変ということになります．嘔吐や下痢では細胞外液が減っています．ネフローゼ，心不全，肝硬変では細胞外液が増えています．

〔FENaが2％以上の場合〕腎における再吸収能の異常であり，腎臓そのものの異常（急性腎不全），ホルモンの異常（副腎不全，SIADH，MRHE，ARBなどの服用），そして利尿薬や高浸透圧による利尿の3つを考えます．このうちSIADHでは血清尿酸値＜4 mg/dLが参考になります．

2) 低Na血症の分類

a. 低浸透圧性低Na血症（＜280 mOsm/kg）→ ほとんどこれ！

①細胞外液量増加（浮腫）

▶ 腎不全の場合はFENa＞2％またはUNa＞20 mEq/L

▶ うっ血性心不全，ネフローゼ，肝硬変．これらは実は循環血漿量が少ないので，FENa＜1％またはUNa＜20 mEqLとなる

②細胞外液量正常

　SIADH（悪性疾患，脳，肺疾患，薬剤が原因），MRHE，副腎不全，ACE阻害薬処方ではFENa＞2％またはUNa＞20 mEq/Lとなる．

③細胞外液量低下（乾いている）

▶ 下痢，嘔吐，やけどでは FENa＜1％またはUNa＜10 mEq/L

▶ 利尿薬の影響では FENa＞2％またはUNa＞20 mEq/L

b. 高浸透圧性低Na血症（＞295 mOsm/kg）→ わかりやすいが稀である

▶ 原因は高血糖，グリセロール，マンニトールの投与

▶ これらの溶質により水分が細胞から細胞外へ移動するとそれに伴いNa濃度は低下する

▶ 血糖値が100 mg/dL上昇すると血清Naは1.6〜2.4 mEq/L低下する

c. 等浸透圧性低Na血症（偽性低Na血症）→ 外科で診ることはまずない

▶ 原因は高脂血症，高タンパク血症（骨髄腫）

▶ 溶存しているNa濃度は保たれたまま血管内の水分の割合が減るため，脂肪やタンパクの分まで入れて測定すると低Naになって見える

> **Case** 低Na血症② 〈82歳 女性〉 手術患者ではありませんが…
>
> **主訴**：めまい，嘔吐
>
> **既往歴**：高血圧（服薬中）
>
> 注視眼振を伴う眼振が受診2日前より継続している．嘔気，嘔吐で食事がとれず入院とした．入院時の採血でNa 123 mEq/Lと低下していた．嘔吐に伴う低Na血症かと思ったが，同時に測定した尿中Naは140 mEq/L，血中Crは0.8 mg/dL，尿中Cr 50 mg/dLであった．この患者さんの場合FENa＝1.8％となり，嘔吐に伴う循環血漿量低下が原因ではなく，腎臓そのものの異常が疑われた．そこで服薬を確認するとARBが入っていた．体内水分量は多くもなく，少ないわけでもないように見受けられたので，ARBが原因か，もしかすると高齢者によくみられるMRHEかということになった．

Advanced Lecture

> ❖ **電解質の排泄率〔fractional excretion：FE〕（％）**
>
> FENaは腎糸球体でのNaの濾過量に対する排泄された尿中Naの量を示しますが通常1〜2％です．(UNa×尿量 [mL/分]) / (PNa×GFR) で示されますが，GFRの代わりにCCr＝UCr×V/PCrを用いると
>
> FENa (%) = (UNa/PNa) / (UCr/PCr) で示されることになります．
>
> ・血清Na ↑，FENa％ ↑ …Na摂取過剰
>
> ・血清Na ↑，FENa％ ↓ …尿細管再吸収増加または分泌低下
>
> ・血清Na ↓，FENa％ ↑ …尿細管再吸収低下または分泌増加
>
> ・血清Na ↓，FENa％ ↓ …Na摂取不足
>
> 排泄率は他の電解質や尿素窒素（UN）でも計算できます．
>
> 【基準値】
>
> FENa＝1〜2％ 　FECa＝2〜4％
>
> FEK＝10〜20％ 　FEUN*＝55〜65％ （*利尿薬を使用中の脱水の評価にはFENaより適している）

3) 低Na血症の補正 ⇒

- ・MRHEの場合：ソル・コーテフ® 250 mg
- ・術後の低Na血症の場合：維持輸液500 mLに1 mol NaCl 40 mLを加えて補正する
- ・SIADHなどの水過剰の場合：水制限（800 mL/日），ループ利尿薬

a. Na補正量の公式

①単純な公式

Na欠乏量 ＝ 総水分量［TBW］×（目標血中Na－測定されたNa）

TBW：体重×0.5〜0.6

例）体重60 kgの男性で血清Naが120 mEq/L，目標血中Na濃度が130 mEq/Lなら

Na欠乏量＝60×0.5×（130 － 120）＝300 mEq

補正は… 1 mol NaCl液なら300 mL必要ですね．わかりやすい補正量です．

②Adrogué-Madiasの公式

1 Lの輸液で補正しようとした場合，その濃度を［Na ＋ K］とすると

Na濃度の上昇期待値 ＝（輸液中［Na ＋ K］ － 測定されたNa）÷（TBW ＋ 1）

例）血清Na濃度が120 mEq/Lの患者さんに3 ％NaCl液［513 mEq/L］を1 L投与すると，体重が60 kgであれば

（513 － 120）÷（36 ＋ 1）＝10.6 mEq/Lの上昇が期待できます．

③3 ％NaClを体重（kg単位）と同じmL投与する＝約1 mEq/L上昇

例）体重が60 kgならTBWは30 L．3 ％NaClは1 mLあたり0.5 mEqを含むので60 mL投与すると30 mEqが入ります．30 mEq/30Lすなわち1 mEq/L上昇すると予想できます．

b. 補正速度

脱髄性脳症の発生を避けるために，血中Na値の補正速度は0.5 mEq/L/時以下，24時間で8 mEq/L以下にします．

①1 mol NaCl液（5.85 ％NaCl）を使った場合：8×60×0.5/24時すなわち10 mL/時以下となります．これを30時間点滴します．実際には尿からの排泄分を追加する必要があるでしょうし，すでに維持輸液をしていることが多いので，1 mol NaCl液と合わせてどのくらいのNaを投与することになるのか計算する必要があります．また尿中Na濃度＋K濃度＜血清Naの場合はすでに低Na血症が改善しはじめています．過剰補正になりやすいので補正開始から数時間したら血中Naを再検しましょう

②緊急事態では：3 ％NaCl 100 mLを静注します．60 kg患者ならば1.7 mEq/Lの上昇になります．意識障害などが改善しなければ10分おきにくり返します

③ゆっくりと補正する場合：3 ％NaCl溶液を20 mL/時以下（通常15〜30 mL/時）の速度で点滴します．これは結局，1時間に10 mEqずつ入るので30時間続ければ300 mEqの欠乏量補正になります．3 ％NaCl溶液は，生食400 mL ＋ 10 ％NaCl 120 mLでつくります（または生食300 mL ＋ 1 mol NaCl 200 mL）

多分，外科医は術後ならば維持輸液500 mL（20 mEq前後のNaCl）に1 mol NaCl 40 mL

（40 mEq）を入れて，1日に4本というオーダーを出すような気がします．240 mEq/日の補正です．60 kgでTBW 30 Lなら240/30＝8 mEq/L/日の上昇．ちょうどよいです．…こんなふうに書くと他のまじめなドクターに叱られますかね．もちろんMRHEやSIADHでは尿中のNa排泄量が多いので，その分余計に時間がかかります．また高齢者で降圧薬としてARBを服薬しているようであればこれを中止します．MRHEであればステロイドを投与するなどで補正を補助することができます．

2　高Ca血症，低Ca血症

1）高Ca血症 ⇒ 〈原因〉がんの骨転移，副甲状腺機能亢進症，サルコイドーシス，腎不全，ビタミンD製剤

　外科では副甲状腺腺腫などによる副甲状腺機能亢進症や乳がんの骨転移による副甲状腺ホルモン関連ペプチド分泌によるCa上昇がみられますが，それほど頻度は高くないように思います．このような場合Pは低下していますが，腎機能障害が合併していたりビタミンD製剤の過量投与が原因である場合はPが上昇します．

> ▶ 中等度の高Ca血症　[Ca 12〜15 mg/dL]：
> 神経抑制，筋力低下，便秘，腹痛，潰瘍，食欲不振，心筋拡張障害，腎結石
> ▶ 高度の高Ca血症　[Ca＞17 mg/dL]：
> このようなケースでPが上昇しているとリン酸カルシウムが形成され多臓器に転移，急死の可能性が出てくる．心電図ではQT短縮，不整脈がみられる

◇ **治療**

　利尿薬＋生理食塩水，カルシトニン，糖質コルチコイド，ビスフォスフォネート

2）低Ca血症 ⇒ 〈原因〉大量の輸液，輸血によるクエン酸中毒，副甲状腺機能低下症

> ▶ 外科では何といっても甲状腺切除後の副甲状腺機能低下が問題となります．20％に一時的な低Caが発生，0.8〜3％に永久的な低Ca血症が発生するとされています
> ▶ Ca 7〜7.5 mg/dL以下，イオン化Caでは4.3 mg/dL以下でテタニーのリスクがあります．てんかん発作，喉頭けいれんに注意しましょう．その他，心不全，低血圧がみられます
> ▶ 検査としては，テタニー症状をみるTrousseau徴候，Chvostek徴候があります．心電図検査ではQT延長がみられます

◇ **治療**

⟐ 手術当夜にCa測定
> ▶ Ca＜7.5 mg/dLという危ない状態では ➡ グルコン酸カルシウム（カルチコール®）10〜30 mL

をゆっくり点滴します．早く静注すると心停止をきたすことがあり要注意です

- ▶ 経口摂取可能ならば ➡ カルシトリオール 0.5 μg を1日3回，3日間経口
- ▶ 血中 Ca＜9 mg/dL 以下ならば ➡ カルチコール® を上記より少なめに点滴します

✥ 術翌日に再検

- ▶ Ca＜7.5 mg/dL という危ない状態では ➡ カルチコール® 10 mL を 10～20 分かけてゆっくりと点滴します
- ▶ 経口摂取が可能ならば ➡ 乳酸カルシウム 1～6 g 経口投与します．カルシトリオールは 0.5 μg を1日2回，3日間経口にて併用投与します

✥ Ca への pH や Alb の影響について

- ▶ アシドーシス（血漿水素イオン濃度が高い）では，Ca はタンパクとの結合を阻害されます．逆にアルカローシスではテタニーになりやすくなります
- ▶ 総 Ca＝Alb/Ca＋Ca イオンです．術後でよくみられる低アルブミン時は総 Ca 値が低く出ます．アルブミンが少ないため，Alb/Ca の値が少なくなるためです．アルブミンから離れたはずの Ca は骨の中へ移動していますが，重要な血中のイオン化 Ca はまっとうに存在しているはずなのです．したがって下記のように補正してみる必要があります

  Ca 補正値＝測定 Ca 値＋（4－Alb）　　※ Alb 2 のときの Ca 7 の補正値は 9
  血液ガス分析の Ca イオン値が参考になります

Case 長時間手術における大量の輸液で低 Ca 血症を呈した症例〈70 歳代 男性〉

現病歴：直腸がん

11 時間の腹腔鏡補助下 Miles 手術をしたところ，術前 9.3 mg/dL であった Ca が術後 6.9 mg/dL まで低下．

当初，大量輸液による Ca の希釈かと推測．しかし Alb の値を見ると術前 4.3 g/dL が，術後 2.0 g/dL と変化しており，補正すると術後の Ca は 8.9 mg/dL であることが判明．もちろんテタニーも QT 延長も認めずに改善した．減っていたのは輸液と透過性亢進によるアルブミンだったわけである．

3　高 K 血症

高 K 血症を見つけたら時間との勝負．不整脈を確認したらグルコン酸カルシウムの静注を！

Case 膵頭部がん〈60 歳代 男性〉

かなりの進行がんで門脈系への浸潤が疑われた．術式として膵頭十二指腸切除術を選択．

再建も終わり，閉腹をはじめたとき，「あれ！腸管がむくんでいない？」と思ったが，長時間の手術では腸管がむくむことは多いので，まあ，問題ないだろうということでお腹を閉じた．が，直後に麻酔科医が心電図モニターをにらみながら「むむっ，QRSが…T波も高い．看護師さん，血液ガスをとってみて」と言うではないか．その結果を見ながら，ぼそぼそと「グルコン酸カルシウム1筒ちょうだい」と一言．「えっ！カリウム？」とこの短い疑問文は外科医の私．不安に打ち震えながらいくらですか聞くと「6超えています．前は3.9でしたが」とのこと．うそっ，やべっ．「再開腹！うわっ．門脈血栓だ」しっかり腸管がむくんでおり，その原因は門脈血栓症であった．すぐに門脈を切開して血栓を摘除したが，その間に麻酔科の先生は冷静に「ハイハイ，次インスリン10単位ね，血糖値高めだけど50％ブドウ糖も20 mLちょうだい．もうちょっとかな，ラシックス®1筒静注して．T波が落ち着いてきたかな．メイロン®はもう1回ガス採ってからにしよう．先生方，しばらくは大丈夫ですよ，原因なんとかなりますか？」なんとかするに決まってんだろう●〜＊##などとは決して口に出さずに「ありがとうございます．門脈つなぎ直せそうです」…私．

腸管のむくみによるコンパートメント症候群だったわけである．門脈血栓が原因であってもまず腹腔内圧の減圧をすることで，致死的なK上昇を回避することができる．最悪の場合は開腹したまま手術を終了してしまうこともできる．もちろん，開いている創部にはプラスチックシートを縫い付けて腸管保護をしておくが．

1) 原因 (表1)

高K血症の原因 として外科で経験するのは，コンパートメント症候群，スピロノラクトンを使用したとき，β遮断薬，ACE阻害薬，ARBをもともと服用している患者さんにNSAIDsを使用した場合，特に慢性腎機能障害をもっている高齢者が多くなっているので要注意です．その他にヘパリン，ジギタリス，β遮断薬，フサン®，ソマトスタチンアナログなどの製剤，横紋筋融解症，腎不全，などが原因となります．採血時の問題である偽性高K血症は最も多くみられ，除外が必要です．

慢性腎機能障害症例では急な入院などでソリタ®T3を点滴しただけで高K血症となります．

赤血球製剤1単位では0.2 mEq/L上昇する程度なので，通常は気にしなくて大丈夫です．

表1 ● 高K血症の原因

尿中K	原因
減少 （20〜40 mEq/L）	・腎不全，鎌状赤血球症 ・ヘパリン，ARB，ACE阻害薬，スピロノラクトン，NSAIDs，ST合剤，ジギタリス，フサン® ・アジソン病（副腎不全），関節リウマチ
増加 （40 mEq/L〜）	・無機酸によるアシドーシス ・インスリン分泌不全（糖尿病患者の術前に絶食したときが危ない） ・β遮断薬 ・横紋筋融解，溶血，外傷，腸管虚血

2) 高K血症の治療

血中K濃度が6 mEq/Lを超えており，かつ不整脈が新たに出現したか心電図で異常がみられたら次の順番で治療開始です．不整脈が出ている状況では腎臓内科医を呼ぶ前にCaを投与しましょう．症状がみられずゆっくり上昇していて輸液管理中であれば，まず輸液内容をKフリーのものに変更します．

①**10％グルコン酸カルシウム**：カルチコール®10 mL 3分で緩徐に静注．1分以内に効果あり．しかし30分ほどしか効きません．副作用：血管障害

血行動態変化がみられるようなら，10％塩化カルシウム 10 mL点滴静注します．グルコン酸カルシウムの3倍のCa量を注入にすることになります．

ジギタリス中毒での高KではCaを投与すると不整脈の発生が懸念されます．代わりに硫酸Mg 2 gを点滴します．しかしもともとジギタリスを服用していても，その中毒による高Kでないと判断したら，グルコン酸カルシウムを生食100 mLにいれて30分で点滴します．

〔作用機序〕Kによる膜電位の脱分極とそれによるNaチャネルの不活化にCaが拮抗

②**GI療法（グルコース・インスリン療法）**

(1) 20％ブドウ糖液500 mL＋レギュラーインスリン10単位を1時間で点滴静注

→ 4時間ほどしか効きません

(2) 50％ブドウ糖液50 mL＋レギュラーインスリン10単位を静注

→ 急速にKを下げますが，70％で1時間後に低血糖になります

血糖値250 mg/dL以上ではインスリンのみの投与で可能．しばらくしたら血糖値を測定します

〔作用機序〕Kの細胞内への移動

③**透析**：2～3時間の透析で2 mEq/LのK低下が期待できます

〔作用機序〕Kの体外への排泄

④**イオン交換樹脂**：ケイキサレート®30 g＋水100 mL注腸（Mgとキレートすることに注意）

〔作用機序〕Kの便中への排泄

⑤**ループ利尿薬**：ラシックス®20～40 mg 静注

〔作用機序〕Kの尿中への排泄

⑥**β_2刺激薬**：プロカテロール塩酸塩（メプチン®50 μg）かサルブタモール（ベネトリン®2.5 mg）を通常量の5倍ほどを生食4 mLに溶解してネブライザーから投与します．虚血性心疾患では使用しないほうが無難です

〔作用機序〕Kの細胞内への移動

⑦**重炭酸ナトリウム（メイロン®）**：効果不明です．ただし尿細管アシドーシスなどでHCO_3低下に伴っての高K血症では有用と思います．AG増加型のアシドーシスでは効果は期待できません

〔作用機序〕Kの細胞内への移動

ひとくちメモ

高K血症の心電図変化

Kが5.5 mEq/Lを超えたときのT波のテント状上昇は有名ですが…

・8 mEq/LでⅠ度ブロック，P波消失，QRS延長

・10 mEq/Lで完全房室ブロック

・14 mEq/LでVF

上記はいずれも慢性的な高K血症での変化です．急性の高K血症ではその数値は低くても心筋障害が発生しえます．

4 低K血症と高Na血症

いずれも外科ではそれほど経験しませんが，勉強の流れですので併せて確認しておきましょう．

1) 低K血症

a. 症状

2.5 mEq/L以下で筋力低下，横紋筋融解症，消化管平滑筋障害が発生します．

b. 原因

①K摂取量低下

②細胞内へのKの流入増加：アルカローシス，高インスリン血症，アドレナリン，低体温

③K排泄増加

【消化管からの排泄】［尿中K濃度＜30 mEq/L］嘔吐，下痢，ドレナージ

【尿からの排泄】［尿中K濃度＞30 mEq/L］利尿薬，アルドステロン症，尿細管アシドーシス，低Mg，アムホテリシンB，Bartter症候群，Gitelman症候群（劣性遺伝でNaClの尿細管での再吸収障害，ループ利尿薬の効果に似ている）

c. 心電図所見

T波↓，U波↑（V4〜6），QT延長，不整脈（低Mg血症を伴っているとき），2度または3度の房室ブロックをもたらすことがあります．

d. 治療

Kを20 mEq/時以下の速度で投与します．浸透圧が高いので40 mEq/L以下まで希釈します（KCl液20 mEq 1アンプルを生理食塩水か5％ブドウ糖液500 mLなどに混注します）．

中心静脈カテーテルからの高濃度投与は心停止が起こりうるので注意しましょう．血清K濃度が1 mEq/L低下していたら300 mEqのKを数日に分割して投与します．補正が十分でないときはMgの低下を疑います．

2) 高Na血症

a. 症状

易刺激性，意識障害，けいれん，昏睡，高熱

b. 原因

▶ 利尿薬，マンニトール点滴，糖尿病，高カロリー輸液，経腸栄養，抗生物質などに含まれるNa負荷が原因の場合：尿浸透圧 ＞ 300 mOsm/L

▶ 尿崩症*が原因の場合：尿浸透圧 ＜ 300 mOsm/L

▶ 下痢，嘔吐，高熱が原因の場合：尿中Na＋K ＞ 血中Na

▶ 原発性アルドステロン症では，細胞外液が増加しており，血中K濃度低下が中心で高Na血症は中等度です

＊尿崩症：下垂体後葉から分泌される arginine vasopressin（AVP）低下により腎集合管の水に対する透過性が亢進します．水の再吸収が抑えられるため尿崩症となります．細胞外液量の減少は口渇による水分摂取で補われるため脱水症状は軽度になります．しかしAVPは動脈の緊張を刺激するので尿崩症では血圧も上昇しなくなり，動脈の張りもなくなります

c. 治療

▶ 脱水が明らかな場合は最初に生理食塩水投与により循環血漿量を戻しましょう

▶ ついで5％ブドウ糖液の投与．フロセミドの併用も検討します

▶ 急激な補正は脳浮腫を引き起こすので12 mEq/L/日以下の低下にとどめます

❖ **1 Lの輸液で補正しようとした場合**

Na濃度の下降期待値 ＝（輸液中の [Na＋K] －測定されたNa）÷（TBW[※1] ＋1）

低Na血症でも出てきた Adrogué–Madias の公式ですね．5％ブドウ糖1 Lを使った場は，患者さんのNa濃度が160 mEq/Lほどならおよそ4〜5 mEq/L低下することになります．

Case 抗菌薬の点滴が原因と考えられた高Na血症 〈80歳代 男性〉

非閉塞性腸管虚血（NOMI）が敗血症と急性腎不全合併．腎不全はかなり改善してきたが…術後20日目，発熱．血液培養で *Enterobacter aerogenes* 検出．敗血症の診断でタゾバクタム／ピペラシリン4.5 g×3/日と晶質液500 mLを追加したところ，3日目の血液検査で，血中Na^+ 156 mEq/L，血中Cl^- 113 mEq/L，尿中Na^+ 90 mEq/L，尿中Cl^- 92 mEq/L 投与したNa^+量がどうなっていたかというと，発熱前までの輸液でNa^+ 86 mEq/日投与されていたものが，発熱後に晶質液500 mL（Na^+ 65 mEq）と，抗菌薬および溶解用生理食塩水でNa^+ 74.4 mEqが追加され，結局225 mEq/日ものNa^+が投与されることとなってしまった．抗菌薬には1 g中に2〜8 mEqのNa^+が含まれている．タゾバクタム／ピペラシリン4.5 gには9.39 mEq含まれていて溶解用の生理食塩水と合計すると結構な量になる．

※1　TBW：体重×0.5〜0.6

1　貧血

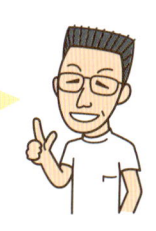

- 貧血の評価は身体所見上，以下を目安にしている
  ①眼球結膜が白色＜Hb10 g/dL
  ②顔色不良で白色（pale）＜Hb 7〜8 g/dL
  ③手掌線が手を開いた状態で白い＜Hb 5 g/dL
- 〈術前の補正目標〉
  出血リスクのある患者さん ➡ Hb 12〜13 g/dL
  リスクの少ない患者さん ➡ Hb 8 g/dL
  循環器合併症がある患者さん ➡ Hb 10 g/dL

a. 貧血への対応

　術前にHb 9 g/dL以下を示す貧血の患者さんは相当数みられます．このような患者さんに対して，待機手術であれば，貧血の補正は，鉄剤，ビタミンB_{12}，エリスロポエチンなどの投与と，物理的な止血（内視鏡などによる）が望ましいと考えられています．輸血は，感染，呼吸器合併症の増加，腫瘍の再発を助長するとされており，できれば避けたいですが，やむをえず行うことが多いですね[1]．

b. 補正の目標値

　補正の目標値にはいまだ十分なエビデンスがありません．**出血を予想するような腹腔内の腫瘍切除の場合は，男性でHt 39 ％以上，女性でHt 36 ％をめざします**．Hbにすればおおよそ13 g/dL，12 g/dLぐらいでしょうか．現実的には補正が難しいケースもある値です．

　リスクの少ない手術の場合はHb 8 g/dLでも術後合併症，予後には影響しないという報告があります．しかしHt＜29 ％だと貧血のない患者さんに比べて，合併症・死亡のオッズ比は1.6〜1.9に増加するという報告もあります．また**虚血性心疾患合併を疑った場合は，どんなに悪くてもHt＞29 ％，Hb 10 g/dLは確保して手術に臨むべきです**[2]．貧血に心血管系，COPD，CKD，敗血症などが合併しているとオッズ比はさらに上昇するため，術前の貧血補正の検討は必須です．

c. 輸血

　やむをえず輸血を行う場合は，周術期を避け，事前に輸血しておくべきでしょう．周術期の輸血が予想される場合は，自己血輸血を検討します．

　参考までに確認しておきますが，手術と関係ない貧血に対する輸血は，Hb 7 g/dL以下になった場合に開始し，Hb 9 g/dL以下の範囲で維持するのが望ましいとされます．Hb 10 g/dL以上にすると，かえって死亡率が上昇しかねません．特に全身状態のよい患者さん，55歳以下の患者さんの場合に少なめの補正の有効性は顕著となります[3]．

2　輸血の注意点

異型輸血なんてしたことあるだろうか？
血液がない！ ⇒ 生理食塩水，膠質液，異型輸血の順で救命しよう．やむを
えない事態もあるのだ

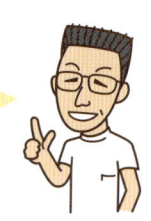

1）大量出血

　短時間で輸血が必要なケースは出血性ショックです．この場合，循環血漿量の30％（全血を20単位と考えれば30％は6単位分にあたる）が失われると非代償性ショックとなり血圧が低下しはじめます．晶質液（ラクテック®など）を出血量の3倍輸液するとそのうちの1/4〜1/3が血管内に留まります．循環血漿量が確保されたとき，Hbは7g/dLに維持されるように赤血球輸血を行っておきます．45％以上出血するような場合は，非可逆性になりかねないので大量の赤血球，凍結血漿，血小板が必要となります．

　血液の備蓄量は各病院での輸血頻度，血液センターからの距離を考慮して決めていると思います．しかしながら血液の搬送に約1時間，交差適合試験に必要な時間まで入れると2時間（！）必要です．冬はもっと時間がかかるときがあったりするので，ときに異型輸血が必要となる場合があります．ちなみにこうしたときの輸液量について確認しておきましょう．

・晶質液：ラクテック®，生食，ビカーボン® ⇒ 出血量の3倍を目安とする
・膠質液：5％アルブミン，ヘスパンダー®，ボルベン® ⇒ 出血量と等量を目安とする

2）交差適合試験省略時のリスク

▶ A型の人がもつ抗B抗体価，B型の人がもつ抗A抗体価は，O型の人がもつ抗A，抗B抗体価よりも低い（表1）

▶ 異型血小板，異型新鮮凍結血漿は2L以上の使用は控えたほうがよい

▶ 患者さんがRhD陰性である可能性は0.5％

▶ 溶血反応を生じる不規則抗体を保有している可能性は0.5％以下

▶ A，B，O型の患者さんであれば交差適合試験が間に合わなければ，まずO型赤血球液を輸血してしまうことも選択肢になる

表1 ● 緊急時の適合血の選択

患者血液型	赤血球濃厚液	新鮮凍結血漿	血小板濃厚液
A	A＞O	A＞AB＞B	A＞AB＞B
B	B＞O	B＞AB＞A	B＞AB＞A
AB	AB＞A＝B＞O	AB＞A＝B	AB＞A＝B
O	Oのみ	全型適合	全型適合

異型適合血を使用した場合，投与後の溶血反応に注意する．
（文献4より引用）

▶ 赤血球濃厚液：若いRhD陰性の女性に輸血する場合には，可能であればRh型を優先し，A（－）の女性ではA（＋）とするよりはO（－）に変えるなどの配慮をする

3) 異型輸血の副作用

急性と慢性の副作用があります．

a. 急性の溶血反応

急性腎不全，DIC，ショックとなります．発熱，振戦，針孔からの出血で気づきます．尿が赤くなります．

治療：まず500 mL/時の生理食塩水の点滴を行い尿量を1 mL/kg/時以上とします．フロセミドを静注します．高K対策として，透析（p236参照）と，DIC治療を考慮します（p316参照）．

b. 輸血関連急性肺傷害 (transfusion-related acute lung injury : TRALI)

輸血後6時間以内に生じるARDS．頻度は少ないのですが死亡率は13％と報告されています[5]．BNPの上昇は認められません．

治療：人工呼吸も含めた治療が必要です（p206参照）

c. 輸血関連循環過負荷 (transfusion associated circulatory overload : TACO)

輸血に随伴する循環過負荷による心不全で，高血圧を呈します．検査所見としてはBNPの上昇が認められます．

治療：輸血，点滴の中止．場合により瀉血も考慮します．

d. アナフィラキシー

輸血開始数分以内に血圧低下，呼吸困難，血管性浮腫が発症．

治療：輸液，気道確保し0.1％アドレナリン注0.2〜0.5 mL筋注．

e. 慢性の溶血反応

2〜10日で発症します．軽度の貧血，発熱，ID-Bil（間接ビリルビン）の上昇．治療の必要はありません．

3　輸血の一般的な副作用

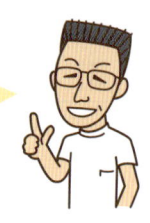

大量輸血では, PT, フィブリノゲン, 血小板, 血中K, Ca, アシドーシスの有無をチェック

　ERや一般病棟と違い，ダメージコントロール手術が必要な手術室やICUなどでは20単位以上の輸血をすることがあります．交差適合試験がOKでも前ページのような合併症に加えて他にも問題が起きてきます．

　大量輸血では24時間以内に患者さんの全血液量とほぼ同量を輸血することになります．このような場合は輸血前用検査検体はもはや患者さん自身の末梢血液を反映しません．凝固障害や電解質異常，酸塩基平衡異常が生じていることに注意が必要です．

a. 大量の出血でみられる凝固障害

　輸血前の低血圧，組織低酸素血症による凝固促進分子の異常で，PT（プロトロンビン時間），aPTT（活性化部分トロンボプラスチン時間）の延長がもたらされます．また成人では通常15〜20単位の赤血球輸血で血小板数は10万/μL未満となります．必ず**PT，フィブリノゲンと血小板をモニター**してください．全身性の出血が生じる前に血小板10〜20単位やFFP（新鮮凍結血漿）5〜10単位の投与を開始しましょう．

　投与開始の基準：手術予定であれば血小板は5万/μLで，FFPはPTが正常値より1.5倍以上延長または30％以下の低下や，フィブリノゲン100 mg/dL以下で開始します．

b. クエン酸中毒による低Ca血症

　血清Ca値が7 mg/dL以下の場合，心電図でQTの延長やテタニーなどが発生します．補正用塩化カルシウム液（20 mEq/20 mL）を10分以上かけて静脈内投与しておきます（p233参照）．Caと接触すると血液製剤は凝固するため投与ラインを分けておいてください．

c. 高K血症

　持続的な低血圧状態や腎不全，乳酸アシドーシスを呈する患者さんや小児で発生しやすいです．

d. 低体温，心室性不整脈

　急速な低温の血液製剤の大量投与（50 mL/kg/時以上），新生児の交換輸血，小児の急速輸血（15 mL/kg/時以上）で不整脈が誘発されます．なるべく血液加温装置を使用します．

e. 代謝性アシドーシス・アルカローシス

　p215〜219を参照してください．

4 大量出血での対処

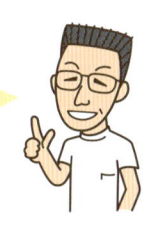

止血を目的とした再開腹は術後数日まで．以後は血管造影下で
輸血量を決めるためのヒント

- 赤血球1単位でHb 0.7 g/dL上昇

- 新鮮凍結血漿4単位でフィブリノゲン25 mg/dL，PT最大で20％上昇

- 血小板10単位で2.5〜3万/μL上昇

1）術中出血

　外科に限らず足が震えるほどの出血による緊急事態に遭遇することは，医師になった以上避けて通ることができません．物理的な止血は必須ですが，同時に血液製剤の選択とその量を確認しておきましょう．出血がはじまったらショックになる前に血液製剤が届くようオーダーします．ただし出血が外科的に制御可能になるまではFFP，凝固因子，血小板の投与は無効です．

Case　術中大量出血〈80歳代 男性〉

身長149 cm，体重57 kg，血液型A，Rh＋

診断：進行直腸がん

既往歴：膜性腎症と脳梗塞があり，プレドニゾロン，バイアスピリン®服用

直腸がんの術中，骨盤内操作において前立腺剥離面より持続性の出血を認めた．輸血をしながら止血を試みるも不可．最終的に4,200 mLの出血を認めたため骨盤内にガーゼパッキングを行い，いったん閉腹．パッキングと輸血した凝固因子の効果により止血されていたため，3日目に再開腹してガーゼをとり除き止血されていることを確認した．

術前：RBC 394万/μL，Hb 9.2 g/dL，Ht 29.9％，Plt 25.3万/μL，PT 103％

出血直後：RBC 236万/μL，Hb 5.7 g/dL，Ht 18.2％，Plt 9.2万/μL，PT 48％，Fib 86 mg/dL

これに対して術中に赤血球A型14単位，凍結血漿A型8単位，AB型2単位を輸血．

手術翌日：RBC 278万/μL，Hb 7.8 g/dL，Ht 22.2％，Plt 4.1万/μL，PT 66％，Fib 141 mg/dL

この結果を受けて赤血球輸血4単位，凍結血漿2単位，血小板10単位の輸血を追加した．その後は安定した．

　出血の治療は当然，外科的に創面の止血がなされていなければ輸血のみでは意味をなしません．しかしPT，Fib，Pltがこれだけ低下すれば前立腺剥離面以外からも出血がはじまります．大量

出血時の止血操作においては，外科的止血と凝固因子，血小板補充を並行して対応していかなければならないわけです．

　ゆっくりした出血であれば必要量を前述のように計算して輸血をオーダーします．血液製剤のオーダーは外科的止血の完了まで時間がかかることを考慮して，多めに頼む必要もあります．間に合わなければ異型輸血も躊躇すべきではありません．この症例ではAB型の凍結血漿をさらに多く入れる予定でしたが，幸い本来のA型が途中で間に合いAB型は2単位のみですみました．

　この症例のように全身の血液（約4Lすなわち20単位分）に相当する出血の場合は，10～20単位分を目安に輸血することになります．本症例では手術翌日までの2日間で赤血球輸血18単位，凍結血漿12単位，血小板10単位となりました．

2）術後出血

　術中の出血は時々ありますが，手術当日の夜に出血をきたすことは比較的稀です．むしろ数日してからが多いですね．感染，膵液漏により仮性動脈瘤が形成され，その破綻により，突然，病棟でショックになる，ドレーンから出血することがあります．

　術後，数日目の出血ならば再開腹．1週間以上経っていたら血管造影下で止血を行います．

Case　肝膿瘍に対する肝左葉切除術後の出血〈70歳代 女性〉

肝切除術後7日目，突然，肝断端付近に置いたドレーンから大量の鮮血．ショックバイタルを呈した．患者さんの手足には冷感がみられた．表情は不安気であったが意識障害はなし．上腹部には膨隆がみられ大量の術後出血が疑われた．外科チームの最若手（卒後5年目）がまず呼ばれ，上腹部を圧迫しながら，大量輸液，輸血の指示，血管造影の準備に加えて手術室の待機を命じた．この患者さんは手術目的であった肝膿瘍に由来する肝切除離断面の感染が術後続いていた．その最中に離断面に接していた左肝動脈の枝に仮性動脈瘤が形成され，そこが破綻したものと考えられた（図1 A）．

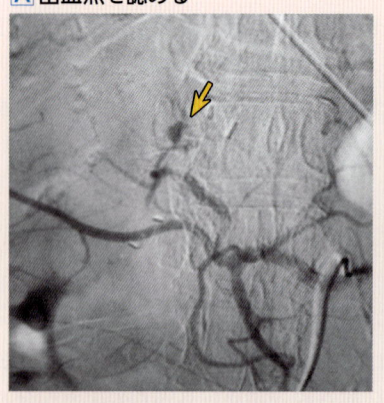
A 出血点を認める

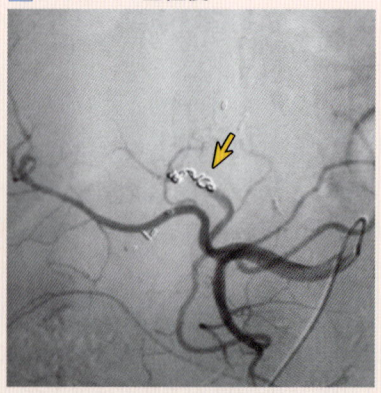
B コイルにて塞栓後

図1 ● 血管造影

このようなケースでは術後7日を過ぎると癒着のため再開腹はきわめて困難になる。たとえCTで出血点が明らかであっても手術ではそこに到達できないことが多い。また腹部外科の場合、術後の大量出血はほとんどが動脈性で、門脈、静脈からの出血は少ない。したがって術後7日を過ぎた手術操作部からの出血は、血管造影下にマイクロコイルなどで止血すべきである（図1 B）。それにしても、患者さんは腹部を圧迫されながら、この若き医師に「私、助かりますかね？」と聞かれたようだ。卒後5年目はニコッと笑って「心配ないですよ」と答えた。本当は圧迫しながら足が震えていたと言っていたが、彼の的確な指示と現場から逃げない胆力は見事であった。彼は素晴らしい医師になるはずである。

このような出血を経験することが多いのは膵頭十二指腸切除後です。大量出血前にドレーンが少し赤くなることがあるとされていますが、実際にはあてになりません。術後4〜5日目に造影CTを行い仮性動脈瘤の有無を確認することをルーチンにすべきです。筆者の経験では大量出血を起こす患者さんは、仮性動脈瘤を形成する感染の継続のためなのでしょうが、術後SIRS（全身性炎症反応症候群）かそれに近いバイタルが長く続き、同時に緊張感のある不安気な表情をしているように思います。

3）周術期の輸血量の目安

a. 赤血球液（RBC）〔商品名略号：RBC-LR〕

1単位でHb 0.7 g/dLほど上昇します。術前、最低でもHbは8 g/dL必要ですが、循環器異常がもともとあれば10g/dL。がんの大手術であればさらに多めに補正して手術に臨みます。術中に出血が多いなと思ったらまず6単位オーダーしています。ちなみにこのLRですが、leukocytes reducedの略で白血球除去済みであることを示しています。残った白血球によるGVHDを避けるため放射線照射済みの製品は「Ir RBC-LR」と記載されています。

b. 新鮮凍結血漿（FFP）〔商品名略号：FFP-LR〕

大量出血や肝硬変での肝切除などの場合は、筆者ならまず10単位オーダーします。

最初に枯渇する凝固因子はフィブリノゲンとされています。出血量が3 Lを超えるとフィブリノゲン濃度は100 mg/dLを切り、フィブリン形成ができなくなってくるため大出血の原因となります。FFPに含まれるフィブリノゲンは200 mg/dL程度です。したがって4単位（480 mL）のFFPを輸血するとフィブリノゲン濃度は約25 mg/dL上昇します。

フィブリノゲン製剤（比較的安価）を使う手もあります。1バイアルで1 gのフィブリノゲンを含むため30 mg/dLほどの上昇が期待できます。通常3バイアルをオーダーしています。

出血時の主な凝固系破綻の経路である外因系を示す**PT時間が30％（INRで2）を切るようであったらFFPをまず4単位（480 mL）を投与**します。最大で20％ほどの上昇が期待できます。FFP投与量の目安は（目標PT％−現在のPT％）×体重×0.4という計算になります。

静注用人プロトンビン複合体（ケイセントラ®）を使う手もあります。ワルファリンなどのビタミンK拮抗薬投与中の緊急手術で止血を要するとき、20〜50 IU/kgを静脈内投与します。1,000 IUで65,225円の薬価ですが（2019年4月現在）、ワルファリンなどを使用している場合

D
血液

は保険適応があります．合併症として血栓形成の可能性があるので注意が必要です．

　第VII因子製剤であるノボセブン®を使うと外因子系を活性化することができます．大量出血の場合は4.8 mgを使用します．本来は血友病での認可薬であり，大量出血に対しての保険適用はありませんが，実は外傷，手術時出血の使用頻度のほうがはるかに多いと報告されています．価格は4.8 mgのもので40万円ほど．これも心筋梗塞，肺塞栓などの血栓形成の可能性があるので注意が必要です．

c. 血小板濃厚液 (PC) 〔商品名略号：PC-LR〕

　10単位で2.5〜3万/μLの上昇が期待できます．目標を5万/μLとすると大量出血の場合は20単位をオーダーするのが無難と思います．ただし頼んでも「10単位しかありません」という返事のことが多いですね．1/3は脾臓にトラップされるため，以下の計算になります．

$$\text{血小板増加数 }(/\mu L) = \frac{\text{輸血血小板総数}^*}{\text{循環血液量 (mL)} \times 10^3} \times \frac{2}{3} \quad (* : 10\text{単位で}2 \times 10^{11})$$

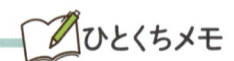

ひとくちメモ

1人あたりの血液 (成分) は20単位

　糸魚川総合病院の麻酔科医の松尾光浩先生のアイデアですが，1人あたりの血液（成分）は20単位あると考える手もあります．2単位輸血するとそれぞれの成分が2/20すなわち10％上昇するわけです．RBC-LRを2単位輸血するとHb1.4〜1.6 g/dL上昇します．全血のHbの1/10です．PTも10％上昇させるには2単位輸血すればいいわけですね．血小板は製剤の濃度を10万/μLと考えると2単位で1/10，すなわち1万/μL上昇するはずですが，脾臓で1/3はトラップされるので，6,600/μLの上昇．10単位の血小板なら3.3万/μLの上昇が期待できることになります．RBC-LR，FFP-LRは10単位，PC-LRは20単位頼んでおけば全身の血液（4 L程度）が出ても半分以上補充できるので何とか乗り切れると思います．もちろん製剤をつくる過程で成分量の変化が起こるので，理屈通りにはなりませんが輸血効果のイメージは湧きます．

5 周術期の血液異常

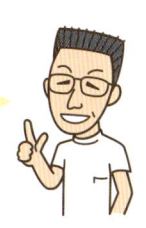

- 血球異常の主な原因は薬剤と感染症である
- 治療は疑いのある薬剤の中止からスタートする

例えば血小板や白血球が極端に減少したら「まずい！ なんか起きた」と冷や汗をかきますよね．外科治療の前後では多くの薬剤を使いますし，そもそも感染症の患者さんも多いことから血球異常には日常的に遭遇します．原因を確認しておきましょう

1 血小板減少

原因は偽性血小板減少，薬剤性，敗血症，HIT が多い

　術後治療中に血小板減少を経験することは多く，まず偽性血小板減少を考え，次に薬剤性と敗血症の持続を検討してみることで解決することがほとんどです．生命予後にかかわる HIT（ヘパリン起因性血小板減少症）はヘパリンの使用歴に気づくかどうかにかかります．ITP（特発性血小板減少性紫斑病）は脾摘術目的に紹介されて来ます．TTP（血栓性血小板減少性紫斑病），HUS（溶血性尿毒症症候群）は ER や当直でお目にかかるかもしれません．おかしいと思ったら専門医にコンサルトしてください．

a. 偽性血小板減少
　抗凝固薬の EDTA の入った採血管を使用した場合，血小板が凝集するため，顕微鏡下では凝集した血小板が認められます．このようなときはヘパリン加採血かクエン酸加採血で再検査します．血小板の半減期は 7 日ほどなので，翌日測定したら正常値に戻っている場合もこれです．

b. 薬剤が原因の血小板減少
　ピペラシリンをはじめとする β ラクタマーゼ抗菌薬，バンコマイシン，リネゾリド，ヘパリン，キニジン，アスピリン，アセトアミノフェン，タガメット® などが原因となります．

c. 敗血症と DIC（DIC は p315 参照）
　敗血症患者では DIC に至らなくても血小板減少が発生することがあります．感染症によりマクロファージが活性化され，その食作用により血小板減少が引き起こされると報告されています[6]．まずは感染症の治療からはじめましょう．

d. HIT (heparin-induced thrombocytopenia，ヘパリン起因性血小板減少症)
　ヘパリン投与が原因の場合は HIT を予想します．点滴ラインの凝固予防に使う場合やヘパリン

コーティングカテーテルなど投与量が少なくても発生するので，看護師も含めて皆で使用歴を検討する必要があります．HITはヘパリン投与後5〜10日ほどで発症する血小板減少症ですが，血小板が2万/μL以下になることは少ないようです．

Case 術後血小板減少がみられHITが疑われた例〈60歳代 男性〉

転移性肝がんに対して2カ所の肝部分切除を施行．術後，断端膿瘍が合併した．セフメタゾール1g×3/日．食事がはじまっていたため抗菌薬の点滴はルートだけ残して間欠的に行っていた．凝固を避けるためにヘパリン100単位をその都度ルートフラッシュ目的に使用した．投与5日目に血小板が33万/μLから17万/μLまで低下．その後，5万/μLまで低下したため，ヘパリンを中止．身体所見では異常なし．下肢静脈エコーで血栓を認めず．血小板減少の原因としてセフメタゾール，膿瘍による感染症の持続も考えられたが，まずはHITの可能性について血液内科にコンサルトした．

　HITでは出血よりもむしろ静脈系の血栓（肺梗塞＞心筋梗塞，脳梗塞）が問題となり生命予後にかかわってきます．またヘパリン筋注症例では，筋注部位の壊死がみられることもあります．身体所見上，血栓症の所見が疑われたらヘパリン中止後にアルガトロバン，オルガラン®の投与により血栓の予防を図ります．治療期間は血小板が15万/μL以上になるまで．なおワルファリンの使用はその投与初期にかえって凝固リスクを引き上げて危険です．アルガトロバンかオルガラン®を数日間併用します．検査としてはHIT抗体の検査を提出しますが，結果を得るのに日数がかかります．そして出血傾向がない場合は，血小板輸血は血栓症増加のリスクとなり避けたほうが無難です．しかし出血がみられたら血小板輸血を頭から否定してはいけません．

Case 術後に大腿部出血斑，血小板減少がみられた例〈70歳代 女性〉

NOMIに対する小腸切除後．抗菌薬としてカルバペネム投与．既往歴として後大脳動脈にステントが留置されており，周術期にヘパリン投与を15日間行ったところ，大腿に出血斑が認められるようになり，血小板1.2万/μLまで減少．貧血は認めず．Fib 242 mg/dL，FDP 12μg/mLでDICは否定的．薬剤が原因と推測され，治療としてカルバペネム，ヘパリンを中止し，ついで血小板輸血を行った．血栓症の所見は見当たらなかったがHITの可能性が否定できず，血小板輸血の施行に迷った．

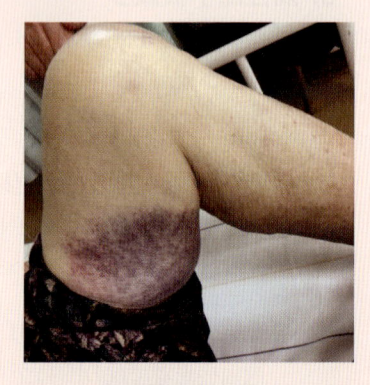

図1● 大腿部の出血斑

　血小板輸血の有無での大規模な検討として，輸血した群で動脈血栓症は6.9％に発生した（輸血なしの症例では3.1％）が静脈血栓症は増えなかったという報告があります[7]．出血と血栓症のリスクを個々のケースで比較しながら治療にあたるべきです．

e. 肝硬変による脾腫

外科入院前からみられます．わかりやすいので説明はいらないでしょう．

f. ITP (idiopathic thrombocytopenic purpura, 特発性血小板減少性紫斑病)

ウイルス（麻疹，風疹，水痘，HCV，CMV，HIVなど）や細菌感染が原因．症状として，皮膚や歯肉の出血が多く，消化管，脳出血は少ないです．

治療としては，免疫グロブリン，ステロイド投与が行われます．外科の入院中にITPを発症することはまずないと思われますが，ITPの治療を目的として脾摘術を依頼されることがあります．術前に免疫グロブリン投与，場合によりステロイド，緊急であれば血小板輸血を行い，血小板を5万/μL以上にしておきたいところです．また脾臓はIgM抗体を産生しています．敗血症予防として脾摘術前に莢膜をもつ細菌（肺炎球菌，髄膜炎菌，インフルエンザ菌）に対するワクチン接種が必要です．

なお *Helicobacter pylori* が原因のときは軽症のITPを示すことが多く，また治療として除菌が有効です．

g. TTP (thrombotic thrombocytopenic purpura, 血栓性血小板減少性紫斑病)

溶血性貧血を伴う点で前述のITPと鑑別します．DICと違いPTやaPTTなどの凝固因子の枯渇はみられません．血管内皮の異常なvWF（フォン・ヴィルブランド因子）が血小板凝集を引き起こして発症します．パナルジン® が誘因となることがあります．血小板減少に加えて溶血性貧血，腎機能障害，発熱，精神障害が起きます．

検査所見として，LDH上昇，破砕赤血球が出現します．血小板輸血は禁忌です．血漿交換，ステロイド投与を考慮します．

h. HUS (hemolytic uremic syndrome, 溶血性尿毒症症候群)

腸管出血性大腸菌感染（*E.coli* O157：H7）が主な原因で，血小板減少に加えて，下痢，溶血性貧血，急性腎不全を引き起こします．この場合も，凝固因子の枯渇は認められません．

2　血小板増多

- 外科で多くみられる原因は，脾摘後，大手術後，腹膜炎等の感染症による反応性血小板増多症である
- 骨髄増殖性腫瘍（MPN）などと違い，血栓予防としてのアスピリン投与の必要性は少ない

a. 原因

血小板数が60万程度の増多は，手術と感染症が原因であることが多く（両者で70％以上を占める），しばらくすると血小板数は自然に減少していきます．100万を超える場合は感染症の合併や脾摘術後，悪性腫瘍の存在が原因となることが多いです．

表1 ● 血小板増多の原因

- 感染症：31 %
- 脾摘術後，脾機能低下：19 % ⇒ 赤血球でのHowell-Jolly bodies出現がみられれば疑う
- 悪性腫瘍：14 %
- 外傷：14 %
- 非感染性の炎症：9 %
- 出血：6 %

b. 治療

　手術や感染症，悪性腫瘍の合併によってもたらされるトロンボポエチンやIL-6に反応した血小板増多症では，血栓形成，出血のリスクは1〜3％と少ないと報告されています（血小板＞100万/μLでもこの程度です．MPNなどでは血小板60万/μL以上から血栓症が認められるのと対照的）．死亡するケースもないことから，アスピリンなどでの治療は必要がないことがほとんどです[8]．したがって増多の原因に対する治療が優先です．脾摘術後の場合は経過を追っていきます．

✏️ひとくちメモ

偽性高K血症

　ところで血小板増多症のときは偽性高K血症が起きやすいことは知っていますか？ 血液が凝固する際に血小板からKが流出します．特に血小板増多症の場合，血小板10万/μLあたり0.15 mEq/Lの上昇がみられるとされ，真のK濃度を測定するにはヘパリンなどの抗凝固薬を用いた検体から遠心分離した血漿を検査します．

　同じような現象は採血時の血管障害や手を握りしめるのをくり返すときにもみられます．リンパ性白血病では検査室での遠心によって細胞が壊れることがあり偽性高K血症がみられることがあります．

Case 脾摘後の反応性血小板増多〈20歳代 女性〉

　だいぶ以前の症例である．交通事故にて脾損傷を受傷したアジア人の患者さんに膵脾合併切除施行した．術後7日目で本国より迎えの医師が来院．このとき，血小板が100万/μLと上昇していたためアスピリンの服用を開始して帰国．数日して紹介状に対する返事が送られてきた．経過良好であることと，退院となったことに加えて，**反応性血小板増多にアスピリンのエビデンスはないので，処方を中止した旨**が記載されていました．急いで文献を調べるとすでに1994年に報告されており，自分の不勉強と彼の国のレベルの高さに赤面した覚えがある．

3 好中球減少

入院中の好中球減少は抗菌薬か敗血症が原因であることが多い

高齢者は術後に薬剤や炎症が原因で好中球減少となる症例が多いのですが，原因がわからず結構焦ります．術後に多いのは，薬剤，特に抗菌薬が原因のケースですが，このようなケースでは敗血症が原因で下がっているのか抗菌薬が原因なのかわからないことがあって不安になります．臨床経過が安定しているかどうか，過去に遡って薬剤が原因で好中球減少がみられなかったか，もしあったらそのときと同じ薬剤を使用していないか調べることで，抗菌薬を思い切って中止する選択ができます．

Case 閉塞性腸炎治療中にみられた好中球減少〜原因は抗菌薬？〈70歳代 男性〉

既往歴：糖尿病，アルコール性肝硬変，高血圧，高尿酸血症，胃潰瘍
現病歴：1カ月前より食欲不振．下痢もみられるようになり内科受診
上行結腸がんによる腸閉塞と診断された．39℃の発熱がみられ，白血球数（WBC）10,800/μL，好中球数（Neu）9,720/μLと上昇．閉塞性大腸炎が疑われ絶食．セフメタゾン®投与．
症状は改善したが入院3日目の血液検査結果で，WBC 1,000/μL，Neu 170/μLと突然の好中球減少を認めた．
この時点で解熱も得られバイタルサインもqSOFAを満たさず，腹部症状もなく，腸閉塞も改善しており，敗血症による好中球減少の可能性は少ないと考えた．薬剤性としては抗菌薬かPPIによる可能性があったが，PPIは継続的に服用していたことから原因としては抗菌薬の可能性が高いと判断した．また，もともと大酒家で栄養不良もあったうえに絶食となったことからビタミンB$_{12}$，葉酸欠乏の可能性もあった．しかし神経症状は認めず，Hb 9.0 g/dLと貧血はあったが，MCV（平均赤血球容積）74.8 fLと鉄欠乏性のパターンであったため否定的．
治療：セフメタゾン®を中止したうえ，GCS-Fを投与．翌日にはWBC 4,800/μL，Neu 3,034/μLと上昇．翌週に大腸がんの切除術を無事に施行することができた．
なんらかの治療後の好中球減少はとても多い．

a. 原因

　好中球減少の原因を**表2**に示します．

表2● 好中球減少の原因

• 化学療法後	• 大酒家（ビタミンB$_{12}$欠乏，葉酸欠乏，栄養不良）
• 抗菌薬，抗甲状腺薬	• ARDS
• 感染症（細菌やウイルス，またリケッチア，寄生虫でもみられる）	• 膠原病（Felty症候群，SLE）
• 脾機能亢進	• 良性慢性好中球減少症（小児および成人）[好中球<200/μLが数カ月続くこともあるが，感染症の併発は少ない]
• 大量輸血後	
• 骨髄転移	• 再生不良性貧血，Fanconi貧血，白血病

b. 治療

原因への対処，感染症予防，GCS–F の投与ですが，感染の危険性がなければ経過観察になります．

> **Case** 感染症兆候がみられず経過観察した例 〈10歳 女児〉
>
> 虫垂炎の疑い，入院時 WBC > 10,000/μL であった．切除術は行わずセフメタゾン® 使用したら翌日いきなり WBC 2,000/μL へ低下．しかし新たな感染症兆候はみられない．小児科コンサルトしたところ，薬剤性，または，自己免疫性と診断され経過観察となる．結局，数カ月間低下したままでその後自然に増加した．

4　好中球増多

> ● 感染症以外では，手術侵襲，偽痛風，がん，ステロイドをはじめとした薬剤が原因となる
> ● 感染症でわかりにくいのは薬剤性腸炎

好中球が増加したら細菌感染だろうと考えますが，それだけではありません．

a. 術後は感染がなくても正常値の2倍ほどには上昇する

高齢者に多い偽痛風，脾臓摘出後，がんそのものでも好中球は増多します．薬品としてはステロイドでは13,000/μL まで上昇し，アドレナリン，抗うつ薬，G–CSF の投与でも増加がみられます．その他に熱中症では30,000/μL まで上昇します．てんかん，タバコ，ストレスでも上昇します．

ウイルス感染で上昇するのは単純ヘルペスウイルス，水痘ウイルスが代表的です．細菌感染で意外にわかりにくいのは薬剤性腸炎を引き起こす *Clostridioides difficile* です．leukemoid reaction（類白血病反応）を起こし 50,000/μL にもなることがあります．

b. 細菌感染症による好中球増多だと疑える検査所見はときに有用

・Dohle body　　・toxic granulation　　・cytoplasmic vascular

検査室に頼んで鏡顕してもらいましょう．

c. 血液検査のパターンで感染症を推測する

・WBC ↑ & Plt ↑ ➡ 炎症，感染症

・WBC ↑ & Plt ↓ ➡ 敗血症

・WBC ↑ & Plt ↓ & 溶血性貧血 ➡ TTP，HUS

5 抗凝固療法中の患者さんに対する手術

- 体表の手術：臨床的な出血傾向がなければ，出血時間，PT，aPTTを測定する必要なし
- 通常の開腹術：PT-INR ＜ 1.5 で可能
- 出血リスクがある手術の場合：PT-INR を正常化すべき
- ヘパリン置換したうえで手術の4時間ほど前に中止する

　ワルファリンは有用ですが，扱いの難しい薬剤の代表でもあります．手術を担当する立場からすると"勘弁して！"としょっちゅう言いたくなります．相互作用も多いですし納豆やクロレラで血栓症が発症します．外科治療をする限り避けて通れない抗菌薬投与，絶食，胆汁のドレナージなどが出血の原因になってしまいます．次のページに筆者らの経験を記載しておきます．

　ワルファリンがDOAC（経口抗凝固薬）と比べて有利なのは，PT-INRでコントロールすることにより出血と血栓の中庸をとり得る点です．

1) 手術別の管理

a. 体表の小手術　【鼠径ヘルニア，生検など】

　ワルファリンやDOACを継続したまま手術可能です．

b. 通常の開腹術　【広範なリンパ節郭清などを伴わない腸管切除など】

　ワルファリンなら3日前に中止するとPT-INR1.5程度になりますので手術は可能です．イグザレルト® などのDOACを服用しているのなら1〜2日前に中止して手術を行います．術後はヘパリン投与を開始するか，ワルファリンやDOACを再開します．

c. 出血リスクがある手術　【肝切除やがんで広範なリンパ節郭清が必要な症例など】

　術前5〜7日前にワルファリン中止します．通常，中止3日目にPT-INRは1.5に低下します．その時点でヘパリンを開始します．5,000単位×2/日．aPTTが1.5倍程度に延長しているのをチェックしておきます．中止6日目にはINRは正常値となります．

　手術前日の夜までヘパリンを継続後，中止します．手術開始時には腰椎麻酔も可能となります．手術翌日，出血のないことを確認してヘパリンを再開．ドレーン抜去するときはその数時間前にヘパリンを中止しています．

　なお術前患者で新規の心房細動を見つけたときは，可能ならば手術の3週間前からワルファリンかDOACを服用してもらうと血栓症のリスクが減ります[9]．待てない場合は体表からの心エコー，経食道心エコーで血栓形成がないかチェックすべきです．

2) ワルファリンと緊急手術

　ビタミンKを2.5〜10 mg 30分で静注します．この場合，約1日でINRが正常化します．とにかく急ぐ場合は，上記に加えてFFPを投与します．この場合，時間単位でINRは正常化します．

$$必要FFP量＝（目標PT\%－現在のPT\%）×体重kg×0.4$$

現在のPTが30％で出血が止まらないというとき，PTを50％にするのが目標なら，（50％－30％）×60 kg×0.4＝480 mLのFFPが必要です．

静注用人プロトロンビン複合体も使えます（p245参照）．

プラザキサ®，エリキュース®など投与中の患者さんに対する緊急手術の場合は，FFP投与を行います．プラザキサ®では中和薬（イダルシズマブ）を点滴静注する手もあります．

3）ワルファリンの有用性について ⇒ 静脈だけでなく動脈にも効く[10][11]

- ▶ 静脈血栓症のある患者さんでは，肺塞栓などのイベントリスクは15％/年と報告されている
  - ➡ ワルファリンを服用することにより90％のリスク低減効果がある
- ▶ 動脈塞栓症の最近の既往がある場合，最初の1カ月はイベントリスク0.5％/日となる
  - ➡ ワルファリン服用にてイベントは2/3に低減．チクロピジン，アスピリンも当然有用
- ▶ 心房細動が合併していると5％/年程度の血栓症イベントリスクが予想される
  - ➡ ワルファリン服用にてイベントは少なくとも2/3に低減する

術前に静脈血栓症を見つけた場合，血栓を溶解してからの手術になります．まずヘパリン10,000単位/日を点滴静注しaPTTを1.5〜2にします．それからワルファリンを3 mg/日を併用しますが，この際，併用期間は5日間ほどとします．5日経ったらヘパリンを中止しワルファリンのみにします．

ワルファリンは還元型ビタミンK依存のⅡ，Ⅶ，Ⅸ，Ⅹ凝固因子を抑制しますが，同時に凝固抑制を担うプロテインC，Sも合成阻害します．ワルファリン投与の最初の3〜4日間はプロテインC，Sの阻害効果のほうが大きく，かえって凝固亢進状態になっています．この時期にヘパリンを併用しておかないと，血栓の増悪や皮膚壊死が発生しかねません[12]．

Case 突然の出血傾向〈70歳代 男性〉

既往歴：高血圧，糖尿病（HbA1c 6.2），心房細動，前立腺がん

現病歴：右季肋部痛にて当院受診，精査の結果，急性胆嚢炎の診断で，PTGBDを留置した．各種画像検査にて胆嚢管がんの合併が疑われ，手術目的に当院外科入院となった．

内服薬：ワーファリン（1 mg）3錠，アクトス®（15 mg）2錠，ベイスン®（0.2 mg）3錠，オイグルコン®（1.25 mg）2錠，リボバス®（5 mg）1錠

治療：肝床切除術＋肝外胆管切除術＋胆道再建術（胆管空腸吻合，R-Y空腸再建，胆管ドレナージチューブ留置）→ 複雑な手術に思えるが，要は胆汁のドレナージを行ったことが問題となった．

術後経過：術後6日目に食事開始．しかし食事摂取量は少なかった．8日目よりワーファリン開始．15日目に発熱がみられ，胆管炎の疑いにてセフェム系抗菌薬を6日間投与した．この間，胆道ドレナージチューブより胆汁を体外へ排出していた．

術後30日目より突然広範な皮下出血出現．全身各所にわたり出血斑を認めた．なんとPT-INR 10！血小板減少は認めず．

さて出血の原因は何だったのでしょうか？　一般的に出血傾向は以下の異常から引き起こされます．

・血管収縮（筋原性収縮と血小板からのトロンボキサンA2刺激）

・血小板機能

・血液凝固（肝硬変，ビタミンK低下，血友病）

この症例での原因は3つ考えられます．

① 胆汁のドレナージが原因の1つ！　➡ ドレナージを続けると消化管内の胆汁酸が枯渇する．胆汁酸はその界面活性作用により脂肪吸収に必須．脂溶性ビタミンであるビタミンKも胆汁酸がその吸収に必要．ビタミンKの不足は内因系，外因系の凝固因子の働きを阻害する

② 抗菌薬投与は腸内細菌によるビタミンK_2生成を阻害する

③ 経口摂取良好ならば緑黄色野菜や海草に含まれるビタミンK_1が吸収されやすいが，患者さんの食事摂取量は不十分であった

　この症例以降，胆汁ドレナージをしている患者さんには出た胆汁を飲用してもらっています．胆汁を本来の消化管に戻すのはいろんな意味でよいことと思いますが…自分ではあまり飲みたくないです．…すみません．

1 術直後の意識障害

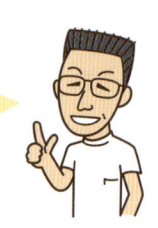

- 術後，ほとんどの患者さんは，drowsy ではあるが，声かけやそっと触れるだけで覚醒するのが普通である
- 待機的手術症例では，麻酔薬の効果遷延，換気不良，術後の鎮痛薬が原因であることが多い．その他の原因に，敗血症性脳症，てんかん，せん妄などがある
- 治療としてナロキソンを使用することもあるが，呼吸管理を行いながら経過をみよう

1) 意識障害の原因

　待機的手術症例では，麻酔薬の効果遷延，換気不良，低体温，術後の鎮痛薬が原因の意識障害が多くみられます．低 Na 血症，低血糖，急性の貧血も原因としてありえますがあまり見かけないですね．

2) その他の原因

a. 敗血症性脳症

　消化管の縫合不全による敗血症などで発症しやすいとの報告もあり，CT 上，脳の萎縮，ときに腫大を呈し白質の異常を示します．血液培養では原因菌として大腸菌，腸球菌が検出されやすく，疼痛刺激にも反応せず昏睡となり予後不良になることもあります[1]．

　脳梗塞の合併もみられます．以下は敗血症性ショックに伴って脳梗塞が発症した症例です．意識障害が強いことから梗塞とともにおそらく敗血症性脳症も発生したものと考えます．

Case 敗血症性ショック治療後の意識障害〈80歳代 男性〉

腸閉塞に対して保存的治療を行ってきた患者さん．改善してきたタイミングで突然発熱（40.2℃）がみられ，血圧 59/44 mmHg，心拍 98 回/分と敗血症性ショックを呈した．
生理食塩水点滴により昇圧を図り，開腹術を施行．術中所見では小腸の虚血性変化を 1 m にわたり認め，同部を切除した．術後は，ノルアドレナリン，ドブトレックス® で血圧を維持，人工呼吸器による呼吸管理を継続．術翌日には AST 2,600 IU/L，ALT 990 IU/L と高度の肝機能障害と急性腎不全による無尿を呈した．肝腎機能は経過とともに改善．そこで鎮静薬を中止し覚醒を試みたが痛み刺激に対する反応も出ず，意識障害（GCS $E_1V_1M_1$）が続いた．頭部 CT では大脳，小脳に多発性の梗塞を認めた（図1 ➡）．術後 10 日目で抜管し，自発呼吸となったが意識障害は改善せず術後 23 日目に死亡．

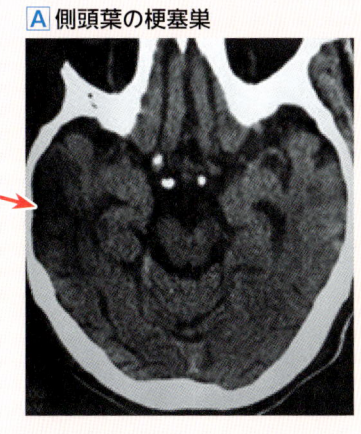 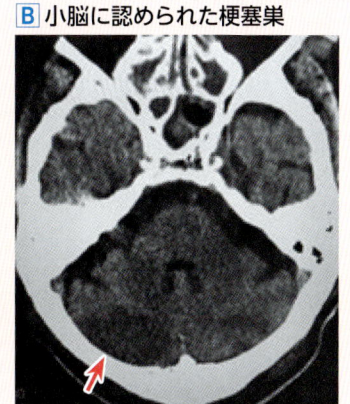

A 側頭葉の梗塞巣　**B** 小脳に認められた梗塞巣

図1●頭部CT

b. てんかん，けいれん

　術後に発生するてんかんの最も多い原因は，術前の抗てんかん薬服用中止です．低Na血症，低K血症，低血糖，発熱，抗菌薬（イミペネムなど）もけいれんの原因となります．

c. せん妄

　p265参照．

2　周術期脳梗塞の発生

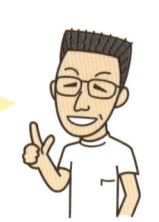

- 脳梗塞の既往，心房細動，高血圧，脂質異常症，糖尿病はリスクが高い
- 抗凝固療法，スタチンの服用が予防に有効
- 脳梗塞による単麻痺を末梢神経障害と見誤らないようにする
- 周術期に発生した脳梗塞の治療は困難である旨の術前の説明と同意が重要

　術後は麻酔の影響，鎮静薬の投与などで神経学的異常を見つけるのが困難です．しかも血栓溶解療法の適応はなく，脳梗塞の症状は重篤になります．自宅で発症してERに搬送されるケースの方が，術後に病院で脳梗塞になるより回復のためにできることが多いのです．リスクの高い患者さんにはその危険性を理解しておいてもらいましょう．

Case　重複胃がんに対する胃全摘術後，脳梗塞が発症した例〈50歳代 男性〉

既往歴：高血圧，脂質異常症，糖尿病あり．糖尿病は術前にインスリンでコントロール
嗜好歴：タバコ1〜2箱/日

重複胃がん（図1，➡）に対して胃全摘術を施行した．術翌日に左手のしびれを訴える．術後ということでベッド上安静の状態であり，歩行障害等は不明であった．
術中の体位の問題による末梢神経障害かと判断し，経過を見たところ，翌日，片麻痺などの症状が明らかとなった．図2にMRI画像を示す．
術直後でありアルテプラーゼは使えず，最終的な障害の程度は大きく変わらなかったと思うが，既往歴や嗜好歴を考えれば術前にもっとコントロールできたかもしれない．また手のしびれを訴えた時点で腱反射を含めて身体所見をしっかり確認できたはずであり，脳卒中の疑いを患者さん，

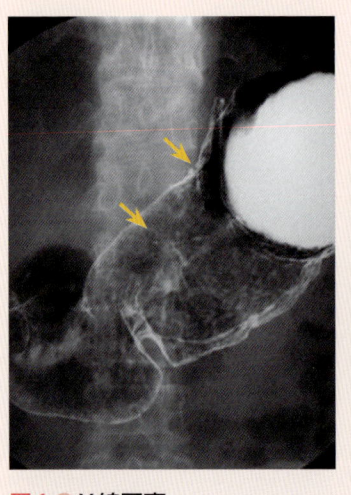

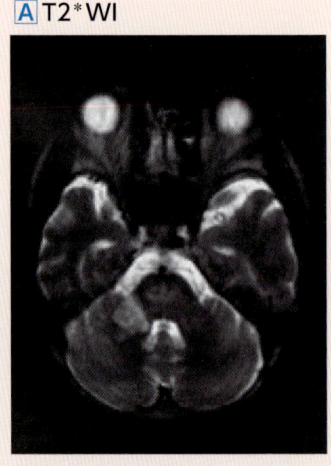

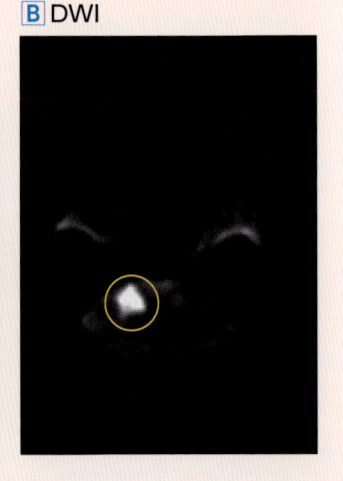

図1●X線写真　　**図2●MRI画像**

家族に早く説明できていたかと思われる（p261参照）. 外科のことは知っていても, 専門外のリスク評価ができない医者であったことを露呈した痛恨の1例である. すぐ隣で脳外科医が仕事をしていても, こういうことは主治医がまず気付くしかないのである. このとき, 筆者はspecialistではなく localist であった（なお localist という言葉は朋友である上越総合病院, 篭島充先生の傑作である）.

1) 周術期の脳卒中発生について

　一般にその発生率は0.3〜3.5％と報告されていますが, 高齢者ではさらに高くなると思われます. 脳梗塞発生のタイミングは術中より術後が多く2/3以上です. また心房細動による塞栓症は全体の1/3を占めるとされています.

　リスク因子としては, 一般的には高血圧, 脂質異常症, 糖尿病, タバコがあり, 術前と周術期に注意すべきものとしては以下のものがあげられます. このようなリスク因子があって, 疑うべき症状がみられたら, 術直後であってもMRIを撮影すべきです[2].

> ▶ 脳卒中の既往
> ▶ 術中の低血圧
> ▶ 周術期の心筋梗塞の発生
> ▶ 心房細動の発生
> ▶ 凝固系の亢進
> ▶ 低酸素, 低または高二酸化炭素

2) 脳卒中の既往がある患者さんについて

　脳卒中の既往があると, 虚血性心疾患や新たな脳卒中の発生が増えることは明らかで, 5.4％に発生します. じつに20名に1人であり, **3カ月以内の既往ならオッズ比は14にもなります**[3]. 脳卒中の既往から9カ月経つと発生率はオッズ比2.5まで減少しその後一定になります.

　しかし手術まで期間をあければ安全になるとわかっていてもがんの患者さんなどはいつまでも手術を延期しておくわけにはいきません. 抗血栓療法やスタチンの投与を行いリスクを減らすべきです. **抗血栓療法は新たな脳梗塞などの発生を50％, スタチンは直前に服用開始しても約20％減少させます**. また, こうしたケースでの虚血性心疾患や脳卒中の発生は手術の大きさに関連はなく, ほぼ同じ割合で発生するとされており, 小さめの手術だから安全だろうというわけにはいかないとも報告されています.

ひとくちメモ

内頸動脈の血管雑音と狭窄, そのリスクは？

　内頸動脈の血管雑音が聴取されると脳梗塞の発生は年に2％程度との報告があります. しかし, 内頸動脈の血管雑音は55歳以上では14％にも聞こえるとされており, あまり参考になりそうもありません.

　内頸動脈の狭窄がエコー上明らかであれば, 脳梗塞発生率は3.6％とされていますが, 実は脳梗塞よりも虚血性心疾患の合併のほうが多いとされています.

3）周術期脳梗塞の予防

▶ 高血圧，脳梗塞既往，内頸動脈・椎骨動脈に狭窄，高齢者などのリスクのある患者さんでは術中の血圧を維持します

▶ 新規心房細動に対しては抗凝固療法を術前に3週間行います

▶ スタチンの投与が望ましいです．不測の低血圧を避けるためβ遮断薬を周術期に新たに投与する場合は循環器内科医と相談しましょう．ACE阻害薬は手術前々日に中止します

4）脳梗塞の診断

術直後の早期診断は難しいと心得ておきましょう．通常，脳の動脈の支配領域（図3）と感覚，運動野の位置関係，基底核が穿通枝支配であることを念頭に脳梗塞の発症と部位診断をすることになりますが，麻酔や鎮静薬の影響下では発症早期に発見するのは困難なことがあります．スクリーニング法として，顔面麻痺，上下肢筋力低下や感覚異常，口語障害を確認するFace，Arm，Speech Test（FAST）をチェックしたうえで脳梗塞を疑うことができればCTやMRIを行います[4]．

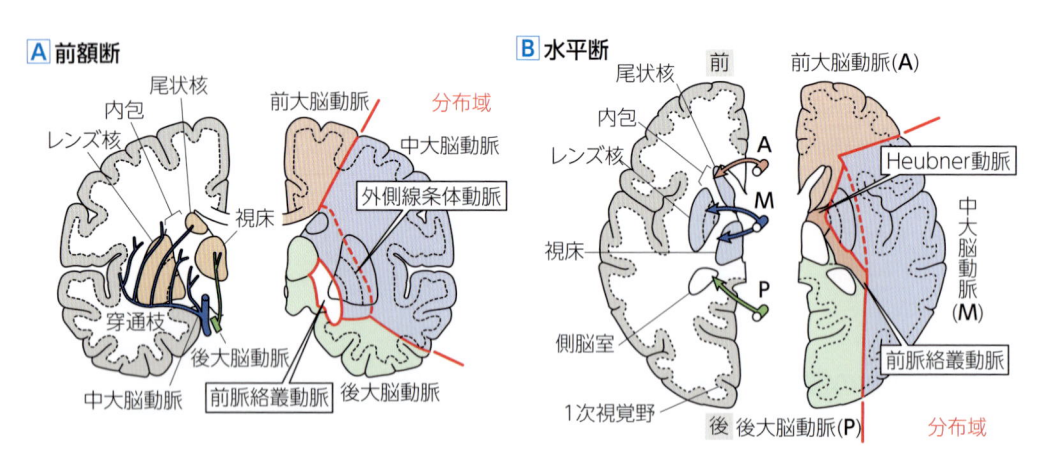

図3●大脳の血管分布（文献5より引用）

〈脳梗塞の症状と障害部位〉

1．ラクナ梗塞 ⇒ 線条体動脈，前脈絡叢動脈，Heubner動脈などの穿通枝領域
   （内包 ⇒ 運動障害のみ　視床 ⇒ 感覚障害のみ）
2．運動障害と感覚障害の両方 ⇒ 中大脳動脈領域
3．足中心に麻痺がある ⇒ 前大脳動脈領域
4．上肢 ⇒ 中大脳動脈領域
5．半盲 ⇒ 後大脳動脈領域
6．書字知覚，握ったものが何かわからない ⇒ 皮質レベル（主に中大脳動脈領域）
7．片麻痺と同則に顔面麻痺がある ⇒ 中大脳動脈領域，穿通枝領域
8．四肢運動失調，失調歩行 ⇒ 小脳（脳底動脈領域）
9．一側の片麻痺と他側の脳神経麻痺 ⇒ 脳幹（脳底動脈領域）

5) 術後脳梗塞発生時の対応

　まずは酸素投与と可能な限り十分な輸液負荷を行います．術後ですからアルテプラーゼの適応はありません．そこで機械的血栓回収療法（endovascular thrombectomy）を検討します．オッズ比で2.43と良好な予後が期待できます．自院で行うことができなければ可能な施設へ患者搬送を検討しますが，脳梗塞発症から8時間が目安となります[6) 7)].

　アスピリンの投与は出血のリスクとの兼ね合いですが，がんの手術の場合，術翌日は困難なことが多いと思われます．術後3日目であればアスピリン投与は可能になってきますが，外科医と神経内科医や脳外科医とが相談して決定されるべきです．

6) 脳梗塞との鑑別疾患…術中に発生する上肢の神経麻痺

　術中の上肢の外転が90°以上であったり，外転とともに肩を後方偏位したり，頭部を反対側に向けたりすることで腕神経叢（C5，6，7，8，Th1）の障害が起きます．

　また上腕部の圧迫で橈骨神経，肘関節部の不適切な体位で尺骨神経の障害が起こり，知覚・運動麻痺が発生します．化学療法後の手術，糖尿病の既往，男性（女性に比べて尺骨鉤状突起が大きいため尺骨神経を圧排しやすい）に多くみられます．

　尺骨神経麻痺は術後4日目（2〜7日）あたりに最も多いとされています．この理由は術中の体位による圧迫に加えて，術後に水分がサードスペースに貯留し肘管内にも圧力がかかることが尺骨神経を障害するからと考えられています．また術後ベッドにいる患者さんがその肘を90°以上屈曲していると尺骨神経に伸展性の緊張がかかるというメカニズムも予想されています[8)]．したがって，p258に示した**Case**のような**術翌日の上肢のしびれという訴えは末梢神経麻痺と断定するにしては時期が早く，脳梗塞による単麻痺の可能性も考えておく必要があります**．ちょっと見，末梢神経障害だろうと早合点してしまわず，下肢も含めて他にも症状がないか確認したり，腱反射を見て亢進していれば中枢か？と疑うべきですし，術前の血管系リスクが高い場合はMRIまで撮影することをお勧めします（図4）．

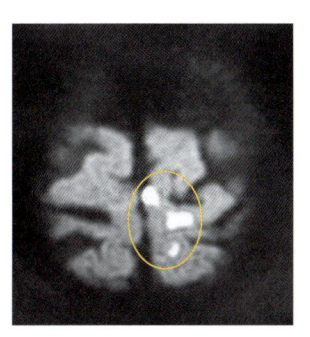

図4 ● 頭部MRI画像

3　術後のめまい

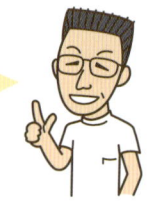

> めまいは手術の翌朝からみられることが多い．寝ていた術後患者が，朝起きたときにめまいがでたと訴えたら…killer vertigo（←造語です）を否定してしまうに尽きる
> - 致命傷になりかねない前失神＝出血を否定する
> - 次にHINTSで中枢性のめまい＝梗塞を否定

　消化器外科の症例の多くは高齢者であり，早期離床を促しても"手術が終わってから目が回るようになって無理"と訴える方が多いものです．めまいの頻度は，末梢性前庭障害〔主にBPPV（良性発作性頭位めまい症），メニエール，前庭神経炎：40%〕，中枢性（脳梗塞，解離，出血，腫瘍など：10%），前失神（5%），その他です．その他が多いわけですね．原因がわからないのがとにかく多いので，めまいの原因を全部明らかにしようとするとつまづいてしまうわけです．

　外科ではということに限定しておきますが…めまいはkiller vertigoを否定してしまうことに尽きます．まずあっという間に致命傷になりかねない**前失神＝出血を否定する**．次に**HINTS**（head impulse test-nystagmus-test of skew）を試して**中枢性＝梗塞を否定する**．残りは末梢性か精神科疾患などになりますが，様子を見てもいいかなと割り切ることにしましょう．ただしBPPVだったらEpley法で治せるじゃんというのが方針ですね．

1) 前失神の否定は…

　まずドレーンの色と量を見ます．濃い赤色で50〜100 mL/時も出ているのであれば血管造影による止血か開腹術の必要な術後腹腔内出血です．排液のHtかHbを測定しておきます．消化管吻合部からの出血による下血の有無も直腸診を行って確認します．身体所見としては，眼瞼結膜，手掌線，全身の蒼白化がないかみましょう．もちろんバイタルサインの確認は必須です．

2) 中枢性の否定は…

　めまいの原因が中枢性つまり脳幹部の脳梗塞でも，神経症状が出現することはとても少ないと報告されています．麻痺（11%），運動失調（5%），頭頸部痛（38%），動揺（34%）しかありません．しかし眼球運動の異常は頻度が多いです．

　そこで眼球運動の異常を確認するHINTSの出番です．

1. **head impulse testが陰性**．すなわち正常パターン[※1]［頭を回転させても目標をしっかり捉えているということ］

※1　head impulse testが陽性だと前庭障害を示します．めまいがあって陰性だと前庭障害が否定されます．すなわち脳幹梗塞が示唆されることになります．

2. direction-changing nystagmus（注視方向交代性眼振）が陽性［頭を振らずに目だけで
   右を見たり左を見たりしてもらう．それぞれ逆向きの眼振がある］
3. test of skew が陽性
   ［ペンライトで顔面を照らした際，瞳孔に映る光点が上下にずれている］（天秤偏視）
の3つが揃うと感度100％，特異度96％で脳梗塞ありです[9]．MRIに直行ですね．

3）脳梗塞が否定されたら

　脳梗塞の疑いがなければ前庭性の末梢障害やその他が原因ということになり，痛み止めの中に
アタラックス®P 25 mgを追加しておきます．次いで治療することのできるBPPVかどうか検査
しましょう．可能ならばDix-Hallpikeテストとsupine head rollテストを行ってみます．でも，
術後まもない患者さんの頭を振り回すのは難しいですね．

　ところで経過時間，回転性，動揺性などの違いはBPPV以外の鑑別には役立たないことが多い
ようです．また耳鳴，難聴があってもメニエールとは限りません．前下小脳動脈（AICA）の障
害による橋梗塞の可能性が残るので要注意です[10]．

　めまいの鑑別のアルゴリズムを示しておきます（図1）．めまいの発症が発作性か持続性か？
体動，頭位変換や薬剤・外傷などの誘引があるかで鑑別を進める実践的な方法です．高齢患者で
は薬剤性が多く，術後も麻酔薬などの影響で持続的なめまいが起きやすくなっています（表1）．

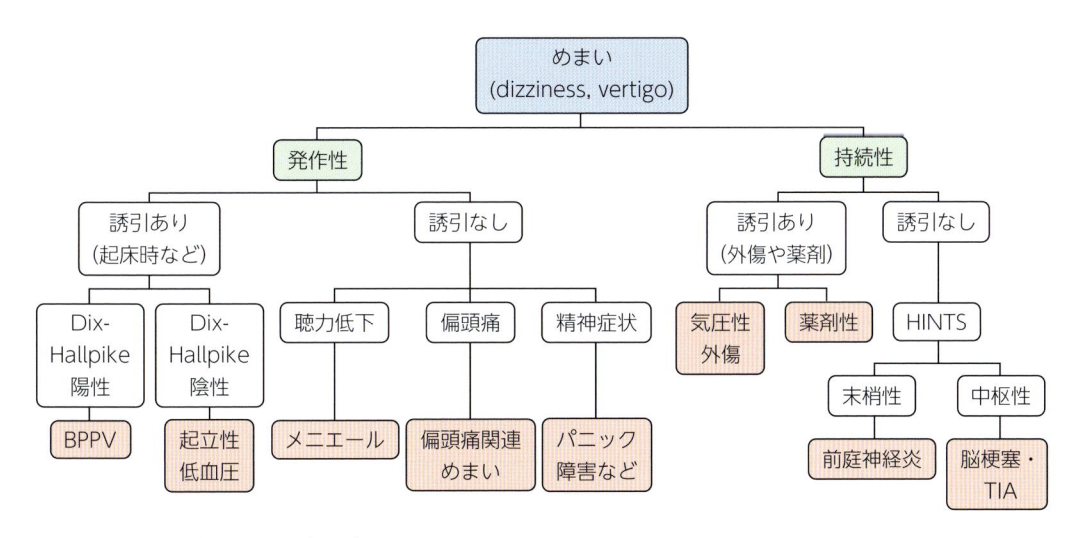

図1●めまいの鑑別アルゴリズム
（文献11より作成）

表1 ● めまいの原因として注意が必要な薬品

- 抗不整脈薬（クラス1a），β遮断薬，ジギタリス，ジピリダモール，硝酸薬，抗凝固薬，降圧薬一般
- 抗認知症薬，抗てんかん薬，ベンゾジアゼピン，リチウム，パーキンソン病薬
- 抗ヒスタミン薬（鎮静作用の強いもの）
- 抗菌薬，抗真菌薬，抗インフルエンザ薬
- 麻酔薬，筋弛緩薬
- SGLT2阻害薬，抗コリン薬，抗リウマチ薬，抗甲状腺薬，ホスホジエステラーゼ5阻害薬

4）前失神，脳梗塞が否定できたらこの治療を試してみましょう

▶ 下記の点滴は試す価値があります．よく使うメイロン®は効いているかいないのかわからなことが多すぎます

・アタラックス®P 25 mg＋プリンペラン®1A（10 mg）＋生理食塩水 100 mL

▶ H_1遮断薬（アタラックス®P，トラベルミン®）は前庭神経核の鎮静化で嘔気などを抑制します

▶ ベタヒスチン（メリスロン®），ジフェニドール（セファドール®），メイロン®は椎骨動脈系の血流を増加させます

▶ ちなみにプリンペラン®は主に消化管のD2レセプターに作用し運動改善で嘔気を抑制します．中枢系にもD2レセプターがありそこにも作用しているかと思います

▶ 術後の一過性のめまいは，これらの治療で治ってしまうことがほとんどです．改善しなければ，MRIや造影CTをオーダーする，脳外科や耳鼻咽喉科にコンサルトします

4　術後せん妄

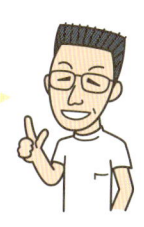

- 術後の急性錯乱状態はせん妄である
- 錯乱の原因の1つが幻覚であり，怖くないということを術前によく説明しておく
- せん妄が術後発生したらセレネース® 5 mg筋注または静注する

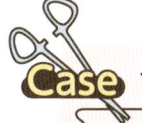

Case 下行結腸がんにて結腸部分切除術施行後の意識障害〈60歳代 男性〉

既往歴：糖尿病，腎不全にて透析中，脳梗塞
処方：プラビックス®，パリエット®，アテレック®，アトルバスタチン
　　　　硬膜外麻酔としてモルヒネ使用．その他，ソセゴン®，アタラックス®P使用
第1病日に徐々に会話が成立しない状態となる．白衣を着た筆者を見て，「誰だ，お前は？ 医者だったら証明書を見せろ．注射をするな，殺すつもりか？」といった言動がみられる（…医師免許もっておりますがと言いかけてやめておきました）．
振戦あり（左手>右手）．四肢の麻痺なし．Barré徴候確認できず．脳神経症状は確認できる範囲で異常は見当たらないが，指示に従わない状態．瞳孔はやや縮瞳気味．
バイタルサイン：体温 38.0℃，血圧 150/90 mmHg，心拍 90回/分，呼吸数 21回/分
検査所見：Na 137 mEq/L，Ca 4.07 mg/dL，PCO_2 39.8 Torr，PO_2 104.0 Torr，HCO_3^- 27.5 mEq/L，Lac 9.0 mg/dL（room air），血糖値 121 mg/dL
CBC，生化学所見に若干の炎症反応は認めるが，術後としては問題なし．
縮瞳もみられることから，腎機能障害によるモルヒネの効果遷延を疑い，ナロキソンを静注．そのうえで，せん妄と診断しセレネース® 1A（5 mg）静注．
呼吸抑制等なく入眠．翌日にはせん妄は改善した．
後日，本人に確認すると，「先生は医師には見えなかったな．今はお医者さんに見えますよ」とニコッと笑っておられた．どんなふうに見えていたかは怖くて聞けなかった（^_^;）

　原因として，高Ca，低Na，感染症，脱水，肝・腎機能障害，薬物（ベンゾジアゼピン，オピオイド，抗うつ薬，キシロカイン®，H_2遮断薬など）が考えられ，意識障害の鑑別，すなわちAIUEOTIPSをチェックします．治療できるものがあれば対応し，どうにも手がつけられなければ先述のセレネース®や経口が可能ならばセロクエル®を25〜50 mg服用とします．リスパダール®投与もやむをえないこともあります．"興奮が強く危険な状態"であれば，やむなくサイレース®の点滴静注もありです．

1) 症状

　中核症状は，①意識不清明，②注意力低下，③時間と空間の失見当識，④急性発症，⑤日・週単位の持続です．随伴症状として，思考過程の逸脱・滅裂，幻覚，錯覚，夜間の睡眠の断片化，気分の変調などがみられます[12]．

　ICU症候群ともいわれ，高齢で認知症や糖尿病などを合併している患者さんの術後によくみられます．典型的には夕暮れ症候群（sundowning）として夜間に悪化するため，主治医は知らず当直の看護師が大変になるパターンが多いです．朝，病棟に行ったときに術後患者のことで看護師がブツブツ言っていたら，その患者さんはせん妄になっているはずです．大概，ミトン型の手袋で拘束されていますね（-_-;）

　具体的な言動としては，術翌日にぼーっとした感じでベッドに座っていることが多く，

・天井に何か見える，目をつぶると子どもが見えるなどと話し出し，否定すると興奮状態になってしまう
・点滴ラインなどを通っておもちゃが体の中に入るんだよといってラインを引き抜く，尿管カテーテルをちぎる．虫が服の中に入ったと言って裸になってベッドの上で仁王立ちになる
・病院にいるということがわからず，病床のテーブルが車の運転席に見えるから，早く出発しろと言って聞かない
・部屋の消毒をする嫁の姿が見える，臭いからもうそれくらいで消毒は止めたらと声をかける
・外科医の顔が犬に見える．しかも全員，別の犬種

　彼らは実際におもちゃや，虫が見えているわけで，点滴を抜くのも裸になって追い払おうとするのも無理はありません．個人的にはこのような症状は認知症（意識は清明）というよりも統合失調症に似ているように思います．

2) 原因

　アセチルコリンの低下による脳幹網様体の異常が指摘されています．抗コリン薬はせん妄のリスクであり，逆にドネペジルのようなコリンエステラーゼ阻害薬は治療薬の1つです．術前後の興奮状態ではアセチルコリンが抑制されているのでしょう．

　ドパミンの増加も誘因の1つで，パーキンソン病患者で治療を受けているとせん妄になりやすく，逆に抗精神病薬によってドパミンの拮抗を図ると治療になります．

　その他に呼吸不全などによる低酸素，低血糖，ステロイド，モルヒネ，ソセゴン®，チエナム®などの抗菌薬，感染，高Ca，低Na，チアミン欠乏，睡眠不足，疼痛，不安，心筋梗塞，脳卒中など様々な要因が関与しているというのは実感でもあります．これらは交感神経を興奮させ，コリン分泌を抑制する因子といえます．

3) 予防と治療

　術前に患者さん本人と家族にせん妄について説明しておくことと，幻覚が見えた場合も心配がない，害はない，1週間ほどで自然に治りますと説明しておくことが必要です．

　術後でICU入室中はしかたありませんが，日中，夜間に家族が傍にいるのは薬剤を使うよりも

有効な予防，治療になります．この点で医療は，患者さん，家族，医療者のチームで行うものということが実感できます．またモニターの音，夜間の照明を落とすことができればよいのですが，病状によっては困難ですね．見当識をつけやすくするため，時計，カレンダーも近くにおいてください．

❖ 治療薬剤[13] [14]

▶ **セレネース®（ハロペリドール）2.5〜5 mg 静注　1日3回まで**
せん妄のリスクが高いと思ったら術後から予防的に使用しても可です．

▶ **リスパダール®（リスペリドン）0.5〜1 mg　1日1回　眠前　経口**

▶ **ルーラン®（ペロスピロン塩酸塩）1回4 mg　1日1回　眠前　経口**
いずれも抗ドパミン作用があり，患者さんの意識を落とさず穏やかにする目的で使用します．当然ながらパーキンソン病でドパミン作動薬を使っている患者さんは，せん妄になりやすいのですが，セレネース®を使ってしまうと錐体外路症状が出ます．しかし点滴ライン抜去などリスクがあるときは，鎮静をかけざるをえません．睡眠薬や抗不安薬，抗精神病薬（ドルミカム®，セロクエル®，サイレース®，セルシン®など）を併用します．しかしせん妄そのものに対してベンゾジアゼピンの有効性は証明されていません．睡眠薬としてはスボレキサント（ベルソムラ®）が有用です．

▶ **プレセデックス®（デクスメデトミジン）**
ICUで人工呼吸器を使用しているときの鎮静薬として使用するとせん妄の発生が少ないです．$6\,\mu g/kg/$時の投与速度で10分間静脈内へ持続注入，維持量として$0.2\sim0.7\,\mu g/kg/$時の範囲で持続注入します．

5　認知症

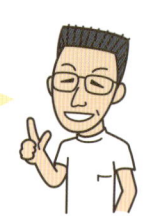

- 認知症が進行しそうだと思ったら術後とにかく早く退院させる．自宅でのルーチンワークが最高の治療であり，環境の違う病院でのストレスは最大の増悪因子
- Mini-Cogを用いた術前スクリーニングを行って専門医に相談しておく
- 暴力・暴言など（陽性の周辺症状BPSD）がみられたらリスパダール®などの処方も検討する

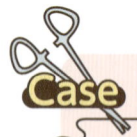 **Case** 鼠径ヘルニア術前〈70歳代 男性〉

開業医さんから「手術できますか？」ってな感じの紹介状をもって初診された患者さん．奥様と一緒に診察室に入ってこられたが，とにかくそわそわして落ち着かない．鼠径部から手を離さず，しまいにはズボンの上から脱出しているヘルニアを自分で押し込んで，もうこれでお前は必要がないぞという感じで私を睨むのである．診察しようとすると，手を払いのけすごい怖い顔をする．BPSDの陽性症状である．もちろん薬は山ほどの処方されていた．奥様は冷静で，排尿などすごく具合が悪く時々痛みもありますとお話しされた．

嵌頓してからの手術は想像したくないものである．そこで，まず患者さんの動きをみて7METs以上の運動は間違いなくOKと判断．検査は最小限にして手術当日，外来で睡眠薬を服用していただき，点滴確保，そのまま全身麻酔をかけて，手術は創の小さな鏡視下ヘルニア根治術とした．

　こういうケースでは手術をしないという理由はいくらでも見つけられます．しかし筆者の師匠であった外科医たちは，こういうときにあえて手術をするという理由を探そうとするのが常でした．見習いたいものです．

1）認知症の診断

　75歳以上，糖尿病，低血糖の既往，脳卒中の既往があれば，受診のなるべく早い時期に認知症スクリーニングをしておくべきです．長谷川式認知症スケールやMMSE（mini-mental state examination）ではそれなりの準備と10分ほどの時間が必要ですが，Mini-Cogは2分ほどで済み，準備も必要ないので便利です．感度76～99％，特異度83～93％[15]．

❖Mini-Cog
①「バナナ」，「日の出」，「椅子」などの3語を3回復唱してもらう
②時計の絵を描き，ついで11時10分を指す針を書き込むように指示する．3分以内で

③①の3語をもう一度，発音してもらう

【評価】1語1点．時計の絵：1〜12が等間隔で書かれ，かつ，針が正確に11と2を示していれば2点．合計で5点ですが0〜2点は認知症の可能性があります．

　追加で立方体の透視図を描いてもらうこともあります．疑わしければ精神科医への術前コンサルトを行っておきます．

2) 症状

　認知症は中核症状と周辺症状（陽性，陰性）に分けられます．問題は周辺症状です．対応しておかないと手術そのものが成り立たないことがあります．

a. 中核症状

　認知機能障害＝記憶，判断力，見当識に障害，失認，失行

b. 周辺症状 (BPSD)

　精神科専門医にコンサルトするなど，術前に治療しておきましょう．

- ・陽性症状：幻覚，妄想，徘徊，暴力，介護への抵抗，不潔行為，多弁，多動，せん妄（←能力低下による怒りが原因のことが多い．自分で能力低下に気づいている点が悲しい）
- ・陰性症状：抑うつ，意欲低下，無関心，睡眠，食欲低下

3) 陽性症状に対しての治療

　精神科の常勤医がいない，しかし患者さんはまだ入院治療が必要という状況で外科医が使える薬剤としては，まず**ドネペジル（アリセプト®）**を開始して様子を見てから，**次にリスペリドン（リスパダール®）**を追加していきます．あまりに暴力的なときは**抑肝散**を処方するくらいです．

　リスペリドンは副作用が多いので注意が必要です（アカシジア，薬剤性パーキンソニズム，不眠，ジスキネジア，眠気，不安，焦燥感，けいれん発作，興奮，ふらつき，頭痛，便秘，吐き気，倦怠感，高血糖）．抑肝散には甘草が含まれているので，浮腫，低K血症に注意が必要です．

4) 入院前の評価と退院計画

　術前から術中・術後，退院後の生活までスムースに移行できるように，高齢者，特に85歳以上が入院したら

①認知症の診断，鑑別を前述のように行う

②可逆性の認知症は脳外科医などに相談して治療を行う（20％は治る認知症です）

③自宅での生活を確認する→普段の生活がルーチンワークのみでなく新しいこともできていたか？十分に体を動かす活動をしていたか？これらができていなかった場合，自宅で認知症が進んでいても家族にはわからなかった可能性が高い

　このような患者さんは入院して普段と違うことをしなければならなくなったとき，はじめて認知症が明らかになることがあります．もちろん手術によって境界型認知症（MCI）や周辺症状（BPSD）が増悪したり，うつが合併したりすることもあるでしょうけれど．

認知症，特に陽性症状がある場合，手術そのものは全身麻酔を行えば可能です．問題は退院後です．退院後に自宅へ帰る場合は，家族構成，家族の仕事状況を知っておかないと悲劇になりかねません．入院前から地域連携室を通して術後に入所する施設を探しておくことも多いです．

また人工肛門造設が退院後の生活のリスクになることもあります．最小限にしておきたいものですが作成がやむをえないときは家族のストーマケアへの協力を事前にとっておきます．また介護保険利用のうえ，訪問看護師によるストーマ交換，地域包括支援センターの支援による入浴などのサービスが受けられるかが鍵となります．

5）入院時の合併症と対策

肺炎，転倒による骨折（特にパーキンソン症候群に合併した認知症のとき）が多いです．

術直後は予定していない時期のドレーン，点滴ルート，導尿カテーテルの抜去事故が発生します．容易に出血，腹膜炎，胆汁漏，膵液漏などに発展しかねず，やむをえず手足の拘束を行わざるをえないときがあります．カテーテル類の留置期間の短縮を図る，看護師とともに患者さんが気にならないように病衣のズボンの中を通す，固定を工夫するなど気を配る必要があります．

Case 術後に不穏行動がみられた例〈80歳代 男性1人暮らし〉

現病歴：受診5日前より，腹痛，嘔吐出現．受診日に突然の強い腹痛がみられた

診断：大腸がん穿孔による腹膜炎

既往歴：アルコール多飲（毎日朝から飲んでいた）．肝機能障害，脳梗塞．別世帯の家族に聞いても，認知症についてはわからない，年寄りだから物忘れがひどいのは当たり前と思っていたとのこと

治療：緊急手術施行

術後経過：術後早期は敗血症治療（抗菌薬投与，輸液）が中心

第10病日　バイタル安定

第11病日　食事開始するも，近所のスーパーマーケットのパンじゃなきゃ食べないと怒り口調

第12病日　体位交換介助の際，不穏，暴力的になる．やむをえずセレネース®使用

第13病日　不穏行動激しくなる．サイレース®使用

診断：すでに術後2週間経っており幻覚もないことから術後せん妄は否定的と判断した．この時点で，精神科医にコンサルトしたところアルコール多飲，脳梗塞の既往より認知症とBPSD症状と診断される

治療：ドネペジル（アリセプト®）3 mg 経口開始（loading dose），その後5 mgへ増量となった．介護への抵抗，暴力的な症状が改善しないため前述の薬剤開始後，7日目にリスペリドン（リスパダール®）開始．その後，徐々に陽性のBSPD症状改善．無事に退院となる．

もともと認知症があって，入院中にBPSD周辺症状が出現した症例です．暴力暴言などの陽性症状はコントロールできないと，家庭崩壊につながりかねません．また症状が強いと施設への入所，デイサービスなどにも受け入れてもらえないことがあります．周術期に認知症が悪化した場合，特に周辺症状の陽性症状（看護への抵抗など）が出た場合は，精神科にコンサルトをしましょう！

6　うつ，不安感と自殺

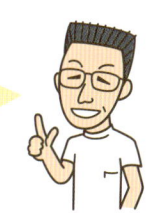

- がん患者の自殺率は一般に比して約2倍（膵臓がんなどを告知された患者さんはすぐにWebで生存率を調べる．そこに記載されている正確なデータは，自分のこととなったときに耐えられるような数字ではない．例えば本書p140のデータは誰でもWeb上でみることができる）
- がん告知後1週間以内の自殺相対的リスクは12.6にまで上昇する

「手術の結果，がんが取りきれなかった」「再発に対する抗がん剤も使い尽くした」などのときは，うつの発症と希死念慮に対応する必要があります．不安を取り除くために，有効性が少ないと判断した抗がん剤を使わざるをえないことすらあります．しかしこのようなとき，医師として最も大事なのは次の言葉に尽くされます．『患者のもつ想いに耳を傾け，そのつらさや不安を理解する，または理解しようとする姿勢自体こそが，患者の苦痛を和らげるケアとなり得る』[16].

うつに気づくためには，抑うつ気分，興味や喜びがみられない，焦燥，無価値感や罪悪感をもつ，希死念慮，心配を示す表情，会話が少ない，くよくよ悲観的，簡単には反応しないといった所見に気を止めることが大事です[17].

さらに経済面は大丈夫か，男性であれば妻がいるか，女性であれば娘が同居しているなら安心感があります．うつに罹患したからといってすぐに自殺を実行するわけではないようですが，プラスアルファの要因が加わると危険です．随分以前の経験ですが次のような症例を紹介しておきます[18].

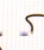

Case　術後に自殺したがん患者〈60歳代 男性〉

大腸がん術後に縫合不全を合併．疼痛，発熱などの感染症状に対する治療と食事の制限，点滴治療を行っていた．データ的には改善してきたかなというタイミングで，手術検体の病理結果が報告されてきたため，本人に予後と今後の治療方針として化学療法の必要性を説明した．その当日夜間に病院の窓から飛び降り自殺．

うつになっているかもしれないと疑ったらその原因となっている問題，例えば疼痛などを取り除き，さらに希死念慮に至るようなきっかけを与えないようにする配慮が必要です．抗うつ薬は有用ですが，その処方はなるべく専門医に相談しています（p273参照）．

使うとすればエスシタプラム（レクサプロ®）が副作用も少なく使いやすいです．高齢者の不安にはミルタザピン（リフレックス®）も効果的です．

入院中に予期せず強い不安感（恐れ，緊張，心配，不穏，焦燥，苦悶）がみられたらオピオイドの開始や中止がなかったか，大量のコルチコステロイドが投与されていないか確認します．もともと全般性不安障害やパニック障害の病歴がある場合は，服用している処方を不用意に中止してしまわなかったか調べます．

このような場合の治療はベンゾジアゼピン系のエチゾラム（デパス®），急性の場合はジアゼパム（セルシン®）の静注を行います．

7　不眠

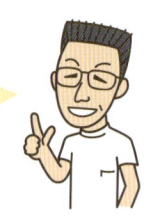

- 鎮痛が十分か確認する
- 鎮痛が十分であればそれで眠ることができるが，興奮しているようなときはサイレース®を点滴，入眠したところで中止．経口薬ならばハルシオン®1錠（0.25 mg）

　手術翌朝，患者さんに最初に聞くのは「眠れましたか？」にしています．よく眠れなかったと言われたら，痛み止めが不十分なことが多いのです．特に高齢者は痛みは我慢するものだと思っている方が多いので，放っておくと不眠からせん妄状態に発展します．したがってまずは鎮痛薬の使用を優先します．それから睡眠薬を検討します．長期入院の高齢者では生活リズムが狂って不眠に苦しむ患者さんが多いものです．若いドクターの中には自分で不眠に苦しむことが少ないからか「眠らなくても死にませんよ」とか「昼間寝ているからです」とひとこと言って相手にしない方がいます．結構冷たいんじゃないですかね．少なくとも同情してあげてください．

1) 静注，点滴薬

　フルニトラゼパム（サイレース®）1A（2 mg）＋生理食塩水100 mL就眠時または不穏時に点滴．眠ったらそこで中止してもらいます．看護師さんにお願いしましょう．1Aを不用意に静注すると呼吸抑制が強く出ます．静注するときは1/4A程度から，自分でベッドサイドに付き添って使うこと．その他として，ミダゾラム（ドルミカム®）10 mg＋生理食塩水100 mL点滴（2時間ほど）が有効です．蓄積性があります．人工呼吸器管理でもよく使いますが，プロポフォールやデクスメデトミジンの使用頻度が増えています．

2) 経口薬

　以下のものから選びます．
- トリアゾラム（ハルシオン®）：超短時間型　1回0.125〜0.5 mg　1日1回
- ゾルピデム（マイスリー®）：超短時間型　1回5〜10 mg　1日1回
- ブロチゾラム（レンドルミン®）：短時間型　1回0.25 mg　1日1回
- フルニトラゼパム（サイレース®）：中間型　1回0.5〜2 mg　1日1回
- エスタゾラム（ユーロジン®）：中間型　1回1〜4 mg　1日1回
- ラメルテオン（ロゼレム®）：1回8 mg　1日1回．メラトニン受容体刺激による睡眠リズムの改善．副作用は少ないが効果にムラがある．今まで睡眠薬を使ったことのない患者さんに有効とされている
- スボレキサント（ベルソムラ®）：1回15〜25 mg　1日1回．覚醒を維持する神経ペプチドであるオレキシンの受容体結合を阻害する．ラメルテオンとともに依存性が少ないとされている

　入院中に睡眠導入薬を使いはじめると退院後も使い続けてしまうことがとても多いです．患者さんの希望もありますが，退院時処方に自動的に紛れ込んでしまっているだけのこともあります．このようなベンゾジアゼピン系には健忘効果，せん妄の誘発があり，少なくとも退院後は何とか中止していきたいものです．ラメルテオン，スボレキサントにはこのような脳機能の低下は少ないようです．

8 抗精神病薬，抗うつ薬の周術期管理

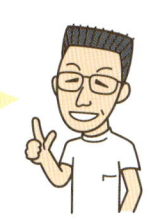

- 手術当日まで服薬を続ける
- 極力早く再開する
- 不整脈の原因になる薬剤（リチウム，三環系抗うつ薬）に注意

　一般的な総合病院では精神科が減りつつあります．だからと言って精神科疾患を抱えた手術患者が減るわけではありません．自分で新たに処方することはないにしろ，精神科主治医が処方してくれている薬の扱いは知っておきたいものです．基本は**なるべく術当日まで服用します**．三環系抗うつ薬は処方量が少なければ7日前から漸減します．そして精神科医と仲良くなっておくのが肝要です．

1) 抗精神病薬

　前医で処方されている薬剤は基本的に手術当日まで続けます．周術期で服用ができず不穏状態になった場合は，下記のものを使います．

- ・ハロペリドール（セレネース®）：1A（5 mg）静注
- ・クロルプロマジン（コントミン®）：1回10〜50 mgを筋注
- ・ベンゾジアゼピン（ソラナックス®，コンスタン®，デパス®，セルシン®）を使用していたら，セルシン®1A（10 mg）を静注，サイレース®1A（2 mg）を注射用水にて2倍以上に希釈し，1 mg/分以上かけて静注で対応する

【その他の抗精神病薬で術後に使えるもの】

- ・オランザピン口内崩壊（OD）錠：1回5〜10 mgを1日1回経口投与．統合失調症の陰性症状，陽性症状，抑うつ
- ・レボメプロマジン（レボトミン®）：1回25 mg 筋注

2) 抗うつ薬

　経口薬ばかりなので，消化器外科では大変困ります．基本的に手術当日まで続けます．なるべく第1病日に再開します．注射剤としてはクロミプラミン〔アナフラニール®；1A（25 mg）を生食またはブドウ糖液250〜500 mLに加え，1日1回点滴静注〕がありますが，必ずしもすべての病院が採用しているわけではありません．塩酸セルトラリン（ジェイゾロフト®）口内崩壊（OD）錠は術直後でも使いやすいです（1回25 mg　1日1回）．他の処方は経口薬なので消化器外科では投与できないことが多く，きわめて具合が悪いものです．いずれにしろ周術期の薬剤の変更，休薬は精神科主治医と相談して決めてください．

3) 周術期の注意

a. 抗精神病薬

術前の心電図でQT延長がないか確認しておきます．Torsade de Pointesなどの心室性不整脈の原因になります．

b. 気分安定薬

リチウム（リーマス®）：脱水，高Na血症に注意します．振戦・消化器症状などの副作用が発生しやすくなります．

c. SSRI（選択的セロトニン再取り込み阻害薬）

手術において出血のリスクがあります．中枢神経系の手術などでは3週間前から中止をする必要があります．腹部疾患では使用しても問題なしと思われるので当日まで服用継続します．またSSRIを急激に中止せざるをえない場合は，SSRI離脱症候群が発現することがあります．めまい，ふらつき，四肢の異常感覚不眠，悪心，嘔吐，不安，焦燥などに注意が必要です．
- ・フルボキサミン（デプロメール®，ルボックス®）
- ・パロキセチン（パキシル®）
- ・セルトラリン（ジェイゾロフト®）
- ・エスシタロプラム（レクサプロ®）

d. 三環系抗うつ薬

不整脈発生の可能性があります．大量に服用している場合は，中止できないことが多いので，術当日まで服用します．少量服用の場合は減量することができるので，7日前から漸減します．中止による不眠，嘔気，頭痛，唾液増多，発汗などの症状がみられるので要注意です．
【第1世代】
- ・アミトリプチリン（トリプタノール®）
- ・イミプラミン（イミドール®，トフラニール®）
- ・クロミプラミン（アナフラニール®）
- ・マレイン酸トリミプラミン（スルモンチール®）
- ・ノルトリプチリン（ノリトレン®）
【第2世代】
- ・アモキサピン（アモキサン®）
- ・ドスレピン（プロチアデン®）
- ・ロフェプラミン（アンプリット®）

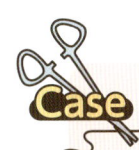

Case 大腸がんにてS状結腸切除術施行〈50歳代 男性〉

既往歴：統合失調症あり

服薬歴：23年間 統合失調症のコントロールは良好．以下のものが処方されていた．なお術前の心電図に異常は認めなかった．

- ・スルトプリド（バルネチール®）300 mg（抗精神病薬）
- ・レボメプロマジン（レボトミン®）150 mg（抗精神病薬）
- ・ビペリデン（タスモリン®）6 mg（抗精神病薬によるパーキンソニズムの治療目的）
- ・プロメタジン（ピレチア®）15 mg（同上）
- ・チアプリド（グラマリール®）150 mg（せん妄治療，ジスキネジア治療，興奮抑制）

処方の周術期管理：いずれの処方も前日まで服用．精神科主治医からは以下の指示をもらった．

当日はセレネース® 5 mg ＋生食500 mL 点滴静注

不穏，興奮時には以下の指示で対処

- ・セレネース® 5 mg 筋注
- ・レボトミン® 25 mg 筋注
- ・サイレース® 2～4 mg 生食50 mL 点滴静注

9　抗てんかん薬の周術期管理

- 外科病棟でのけいれんはもちろんそれほど多くはないが，乳がんの脳転移，重症敗血症に伴った低酸素脳症，肝硬変患者の肝がんに対する手術後などにみられる

- なかでも最も多いのがてんかんの治療中の患者さんに対して術前に処方を中止，変更せざるをえない場合である

- 最近数年間ほどけいれんが発生していなければ中止しても比較的安全なようだが，神経内科主治医へのコンサルトは必須となる[19) 20)]

1) 原因

　術後のけいれんはてんかんの治療を行っている患者さんでは，抗てんかん薬の**服用中止が原因**となります．そこでもともとバルプロ酸（デパケン®）などを服用している場合は，術当日まで続けます．またてんかんの既往の他に，脳血管障害，転移性脳腫瘍の発生，低酸素血症，低 Na 血症，低 Ca 血症，低 Mg 血症，低血糖，肝機能障害，発熱，薬剤（チエナム® など）も原因となります．てんかんの既往があったり，腎機能障害患者や高齢者などではキノロンと NSAIDs の投与もリスクです[21)]．

2) 治療

　けいれんに対する治療は救急外来と手順は一緒です．**まず換気を確保．酸素投与をして点滴ルート確保**．発作時の注射薬として**セルシン® 0.2 mg/kg 静注 ➡** セルシン® 同量 静注 ➡ ホスフェニトイン（ホストイン®）22.5 mg/kg を 150 mg/分以下で点滴静注．セルシン® の代わりにノーベルバール（フェノバール®）750〜1,000 mg を生食 100 mL で 10 分以上で点滴静注も OK です．フェノバール® 注射液 100 mg アンプルなら筋注です．頭部 CT，MRI を撮影し原因を探ります．中枢疾患が原因であれば脳神経外科へコンサルト．電解質異常などが原因であればその補正が治療となります．

Case　肝細胞がん〈60歳代 男性〉

肝硬変で脾腎シャントを認め，ICG-R$_{15}$ は 50％であった．
既往歴：1 年前に AVM（動静脈奇形）で脳外科で手術歴あり．症候性のてんかん発作がときにみられる．
治療：鏡視下肝切除を施行．
手術直前まで抗てんかん薬〔カルバマゼピン（テグレトール®）〕を継続．術後 1 日目より再開．術後 5 日目に高アンモニア血症に伴って強直性の発作出現．意識障害あり．セルシン® 10 mg 静注にて発作を止める．その後，テグレトール® 処方継続．無事に退院していただいた．

10　統合失調症

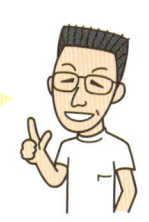

- 統合失調症に関しては，十分な知識と経験を持ち合わせていない．しかし，外科患者として入院されてくることは多々あり，疾患については自分で勉強していただかねばならない
- きっかけになるように次の文章を挟んでおく．NHKで放送されている【猫のしっぽ カエルの手 京都 大原 ベニシアの手づくり暮らし】という筆者の好きな番組のベニシア・スタンリー・スミスさんの書かれた文章である

　身体疾患を併発している統合失調症の患者さんは，**多くはとても安定していることが多い印象**があります．困ったなと我々が感じる陽性症状というのはそもそも統合失調症患者の病歴のなかでは短い期間にみられるようです．統合失調症に罹患している患者さんのなかには外科疾患で受診する機会を逃す，遅れるというケースが少なくありません．進行してから来院する，緊急手術で対応することになりすばやい決断が必要です．病歴や紹介状に記載されている統合失調症という病名だけで，精神科のある総合病院へ送ったらどうかと外科治療を逡巡するのだけは止めましょう．そして普段から相談できる精神科医師を確保しておくといいですね．

　また待機手術の場合は精神科からの処方はできるかぎり手術当日まで続けたいところです．

❖ 特有の問題点

　下に記載したケースは精神科医側から見た外科の問題点を紹介しています[22]．

> **Case** 30歳代に発病した妄想型統合失調症患者〈70歳代 女性〉
>
> 発病は30歳代であったが，病識欠如のため再発をくり返し，60歳代からは長期入院となっていた．「王国の王女である」という妄想があった．某日，ショック状態となり他院に緊急転院．消化器系の悪性腫瘍に罹患していることが判明した．外科医からは悪性腫瘍であることが告知され，手術の説明を受けた．患者さんは黙って聞いていたので，外科医は患者さんが説明を理解したと判断し，最終的な検査のために食事を止めたところ，唐突に「私は肺がんなんです．手術なんかしません．食事を出しなさい」と怒り出した．成年後見人は代理承諾による手術の実施を望んだが，手術は施行されず帰院となった．そのときの外科医のコメントは次のようなものであった．「外科のカンファレンスでは，もしある程度の本人の同意が得られれば，低侵襲手術の適応はあるとの見解でしたが，その後，病棟チーム内で討議した結果，精神症状のために術後管理が難しいことに加えて，このように治療拒否をされる方に侵襲を加えて，本当に問題はないのかということが討議され，結果的に手術はできないという結論に達しました」

（文献22より改変して転載）

陽性症状がある場合はそもそも手術の同意が得られない場合があります．家族，成年後見人が本人による医療に対しての同意能力がないと考え手術をお願いしますと言っても，患者さん本人は手術を拒否するわけです．もし外科医が本人のこの言葉を尊重した場合は手術が行われなくなります．これは本人に医療同意能力があるうえで拒否したと外科医が判断したからですが，成年後見人の判断とは逆ですね．大概，外科医は術後管理困難を予想して困惑するなかでこのような判断をくだすことになります．しかし手術などの治療に対して，慢性統合失調症患者が示す拒否は「きわめて堅いのが通例であるが，翻意するときはじつにあっさりと潔く，こちらは意外の感に打たれてしまう」ということもあります．もし，外科医が本人の言葉は本来のものではないと考えてくれたら，大変でもやってみようかと考えてくれたら…一人の命を救うことになります．

❖ その他の術後の問題

- ・体動により点滴やドレーンなどの自己抜去，転落の危険性がある
- ・術後疼痛悪化により精神安定が図れず，不穏が増長されるおそれがある
- ・抗精神病薬の副作用でもある肥満から上気道の閉塞が起こりやすい
  →鎮静を必要とする場合は，舌根沈下・上気道閉塞に注意が必要です．麻痺性イレウスもみられます

〈ベニシア・スタンリー・スミスさんの手記〉
統合失調症と生きる

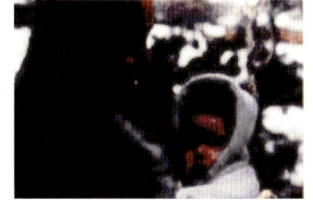

　私の娘、ジュリーが発病して四年になります。孫のジョーが生まれて、当時24歳のジュリーは産後の重い抑うつ症を患い、幻聴を聞くようになりました。そして一ヶ月ほど京都大学病院に入院したこのときに、私は統合失調症というものを初めて知ったのです。そのとき主治医は、娘の病気は治ること、また日本でこの病気は出産後、1000人にひとりの割合で発症することを教えてくれました。娘はひと月ほど抗精神病薬を投与され、クリスマスイブの日に退院しました。主治医によると、娘の症状が安定した状態で一年が経過し、幻聴もなくなれば、正常に戻るだろうとのことでした。

　私たちは希望を胸に家路につき、この病気と向き合うことになりました。殆どの人はそうだと思いますが、私もそのときはジュリーになにが起こっているのか、よく理解できていませんでした。私の頭はさまざまな考えや恐怖でいっぱいになり、わが娘ジュリーが発病したという事実を受け入れられない状態にありました。娘がどういう状態にあるのか表面的にはわかりにくいことから、娘がいつも無口でよそよそしく、ぼおっとしているのは強い薬のせいではないかと大抵の人は思うようです。娘は他の人たちの会話を理解できなかったり、記憶障害が出るようになりました。

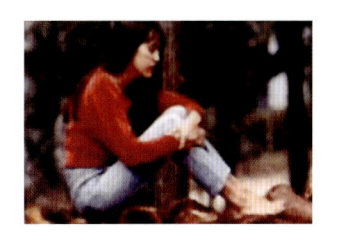

　子供の頃のジュリーは、喜んで人のお手伝いをするような、温厚な可愛い子で、誰からも愛されていました。とてもきれいで、おしゃれをして姉のサチヤと一緒にダンスに出かけるのが好きでした。勉強はあまり得意ではなく、読むことと「短期記憶」に問題がありました。日本で「特殊学級」のある学校をみつけられず、娘はディスレクシア（読み障害）の子供たちのための特別クラスがあるニュージーランドの寄宿学校へ入りました。卒業後、帰国して暫くの間、私の夫が経営するインド料理店で働いたあと、22歳になったジュリーは京都でひとり暮らしを始めました。初めてのボーイフレンドとの不幸な出会いを経て、ジュリーは妊娠しましたが、子供を産み、自分で育てることを決意し、私も協力することを約束しました。ジュリーの息子、ジョーは愛らしい男の子で、今ではふたりとも私たちと一緒に大原に暮らしています。ジュリーの病気は悪化し、統合失調症の症状は進行しました。

　「スキツォフレニア（統合失調症）」という言葉は思考過程のさまざまな部分が分裂しているという意味のドイツ語に由来します。これは脳の失調であり、大脳の時間構造に作用しています。ここは通常の感覚入力のフィルターともいえる部分で、顕微鏡で観察すると、脳の特定部位のニューロンが減少していたり、細胞配置の異常が見られるそうです。この障害は100人にひとりの割合で、まったくランダムに発生するもので、幼少期や成人以後の個々人の経験とは無関係だといいます。正常な脳は、経験の糸を人生という一枚の大きな布に紡いでいく魔法の機織り機のようなものです。統合失調症を患う人は、この機織り機が壊れているのです。

　家族にとって、自責の念、羞恥心、罪悪感がさらに悲劇を増幅させます。統合失調症はもっとも研究が遅れ、誤解されている病気のひとつであり、私自身もこの四年間、医学論文を読んだり、ジュリーの看病をすることでこの病気を少し理解できるようになったところです。ヨガがいいとか、

玄米がいいとか、中国漢方医やラヴェンダー、チベットのシャーマンが効くとか、大勢の友人が気にかけて助言してくれます。薬は止めた方がいいと娘に言う人もありました。二度ほど、薬を止めてみましたが、一度目は急性の精神病を発病し、一ヶ月の入院となりました。二度目は緊張症状が現れ、動くこともできず、幻聴に悩まされました。

そこで私は、ジュリーがどういう状態にあるか、またどういう気持ちでいるかをみなさんに知ってもらうために手紙を書くことにしました。大脳辺縁系に障害があるジュリーは、論理的な思考がうまく出来ないため、自分で手紙を書くことはできません。そこで私が娘の声、心の代弁者を務めます。私と娘は毎日、殆どの時間を共に過ごしているので、私が見てきたこと、それから彼女がときたま口にしたことなどを基に書いてみます。

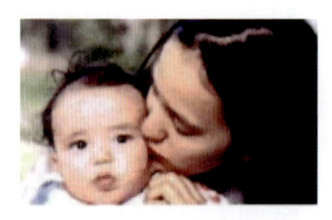

この病気を理解できたなら、神秘的な暗い世界の得体の知れないこの病を、理性の明かりに照らすことができるでしょう。人生の旅路は、絶え間ない変化の連続です。私は忍耐力と理解力を学びました。この病気を受け入れることも学びました。お陰で、これまで感じていた心の痛みから解放されました。ユーモアを忘れず、この不条理をありがたく思えるよう努めています。家族のバランスをとることにも努めています。優しく、愛情のこもった世話を必要とする家族に、私は囲まれているのです。かつてインドで、年若き師から「期待しなければ、失望することはない」と言われました。まさにその通りではありませんか。

【症状が再発する前】

1) 症状を再発させる一番の原因は、投薬治療が十分でないこと。再発初期段階で、薬を多少余分に投与することで、症状を未然に防ぎ、元の状態に戻ることが多い。
2) 統合失調症の症状には、その人独自のパターンがある。ジュリーの場合は、
   ①睡眠障害
   ②不安感
   ③緊張感、短気になる
   ④外食したがらない
   ⑤家族との食事を拒み、自室に引きこもる
   ⑥幻聴が聞こえ、怖くなる
   ⑦食欲不振

【「私のことをわかってください」―ジュリーからのお願い】

1) 誰かに話しかけられると、頭の中がいっぱいになるときがあります。一度に把握しきれず、右から左へと抜けてしまうのです。言葉が頭の中に残らないので、今聞いたこともすぐ忘れるのです。ただ言葉が宙に浮いているような感じなのです。
2) 触られるのはいやです。
3) 家からバス停まで歩くという簡単なことにも集中できないことがあります。風にさらわれるんじゃないか、車に轢かれるんじゃないかといった恐怖感に襲われるのです。
4) 片付けをしたり、解釈したり、返答することが苦手です。洋服を決まった引出しにしまったり、誰かにちゃんと返答することが私にとっては難しいのです。「こんにちは」とか「ありがとう」と言わなかったら、ごめんなさい。

5) 誰かに話しかけられると、全神経を集中させなければいけません。どうか、私にはものすごくゆっくり話してください。調子が悪い日に、返事をしなかったら、ごめんなさい。

6) 人と関わるのが難しいときには、誰かが来ても、自分の部屋に隠れてしまうことがあります。

7) じっとしている方が私には楽なのです。たとえば、水を飲みに行くという行為をする場合、私は事前に頭の中でその行為を詳しく組み立てないといけないのです。カップをとる、歩く、蛇口を開ける、カップを満たす、蛇口を閉める、水を飲む——という具合に。実際に動く前に、頭で思い描かないといけないのです。

8) ことわざのような抽象的な概念は理解できません。論理的に考えることもできません。

9) バスに乗ったり、道順に従ったり、食事の支度をすることが苦手です。

10) 気持ちが活動停止状態になって、閉じてしまうことがあります。

11) 私にささやいたり、話しかける声が聞こえることがあります。そんなときは、音楽をかけたり、ラジオをつけたり、あるいは両方をつけて声が聞こえないようにします。

12) 人に同じ質問を繰り返すことがよくあります。母に「その質問はもう五回目よ」と言われるけど、私は覚えてないのです。

13) 落ち込んで、悲しく、寂しくなることがよくあります。友達に理解してもらえず、変人と思われるんじゃないかと心配になります。弟のシュウジは私のことをわかってくれるので、彼と一緒にいるのが大好きです。

14) つまずいたり、ものをこぼすことがよくあります。不器用でごめんなさい。

15) 日常的な作業はゆっくりやりたいし、作業の途中で休憩しないとダメなんです。怠けてると言われますが、自分ではがんばっているのです。

16) 変に見えるかも知れませんが、なにかをするときには自分なりの順序で、決まり事のようにやりたいのです。
    たとえば
    ①食器を洗う
    ②風呂掃除をする
    ③ゴミを捨てる
    という具合に。混乱してしまうので、私のやり方を変えようとしないでください。

17) 同じことを何度も何度も繰り返すことがあります。例えば、ガスの元栓が閉まっているか、何度も確かめたりします。変に見えるでしょうが、私には意味のあることなのです。

18) 自覚症状はありました。病気になり始めた頃、自分の中でなにかがおかしくなっていくような感じがして、母に病院に連れて行って脳検査をしてもらうよう頼んだことがあります。

19) 読むことも苦手になりました。絵本やひらがなのメニューなら、なんとかなります。どうか難しいものは読ませないでください。

20) 映画は筋書きが単純なものしか、わかりません。MTVや子供のアニメ番組を見るのが好きです。ニュースは難しい言葉が多すぎて、わかりません。私と話すときは、簡単な言葉を使ってください。

21) 昔はきれい好きでしたが、今では自分の部屋の掃除も難しくなりました。姉のサチヤがやって来て、私の部屋を掃除してくれるのが嬉しいです。

22) シャワーを浴びて、髪を洗うエネルギーがあるときは、ハッピーな気分です。大抵は、「忙しすぎて」、こんなことをする気にならないので。

23) 毎日、歯を磨き、服を着替え、薬を飲むように言ってくれる人が必要です。よく忘れてしまうので、母か父が毎晩、薬を渡してくれます。

24) 薬を止めて、瞑想をしたらよくなると言ってくれる人がいますが、そんなことはありません。薬は二度止めてみましたが、具合が悪くなって、頭がおかしくなり、また一ヶ月入院しました。薬を止めろと言わないでください。

25) 誰かに怒鳴られたり、怒られると、ストレスになるのでよくありません。気分が悪くなり、幻聴が聞こえるようになるのです。

26) 私を怖がらないでください。病気になってからも、私の性格は変わっていません。変な振る舞いをしても、心配しないで。危険人物ではないですから。

27) 日々の決まったルーティンがあったり、予測できるスケジュールがある方が気分がいいです。一日中、寝かせないでください。

28) 家にひとりでいるのは嫌いです。母が外出して三時間以上過ぎると、怖くなってきます。そんなときは誰かに電話して、落ち着かせてもらいます。

29) 質問は一度にひとつだけにしてください。ふたつのことを訊かれると、混乱してしまいます。

30) 指示も、一度にひとつだけにしてください。なにかするべきことを忘れていても、やさしく指摘してくだされば、その通りにします。

31) 「戸棚にヘビがいる」と言っても、皮肉らないでください。そんなときは、「ヘビがいると思っているのはわかったわ。でも、ヘビが見えるのは、もしかしたらあなたの病気のせいかも知れないわよ」と言ってください。

32) ときには人と一緒にいたいときもあります。私がなにも喋らなくても、気にしないでください。ただ、そこにいるだけでいいのです。

33) 冷たくて、感謝もしないときがありますが、悪気はないので許してください。

34) できる限り冷静でいてください。調子が悪い日には、回りの人が落ち着いていると助かるのです。

35) ひとりでいること、スケジュールを決めることが、私には必要です。秩序ある、予測可能な生活を実感できると、安心できます。

36) ラベンダーやミントの香りは心地よく、好きです。

【薬の副作用】

1) 抗精神病薬を飲むと、とても口が乾くので、なにか飲み続けてないといけません。この間、パブに出かけたときも、お水を8杯も頼んでしまいました。

2) めまいがしたり、視界がぼやけることがあります。

3) 体重が増えます。なんてことでしょう！

4) コーヒーやコーラが大好きですが、母からは薬が効かなくなるので、一日二杯までにするよう言われます。

5) ワインとビールも同様です。私は夕方6時まで我慢して、母と一緒に一杯飲みます。「二杯以上はだめよ」と母に言われます。

6) 私は病気ですが、生きることと息子のジョーを愛しています。

7) ラベンダーかミントの香りを嗅ぐと、とても幸せな気分になります。

(2004年著)

（ベニシア・スタンリー・スミスさんより許可を得て掲載）

1 術後の発熱

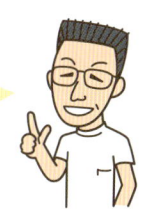

- 3日目までは術後の反応として当然，発熱する
- 4日目以降の発熱は感染症が原因である場合が多い．5Wで探す
- 突発的な高熱は中心静脈（CV）カテーテル感染と胆管炎を疑う
- 非感染症としては抗菌薬によるものと偽痛風が多い

1) 術後の発熱の探し方

①3日目までの発熱は術後に起こる生体反応なので問題なし
②発熱の原因は5つのWで探す（表1）

表1 ● 発熱の原因〜5つのW

Wind	誤嚥，肺炎，肺塞栓
Water	前立腺炎を含めた尿路感染，胆汁，薬剤性腸炎（watery diarrhea ですね）
Wound	手術創部感染
What did we do ?	中心静脈（CV）カテーテル，導尿カテーテル，腹腔ドレーン
What disease did he have ?	既往歴

③頭のてっぺんから足先まで診察する

これで見つからなければ非感染性の発熱を考えます．

- 薬剤熱（**Case** 参照）：抗菌薬，ヘパリンが原因になります．SSRIなど服用中ならセロトニン症候群（発熱，筋強直，ミオクローヌス）やハロペリドールなどによる悪性症候群もありえます
- 偽痛風，痛風：偽痛風は多関節に現れることが結構あり，高齢者の術後に多いですね
- 膵炎
- 血腫，漿液腫（seroma）
- 腫瘍熱：腫瘍をとり切れなかった場合に考えます
- 深部血栓症：脾摘後ならば門脈系の血栓も多くあります
- 脂肪塞栓：整形外科手術後に多くみられます
- 心筋梗塞，脳卒中，NOMI（非閉塞性腸管虚血）
- 輸血への反応
- 内分泌（甲状腺機能亢進，副腎不全）
- 膠原病：高齢者が多いのでリウマチ性多発筋痛症（PMR）がコモンです

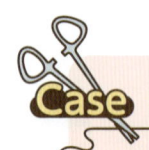

Case 薬剤熱症例〈60歳代 男性〉

疾患名：S状結腸がん，肝転移

手術当日：肝部分切除施行．周術期はセファゾリン点滴．

第3病日：40℃の発熱．誤嚥性肺炎の診断でアンピシリン/スルバクタム開始．喀痰培養より *Enterobacter aerogenes* を認めたためピペラシリンに変更．いったん，解熱する．

第7病日：38.4℃の発熱．ピペラシリン再開．嚥下機能検査で誤嚥を繰り返していることが明らかになった．

第15病日：再度発熱．CVカテーテル感染を疑い抜去したうえで，バンコマイシン，セフトリアキソンを投与．解熱傾向にあったが…

第24病日：再度発熱．バンコマイシンとミカファンギンに変更したが解熱せず．しかし患者さんの全身状態は良好で振戦もなし．胸部X線，喀痰，胆道系，尿路系，関節腫脹なども認めず．血液培養も陰性であった．

ここに至って薬剤熱の可能性ありと判断し，バンコマイシン，ミカファンギンともに中止しアセトアミノフェン，NSAIDsを定期的に処方することとした．

その後，発熱なく第30病日には解熱剤も中止でき無事に退院となった．

薬剤熱は外科では感染症治療に手間取った患者さんに多く経験します．したがってその発熱が感染症であるのか薬剤によるものなのか判断することが難しいことがほとんどです．感染症のフォーカスが見当たらずかつ熱以外の全身状態が許すならば，思い切って抗菌薬を中止することで結果的に薬剤熱と診断できますが，休薬を1人で決断するのは怖いものです．

2) 術後感染症の頻度

腹部外科の場合，主な術後感染症は，SSI（手術部位感染）8.2％，呼吸器2.8％，尿路感染0.7％で起きていると報告されています．手術別ではSSIの発生頻度をみると，①膵切除，②食道切除，③直腸切除の順です．こういったケースで敗血症性ショックになるとその死亡率は56.1％と報告されており，手術以外のそれよりもかなり高くなっています．発生率は0.8％ですが，発生すれば致命的であり，発熱として症状の現れる術後感染症の早期発見には医師の診療能力が問われます．

3) CRPについて

急性の炎症が発症してから10時間以内に上昇開始します．半減期は19時間．すなわち炎症の推移をみるには，タイムラグが存在することを知っておくべきです．

術後にはCRPが常に上昇します．術後に発熱がみられるのが当たり前なのと同じです．術後感染症が起きたときの基準値になるという意見もあるのですが（**表2**），術後にCRPをルーチンに測定するのに対して筆者は同意できません．プロカルシトニン（PCT）については腸管手術では

表2 ● CRP値による鑑別

CRP（mg/dL）	疑われる疾患
0.1〜1	ウイルス，真菌，自己免疫疾患，潰瘍性大腸炎，白血病，脳梗塞
1〜10	細菌感染，RA，リウマチ熱，血管炎，急性心筋梗塞，悪性腫瘍，外傷
10以上	重症細菌感染，活動期RA，80％の患者さんが細菌感染
50以上	88％が細菌感染

（文献1とUpToDateを参考に作成）

ほとんどのケースで上昇し，しかも個々人によって測定値のばらつきが大きいと報告されています．術後に有用かはまだ結論が出ていないと思います[2) 3)]．

2 抗菌薬選択の基本

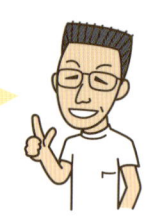

- 体表の感染，上部消化管 ➡ グラム陽性球菌
  ➡ ペニシリン系，第1世代セフェム系，バンコマイシン

- 下部消化管，胆道系 ➡ グラム陰性桿菌
  ➡ 第2世代以降のセフェム系，β-ラクタマーゼ阻害薬配合ペニシリンが基本

　筆者が外科医になりたての頃は，抗菌薬の使い方はいたってシンプル．勉強することなんてなんにもありませんでした．すなわち，感染症 → 1番新しい抗菌薬を使えば間違いない．これだけ．今考えるとひどい状況です．現在は各大学には感染症科があり，抗菌薬の情報が増えて理解するのが難しくなっています．まず使い方の幹を押さえましょう．

- 細菌はグラム染色陽性か陰性か，球菌か桿菌かで4つに分かれます（**図1**）
- 最初に覚えておくのは**グラム陽性球菌**と**グラム陰性桿菌**です
- 血管カテーテル，ドレーンの逆行性感染，乳がん手術などならグラム陽性球菌
- 腹腔内感染なら嫌気性菌を含むグラム陰性桿菌とグラム陽性球菌である腸球菌
- グラム陽性球菌の治療はペニシリン系，第1世代セフェム系とバンコマイシン
- グラム陰性桿菌なら第2世代以降のセフェム系，β-ラクタマーゼ阻害薬配合のペニシリン系
- 嫌気性菌にはメトロニダゾールかクリンダマイシン
- グラム陽性球菌の仲間には腸球菌もあってこれはちょっと変わり者です．治療にはペニシリン系（特にアンピシリン）かバンコマイシンにアミノグリコシド系を加えて使います

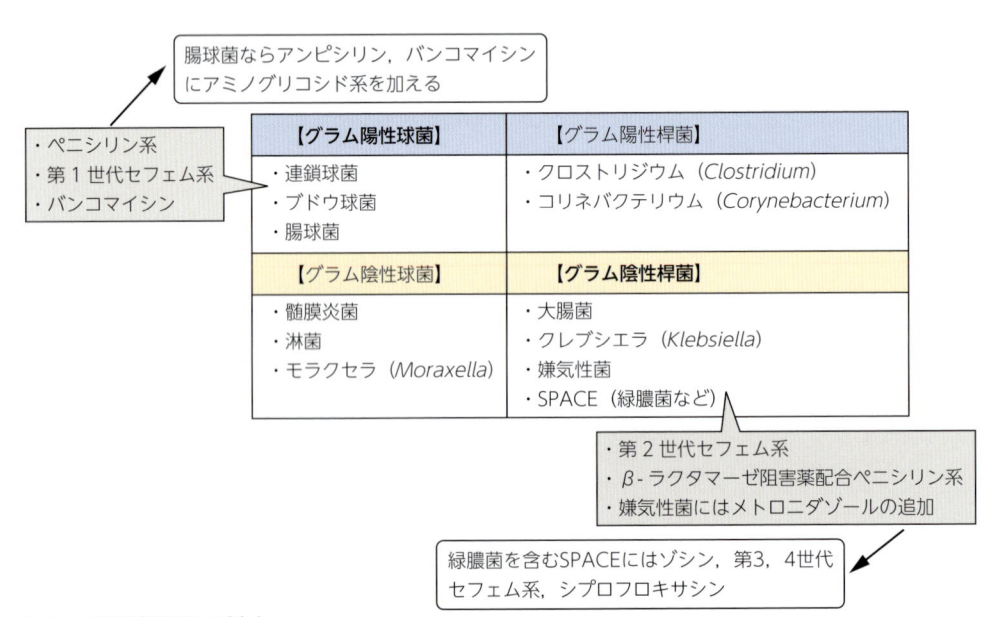

腸球菌ならアンピシリン，バンコマイシンにアミノグリコシド系を加える

- ペニシリン系
- 第1世代セフェム系
- バンコマイシン

【グラム陽性球菌】	【グラム陽性桿菌】
・連鎖球菌 ・ブドウ球菌 ・腸球菌	・クロストリジウム（*Clostridium*） ・コリネバクテリウム（*Corynebacterium*）
【グラム陰性球菌】	【グラム陰性桿菌】
・髄膜炎菌 ・淋菌 ・モラクセラ（*Moraxella*）	・大腸菌 ・クレブシエラ（*Klebsiella*） ・嫌気性菌 ・SPACE（緑膿菌など）

- 第2世代セフェム系
- β-ラクタマーゼ阻害薬配合ペニシリン系
- 嫌気性菌にはメトロニダゾールの追加

緑膿菌を含むSPACEにはゾシン，第3，4世代セフェム系，シプロフロキサシン

図1 ● 抗菌薬選択の基本
SPACE：医療関連感染を起こす代表的なグラム陰性桿菌〔セラチア（*Serratia*），緑膿菌，アシネトバクター（*Acinetobacter*），サイトロバクター，エンテロバクター（*Enterobacter*）〕

3　外科感染症での抗菌薬選択

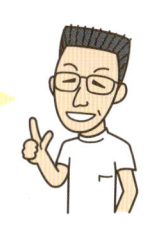

- グラム陰性桿菌では抗菌薬の耐性が増えており各病院によっても異なる
- ここには筆者の職場である糸魚川総合病院のサーベイランス，欧州 EUCAST，Sanford guide をもとに各抗菌薬のスペクトラムと十分な投与量を記載しておく．サーベイランス結果は病院ごとに違いがあるので，自分の病院の報告に目を通しておくとよいだろう

1) 抗菌薬のスペクトラムと local factor

　抗菌薬の選択は**表1**が参考になります．しかし細菌の耐性化率は病院によって異なるので検査室に確認をしましょう！

　表1は2015年10月までの1年間の糸魚川総合病院のデータをもとにしています．○は80％以上の感受性がある．△は耐性化率の高いもの（おおむね80％以下）．数字は感受性の判明している検体の割合です．**表1**の中ではアンピシリン/スルバクタム（ユナシン®–S）の大腸菌に対する耐性が増加している点と，クラビット®の耐性が進んでいる点が気になります．いずれも使用頻度の高い抗菌薬であり，選択に気を付ける必要があります．また外科感染症で重要な嫌気性菌に対するクリンダマイシン（ダラシン®）の耐性化も報告されており，メトロニダゾールを選択した方がよいかもしれません．

2) 投与量

　表2に記載した投与量はEUCAST[4]，Sanford guide[5] などを参考にしています．**ほぼ最高量を示しています**．抗菌薬の投与量は参考文献ごとに多少違っていますが，術後の感染症は術後というだけでリスクが高いので多めに使うべきです．そして必ず患者さんの**腎機能を考慮して投与量を検討**してください．

✎ ひとくちメモ

経口抗菌薬の最高血中濃度を知っていますか？

- ・サワシリン®　　　　250 mg服用後　　3.7 μg/mL
- ・オーグメンチン®　250 mg服用後　　4.9 μg/mL
- ・ケフラール®　　　　250 mg服用後　　8.9 μg/mL
- ・ケフレックス®　　　250 mg服用後　　5.5 μg/mL
- ・トミロン®　　　　　200 mg服用後　　2.9 μg/mL（普段は1回100 mgで処方するのでもっと低濃度）
- ・セフゾン®　　　　　100 mg服用後　　1.2 μg/mL

（ポケット医薬品集[6]，各薬品添付文書より）

　点滴静注で使用する抗菌薬の最高血中濃度はだいたい20 〜 200 μg/mLです．感受性結果によるMIC値との比較からするとセフゾン®などの第3世代セフェム系経口薬は使用する機会が少ないと思います．

表1 ● 抗菌薬の選択

分類（一般名）		商品名	一般名	略語	グラム陽性球菌				グラム陰性桿菌			
					連鎖球菌	腸球菌	ブドウ球菌	MRSA	大腸菌	緑膿菌	嫌気性菌	その他
ペニシリン系	天然ペニシリン	ペニシリンG	ペニシリン		○	○	41%					
	アミノペニシリン	ビクシリン	アンピシリン	ABPC	○	○	41%		△56%		△61%	
		サワシリン	アモキシシリン	AMPC	○							
		ユナシン-S	アンピシリン/スルバクタム	ABPC/SBT	○	○	○		△58%		○	
		ゾシン	タゾバクタム/ピペラシリン	TAZ/PIPC	○	○	○		○	○	○	
	抗緑膿菌ペニシリン	ペントシリン	ピペラシリン	PIPC	○		○		△58%	○	△63%	
セフェム系	第1世代	セファメジンα	セファゾリン	CEZ	○		○		○		△65%	
	第2世代	パンスポリン	セフォチアム	CTM			○		○		○	
		セフメタゾン	セフメタゾール	CMZ					○		○	
	第3世代	ロセフィン	セフトリアキソン	CTRX	○				○			
		スルペラゾン	セフォペラゾン/スルバクタム	SBT/CPZ			○		○	○85%	○	
		モダシン	セフタジジム	CAZ					○	○		
	第4世代	マキシピーム	セフェピム	CFPM	○		○		○	○		
		ファーストシン	セフォゾプラン	CZOP	○		○		○	○		
カルバペネム系		チエナム	イミペネム/シラスタチン	IPM/CS	○	○	○		○	○	○	
		メロペン	メロペネム	MEPN								
アミノグリコシド系		アミカシン	アミカシン	AMK	○				○	○	○	
マクロライド系		ジスロマック	アジスロマイシン	AZM								○
リンコマイシン系（クリンダマイシン）		ダラシン	クリンダマイシン	CLDM	○		△74%				○ 耐性増加	
ニューキノロン系		シプロキサン	シプロフロキサシン	CPFX	○		○		○	○		○
		パシル	パズフロキサシン	PZFX	○		○		○	○		○
		クラビット	レボフロキサシン	LVFX	○		○83%		○87%	○83%		○
テトラサイクリン系		ミノマイシン	ミノサイクリン	MINO					○			○
グリコペプチド系		バンコマイシン	バンコマイシン	VCM	○	○	○	○				
ST合剤		バクタ	スルファメトキサゾール/トリメトプリム	ST					△62%			○
メトロニダゾール		フラジール	メトロニダゾール	MNZ							○	○

○：80%以上の感受性あり，△：耐性化率の高いもの（おおむね80%以下），数字は感受性の判明している検体の割合
（糸魚川総合病院のデータをもとに作成）

表2●抗菌薬使用量（なるべく最高量を含めて記載しています）

	種類	一般名（商品名）	使用量	コメント
ペニシリン系	天然ペニシリン	ペニシリン（ペニシリンG）	400万単位　1日6回　点滴静注	外科感染症で使うとすれば壊死性筋膜炎
	アミノペニシリン	アンピシリン（ビクシリン®）	1回2g　1日4回　静注	アミカシンと併用で腸球菌に
		アモキシシリン（サワシリン®）	1回250〜500mg　1日3回 経口	
	抗緑膿菌ペニシリン	ピペラシリン（ペントシリン®）	1回4g　1日4回　点滴静注 重症例では1日24gまで	緑膿菌に有効
	β−ラクタマーゼ阻害薬配合ペニシリン	アンピシリン・スルバクタム（ユナシン®-S）	1回3g　1日4回　点滴静注	アミカシンと併用で腸球菌に 大腸菌耐性が増加中！
		ピペラシリン・タゾバクタム（ゾシン®）	1回4.5g　1日4回　点滴静注	緑膿菌，腸球菌に有効
		アモキシシリン・クラブラン酸（オーグメンチン®）	1回250mg　1日3回　経口	オーグメンチン®3錠＋サワシリン®3錠という使い方することがある（オグ・サワって読んでいます）
セフェム系		セファゾリン（セファメジン®α）	1回2g　1日3回　点滴静注 最大1日12g	黄色ブドウ球菌などのグラム陽性菌やグラム陰性菌にも有効だが嫌気性菌には無効．したがって腹腔内感染症には使えない
		セフメタゾール（セフメタゾン®）	1回1g　1日3〜4回　点滴静注	グラム陰性菌，嫌気性菌に有効．腹腔内感染に使いやすい
		セフトリアキソン（ロセフィン®）	1回1〜2g　1日1回　点滴静注	グラム陰性菌，腸内細菌に有効．嫌気性菌，緑膿菌，ブドウ球菌には弱い．腎機能障害時にも使いやすいが胆嚢炎，胆石症の発生に注意
		セフォペラゾン・スルバクタム（スルペラゾン®）	1回2g　1日3回　点滴静注	グラム陰性菌，嫌気性菌に有効．胆汁排泄
		セフタジジム（モダシン®）	1回2g　1日3回　点滴静注	何と言っても緑膿菌に．嫌気性菌には無効
		セフェピム（マキシピーム®）	1回2g　1日3回　点滴静注	グラム陰性菌，緑膿菌を含むSPACEにより強力．感受性結果をみながら使いたい
カルバペネム系		メロペネム（メロペン®）	1回1g　1日3回　点滴静注 1回2gまで増量可	筆者が後期高齢者になるときまで耐性菌をつくらないようにしておきたい
		イミペネム・シラスタチン（チエナム®）	1回0.5g　1日4回　点滴静注	中枢神経感染症に使うとけいれん
アミノグリコシド系		ゲンタマイシン（ゲンタシン®）	1回4〜5mg/kg　1日1回 点滴静注	グラム陰性菌，緑膿菌（ピペラシリン，セフェピムなどと併用），腸球菌（アンピシリンやバンコマイシンと併用）
		トブラマイシン（トブラシン®）	1回4〜5mg/kg　1日1回 点滴静注	グラム陰性菌，緑膿菌
		アミカシン	1回12〜15mg/kg　1日1回 点滴静注	グラム陰性菌，緑膿菌 腎毒性，耳毒性に注意が必要
グリコペプチド系		バンコマイシン	初回は1,000mg前後，生理食塩水100mL　1〜2時間ほどで点滴静注	維持量も含めてトラフ値を10〜20μg/mLに維持しないと効果がなく耐性菌の発生に結びつくために血中濃度をノモグラムなどを使って予測している．必ず薬剤部に相談して投与量を決定すること．また投与開始，変更から3日目に血中濃度を測定する．なお点滴速度が速いとバンコマイシンのヒスタミン遊離作用によりレッドマン症候群が発生する
メトロニダゾール		メトロニダゾール（アネメトロ®）	1回500mg　1日3〜4回 点滴静注	嫌気性菌に
		メトロニダゾール（フラジール®）	1回500mg　1日3回　経口	偽膜性腸炎

文献4，5，7を参考に作成

❖ 抗菌薬使用のヒント

①顕微鏡の利点．顕微鏡を覗くことはグラム陽性球菌なのかグラム陰性桿菌なのか相手を特定することができ，有効な抗菌薬も決定することができます．でもそれだけではありません．例えば感染臓器候補が2つあるときは，グラム染色で好中球が多い臓器が原因と考えられるでしょう．また肺炎の場合は喀痰に上皮細胞が多く見えるのは唾，好中球が多いのは痰なので好中球が多いスライドの部分を選んで感染菌を推定します

②抗菌薬の使い方は男前に．十分量ではじめ，やめるときはスパッとやめる．炎症が治まったからと言って徐々に減量するのは，抗菌薬の組織移行が悪くなっていく時期にあたるのでよくありません

③同じスペクトラムのものを重ねない．例えばチエナム®とダラシン®の組合わせ，いわゆるチエ・ダラは効果的とは言えません．またβ–ラクタム系は細胞壁を障害し，アミノグリコシド系が細胞内に入りやすくなる組合わせなので，腸球菌，グラム陰性桿菌（緑膿菌，クレブシエラ）感染症に有効です

④ロセフィン®は1日に1回投与ですみますし，腎機能障害時にも使いやすく，髄液移行もよくて利用しやすい薬ですが，胆嚢炎，胆石症の原因になることは覚えておくべきです．ロセフィン®が原因であれば投与を中止すると結石は消失する可能性が高いです．この薬，嫌気性菌には弱いですね

⑤セフメタゾン®はグラム陰性菌，嫌気性菌に有効なので消化器外科では使い勝手がよいです．そして耐性菌であるESBLにも有効な可能性があります

⑥第4世代セフェム系であるマキシピーム®はSPACEには有効ですが，嫌気性菌には無力です

⑦グリコペプチド系（バンコマイシン）

高齢者，腎機能障害，難聴のある患者さんおよび乳幼児では血中濃度のモニタリング，および濃度の予測（薬剤部で計算してくれます）を行います．点滴終了後1〜2時間の血中濃度が60〜80 μg/mL以上，次回投与直前の濃度（トラフ値）が30 μg/mL以上が継続すると聴覚障害，20 μg/mL以上で腎障害の発生の可能性が出てきます

⑧消化器疾患への経口薬について．フルオロキノロン系ではアルミニウム製剤などを併用していると吸収不良となり，そもそも血中濃度が適正かわからないことが多く，入院患者では静脈注射を選択したほうがよいケースが多いです

3) 抗菌薬選択のポイント

a. 嫌気性菌に対する抗菌薬

腹腔内感染ではグラム陰性桿菌に対して第2〜4世代セフェム，β–ラクタマーゼ阻害薬配合ペニシリン系が必要なのですが，**嫌気性菌も必ず含まれる**と考えるようにしています．嫌気性菌は培養が難しいので検査室からの結果は嫌気性菌陰性でも鵜呑みにできないのです．

文献的には憩室炎穿孔による腹膜炎や膿瘍の原因菌は89％が嫌気性菌陽性で，94％が複数菌感染症です[8]．嫌気性菌を含む広いスペクトラムの抗菌薬が必要です．

治療においては軽度の感染症，ドレナージが良好ならばセフメタゾン®，ピペラシリン・タゾバクタム（ゾシン®）を単剤でも可能ですが，**重症と考えたらゾシン®や第3, 4世代セフェム系にメトロニダゾールを加えています**．ダラシン®も嫌気性菌に有効なのですが耐性が心配ですね．

b. 腸球菌に対する抗菌薬

結腸穿孔などの場合は複数菌感染で中に腸球菌が含まれることが多いです．この場合，グラム

陰性桿菌と嫌気性菌は必ず治療対象に含めるべきなのですが，腸球菌はバンコマイシンやアミノグリコシド系の追加が必要なので一考を要します．

ドレナージが良好で患者さんが元気なら腸球菌の病原性は低いと考えて治療対象から外します．逆に重症感染症，免疫不全ではエンピリックに腸球菌も加えて治療を開始しています．アンピシリン，ゾシン®，バンコマイシンにアミノグリコシド系を加えて治療しています[9]．

ただしバンコマイシン＋アミノグリコシド系では腎機能障害のリスクが4倍になります．Cr測定のフォローが必要です．

c. カルバペネム系

「重症感染症だからカルバペネム系」ではありません．カルバペネム系はグラム陰性桿菌を中心にその広いスペクトラムゆえにとても貴重な抗菌薬です．後世に残したいですね．

強力な抗グラム陰性菌活性が特徴で *Enterococcus faecium*，*Stenotrophomonas maltophilia* には効果が期待できないが，後はだいたいOK．一網打尽にできる抗菌薬です．

複数菌感染の腹膜炎，壊死性筋膜炎が一般外科では最もよくある適応です．しかしこのようなケースでもグラム陰性菌であれば3世代セフェム系＋メトロニダゾールを検討します．

【適応症】

・**好中球減少性の発熱**で危険と思うとき

・**大腸穿孔**で生命の危機が予想されるとき

・急速に進行する原因不明の敗血症やESBL感染と判明したとき

その他の適応として

・3世代セフェム系耐性の肺炎球菌による髄膜炎

・原因微生物の特定できない脳膿瘍など，が考えられます．

カルバペネム系を使わないのは原因菌，原因臓器を特定する努力をしているということでもあります．そういったドクターは感染症の知識がある方なので指導医として信用できます．必要なときはスパッとカルバペネム系を使うはずです．

Advanced Lecture

❖**腎機能障害と肝機能障害**

腎機能障害はCcr（次ページの**ひとくちメモ**参照）を見て投与量を決めることができますが，肝機能障害のときは調整法がありません．

①腎機能障害時：いずれの抗菌薬も初回は通常量を投与する．2回目以降の減量に関してはCcrを計算し成書を確認すること．

〔腎機能障害の時，以下の抗菌薬は使いやすい〕

クリンダマイシン，エリスロマイシン，ミノサイクリン，セフォペラゾン，セフトリアキソン（ロセフィン®） メトロニダゾール

逆にグリコペプチド系，カルバペネム系，アミノグリコシド系は腎障害が強いので要注意！

②肝機能障害時：特にクリンダマイシンとメトロニダゾールには注意が必要．

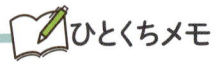

ひとくちメモ

Ccrの推計について

CCrを計算するときにCockcroft-Gault式を使いますが，高齢者の場合は24時間蓄尿による計算よりも低い値になります．65歳以上の高齢者では公式の年齢の項目を65に固定したほうがより正確な値となります[10]．

男性：(140 − 年齢) × 体重 (kg) / (72 × 血清クレアチニン値 [mg/dL])

女性：0.85 × 男性

Advanced Lecture

✢ 効果判定

抗菌薬は2〜3日（48〜72時間）で効果を判定します[11]．

効果の判定は症状で．肺炎なら呼吸数，血液ガス分析，グラム染色と喀痰量．尿路感染なら尿中白血球数．急性胆管炎では治療前にみられた意識障害，低血圧，アシドーシス，末梢冷感がまず改善します．病状が変わらないときには焦っても培養はくり返さないようにしましょう．残った罪のない細菌を捕まえて間違った抗菌薬に変更してしまうおそれがあります[9]．

ドレーンからの監視培養は評価が難しいです．抗菌薬を使っているので検出されるのはその抗菌薬がそもそも効かない無害な細菌である可能性が高いからです．

4) 効かないときの対処

a. 抗菌薬の問題

▶ 抗菌薬の投与量が少ない

▶ β–ラクタム系が効かないときは投与回数が少ない

▶ 真菌感染が合併している

▶ そもそも感染症の発熱でない．薬剤熱，偽痛風などを考慮してみる

b. 耐性菌

耐性菌がよくみられるのは術前の経過が長い場合です．胆道がんで胆管炎を合併したためにENBD（経鼻胆道ドレナージ）をしながら抗菌薬（カルバペネム系も結構使われています）を長期間使用した．そして外科に来て術後に発熱したら培養でバンコマイシン耐性腸球菌（VRE）が出たっていうようなパターンですね．

【グラム陽性球菌でみられる耐性菌の仲間】MRSAと腸球菌，VREがあります

▶ **MRSA**にはバンコマイシンですね

▶ **腸球菌**も抗菌薬が効きにくい．アンピシリンかピペラシリン・タゾバクタム，バンコマイシン±アミノグリコシド系への変更です．これが効かなければVREの可能性も出てきます．しかしそもそも腸球菌が感染の主な原因になることは少ないと思われます．培養結果で他の腸内細菌と一緒に検出されたときはいったん，腸球菌を無視して抗菌薬を選択します

▶ **VRE**：*Enterococcus faecium*ならリネゾリド，キュビシン® を．*E.faecalis*なら，β–ラクタム系，アミノグリコシド系も感受性があるかもしれません

【グラム陰性菌でみられる耐性菌の仲間】緑膿菌，MDRP，ESBLがあります

▶ **緑膿菌**をはじめとしたSPACE（*Serratia*, *P.aeruginosa*, *Acinetobacter*, *Citrobacter*, *Enterobacter*）があります．術後にこじれた患者さんにみられます．ピペラシリン，ピペラシリン・タゾバクタム，セフタジジム，ニューキノロン系±アミノグリコシド系に変更してみます

▶ **MDRP**（multidrug-resistant pseudomonas aeruginosa）：シプロキサン＋マキシピーム®を．コリスチンがMDRPの最初で最後の砦です．有効な薬剤を最低2剤は使いたいので専門家にコンサルトをしてください

▶ **ESBL**（extended-spectrum beta-lactamases）：セフェム系の効かない大腸菌，*Klebsiella*です．重症例では，たとえ培養でセフェム系に感受性があっても使うべきではないとされています．軽症であればセフメタゾール，もしくはキノロン，ゾシン®．重症例ではカルバペネム系を選択してください

しかし実際には最初に使った抗菌薬のスペクトル範囲外の細菌であったり，耐性菌が原因で効果がないというのは少ないように思います．少なくとも耐性菌が原因で外科患者が死亡したというのはいまだ経験していません．

c. ドレナージ不足

外科術後感染症では抗菌薬を変える前にドレナージ不良を検討したほうがよい結果を生みます．腹腔内膿瘍にはCT，エコーが有用です．創感染は創部を押してみましょう．

一方で術後ドレーンはいつまでも入れておくと逆行性感染の原因になります．特にコアグラーゼ陰性ブドウ球菌（CNS）（多くは表皮ブドウ球菌）が多いと感じます．彼らはプラスチック類の表面を好みます．つまり手術のときにドレーンを入れているから生育するとも言えます．必ずしも発熱の原因になるわけではなく，ドレーンを抜いてしまえば解決します．

創部膿瘍は術者が汚染手術のときに皮膚を閉じるから発生します．開いておきましょう．

またCVカテーテルを抜くのを躊躇しないようにしましょう．

薬剤性腸炎（*Clostridioides difficile*）の場合は，下痢を伴わないことがドレナージ不良と言えます．

d. 移行性

セファゾリンは頭蓋内への移行性が悪く，アミノグリコシド系は尿路系への移行はよいが，他は悪いことは覚えておきましょう．

Advanced Lecture

❖ 効果があったときのde-escalation

抗菌薬による治療効果があったら**培養結果**を見ながらde-escalationすべきですがこれが結構難しいのです．アミノグリコシドを併用しているのならば，それを中止するということはできますが，単剤での抗菌薬治療中にde-escalationするのは勇気がいります[12]．

またde-escalationが無条件に生存率を上げるというエビデンスは見当たらず，下記の条件を満たすときに考慮すべきです[13]．

・良質な検体が抗菌薬使用前に採取されていること
・臨床症状が改善しているときを選んでde-escalationすること

・選択した抗菌薬が前のものより狭域であり，感染巣に到達すること

・免疫不全がない

・他の感染がない

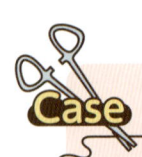

Case 術後の日和見感染〈60歳代 男性〉

診断：膵嚢胞性疾患

手術：膵頭十二指腸切除

抗菌薬の周術期投与：嫌気性菌感染のリスクへの対応としてセフメタゾン®を使用．

術後経過：膵液漏なし．各吻合部の状態良好．

しかし術後1週間目でも37.5℃ほどの発熱とWBC 18,000/μLまでの上昇を認めていた．

ドレーンを抜去した上で培養したところ *Staphylococcus capitis* を検出．これはCNSであり，ドレーン表面へ付着したもので感染原因の可能性は低いと判断．

さらに腹部を触っていくと空腸に刺入した経腸栄養チューブ挿入部に圧痛を認め，押すとそこから排膿がみられた．培養の結果は *Citrobacter freundii* でSPACEであった．

SPACEの治療には第3または第4世代セフェム系ということでモダシン®2 g，3回/日を投与したところ無事に改善した．

膵頭十二指腸切除のような侵襲性の高い手術の後は経過も長くなり，SPACEが関与するリスクは高くなる．またこういっては何だが，前医でも大概，何らかの抗菌薬を使っている．…できればスペクトルの狭い抗菌薬を使っておいていただけるとうれしいのであるが．

Advanced Lecture

❖ 易感染性患者

がん治療患者の免疫不全には2タイプがあります．

①化学療法 ⇒ 好中球減少 ⇒ 真菌，ブドウ球菌，緑膿菌，*Acinetobacter* の感染リスクが高くなる（ウイルス，寄生虫感染は可能性が少ない）．この場合，緑膿菌をまず考え，マキシピーム®，ゾシン®，モダシン® などからローカルファクターを見て選択します（緑膿菌には早期に対処しなければならないので）．グラム陽性菌の比率も高いのでマキシピーム®を選択する手もあります．血流感染，MRSA，ショックや皮膚粘膜障害の存在，キノロン系予防投与中は上記にバンコマイシンを加えたり，カルバペネム系の使用も可です．

②放射線治療およびステロイド，HIV感染 ⇒ 細胞性免疫障害 ⇒ ウイルス，原虫，*Mycobacterium*，*Listeria*，*Salmonella*，*Legionella*，*Cryptococcus*，*Pneumocystis*，*Toxoplasma* の感染リスクが高くなる．また帯状疱疹に罹患しやすくなる．

4 手術における予防的抗菌薬投与

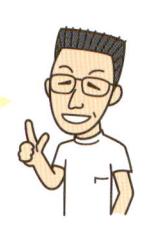

- 上部消化管，乳腺，ヘルニアの手術にはセファゾリンを使用する
- 胆管，下部消化管はセフメタゾールを使用する．胆管炎がなければセファゾリンかセフォチアム
- 手術1時間前に1回，術中は3時間おきに追加する
- 術後は1〜2日間投与とする

　手術中から術後の抗菌薬投与はずいぶん変わりました．しばらく前までは術中の3時間ごとの抗菌薬投与は行われておらず，逆に術後は5日間，長ければ1週間も抗菌薬を投与していました．特に結腸の手術では投与期間を短くするのに抵抗感，不安感がありましたが，大腸がんを専門にする外科医たちが臨床試験をしながら短縮してくれたのです．

1) 手術ごとの選択

① **乳腺・甲状腺手術**など（清潔手術）：清潔手術にはグラム陽性菌（連鎖球菌，ブドウ球菌など）に抗菌力の強い第1世代セフェム系のセファゾリン（CEZ）が第一選択と考えられます

② **上部消化管手術**：上部消化管手術において対象となるのは，黄色ブドウ球菌，腸球菌，グラム陰性桿菌，口腔咽頭の嫌気性菌（*Peptostreptococcus*, etc）などです．第1世代セフェム系セファゾリン（CEZ）が第一選択です．嫌気性菌への抗菌力を考えてセファマイシン系抗菌薬も選択肢の1つとなります

③ **下部消化管手術**：大腸手術に対しては嫌気性菌にも有効なセファマイシン系のセフメタゾール（CMZ）が第一選択と考えられます．日本ではオキサセフェム系のフロモキセフ（FMOX）も有効な抗菌薬です．場合によってはメトロニダゾールの追加も考えます．虫垂炎，肛門疾患も同様です

④ **胆道系**：グラム陰性桿菌，嫌気性菌が起炎菌になります．術前に感染がなければセファゾリン（CEZ）やセフォチアム（CTM）が第一選択です．しかしすでに胆管炎を合併している場合が多く感受性結果を見てセフメタゾール（CMZ）を使用することが多いです

⑤ **腹腔鏡手術**：腸液・胆汁の漏れがほとんどない場合は，落下細菌や皮膚常在菌も極めて少ないと考え，セファゾリン（CEZ）の1日投与でよいでしょう

⑥ **頭頸部（口腔・咽頭粘膜切開を伴うもの）や気管切開**：黄色ブドウ球菌，連鎖球菌，口腔咽頭の嫌気性菌（ペプトストレプトコッカスなど）が対象となります．セファゾリン（CEZ）を予防投与します

⑦ **汚染・感染手術**：大腸穿孔などは多くの菌種が存在し，多臓器不全に移行させないためにもはじめから強力に細菌数を押さえなければいけません．初回より広域スペクトラムをもつ第4世代セフェム系にメトロニダゾールを加えるか，カルバペネム系抗菌薬を使用すべきです

「術後感染予防抗菌薬適正使用のための実践ガイドライン」（日本化学療法学会，日本外科感染症学会）も参照．

2) 投与開始時期と投与期間

①**投与開始時期**：抗菌薬の投与は術野が露出したときに，血中・組織中の薬剤濃度が最高になるように，通常手術開始0〜60分前に投与を終了し，3時間を超える手術では濃度維持のために2回目の投与を行います．β-ラクタム系の抗菌薬の殺菌作用は時間依存性であり，追加投与による濃度維持は特に重要です

②**術後投与期間**：原則として**乳腺・甲状腺・ヘルニアなどの清潔手術においては1回，24時間以内で十分でしょう**．上部消化管手術にしても下部消化管手術にしても術後24時間まででよいと考えられており，初回投与薬剤継続の限界は3日目までです．それ以降の感染は二次的感染と考えられ，また4日以降の検出細菌に対しては初回投与抗菌薬はほとんど抗菌力をもちません．4日目以降感染の兆候がある場合には，抗真菌薬を含めて抗菌薬の再考をすべきです[14]

5　術後感染症

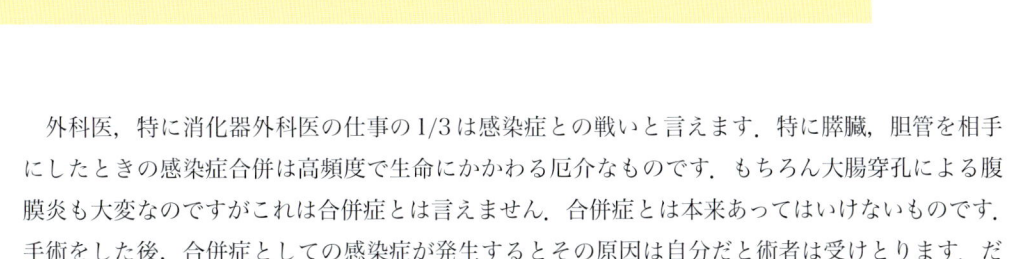

術後感染症について，以下の抗菌薬をまず投与する
● 腹腔内膿瘍，胆道系感染，尿路感染
　　　　　　　　　　　　　→ セフメタゾール，ゾシン®
● 術後の下痢　　　　　　　→ バンコマイシン，メトロニダゾール
● 術後肺炎　　　　　　　　→ ユナシン®-S，セフメタゾール，ゾシン®
● 中心静脈 (CV) カテーテル感染 → バンコマイシン

　外科医，特に消化器外科医の仕事の1/3は感染症との戦いと言えます．特に膵臓，胆管を相手にしたときの感染症合併は高頻度で生命にかかわる厄介なものです．もちろん大腸穿孔による腹膜炎も大変なのですがこれは合併症とは言えません．合併症とは本来あってはいけないものです．手術をした後，合併症としての感染症が発生するとその原因は自分だと術者は受けとります．だからついついおまじないのようにカルバペネムに助けを求めてしまいます．決して責めるべき話ではありませんが，他にも選択肢が多くあります．

　術後感染症を分類するとすれば，**表1**のようになります．消化器外科一般に多い感染は，SSI 8.2 %，肺炎2.8 %，尿路感染0.7 %という報告があります．

表1 ● 術後感染症

手術部位感染 (SSI)	手術部位以外の感染 (SSI 以外)
● 手術切開創感染 ● 手術対象臓器 / 体腔の感染 　（いわゆる腹腔内膿瘍）	● 呼吸器感染 ● 尿路感染 ● カテーテル感染 ● 薬剤関連性腸炎など ● 術後胆嚢炎

1　手術切開創感染

　術後5〜7日目あたりの発熱で気づくことが多いです．傷を指で触って創のもとにたまりがある感じでわかることもあります．ひどい発赤，腫脹がみられたり，圧痛がみられたりします．縫合糸，ステープラーを少しはずして創部を少し開けて膿瘍をドレナージをします．このとき浸出液のみであることもあり，この場合は虚血になりやすい脂肪の壊死による炎症と考えます．

　表皮由来の細菌が原因である場合も，胆管，腸管由来の細菌が原因の場合もあります．術中に

腹腔内の汚染があった場合はその時点で培養を出しておくと，術後の創感染の治療がしやすくなります．

腹膜炎手術などで創感染必発と考えたら，皮膚縫合は3cmおきぐらいの粗い縫合とし，ドレナージしながら二次治癒を期待しましょう．脂肪組織になるべく糸をかけないことも重要です．

Advanced Lecture

❖ 手術部位感染（SSI）にかかわる患者因子・手術因子 [15) 16)] と対策

表2のうちで医師が介入できるものは，手術因子になります．

表2● 手術部位感染（SSI）発症への患者・手術の影響因子

患者因子	手術因子
• 年齢	• 手洗い
• 栄養状態	• 皮膚消毒
• 糖尿病	• 術前剃毛
• 喫煙	• 手術時間
• 肥満	• 術中輸血
• 術前貧血	• 予防的抗菌薬
• 手術創と離れた部位に同時に存在する感染	• 手術機器の滅菌
	• 手術野内の異物
• 微生物の定着，口腔内汚染	• ドレナージ
• 免疫反応の変化，ステロイド	• 手技の巧拙
• 手術前入院期間の長さ	

① **まず剃毛に気を付けよう**：以前は大学病院でも手術前日にカミソリで剃毛していましたが，最悪です．SSIの発生率はカミソリを使うと5.6％，バリカン1.7％，脱毛クリームまたは脱毛なし0.6％．しかも手術直前の脱毛がよいという結果があります[17)]

② **手術室での患者皮膚消毒**：ヒビテン®（クロルヘキシジングルコン酸塩）もイソジン®（ポビドンヨード）もアルコールを併用することで有効です．クロルヘキシジンのほうが皮膚菌数の減少が顕著であり，1回の使用でも持続効果が大きいです．またクロルヘキシジンは血液や血清蛋白で不活化されませんが，ポビドンヨードは不活化されます．しかしクロルヘキシジンはアレルギーの原因となるので，粘膜，創内では使用しないようにします．薄めたイソジン®は眼球結膜，肛門粘膜などでも使用することがあります

③ **手術時手洗い**：ヒビテン®またはイソジン®による通常の手洗いか，流水と殺菌性石けんによる手洗いのあと，擦式消毒用アルコール製剤を用いる方法を基本とします．ブラシは皮膚損傷のおそれがあるため，爪先の汚れを除去するのに用いる程度にとどめます．術中3時間ごとに手袋を交換します

④ **十分な止血，縫合糸，炭化組織，壊死片の残留を抑える**：例えば仙骨前面の静脈叢からの出血時に電気凝固で止血することがありますが，相当な炭化組織が構成され，これが後々膿瘍の原因となった経験があります．また，組織の損傷を抑えるモノフィラメントの縫合糸が感染に強いのですが，縫合操作が難しいため，同じ吸収糸で編み糸のバイクリル®，ポリゾーブ™を使用することがあります

⑤ **ドレナージ**：ドレーンは手術切開創とは別に作成し，できるだけ早期に抜去します．基本的に閉鎖式吸引ドレナージを使用すべきです

⑥ **術中の管理**：術中の低体温はSSI発生を助長するので，体温は36.5℃以上に保つようにします[18)]．術中および，術後2時間の酸素投与はSSI発生を減少させます[19)]

2 腹腔内膿瘍，汎発性腹膜炎

- 腹腔内の感染は，培養結果で検出されていなくても "嫌気性菌が含まれるはず" と考える
- 抗菌薬 ➡ タゾバクタム・ピペラシリン，カルバペネム．セフメタゾールか第3ないし第4世代セフェム系やニューキノロン系＋メトロニダゾール[9)]
- ドレナージ術を検討する

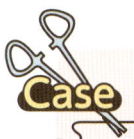

Case 虫垂炎による膿瘍〈80歳代 男性〉

主訴：腹痛

現病歴：1週間前から発症し最初は腹部全体の痛み．嘔気も伴ったが我慢していた．受診前日になって発熱も高くなり内科受診．

既往歴：高血圧，貧血，腎機能障害

受診時，右下腹部に腫瘤を触知した．手拳大．圧痛を認めるも可動性なし．血圧は安定していた．血液検査では，WBC 17,400/ μL，CRP 25.7 mg/dL．CTでは右下腹部に直径8 cmの腫瘤像を認めた．

虫垂炎による膿瘍形成を第一に考え外科に入院加療となる．

Cr 1.3 mg/dLと上昇していたため，ゾシン®を減量して投与した．抗菌薬が効かなければドレナージ術を予定していた．

しかし幸いなことに投与開始翌日には腹痛が改善傾向になり，2日目には発熱も下がりはじめた．触知する腫瘤も1日ごとに小さくなり4日目には触れなくなった　血液培養は陰性であった．

1週間後はWBC 4,400 / μL まで低下．図1 A は受診時，B は7日目のCT画像．

虫垂炎による膿瘍の場合，ドレナージ術なしでも改善することは多い．

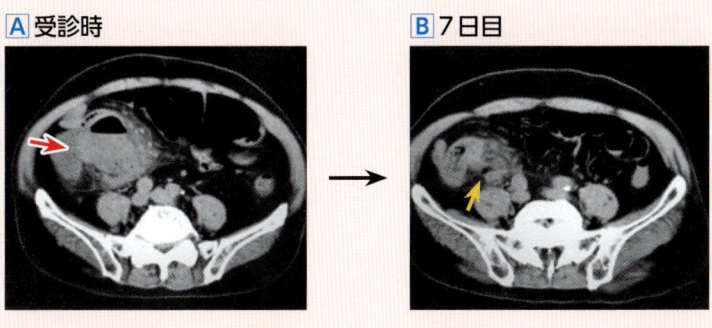

A 受診時　　　　B 7日目

図1 ● CT画像

➡（赤）：鏡面像を伴った膿瘍，➡（黄）：膿瘍はほぼ消失

1) 虫垂炎，憩室炎などが原因で膿瘍を形成した場合

　すぐに手術を行うか否かは患者さんの状態により判断します．広範な腹膜炎として敗血症になっているようならば抗菌薬単独では治癒できず，すぐにドレナージが必要です．膿瘍として限局しているのならばバイタルの安定を確認して，まず抗菌薬による治療を開始します．翌日以降のバイタルで改善が見込めないと思ったらドレナージするという方針でOKなことが多いですね．虫垂切除などは半年後に改めて行うこともあります．

　炎症性疾患の術後や縫合不全に伴った発熱がみられたら腹腔内膿瘍を疑います．大概，腹部は張っています．腸炎との鑑別が難しいときがありますが，膿瘍では少量の下痢が頻回という症状が多いものです．発熱のわりに頻脈になっていない相対的徐脈があることもあります．疑ったらCTを撮影すべきでしょう．可能ならば造影剤を点滴したうえで撮影すると，膿瘍周囲が濃染されてくるので診断がしやすくなります．

　術後に膿瘍が形成されるということは，手術中に留置したドレーンはすでに役立たずになっているということです．多くの場合，抜去してしまって，エコー下か開腹にて改めてドレナージチューブを挿入する必要を検討します．多くの術後膿瘍は抗菌薬が到達しがたいため，治療にはドレナージの追加がどうしても必要になるからです．ただし造影CTで膿瘍周囲の濃染が軽度の場合は適切な抗菌薬のみでコントロールすることもできます．

2) 大腸憩室症穿孔，大腸がんによる穿孔性腹膜炎

　敗血症性ショックになっており，まずは細胞外液の輸液が必要です．同時に抗菌薬を投与します．そして手術可能なバイタルサインであれば緊急開腹します．

❖ 手術法

　Hartmann手術（穿孔部，腫瘍切除と口側の人工肛門造設）を行うか，穿孔部の切除後に結腸結腸吻合術と小腸人工肛門造設を施行します．いずれも3〜6カ月で人工肛門閉鎖術を追加します．大腸内視鏡に伴う穿孔の場合は汚染が軽度なことが多く一期的閉鎖術が選択されます．術中の生理食塩水による腹腔内洗浄は便が認められなくなる程度にしています．大量に洗浄したり，術後の持続洗浄を行うと腹腔内に誘導されているオプソニン（活性化された補体）を減らし好中球による貪食を妨げるという報告があります．多く洗浄しても菌血症や腹腔内膿瘍の発生頻度には有意差がありません[20]．

　手術終了時にはドレーンを挿入します．創部は汚染されていますので，腹膜・筋膜は縫合し，皮膚，皮下の縫合は行わないか，3 cmごと程度に縫い合わせておきます[21]．

3) 抗菌薬

　エンピリカルに抗菌薬を開始するとき，グラム陰性菌として *E.coli*, *Klebsiella*, *Bacteroides fragilis*，グラム陽性菌として *Enterococcus* がターゲットになります．ゾシン® （タゾバクタム・ピペラシリン），カルバペネム系，セフメタゾール，第3, 4世代セフェム系，ニューキノロン系が主に使われます．患者さんの症状が軽いときは *Enterococcus* はカバーしなくても構いませんが，

重症なときはタゾバクタム・ピペラシリンかバンコマイシン＋アミノグリコシド系でカバーしてください[22]．また細菌培養結果で嫌気性菌なしという報告が来ても，嫌気性菌はいるはずと考えてください．**メトロニダゾール**はこんなときにセフェム系やニューキノロン系に追加しておくべきキードラックです．

4）ドレーン培養の解釈

術中に留置したドレーンの培養結果の評価は難しいと思います．培養結果で細菌が出ても抗菌薬を使った後なのでその抗菌薬に耐性のある弱毒菌の可能性があるからです．膵頭十二指腸切除術などで膵液漏に伴う感染などの場合は検査前確率が高くドレーン培養の結果を信用できますが，それでもグラム染色で白血球が存在するのか確認したほうがよいかと思います．

Case 膀胱周囲膿瘍〈50歳代 男性〉

何年か前の症例である．

転倒によって左臀部より竹が刺さり，直腸穿孔をきたした．人工肛門を作成し，腹膜外ルートで膀胱周囲を洗浄ドレナージしたが，術後7日目に38℃の発熱がみられた．このとき，叩打痛を左仙骨に認めた．

CTで膀胱背側に周囲の染まる低濃度域を認め（**図2**→），強い炎症を伴う膿瘍形成と診断．嫌気性菌を含むグラム陰性菌が主な起炎菌と判断して治療した．ユナシン®-S使用して

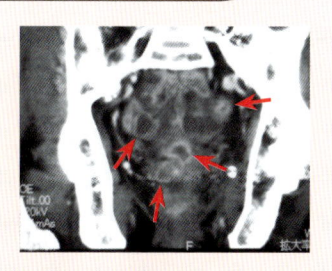

図2●CT画像

いるが，この当時は大腸菌をはじめとしたグラム陰性桿菌にも感受性があったのだ．今はスルバクタム・アンピシリンは大腸菌に対して本剤への大腸菌の耐性化が進んでしまっている．

Case 骨盤内膿瘍〈40歳代 男性〉

肛門周囲膿瘍の例である．

周囲が強く染まり血流が多いことがわかる（**図3**→）．炎症が強い状態を示す．腸内細菌（*E.coli*, *Klebsiella*, *Enterobacter*, 嫌気性菌）が起炎菌として予想されたことからドレナージとセフメタゾン®で治療している．

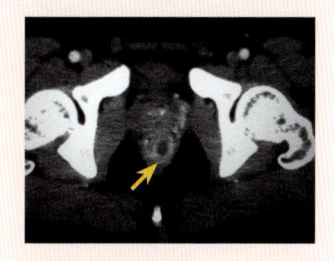

図3●CT画像

Crohn病治療中に発生した肛門の皮下膿瘍．CTでは膿瘍周囲が強く染まっている（図4 ➡）．しかし体表の疾患なので切開ドレナージは容易であり，外来通院で治療可能であった．検鏡ではグラム陽性球菌であり抗菌薬としてはオーグメンチン®→サワシリンを処方した．培養結果はブドウ球菌であった．肛門縁からやや離れている場合は，原因菌が腸内細菌でないケースがある．しかし肛門との交通があると疑ったならば嫌気性菌を含む腸内細菌をターゲットにしよう．

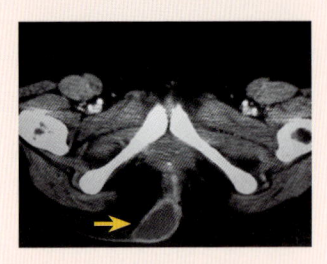
図4 ● CT画像

Advanced Lecture

❖ 膿瘍の治療の選択肢にメトロニダゾール

外科領域で経験することの多い腹腔内膿瘍，婦人科領域のPIDの原因菌は嫌気性菌が多くみられます．もちろん大腸菌，腸球菌などの好気性菌も多く，最近までは第3，4世代セフェム系にクリンダマイシンを加えて治療することが多かったのです．ところがクリンダマイシンは耐性が増加しています．ゾシン®やカルバペネムを使う手もありますが，こういった抗菌薬はできれば孫の代まで残しておきたいものです．そんなこと考えていたら，最近，メトロニダゾール点滴（商品名 アネメトロ®）が使えるようになりました[23]．

・メトロニダゾール500 mg，3〜4回/日＋ロセフィン® 1〜2 g，2回/日で

　　腹膜炎　　　　　　　　 → 有効100 %

　　骨盤内炎症性疾患（PID）→ 有効90 %

クリンダマイシンやカルバペネムと比べての有効性ははっきりしませんが，嫌気性菌に対しての治療法が増えたのはうれしいことです．またメトロニダゾールは膿瘍への移行性が良好で，さらに酸性環境下で活性が上昇すると言われています．膿瘍の治療にはよい選択肢です．

3　術後の下痢

● 経腸栄養や下剤が原因なら休止する
● *Clostridioides difficile*（CD）腸炎 ➡ バンコマイシン，フラジール®，ダフクリア®の経口処方

　術後1週間内外で，下痢を訴えることがあります．**経腸栄養をはじめたばかりの下痢か，下剤が原因であることが多い**です．経腸栄養剤開始後の下痢であれば，いったん経腸栄養を休止したうえで，ゆっくりした速度で再開します．

　しかし術前に抗菌薬（特にアミノグリコシド系）が投与されていたり，経鼻胃管が長く留置されていたり，PPI，H_2受容体拮抗薬の投与があると，*Clostridioides difficile*（CD）腸炎のリスクが高まります．もうそろそろ退院も考えられるかなといった頃に，腹痛，嘔気，腹満，発熱が

出現します．基本的には大腸の感染なので，少量頻回の便ですが，緑色であったり白色で濁ったような水様便が大量に出ることもあります．全身状態は悪化し，患者さんはあまり動かなくなります．痩せている患者さんでは，視診上，腸係蹄が確認できます．腹部膨満がありながら排便量が少ない場合はいわゆる中毒性巨大結腸症の可能性を疑い，緊急手術の準備が必要です．検査も結構難しくCDの便培養検査での感度は89％，CDトキシンABの感度は63〜99％との報告がありますが，もっと低いのではないかというのが実感です．そこでCD腸炎を**疑ったらグリコペプチド系のバンコマイシン0.5〜1gを1日4回に分けて経口投与，軽症ならメトロニダゾール（フラジール®）を経口投与**してしまうことが大事です．ちなみに重症なCD腸炎では治癒率はバンコマイシンで97％ vs フラジール®で76％と報告されています[24]．また**フィダキソマイシン（ダフクリア®）200 mg 1日2回経口**はバンコマイシンと同等の治療効果が報告されています[25]．バンコマイシンよりも嫌気性菌への殺菌作用が少ないことから腸内細菌叢が維持されCD腸炎の再発はより少ないようです．

　消化器症例では経口投与ができない症例も多いものです．そんなときはフラジール®腟錠を直腸へ入れてしまう手があります（ただし，患者さんが男性の場合は薬局から“男性になぜ，腟錠？”という疑義照会がきたことがあります．…薬剤師ってすごい）．さらにはアネメトロ®（メトロニダゾール点滴）を使うと，ある程度腸管での効果を期待できます[26]．バンコマイシンの点滴には効果が期待できません．

　腹部X線では大腸の拡張を認めます（図5A）．CTでは腸管の拡張と肥厚（図5B），内視鏡画像では偽膜形成がみられます（図5C）．

　CDは予防が大事です．その芽胞はアルコール消毒が効かないとされています．保菌率は数％であり，多くが院内感染です．抗菌薬の使用で常在菌を殺菌してしまうと，医療者の手などを経由したCDだけが十分な栄養をとれるため爆発的に増殖します．診察時は聴診器も専用のものを用意すべきです．

　厄介なことに下痢が治癒してもCDは残ることが多く，再発も20％ほどで認めると報告されています．

A 腹部X線

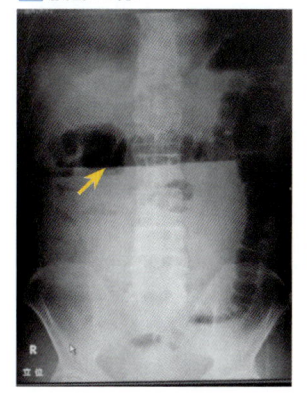

B CT画像

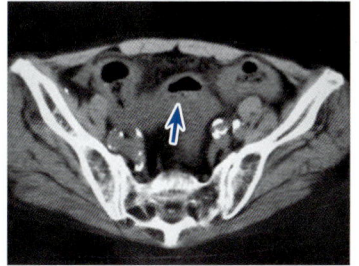

C 内視鏡画像

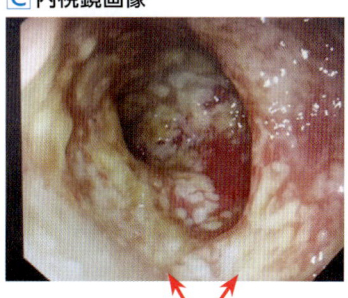

図5● CD腸炎の画像所見
⇨：拡張し鏡面像を呈した大腸，➡：大腸壁の肥厚，➡：白い偽膜

4 胆道系感染症

● 初診患者 ➡ セフメタゾン® を使用．アンピシリン・スルバクタム（ユナシン®-S）も可．ただしローカルファクターでグラム陰性菌に感受性があることを確認しておく[9]
● 入院中や胆道系術後 ➡ タゾバクタム・ピペラシリン（ゾシン®），ニューキノロン系か，第3，4世代セフェム系＋メトロニダゾール[9]
● 治療の経過中に *Enterococcus* が検出されたら ➡ ゾシン®，バンコマイシンにアミノグリコシド系の追加．ただし必ずしも起炎菌とは限らない．グラム染色で *Enterococcus* が優位か血液培養で検出される，患者さんが免疫不全の場合に治療する[9]
● 培養で検出されなくても嫌気性菌はターゲットにする
● 絶飲食とドレナージが重要

　胆嚢炎，総胆管結石症に対する手術では，術前からの感染のために創感染が発生しやすい状況になります．一般的には手術に時間がかかったときにリスクが高く，術後の発熱の原因になります．

　原因菌としては，腸内細菌科（*E.coli*, *Klebsiella*, *Enterobacter*）68％，*Enterococcus* 14％，*Bacteroides* 10％，*Clostridioides* 7％で，*Candida* は稀です．

　胆管空腸吻合術や膵頭十二指腸切除術では術後胆道系感染が多いのではと予想されますが，思いのほか少ないのが実感です．消化管内の細菌による逆行性感染も吻合部狭窄がなければまずみられません．しかし吻合部狭窄が存在する場合は，胆石の形成とともに胆管炎が発生します．

　いずれも腸内細菌が主な原因で嫌気性菌は必ずいると考えて治療にあたります．腸球菌は検出されても，それまでにカルバペネムなど使っていると，その結果として残っただけの可能性があります．

　胃切除などの術後に発生してくる胆嚢炎の頻度は結構多いものですが，それでも以前に比べると減った印象があります．術後の食事摂取が早くなったことと，胆嚢炎を合併する頻度の高い胃切除術そのものが減少したためためだろうかと思います．

　症状は，発熱，右上腹部の疼痛と圧痛，腫脹です．

　検査はエコーで行い，そのままエコー下穿刺で一発ドレナージをして治すことができます．細いPTCD針に大きめのシリンジを付けてゆっくり吸引します．これはベッドサイドで可能です．感染胆汁が200 mLも排出されることがあります．直後から患者さんは楽になります．

Case 胆嚢摘出術後に膿瘍を形成した例〈70歳代 男性〉

重症の胆嚢炎に対して胆嚢摘出術施行．術後3日目には解熱したものの5日目に再度37℃台の発熱をきたした．X線にて右上腹部に液面を形成する嚢胞像を認めたため（図6 ➡），造影CTを撮影（図7 ➡）．膿瘍形成を確認．その原因として胆嚢管断端よりの胆汁の漏れがあったものと判断した．鏡面像を形成する大きな膿瘍だが，周囲の血流は少なく，また微熱かつ腹痛が強くないことからそれほど強い炎症ではないと思われた．空気像はガス産生菌によるものか開腹術時の空気のどちらか不明であった．

エコー下に経皮的ドレナージを施行．鏡検上，グラム陰性桿菌を確認．嫌気性菌も存在する可能性は高いと判断し，ゾシン®を単独で投与した．その後の経過は良好．培養では *E.aerogenes* と *Klebsiella* が検出された．

胆汁性の腹膜炎は，もともと菌体量が少ないこともあって，じわりじわりと炎症が強くなってくる印象がある．造影CTでも膿瘍周囲の染まりが少ないことが多い．これは炎症が弱いことを示しており，適切なドレナージがなされれば効果的に治癒に向かうことが多い…のだが，このような術後膿瘍があると執刀した術者はかなり気が滅入っているものである．優しく外科医を見守ってあげてください（^–^;

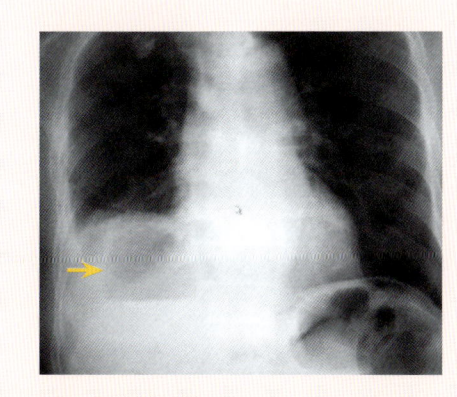

図6 ● 腹部X線

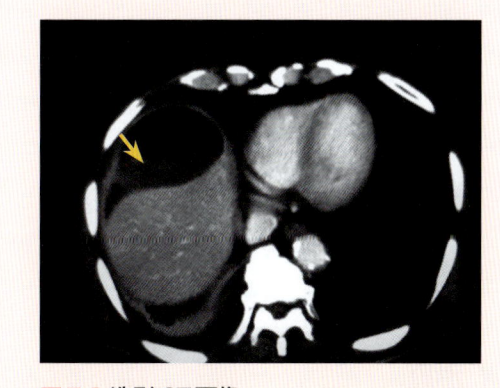

図7 ● 造影CT画像

5 術後肺炎

術後感染症による死亡の中で，肺炎は20％を占め，最もリスクが高いと報告されている．術後では市中肺炎のような肺炎球菌などが原因であることは少なく，最初に誤嚥による腸内細菌，緑膿菌感染を考える
- 誤嚥性肺炎 ➡ ユナシン®-S，ダラシン®
- 嘔吐に合併した肺炎 ➡ ゾシン®，セフメタゾン®

1) 診断

　経鼻胃管・経腸栄養チューブが長く留置されていたり，脳梗塞，Parkinson病，膠原病をもっている患者さん．このような方が，水，固体と水（錠剤を飲み込むとき），バラバラになりやすいもの，口の中で張りつきやすいものを摂取すると誤嚥性肺炎を合併する確率が増えます．ベテラン看護師は身体所見上，口腔内の食物残渣や舌苔の有無，構音障害，失調，不随意運動の有無などをみて誤嚥に対して注意を払ってくれます．市中肺炎は口腔内嫌気性菌 *Peptostreptococcus*, *Prevotella*, *Fusobacterium* などが主な起炎菌ですが，入院患者の場合は *Bacteroides fragilis* などが多く認められます．

　腸閉塞の患者さんや術後の消化管麻痺がある場合は，腸管内容を嘔吐・誤嚥することが多く，腸内細菌と胃液などによる化学的な肺炎を考慮します．実際，入院中の患者さんでは肺炎の起炎菌は腸内細菌が主で複数菌感染が多いのです．グラム陰性菌49％，嫌気性菌16％，*S. aureus*12％という報告もあります．それでも培養されるものがすべて起因菌というわけではありません．意味のない菌も増幅されるため，検出された中でどれが起因菌か汚染菌か判定する必要があります．起因菌を特定するにはグラム染色の段階で数が多い菌，できれば好中球による貪食のある細菌を推定しておき，培養結果の複数の細菌の中から候補を絞っていくのがよいと思います．

　グラム染色にはもう1つ利点があります．例えば肺炎か腹腔内感染か臨床的にわかりにくいときに，もし喀痰のグラム染色で白血球が多数みられれば誤嚥性肺炎に軍配が上がります．培養結果だけ見ていては得られない情報です．

　同時に合併する化学性肺炎の典型例はMendelson症候群と言われ，消化管内容の誤嚥から数時間以内に呼吸不全が発生します．そして1日経過してからX線写真上，非透過性の浸潤影を示してきます．

　術後はARDSなどの治療に長期間人工呼吸を行う場合も多く，そんなときの肺炎には耐性菌の存在も考えておかなくてはなりません．

2) 治療

①誤嚥性肺炎ではグラム染色を行うと複数のグラム陽性菌，陰性菌と白血球が多くみられます．口腔内に汚い所見があり，かつ，消化管内容を嘔吐誤嚥しているのではないと判断すれば ➡【抗菌薬】ユナシン®-S，ダラシン®

②同じく多彩なグラム染色像で，**術後消化管麻痺による嘔吐**などの所見があれば腸内細菌による誤嚥性肺炎と考えて抗菌薬を選択します ➡【抗菌薬】ゾシン®，セフメタゾン®

③術後合併症で**長期入院している**場合の誤嚥性肺炎では緑膿菌などの耐性菌もターゲットに入れます ➡【抗菌薬】マキシピーム®やモダシン®などを選択，アミノグリコシド系かシプロフロキサシンを併用

④**人工呼吸**を続けている場合の肺炎 ➡【抗菌薬】ロセフィン®
　しかし大概，耐性菌の心配があるので，マキシピーム®やモダシン®などとアミノグリコシド系かシプロフロキサシンの併用法も考慮します．

3）治療の評価

　症状が改善しているかは，呼吸数，呼吸困難感，喀痰量，血液ガス分析，グラム染色上の細菌や好中球数で判定します．体温，血算，X線，CT写真で経過を判定するのは間違いのもとであり，温度版や電子カルテ上のデータを最初に信用すべきではありません．まずは患者さんのベッドサイドへ行って，痰や咳が減ったか聞きましょう．図8のCTの症例では A が喀痰，咳が多い時期で，喀痰のグラム染色でもグラム陰性桿菌の存在と好中球による貪食像がみられていました． B は10日後，大腸がんに対する化学療法の準備として撮影したものですが，はっきりと肺炎像が残っています．しかし，臨床的には発熱はもとより，喀痰もほとんどなく，やっと採取した痰のグラム染色でも細菌はほぼ消滅していました．

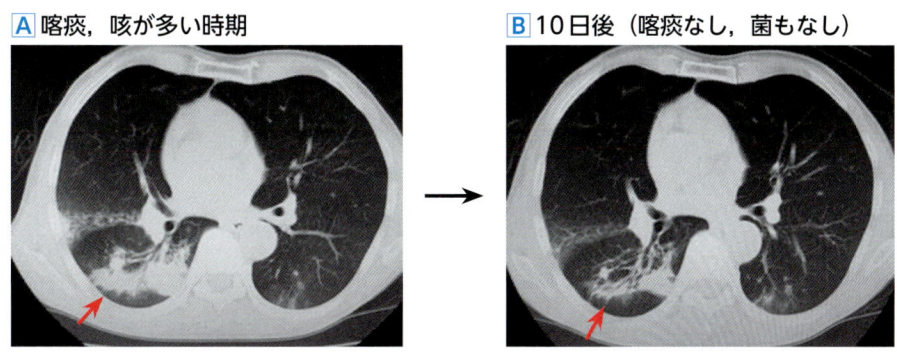

A 喀痰，咳が多い時期　　　**B** 10日後（喀痰なし，菌もなし）

図8 ● CT画像で肺炎経過を判定するのは間違いのもと

6　尿路感染症

> 術後発熱の原因として尿路感染症の頻度は低めである．大腸菌がほとんどの原因である外来患者とは違い，術後は膀胱カテーテル関連が原因であり，大腸菌以外に*Klebsiella*，*Pseudomonas*，嫌気性菌もみられる．腸球菌，ブドウ球菌は抗菌薬治療後の菌交代で残っただけのことがあり注意が必要である
>
> ● 抗菌薬 ➡ セフメタゾン® かゾシン®

1）治療

　軽症であればセフメタゾール（セフメタゾン®），重症もしくは緑膿菌が疑われる場合は，タゾバクタム・ピペラシリン（ゾシン®），カルバペネム系にアミノグリコシド系を追加します．腸球菌を疑う重症症例であればグリコペプチド系（バンコマイシン）を追加します．グラム染色でグラム陽性菌がいることを確認しましょう．

　経口抗菌薬でいいかなっていうレベルならケフラール®でもいいですし，少し広げるかという

ときはブレイクポイントの高いレボフロキサシン（クラビット®），ST合剤（バクタ®）を考慮しています．

2) 導尿カテーテルは早めに抜去する

　術後患者ではほぼ全例が導尿カテーテルを留置しています．カテーテルを留置していると1日あたり5〜10％の割合で細菌尿が増加し，そのうちの10〜25％に感染症が成立するとされています．

　したがって尿路感染症の予防にはまず導尿カテーテルを抜去すべきです．導尿カテーテルを早く抜くことで尿路感染症は減少します[28][29]．ただし，術後に硬膜外麻酔を鎮痛目的に継続していることがあります．この場合，導尿カテーテルを抜くと感染症は減りますが，尿閉，残尿の増加があり，特に男性では早期抜去が難しいことがあります．では抜けない患者さんではどうするか？病棟には必ず導尿カテーテルをとんでもなく長期に必要とする方がいますよね．その患者さんが尿路感染症と診断され抗菌薬を使うことになったら，そのときに新しいカテーテルに変更します．カテーテル周囲のバイオフィルムを除去することで抗菌薬の効果を確保することができます[30]．なお尿培養は交換後の尿で行うようにします．

　抗菌薬が効かない場合は，耐性菌の問題も考えておく必要があります．次のような報告もあります．

- ・大腸菌：31％がフルオロキノロン耐性
- ・緑膿菌：12％がセフタジジム（モダシン®）などに耐性
- ・*Klebsiella*：12.5％がカルバペネム耐性

7 カテーテル感染症[31]

突然のスパイク型の高熱で震戦を伴う．でもわりに元気なことが多い．腹部症状もなく，咳嗽や喀痰なし，CVAの叩打痛もなし．血液検査（ALP，γ-GTPなどの胆道系），検尿，胸部X線で異常がない！というときに疑う
- 起炎菌 ➡ 黄色ブドウ球菌，コアグラーゼ陰性ブドウ球菌（CNS），*Candida*，グラム陰性桿菌が多い
- 治療 ➡ カテーテルを抜去して，まずはバンコマイシン

1) カテーテル感染症を疑ったときのエンピリック治療

　中心静脈（CV）カテーテルを抜去してからカテーテル先端と末梢血液培養を出し，**まずはバンコマイシン1gを静注**します．原因菌がブドウ球菌であった場合が最も死亡率が高いためです．

　易感染性患者の場合，緑膿菌などを考えてニューキノロン系（シプロキサン®，パシル®），セフタジジム（モダシン®），アミノグリコシド系を追加します．

鼠径部にCVカテーテルを挿入していたり，喀痰や尿などに耐性グラム陰性桿菌がいる場合はそのローカルファクターを見てグラム陰性菌をカバーします．またすでに広域抗菌薬を使っている，免疫抑制がある，他部位から*Candida*が出ている場合はミカファンギン（ファンガード®）を使用します．

2）培養で次の結果が出たときの治療

抗菌薬を変更し下記の期間を基本として治療します．
①黄色ブドウ球菌：セファメジン®，バンコマイシン 28日間
②CNS：セファメジン®（抗菌薬ロックで対応も可能）7日間
③グラム陰性桿菌：シプロキサン®，アミノグリコシド系，第3，4世代セフェム系14日間．感受性結果に合せて選択するまたはローカルファクターに合せる
④真菌：ファンガード®，カンジダであればプロジフ®を投与．血液培養陰性から14日間以上．必ず眼底検査を行い，眼内炎があれば3カ月以上治療する

3）中心静脈（CV）カテーテルを抜くか迷うとき

術後では静脈ルートの確保を中心静脈に頼るしかないときがあります．できれば抜きたくない…どうするか？ ➡ 好中球<500/μL，血液培養で陽性，刺入部の紅斑・滲出液，血行動態不安定，血管内人工物がある場合はやはり中心静脈カテーテルを抜くしかありません．そういう状態でなければ血管カテーテル抜去の有無で死亡率に有意差を認めなかったという報告があります．抗菌薬投与で頑張ることになりますが[32]，やはり抜きたいですね．

4）中心静脈（CV）カテーテル再挿入のタイミングはどう考えるか？

治療開始して，血液培養陰転化を確認した後で再挿入するのがよいのですが，そうもいかないときが結構あります．早めに再挿入したときは，発熱に常に注意しておく必要があります．血液培養の陰転を確認するのは治療開始後48〜96時間後．ちなみにこの時間で陰転化しない症例は重篤化するといわれています[31]．

Case 化学療法中の中心静脈カテーテル感染〈70歳代 女性〉

主訴：倦怠感，食欲不振
大腸がん術後再発（頸部リンパ節転移）．CVポート挿入し化学療法としてFOLFOXを行っていた．化学療法の副作用として好中球はほぼ1,000/μL前後で推移していた．
上記主訴にて入院したところ3日目に40℃の発熱を呈した．熱型はスパイク型で震戦を伴っていた．WBC 28,000/μLと上昇．CVポート挿入部に発赤を認めたため，抜去．検鏡でグラム陽性球菌を検出．当初，化学療法後の高熱に対してチエナム®を投与していたが，検鏡の結果を受けてブドウ球菌感染症を対象にバンコマイシンを併用．翌日には解熱した．
この症例のように化学療法中の患者さんは，普段顆粒球減少を呈していることが多いものである．

真菌，緑膿菌，*Acinetobacter*に加えてブドウ球菌が多くみられることからも，バンコマイシンを併用するのは合理的である．

5) 黄色ブドウ球菌陽性のときは心エコーが必要

血液培養が陰性にならない，48〜72時間治療しても解熱しない場合は，CT，頭部と椎体MRIを検討します．心内膜炎，骨髄炎，敗血症性関節炎，髄膜炎，肺炎などの深部感染症を疑います．

8 真菌感染症

真菌感染症は血管カテーテル感染や腹腔内深部臓器，腹膜炎に多い．しかし，画像検査でもわかりにくく血液培養もされにくいため，易感染性患者の不明熱の原因となる．状況証拠で感染を疑う必要がある
● 治療 ➡ ジフルカン® かファンガード®

1) 診断

長期間の入院，集中治療，中心静脈（CV）カテーテル，消化管手術，他の真菌感染，好中球減少，ステロイド使用，糖尿病などでの易感染性患者がハイリスクです[33]．このような患者さんが発熱し，広域抗菌薬の使用にもかかわらず解熱しないといった状況が典型的です．こじれた外科入院患者は全員この条件にあてはまりかねません．

真菌の播種は身体各臓器に起こりえますが，特に肝臓，脾臓でのび漫性微小膿瘍形成の頻度が高いとされています．また後々問題になりやすいのは眼内真菌炎の合併です．眼科医へのコンサルトが欠かせません．

手術中の検体で*Candida*が検出された場合は治療を行います．日数の経過したドレーンから検出された場合はcolonizationしているだけのことがあります[34]．

2) 検査

血液培養で確定されれば真菌感染は確定的ですが，尿や喀痰，胆汁では真菌が検出されても長期間の抗菌薬使用後であればただのcolonaizaitoinと判断することもできます．

β-Dグルカンの特異度，感度には問題があるので信用しきれません．ガーゼがあたっていても陽性になりますし透析膜でも陽性になります[33]．

3) 治療

a. 術後患者のエンピリック治療

循環動態も安定しており好中球減少がない場合は，ミカファンギン（ファンガード®）100 mg/日または**フルコナゾール（ジフルカン®）**50〜400 mg/日　点滴[35] とします．

b. 循環動態不安定か好中球減少がある場合のエンピリック治療

- キャンディン系〔ミカファンギン（ファンガード®）〕100 mg/日　点滴
- ポリエン系〔アムホテリシンB（アムビゾーム®）〕

　1日1回　2.5〜5 mg/kg　250 mL 5％ブドウ糖液に希釈して1〜2時間以上かけて点滴
- 代替薬としてトリアゾール系〔ボリコナゾール（ブイフェンド®）〕

　1日目400 mg　2回/日，2日目以降200 mg　2回/日　点滴

c. 菌種が判明しているとき

- *Candida albicans*：ジフルカン®
- *Candida glabrata, krusei*：ファンガード®，アムビゾーム®

『深在性真菌症の診断・治療ガイドライン』を参照してください．

d. 副作用

- ジフルカン®，ファンガード®：少ない
- ブイフェンド®：一過性視力障害，腎，肝機能障害では減量を
- アムビゾーム®：腎毒性，発熱，貧血，低K血症

Case　深在性真菌症〈70歳代 男性〉

大腸憩室炎，汎発性腹膜炎にて人工肛門増設術施行．今回，6カ月経過したところで人工肛門閉鎖術を行った．術後7日目に縫合不全が認められたが，抗菌薬投与（セフメタゾール），絶食，成分栄養を行ったところ炎症は改善した．しかし術後23日目に突然高熱が再発．この時点で縫合不全はほぼ治癒していたが腹腔内感染を疑い，ゾシン®，アネメトロ®を投与した．しかしながら効果がみられず，他に発熱の原因が見当たらないため，3日間培養した血液の一部を遠心し鏡検したところ真菌を確認した（図9）．深在性真菌症と診断しミカファンギンを投与．翌日には解熱傾向となった．

翌々日，眼科にコンサルトしたところ，眼内真菌炎の疑いありとの診断を得た（図10 ➡）．数日してもたらされた血液培養結果が *Candida glabrata* であったため，深在性真菌症ガイドラインに沿ってアンホテリシンBの投与に変更，治療期間は1カ月に及んだ．

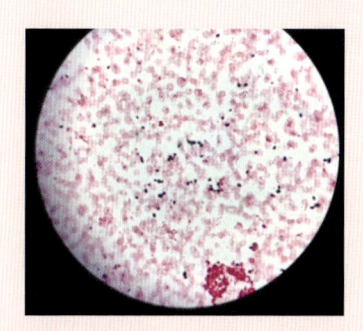

図9 ● 鏡検像（真菌）
青い点々が真菌．ピンクは血球．

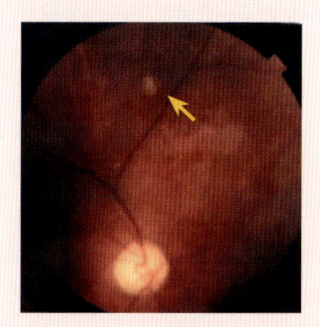

図10 ● 眼内真菌炎

6　細菌培養

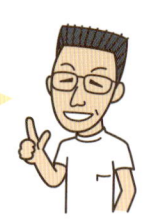

- 術後に異常な発熱をみたら，まず培養検体を採りに行く
- 血液培養は抗菌薬投与前に違う場所で，できれば異なった時間に2検体採る
- グラム染色は抗菌薬選択の参考になるだけではない．効果判定にも有用

　術後患者さんの何を1番気にしているかと言えば，腹部外科医は常に発熱をあげます．朝夕，毎日バイタルサインをチェックしますが体温が安定していればホッとし，そこに異常があるときは自分の交感神経が活動し始めるのを自覚します．ベッドサイドに行って診察しながら，発熱の原因はどこだ？とりあえずどの抗菌薬を使おうか？画像検査は？ドレナージをする時間はある？他の患者さんの手術開始を遅らせて検査の時間をつくるか？こんな一連の作業のなかで培養は1番最初にすべきことです．

1) 血液培養

　術後の経過が長くなった患者さんでは，耐性菌の可能性があり細菌培養は必須です．血液培養とともに臨床的に感染の原因となりうる穿刺液，尿，喀痰を採取し培養に提出します．しかし術後時間の経ったドレーンからの培養は評価が難しいものがあります．すでに抗菌薬を使っているので検出されるのはその抗菌薬がそもそも効かない無害な細菌である可能性が高いのです．もしそのときの血液培養結果と一致した細菌が検出されれば信用がおけます[9]．

　大腸穿孔の手術をする場合などでは細菌の種類が多いため，血液培養結果が実際に役に立つケースは少なく，結局広い範囲をカバーする抗菌薬を投与することになるのが実状です．術後回復した後に再度発熱するなどで菌血症が疑われた場合は血液培養が力を発揮してくれます．

a. 採取法

- ▶ 抗菌薬投与前に違う場所，異なった時間に2検体採ります．アルコール消毒＋イソジン®で皮膚消毒をします
- ▶ 心内膜炎を疑う場合 → 3検体
- ▶ コアグラーゼ陰性ブドウ球菌（CNS）などのコンタミするような細菌が原因として疑われる弁置換やペースメーカーが挿入されている心内膜炎，すでに抗菌薬が投与されている場合は4検体．病状が経過した後での追加の血液培養は判断を誤らせる可能性があります．臨床的に新たな感染症が発生したと思ったときに採血すること
- ▶ 採取血液量は各ボトル10 mLとされています．これは菌血症であっても血液に含まれる細菌が1〜10 colony-forming units（CFUs）/mLと少ないため十分な量の血液が必要となるからです．小児の場合は全血液量の1%以下の検体量とします．小児の場合，一般に血液中の細菌量

が成人よりも多いためです

b. 評価

❖ 結果が出たとき，これは病原体だ，と判断できるもの [11) 36)]

Staphylococcus aureus（黄色ブドウ球菌），*Streptococcus pneumoniae*（肺炎レンサ球菌），*Group A Streptococci*（A群β溶血性レンサ球菌），*Enterobacteriaceae*（腸内細菌科），*Haemophilus influenzae*（インフルエンザ菌），*Pseudomonas aeruginosa*（緑膿菌），*Bacteroidaceae*（バクテロイデス），*Candida* spp（カンジダ）

❖ 病原体ともコンタミともとれるもの [37)]

表皮ブドウ球菌を代表とするCNSは，中心静脈カテーテルやドレーンなどが長期に及ぶと菌血症の原因となりやすい菌です．同時に皮膚常在菌でもあるためコンタミの70〜80％を占めるという報告もあり，評価の難しい細菌です．

❖ その他，コンタミの可能性があるもの

腸球菌，*Propionibacterium acnes*（アクネ菌），*Corynebacterium* spp（コリネバクテリウム），*Bacillus* spp（バシラス）．

培養に72時間以上かかる場合はコンタミの可能性が高いです．培養延長に意味のあるものはHACEK［*Haemophilus* sp（ヘモフィルス），*Aggregatibacter*（アグリゲイティバクター），*Cardiobacterium*（カルディオバクテリウム），*Eikenella*（エイケネラ），*Kingella*（キンゲラ）］，*Brucella*（ブルセラ），*Candida*（カンジダ）とされています．

2) グラム染色

グラム染色はERではもちろん抗菌薬選択に重要な情報を与えてくれます．病棟では使っている抗菌薬が有効か否かの確認に使えます．例えば細菌性肺炎＋ARDSになったときなど，細菌が死滅しても発熱は続きますが，グラム染色で見て消滅しているのなら抗菌薬は有効だろうと判断できます．

虫垂炎などの手術時にドレーンを留置するかどうか迷うことがあります．そんなときは腹水や洗浄液をグラム染色してもらいましょう．細菌がいるか，いるのならどんな細菌なのかで術中にドレーンを留置すべきか，さらに抗菌薬の選択についてまで判断の助けになることがあります．

また検査室からの返事がグラム陰性桿菌であった場合は，細菌のサイズを聞いておいてください．

・グラム陰性菌で小型 ➡ 緑膿菌

・中型 ➡ 大腸菌

・大型で莢膜あり ➡ *Klebsiella*

好中球数の増多，貪食像も貴重な所見ですが，これは自分で鏡検した方がいいでしょう．

3) 感受性検査の見方〜むやみにMICの小さな抗菌薬ばかり選ぶ人がいます…

ある細菌に対する最少発育濃度（MIC）がセファメジン®で8μg/mL，チエナム®で1μg/mLであったとします．添付文書によればセファメジン®1gを点滴静注したときその最高血漿中

濃度は131 μg/mLとなり，かつ数時間にわたってMIC（8 μg/mL）を超えることが記載されています．チエナム®0.5 gの点滴静注では最高血漿中濃度は40.1 μg/mLとなり，やはりその後の約3時間にわたってMIC（1 μg/mL）を超え続けます．セファメジン®を選択しても十分な効果が期待できるわけでMICの数字のみで抗菌薬を選択するのは合理的ではないと言えます．

　セフェム系，ペニシリン系，カルバペネム系などは時間依存性です．選択した抗菌薬の血漿中濃度がMICより高ければ，それが長く続くことが必要とされます．点滴時間を長くするか多数回の点滴静注を心がけるのが効果的です．

　カルバペネム系は時間依存性ですが，濃度も重要であり，セフェム系，ペニシリン系より短時間高値であれば有効となります．したがってセフェム系，ペニシリン系は1日4回投与が望ましいですが，カルバペネムは1日3回の投与でも可です．

　ちなみにアミノグリコシド系やフルオロキノロン系は濃度依存性です．この2者は後抗菌薬作用（PAE）が長く，MICより十分高い濃度になる量を点滴できれば1日に1回の投与で十分です．また十分に高濃度にしないと耐性菌を増加させてひどい目に合うので，量の検討をしっかりしてください．

　いずれにしろ副作用や組織移行性，教科書的な知見を考えずに，むやみに1とか0.5を示す抗菌薬（カルバペネム系はほとんどがこのような小さな値を示す）を選ぶのは望ましいことではないと理解していただけると思います．抗菌薬のよい教科書は増えています．お気に入りを1冊選んで読み込んでください．

7　DIC

> 治療は，①原疾患の治療，②必要ならFFP，血小板輸血，③ATⅢ，トロンボモジュリンはガイドライン上"弱く推奨"されているが今後の動向を注視したい

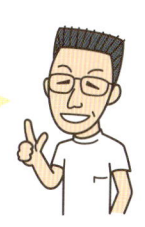

Case　食道がん再発によるDIC〈70歳代 男性〉

主訴：呼吸困難

既往歴： 2年前に食道がんに対して胸部食道切除術施行（stageⅡ）今回は入院前日からの呼吸困難で受診．よく聞くと2週間ほど前より労作時呼吸困難がみられたとのこと．身体所見では右胸部で呼吸音の減弱，声音聴診で左右差があった．左前腕に出血斑が認められているのと（**図1**）鼻出血がみられていた

血液検査： Plt 4.3万/μLと血小板の低下を認めた．肝，腎機能障害とともに凝固系の異常（PT-INR 1.86↑），FDP 238 μg/mL↑を認めた．ATⅢの低下（66％）とTATの上昇（60 ng/mL）も認めたが，この2つは数日後に検査結果が報告された．腫瘍マーカーとしてSCCの上昇（8.8 ng/mL）を認めたため，食道がん再発によるDICを疑った

画像検査： CTでは肝S2，3，4に巨大な転移巣があり，しかも右心への進展を認めた（**図2**）．胸部X線で右の胸水貯留も明らかであった．穿刺で血性胸水を認め，細胞診では扁平上皮がんが検出された．出血傾向と肝，腎の臓器障害からがんに由来するDICの診断とした

治療： ノイアート®（ATⅢ製剤），トロンボモジュリンを投与．何とかDICのコントロールを行いつつ，食道がん再発に対して化学療法を施行した．

今はトロンボモジュリンだけの治療でもよかったかなと思っている．

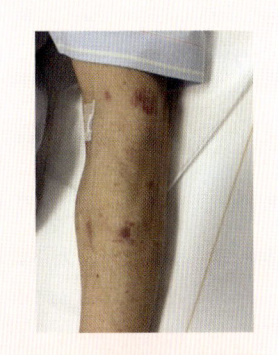

図1● 左前腕の出血斑

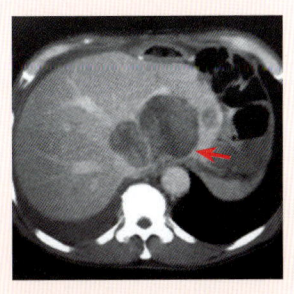

図2● CT画像
➡：転移巣

1）原因となる疾患

　外科系では敗血症，巨大腫瘍，巨大な肝血管腫が原因となることが多いです．したがって原疾患による症状でまず受診することが多いと思います．出血斑は入院中ならばスタッフが気づいてくれますが，外来患者の場合，出血傾向はこちらから聞き出すか身体診察で確認しないと

患者さんは教えてくれないことがあります（図3）.

敗血症によるDICでは臓器障害が中心となり，腫瘍が原因のDICは出血傾向と臓器障害がともに発生することが多いです（産科でのDICは線溶優位で出血傾向が主です）. したがって採血データでは，肝腎機能のデータ異常で変だなということになり，そこに炎症反応，血小板減少，貧血がみられてきます. PT，FDPまたはDダイマーを測定しDICかもしれないということになります.

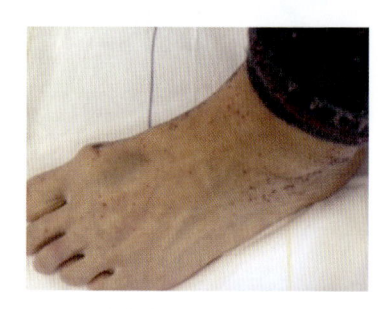
図3●出血斑

ATⅢは確実にチェックすべきです. 確定診断はTAT（トロンビン，アンチトロンビン複合体）でしょうけど，結果が来るまで日数がかかることがあります. 疑ったら待たずに治療開始です.

2) 検査

❖ FDP，Dダイマー，TAT（トロンビン-アンチトロンビンⅢ複合体），PT，フィブリノゲン，ATⅢ，血小板

まずはトロンビンによりフィブリノゲンがフィブリンになって固まります. このときあまりにも活性化したトロンビンを抑制するためアンチトロンビンⅢが複合体（TAT）をつくります. すなわちTATはDICの決定的なマーカーと言えます. …が，測定結果が戻ってくるのに3日かかるのが残念です. 微小血栓形成が起こると，材料である血小板，凝固因子（PT）とフィブリノゲンの低下がみられるはずです. しかし炎症による場合はフィブリノゲンは上昇することもあるわけで，フィブリノゲンの値はあてにならないこともあります.

同時にプラスミノゲンによる線溶も引き起こされ，FDP，Dダイマーが上昇します. Dダイマーはフィブリンの線溶の結果です. FDPはフィブリンでもフィブリノゲンでも線溶されると上昇します. すなわちフィブノゲンまでもが線溶されるような状態（ひどい出血）ではDダイマーよりもFDPが優位に上昇するはずです. 臨床所見とともにデータを見つめると凝固に対する治療をするか，線溶をひどくしないような治療を選択するか考えることができます.

ところで我々急性期疾患を扱う医師はDICによる死亡率が30〜40％と極端に悪いことを経験的に知っているので，いわゆるpre DICの段階で治療を開始しています. つまり診断基準を満たす前に治療開始してるわけです. ということは僕らは正確な診断基準の数字を全部暗記しておく必要はないということです. 重要なのはDICを引き起こしかねない基礎疾患があるんだという認識をベースに，そういう患者さんに臓器障害か出血傾向の存在を疑う，または前述のデータに異常がみられはじめたら治療開始すべきということです.

3) 治療

原疾患の治療を可能な限り行うことです. これなくしてDICは治せません.

出血傾向があれば（たとえばFDPがDDに比べて極端に高値），**FFP，血小板の輸血**が選択肢にあがります. 特に原疾患に対して手術などに臨むときに考えてください. 『日本版敗血症診療

ガイドライン 2016』では，トロンボモジュリン，AT III製剤は「弱く推奨する」となっており，有効かもしれません．ヘパリンやタンパク分解酵素（FOY® など）は「投与しないことを弱く推奨する」となっています．

線溶療法（トランサミン® など）は行うべきではありません[38) 39)]．

✤ 抗凝固療法のエビデンス

ところで抗凝固療法についてはいずれもエビデンスが十分とは言えません．したがって国内と海外とでDICの治療内容が違っているようです[40) 41)]．

① **ヘパリン**：エビデンスが曖昧で『日本版敗血症診療ガイドライン 2016』でも「投与しないことを弱く推奨する」となっています．

② **AT III製剤**：出血傾向を助長します．海外では使用すべきでないとされています．特にヘパリンと同時投与はリスクを伴うので使用には注意が必要であり評価が難しいと思います[42)]．
ノイアート®，アンスロビン® などのAT III製剤添付文書によればヘパリンとともに投与すると記載されていますが，出血傾向が予想される場合は使用するにしても単独で投与してください．またAT活性120％以上にするようなアンスロビン® の高用量投与はDICの生存率を改善させうるとも報告されていますが，この場合には出血傾向が心配されるためヘパリンは使用してはなりません．

③ **トロンボモジュリン**：効果についてまだ議論のあるところです．目立った副作用はなく国内での報告を見れば有効な可能性があるかもしれません[43)]．しかし2018年末の海外での大規模試験の報告では，95％信頼区間 0.74～1.03 で生存率に対して有意差は明らかとはいえなかったようです[44)]．対象症例の問題もあって引き続きの検討がなされるようですが，いずれ結果が明らかになることを待ちたいと思います．

④ **FOY®** などのタンパク分解酵素：海外では記載すらなく，『日本版敗血症診療ガイドライン 2016』でも「投与しないことを弱く推奨する」となっています．すでに多く使われているので使っても問題はないかもしれませんが 2,000 mg/日×5日間で49万円かかります．死亡に対する治療介入の効果はRR 0.82（95％ CI. 0.39～1.74）です．

このように海外の報告を参考にした場合，DICという病態に対しての特別な治療というのは見当たらなくなります．今後の動向を注視していきたいと思います．

8　重症敗血症・ショック

- 感染症＋quickSOFA（呼吸回数22回／分以上，意識変容，収縮期血圧 < 100 mmHg）で敗血症
- 平均血圧65 mmHg以下，乳酸値2 mmol/L以上で敗血症性ショック

Case　憩室炎 → 腸管裂傷 → 敗血症性ショックとなった症例〈60歳代 男性〉

主訴：受診当日の朝食後より，突然持続的な下腹部痛で発症．近医受診し点滴，ブスコパン®を投与されたが改善せずER受診．受診時，受け答えはっきりしているが表情は苦悶様．嘔気あり

検査値：血圧149/114 mmHg．心拍150回／分，体温38.4℃，呼吸回数27回／分，SpO_2 89％，pH 7.425，$PaCO_2$ 27.3 Torr，PaO_2 65.1 Torr，HCO_3^- 17.6 mEq/L，アニオンギャップ17.3，Lac 5.78 mmol/L

身体所見：腹部は板状硬で筋性防御を認めた．網状皮斑がみられた（図1）．蠕動音は聴取せず．

既往歴：高血圧，狭心症，逆流性食道炎

直ちに酸素6 L/分，ラクテック®を輸液開始．受診の1時間後にはセフメタゾン®投与．また，鎮痛薬としてソセゴン®を静注．導尿カテーテル留置，尿量は160 mL/時であった

CT画像（図2➡）でfree airを認めた時点で疼痛部位と考え併せて大腸穿孔を疑った．周辺の腸管は造影効果が強くなっていた．抗菌薬としてチエナム®を追加投与．受診より1時間20分後には手術室に搬送．この時点で

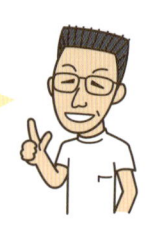

図1 ● **上腹部の網状皮斑**

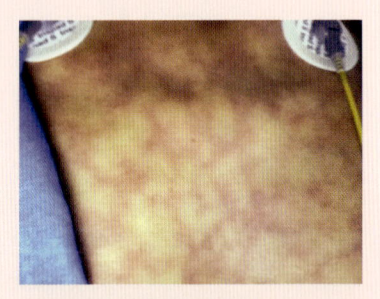

図2 ● **造影CT画像**

1,500 mL近く輸液していたが，血圧69/40 mmHg，心拍140回／分．pH 7.293，Lac 5.79 mmol/Lと極めて厳しいショック状態となったため，手術可能か危ぶまれたが，輸液追加とノルアドレナリン点滴でしのぐことができた．手術開始30分でCVP 9 mmHgと安定しその後の術中血圧は120/70 mmHg，心拍110回／分程度でコントロールできた．このあたりは麻酔科医がいかに優秀か実感できる．

開腹所見ではS状結腸の憩室炎がきっかけになったと思われる大きな腸管裂傷を認めた．腹腔内には大量の便がみられ，強い炎症を伴っていた．

腸管の閉鎖とその口側に人工肛門を作成．洗浄とドレナージを行った．終了時，小腸も含めて腸管は炎症性に強い浮腫をきたしていた．手術の終了に向けて閉創したところ血圧が低下し，さらには作成した人工肛門の粘膜面が黒色化したため，腹腔内圧が高くなりすぎるコンパートメント症候群が発生したと判断した．減圧目的に部分的に開創のままとし腹腔内圧を下げてコンパートメント症候群を避ける形で手術を終えた．

術後は挿管したまま人工呼吸管理を継続，輸液，抗菌薬投与，エンドトキシン吸着を行ったが，術後1病日の血圧は70/40 mmHg，心拍140回/分，尿量は時間100 mLほどに保つのが精いっぱいであった．

バイタルサインが安定するまで3日を要した．しかもその後，お決まりのARDSが合併し，10病日には気管切開施行．それでもこの時点で開けていた腹部の創を閉じることができた．

幸いなことに以後，全身状態改善傾向になり今でも元気で生活しておられます．

いままでとり上げてきた数多くのケースで，いかに外科が大変かばかり強調してきたような気がしますが，どうです！外科って人の命を助けることができるんですよ．いいでしょ．外科って．

1）敗血症の診断基準と初期対応

敗血症の定義は2016年2月に変わりました（表1）[45]．今までは「感染症＋SIRS」だったんですけど…

敗血症性ショックは大腸穿孔や術後の合併症などで，敗血症に加えて低灌流に伴う臓器の組織酸素代謝障害が起きている状態で，とにかく早く診断，早く治療開始することが要求されます．術後患者で敗血症性ショックは0.8％に発生し，その死亡率はなんと56％にも達します．

ER，ベッドサイドでは臓器障害の有無をquick SOFA（呼吸回数22回/分以上，意識変容，収縮期血圧≦100 mmHg）（表3）で判定します．ICUでは採血データを見て，SOFAスコア（表2）（①呼吸，②凝固，③肝機能，④循環器，⑤中枢，⑥腎機能）2点以上を確認していきます．

表1 ● 敗血症および敗血症性ショックの新しい定義と診断基準（Sepsis-3）

敗血症	
定義	感染に対する制御不能な宿主生体反応の調節不全による，生命を脅かす臓器障害
診断基準	感染が疑われ，SOFAスコア（表2）が2点以上増加したもの
死亡率	10％以上
敗血症性ショック	
定義	sepsisのうち，実質的に死亡率を上昇させるほどの循環，細胞，代謝の異常を呈するもの
診断基準	十分な輸液負荷にもかかわらず，平均動脈圧65 mmHg以上を維持するために血管作動薬を必要とし，かつ血清乳酸値が2 mmol/Lを超えるもの
死亡率	40％以上

（文献45より作成）

表2 ● SOFA スコア

		0	1	2	3	4
呼吸： PaO₂/FiO₂比（mmHg）		≥ 400	< 400	< 300	< 200[a]	< 100[a]
凝固： 血小板数（$\times 10^3/\mu$L）		≥ 150	< 150	< 100	< 50	< 20
肝機能： ビリルビン値（mg/dL）		< 1.2	$1.2 \sim 1.9$	$2.0 \sim 5.9$	$6.0 \sim 11.9$	> 12.0
循環器： 低血圧		低血圧（－） 平均動脈圧 ≥ 70mmHg	平均動脈圧 < 70mmHg	ドパミン$\leq$ 5μg/kg/分 またはドブタミン （投与量にかかわ らない）[b]	ドパミン> 5 またはアドレナ リン≤ 0.1 またはノルアド レナリン≤ 0.1	ドパミン> 15 またはアドレナ リン> 0.1 またはノルアド レナリン> 0.1
中枢神経系：GCS		15	$13 \sim 14$	$10 \sim 12$	$6 \sim 9$	< 6
腎機能：クレアチニン （mg/dL）または尿量		< 1.2	$1.2 \sim 1.9$	$2.0 \sim 3.4$	$3.5 \sim 4.9$ または < 500mL/日	> 5.0 または < 200mL/日

a：人工呼吸器装着．b：1時間以上継続してカテコラミン投与を必要とした場合（単位はμg/kg/分）
（文献45より引用）

表3 ● quick SOFA
（2点以上であれば臓器障害を疑う）

呼吸	呼吸回数　22回/分
循環	収縮期血圧　100 mmHg
意識障害	意識変容

表4 ● SIRS（2項目以上で診断）

体温	> 38.3℃，< 35.0℃
呼吸	> 20回/分　または$PaCO_2 < 32$ Torr
循環	心拍> 90回/分
白血球	$> 12.000/\mu$L，$< 4,000/\mu$L または> 10%の幼若球数

網状皮膚，CRT（毛細血管再充満時間）> 3秒，末梢冷感，ARDS，尿量低下もチェックしていきましょう．血圧が下がったり，血液ガス検査で乳酸値が異常だったら10分刻みで診断・治療を開始します．迷ってはいけません．

このような緊急事態に対する脊髄反射的な治療として，①抗菌薬，②輸液を開始します．抗菌薬はその投与が1時間遅れるごとに死亡率は7.6%上昇します．

輸液はEGDT（early goal-directed therapy）に沿って，晶質液，ときに膠質液1,500 mL，ノルアドレナリン投与し，場合によりヘマトクリット（Ht）≥ 30%をめざして輸血を行います（図3）[46]．目標はCVP $8 \sim 12$ mmHg，平均血圧> 65 mmHg，尿量≥ 0.5 mL/kg/時を達成することであり，乳酸値の低下も指標にします．達成可能であれば死亡率20%程度に抑えることができます．

📖✏️ひとくちメモ

SIRSはもういらない？

ところで敗血症の旧定義で使われていたSIRSはもういらないのでしょうか？（表4）「感染症＋SIRS」の基準では感染症による臓器障害の感度は，87.9%にとどまりSOFAに劣ります[47]．したがって，具合の悪い患者さんを前にして最初から感染が原因と診断できたら，qSOFA，SOFAを用いるのが妥当です（表2，表3）．

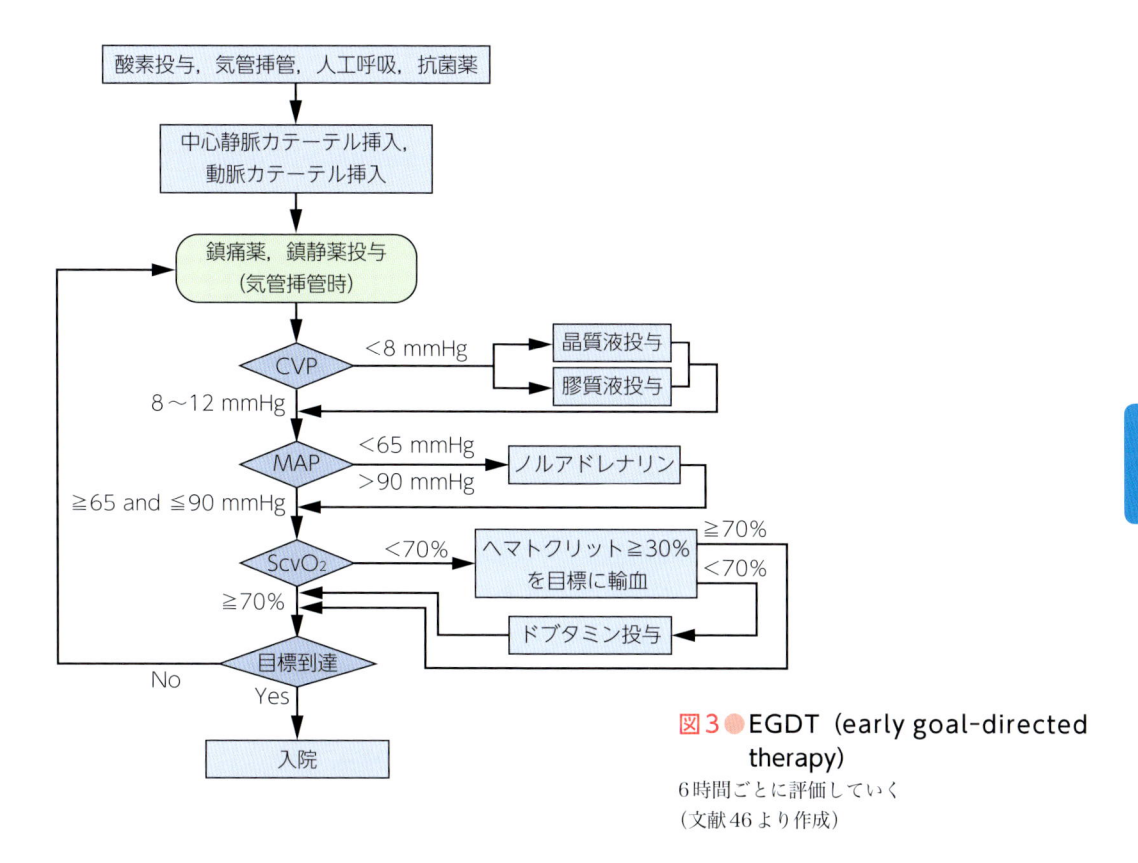

図3● EGDT（early goal-directed therapy）
6時間ごとに評価していく
（文献46より作成）

　しかしSIRSは全身炎症症候群として，感染症の多くと，膵炎，血管炎，外傷，熱傷なども対象に長らく使われてきました．使い慣れたSIRSの定義を満たしたら何かしらひどい炎症があると判断できます．その原因は膵炎や血管炎，熱傷などかもしれません．感染症かもしれないと判断したら次にICUではSOFA，ICU外ではqSOFAを用いることで敗血症の診断を死亡率も含めてより正確に診断することができます[48]．

2）治療の注意点

a. 人工呼吸

　ショック患者の肺の状態は一部が無気肺になるなど不均一になっています．ここに1回換気量で500 mLも入れると，残された健全な肺に圧傷害などが引き起こされます．そこで1回換気量は300 mL台にして肺保護を図ることが推奨されています．

b. 抗菌薬

　EUCASTのホームページ，Sanford guideまたは本書の抗菌薬投与量に沿って十分な量を投与すること．基本は血液培養2セットを採取してから抗菌薬投与です．

c. 輸液

　選択する輸液剤は，**生食，ラクテック®，アルブミン**です．ヒドロキシエチルスターチ（ヘスパンダー®等）に関しては急性腎不全の発生リスク（必ずしも発生するわけではないですが）や

RCTで救命率が改善しなかったことから，積極的には使いにくいと思います．

d. 血管収縮薬

- ▶ 第一選択は**ノルアドレナリン**3A（1A：1 mg/mL）＋生食100 mL　3 mL/時〜
- ▶ ついで**バソプレシン**〔ピトレシン®3A（1A：20単位/1 mL）＋生食 100 mL　3 mL/時〜〕
- ▶ 他には，**ドブタミン**〔ドブトレックス®キット（600 mg/200 mL）　3 mL/時〜〕
    - ➡末梢血管抵抗を下げる．心拍出量は増加

    ドパミン3A（1A：100 mg/5 mL）＋生食 100 mL　3 mL/時〜
    - ➡末梢血管抵抗を上げる．心拍出量は増加．頻脈性不整脈の発生リスク
- ▶ 末梢組織の血流を阻害させず乳酸アシドーシスを避けることが，重症敗血症治療にとってキーポイントであることから，ドパミンよりはドブトレックス®を選択すべきです

e. EGDT（図3）

カテコラミン投与に先駆けて酸素化と十分な輸液を行い，6時間以内に$ScvO_2$（中心静脈酸素飽和度）を改善させることで，院内死亡を46.5％から30.5〜20％台へ低下させます．しかし$ScvO_2$は信頼性が低いことがあります．

すなわち，ショックの結果としての代謝性アシドーシスと乳酸産生が，末梢での酸素消費を減らすため，$ScvO_2$が正常に近くなってしまいあてにならないことがあります．そこで**血清乳酸値を指標とし，これを2時間以内に20％改善させる**ように，輸液，輸血，ドブタミンの使用などを行うことで生存率をより改善させることが行われています．

ところで2014年5月のNEJMの論文[49]で必ずしもEGDTのプロトコール通りに治療しなくても生存率は変わらないことが示されました．CVカテーテルを入れず，CVPや$ScvO_2$を測定しなくても治療成績は悪化しないということですが，この研究は年間40,000件以上の救急患者を受け入れる病院群が舞台であり，しかも担当医として必ずEGDTに馴れた医師が入っているという条件です．個人的にはEGDTの目標をめざすことは悪くないと感じています．

f. 血液浄化

CHF（contenious hemofiltration, 持続的血液濾過）は，腎機能補助以外に炎症を引き起こしている各種メディエーターを全般的に減らすことで生存率を改善させうるとされていました．一方でエンドトキシン吸着に関しては，カラムの濾過量の関係で，メディエーターに対する時間あたりのクリアランスが足りず有効性がないのでは，との批判があります．またRCTの成績がないことから，今のところ主に国内だけで実施されているようです．CHFとどちらが有効なのか知りたいところです．

g. ステロイド

サクシゾン®，**ソル・コーテフ®200〜300 mg/日**の投与継続は死亡率の改善はもたらしませんが，ショックの離脱は早くなります[50]．この程度のステロイドは感染症は増やしません（17.9 vs 18.4％）．ただし高血糖と高Na血症に注意が必要です．ステロイドの大量投与は改善効果はないので止めておきましょう．

9　破傷風予防 〜 外来で外傷をみたら

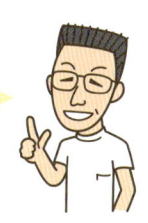

- 破傷風感染の可能性が高い創（深い創，汚染創，壊死創，土，錆，動物咬傷など）ではテタノブリン®とトキソイドの両方を
- 可能性が低ければトキソイドのみ
- 中年以上はDPTワクチンを受けているか確認する

　東日本大震災のときに石巻に医療支援でお手伝いに行く機会がありました．惨状のすごさに声もなく，やっと高台の中学校に到着してすぐに体育館の片隅で診療をさせていただきました．外傷としては釘を踏み抜いた患者さんが多かったです．震災後しばらく経っていたので，皆さん後片付けの最中に受傷されたのですね．このとき，破傷風トキソイドを持参していたのが役に立ちました．

▶ *Clostridium tetani* は健康な組織内では増殖できないようです．したがって，深い刺創，ほかの菌の同時感染創，壊死創などに発生します

▶ 土，錆，人，動物咬傷，便の汚染，熱傷，凍傷が感染の可能性の高い創と言えます

▶ 発症すると死亡率は25％，高齢者ほど死亡率が高く，30〜49歳では11％，80歳以上だと54％と報告されています[51]

▶ **破傷風感染の可能性が高い創 ➡ テタノブリン®，破傷風トキソイドを両方使用**
DPT（三種混合）ワクチンを3回打っていればともに必要はない
ただしワクチンを3回接種済みでも5年経過以降ならば，トキソイドを使用

▶ **破傷風感染の可能性が低い創 ➡ 破傷風トキソイドのみ**
DPTを3回打っていれば必要はない
だたしワクチンを3回接種済みでも10年以上経っているようならばトキソイドを使用する
2018年現在の年齢で50歳以上（1968年以前は破傷風を含まないDPワクチンが主に使用された）また37〜43歳（1975〜1981年には副作用によりDPTワクチン接種が中断された）の患者さんは破傷風の予防接種を受けていない可能性があります

▶ 3回の破傷風ワクチンを打っていることが確実ならば免疫記憶が残っているはずで，トキソイドは1回のみでよいですが，それが明らかでないか小児期にDPTをしていない患者さんは，2カ月後，1年後に追加でトキソイドを使用すべきです

1 糖尿病の周術期管理

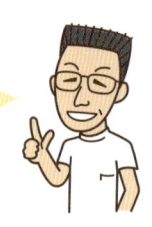

- 糖尿病を合併している患者さんでは周術期の死亡率は1.5倍にもなる
- 特に創傷治癒遅延，感染，低血糖，胃の運動遅延，急性腎不全，脱水，心血管障害が増加する

1) 術前術後急性期の血糖コントロール (表1)

外科入院後の血糖コントロールの目的は，脱水，ケトアシドーシス，電解質異常，低血糖などの回避にあり，易感染性の予防などの効果は期待しがたいとされています．

> 入院後の目標：食後血糖値200 mg/dL以下，HbA1c 8.0以下，空腹時血糖値140 mg/dL以下，
> 　　　　　　　1日尿糖量を摂取量の10％以下，尿ケトン体マイナスとすること
> ※ 従来の血糖コントロールに比べて，強化インスリン療法（血糖値：80〜110 mg/dL）を行
> 　えば，死亡率は半分になるとされますが，低血糖発作が多くなることから，筆者はやや甘い
> 　血糖コントロール法を採用しています[1]

表1 ● 術前術後急性期の糖尿病管理

糖尿病患者	術前処理	術後処理
食事療法中 コントロール良好	そのままで手術を行う	血糖値（BS）のチェックのみですむことが多い
経口薬投与中 コントロール良好	前日夜の分は処方を中止する	侵襲の少ない手術ではインスリン投与の必要がないことも多い．あってもスケール対応でOK．もし術中，術後にコントロールが不良ならば以下に準じてインスリン投与する
インスリン治療中 または 経口薬投与中で コントロール不良	・まず食事を中止しブドウ糖の入った点滴と速効型インスリン製剤（レギュラーインスリン：RI）の点滴投与を開始する ・ブドウ糖10 gに対してインスリン1 U/日が目安 ・開始1時間後に血糖値を測定する	・このような患者さんでは術後はインスリンの持続点滴を行う[2][3] ・100 U レギュラーインスリン/100 mL 生理食塩水（1 U/1 mL）を0.5〜1 mL/時程度からスタート ・200 mg/dL以上の場合は血糖値を100で割った量（例：400 mg/dL÷100＝4 U/時）で開始する ・開始1時間後に血糖値を測定する

術前・術後でインスリン持続点滴（1 U/mL）を開始した後の調整法を表2に示します．同じ測定値でもそれが下がってきたのか上がってきたのかでインスリン量を減らすか増加させるかの違いがあり結構厄介です．

表2 ● 術前・術後でインスリン持続点滴（1 U/mL）を開始した後の調整法

BS＜70 mg/dL ➡ インスリン投与中止，ブドウ糖10gを静注し，30分後に血糖値再検
BS≧71 mg/dL ➡ 以下の表に沿ってコントロールする．測定は当初1時間ごとに行う

BS＝71～99	BS＝100～139	BS＝140～179	BS≧180	インスリン流量の変更
		1時間で41 mg/dL以上増加	増加傾向	現在の流量が1 mL/時までなら0.6 mL/時 増量 流量1 mL/時以上であれば40%増量
	1時間で21 mg/dL以上増加	変化がないか，1時間で1～40 mg/dL上昇	変化がないか，1時間で1～40 mg/dLの低下にとどまる	現在の流量が1 mL/時までなら0.3 mL/時 増量 流量1 mL/時以上であれば20%増量
前回測定よりも上昇	変化がないか，1時間で±20 mg/dL以内の変化	1時間で1～40 mg/dLの低下	1時間で41～80 mg/dLの低下	変更なし
変化がないか，1時間で1～20 mg/dL低下	1時間で21～40 mg/dL低下	1時間で41～80 mg/dLの低下	1時間で81～120 mg/dLの低下	今の流量が1 mL/時までなら0.3 mL/時 減量 流量1 mL/時以上であれば20%減量
1時間で21 mg/dL低下	1時間で41mg/dL以上低下	1時間で81mg/dL以上低下	1時間で121 mg/dL以上低下	60分間みてから 今の流量が1 mL/時までなら0.6 mL/時 減量 流量1 mL/時以上であれば40%減量

（文献4を参考に作成）

　病院によっては手術直後からスライディングスケール管理で血糖コントロールを行っているところもあります．術後は吸収速度が安定しないことと，血糖値の振り幅が大きくなるため問題もありますが，長らく使われてスタッフが慣れているという利点もあります．スケールの実際は各病院のプロトコルを確認してください．また点滴バッグに必要な量のインスリンを入れて，補正はスライディングスケールでということもあると思います．スタッフの慣れている方法をまず選択してください．

　術前に「インスリン：ブドウ糖比」がわかっていれば，1日あたりの投与ブドウ糖量に対してどのくらいのインスリンが必要かおおよその目安がつきます．そうは言っても術後はカテコラミンが分泌されるのでどうしても高血糖になりやすいものですが，参考のために使用頻度の高い輸液に含まれるブドウ糖の量を記載しておきます．

▶ ソリタ®-T3号 500 mL あたり ブドウ糖21.5 g×4本　　　　　ブドウ糖 合計　86 g
▶ ビーフリード® 500 mL あたり ブドウ糖37.5 g×4本　　　　　ブドウ糖 合計 150 g
▶ エルネオパ®NF1号輸液 1,000 mL あたり ブドウ糖120 g×2本　ブドウ糖 合計 240 g

2) スライディングスケール管理と2型，1型糖尿病の実際

a. スライディングスケール管理

　速効型インスリン製剤（レギュラーインスリン：RI）でスケールする場合，術前にRI 1単位で20 mg/dL低下したとしましょう．患者さんの血糖値が240 mg/dLと報告を受けたら4単位を筋注します．2時間後の測定で160 mg/dLになればOKです．

　でも術後は吸収が不安定なこともあり，うまくいかないことも多いです．"まだ210 mg/dLです．どうしましょうか?"と看護師に聞かれたら，さらに4単位追加します．RI皮下注のピークは2時間後ですが，4時間後くらいまではピークよりやや効果が下がるような曲線を描きます．2時間目に4単位を追加すると，さらに2時間後にはおおよそですが合わせて6〜7単位分の効果が期待できると思います（注：スケール補正用のヒューマリン®Rの発現は30分後からで，最大効果は1〜3時間，持続5〜7時間です）．ということは最大に血糖値が下がっても120〜100 mg/dLに落ち着くことが期待できます．術後の患者さんはインスリンが効かずもっと高いかもしれませんが，それでも200 mg/dL以下にはなるわけで，問題となる浸透圧利尿による脱水などは避けることができます．それで下がらなければ持続静注に変更します．0.5〜1単位/時が基本です．肥満のあるNIDDM（インスリン非依存型糖尿病）患者では10単位/時必要になることもあります．効果は15分後より現れます．当初，1時間ごとに血糖値をチェックする必要があります．

b. 2型糖尿病

　実は多くの2型糖尿病患者は3号輸液（ソリタ®-T3など）2,000 mL/日の点滴ではインスリンを必要としないことが多いです．必要としても8単位/日くらいです．手術の翌日の点滴はこのような3号輸液であることが多いのでインスリンの持続点滴を行わないことが多いです．

　ただし，手術ストレスがきわめて大きい，手術前から血糖コントロールが不良といった患者さんでは，このくらいのブドウ糖負荷でも高血糖をきたすことがあります．前述のようにインスリンの持続静注を行います．

c. 1型糖尿病

　1型糖尿病は基礎分泌もないので，その分を持続的に投与しなければなりません．5％ブドウ糖とRI 0.5単位/時程度から開始します．

Case　術後の血糖管理の実際〈75歳 男性〉

診断：早期がん，糖尿病，心房細動

併存疾患：2型糖尿病，内科入院中はヒューマログ®ミックス50（朝食直前14単位，昼食直前なし，夕食直前4単位を皮下注），ジャヌビア®50 mg．血糖コントロールは197〜397 mg/dL，尿糖2.9〜13.7 g/日

この尿糖量では術後に浸透圧利尿により脱水になりかねず，手術を延期した．そのうえで中心静脈カテーテルを挿入し中心静脈栄養（TPN）を開始した．

外科入院後の糖尿病管理：

TPN：エルネオパ®NF1号 2,000 mL（＝ブドウ糖 240 g）

レギュラーインスリン（RI）：50単位＋生食 50 mL を 1.2 mL/時（≒ 30単位/日）で持続静注したところ血糖値 110～170 mg/dL でコントロール可能となった（**1単位あたりブドウ糖 8 g**）

↓

術前日はソリタ®-T3 2,000 mL（ブドウ糖 80 g）　1日　スライディングスケール対応
このくらいのブドウ糖量だと術前はインスリンの必要がないことが多い

↓

手術施行

↓

【術後1日目】ソリタ®-T3 2,000 mL（ブドウ糖 80 g）　RI 50単位/生食 50 mL を 0.4 mL/時（≒ 10単位/日）で持続投与．表2 に沿って調整する（またはスライディングスケール対応）

↓

【術後3日目】エルネオパ®NF1号 2,000 mL（ブドウ糖 240 g）食事なし　RI 50単位/生食 50 mL を 1.2 mL/時で持続静注．表2 に沿って調整する（またはスライディングスケール対応）

↓

【術後5日目】エルネオパ®NF1号 1,000 mL（ブドウ糖 120 g）＋流動食（ブドウ糖 28 g）RI 50単位/生食 50 mL を 0.6 mL/時．表2 に沿って調整する（またはスライディングスケール対応）

↓

高カロリー輸液が必要なくなり，食事がしっかりしてくるとインスリンの持続投与は中止できます．ソリタ®-T3 1,000 mL（ブドウ糖 40 g）＋胃切 5分粥（ブドウ糖 125 g）　ジャヌビア®50 mg 経口開始＋スライディングスケール対応

↓

胃切全粥　ブドウ糖 計 160 g　ジャヌビア®50 mg 経口＋スライディングスケール対応

↓

内分泌内科と相談．ランタス®やヒューマログ®を再開

術後に食事がはじまると，投与されるブドウ糖量は 160 g 程度で，この程度のブドウ糖量だと経口血糖降下薬とスライディングスケール対応で十分コントロールでき，インスリンは不要になることがある．しかし退院後はいくら胃切除後でも，インスリンが改めて必要となる．ここからは内分泌内科の仕事である．
大腸がん術後の場合は，患者さんはよく食べるのでブドウ糖量は 250 g 程度になる．点滴が終了した時点でもともとの量のインスリンが必要になることが多い．

> **❖ 高血糖緊急症への対応**
>
> 　糖尿病性ケトアシドーシスに対しては，まず生食1 L/時 → 1 L/2時 → 1 L/3時で合計3 L，インスリンRI 6単位/時 持続シリンジポンプ．高血糖の症状として，意識障害，片麻痺，半盲がみられます．注意点はアシドーシス改善後の低血糖や低K血症です．K 3 mEq/L以下になったらKCL 20 mEq/時で開始してください（p237参照）．非ケトン性高浸透圧血症（血糖値≧600 mg/dL，血漿浸透圧≧350 mOsm/L）はケトアシドーシスと同様の治療を行いますが，0.45％生食を大量投与，インスリン少なめで調整します．

3) 経口糖尿病薬の扱い ⇒手術前日の夜分から服用中止．
侵襲の少ない短時間手術では当日朝の分を中止

①**スルフォニル尿素薬**（アマリール®，グリミクロン®，オイグルコン®）：低血糖のリスクあり．術後の再開は食事量が十分になってからとする

②**ビグアナイド**（メトホルミン®）：腎機能障害，重症感染症など組織虚血のあるときは禁忌．乳酸アシドーシスのリスクあり．術後の再開は腎機能，肝機能，心不全などがないことを確認してからとする

③**チアゾリジン**（アクトス®）：浮腫，体重増加，心不全には禁忌．術後再開は心不全，肝機能障害がないことを確認してから

④**SGLT2**（sodium glucose co-transporter）**阻害薬**（スーグラ®）：腎臓からの糖吸収を阻害．したがって尿糖が増量するため，脱水，腎機能障害のリスクあり．糖尿病のコントロールはよいですと紹介された術前患者なのに，尿糖を測定したら（＋＋＋）で1日尿糖は10 g以上！こんなときはSGLT2阻害薬を服用していないかチェックが必要です．糖尿病性ケトアシドーシスのリスクも報告されており，手術前日より中止を検討してください．ただしSGLT2阻害薬は利尿作用もあるので投薬を中止すると心不全が懸念されます．術後は利尿薬が必要になるかもしれません．

⑤**DPP-4阻害薬**（ジャヌビア®），**GLP-1アナログ，α-グルコシダーゼ阻害薬**（ベイスン®，セイブル®，グルコバイ®）：消化管運動不全のリスクがある

2　術後肝機能障害

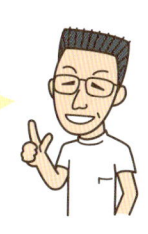

- 術後にAST，ALTが上昇することはとても多い．特に3〜5日目あたりに上昇して困惑する
- まずは原因を探るところからはじめよう．多くは薬剤性で抗菌薬が多い印象である

a. 薬剤性

▶ 原因として，NSAIDs，抗菌薬，スタチン，抗てんかん薬，抗結核薬，漢方薬などがあげられます

▶ アセトアミノフェンも重要な原因です．1日4gを14日間続けると20％に正常値の5倍以上のトランスアミナーゼ上昇を認めます

▶ 薬剤が原因の肝機能障害ではアセトアミノフェンのように用量依存で起きてくるものと，少量であっても予想外にトランスアミナーゼが上昇する場合とがあります．また肝炎型と胆汁うっ滞型がありそれぞれ原因となる薬剤が推定できます（表1）

▶ ALPは上昇することが多いですが，特に肝内，肝外問わず胆汁うっ滞で4倍程度までの上昇がみられます

▶ 治療：まず原因となった薬剤を中止します．意識障害，凝固異常などがみられたら肝臓専門医へコンサルトしましょう

表1 ● 肝機能障害と原因薬剤

	データ	外科で頻度の高い原因薬剤	治療
肝炎型	ALT≧正常値の3倍 ALT/ALP＞5	アセトアミノフェン，アスピリン，NSAIDs治療，テトラサイクリン	薬剤の中止，アセトアミノフェンによる肝障害にはN-アセチルシステイン
胆汁うっ滞型	ALP≧正常値の2倍 ALT/ALP＜2	アモキシシリン・クラブラン酸，アジスロマイシン，エリスロマイシン，T/S（バクタ®），コントミン®，ボルタレン®，ACE阻害薬	薬剤の中止，痒みを伴った胆管障害にはコレスチラミン
中間型	ALT≧正常値の3倍 ALP≧正常値の2倍 ALT/ALP＝2〜5	クリンダマイシン，イブプロフェン（ブルフェン®），ベラパミル（ワソラン®）	

b. ischemic hepatitis（別名：shock liver）

▶ 敗血症で低血圧が続いた場合によくみられます．術後患者で稀に出合うのが，肝動脈，門脈，肝静脈の血流障害です．正常肝なら肝動脈の閉塞のみではあまり発生しません．原因を治療することで7〜10日ほどでトランスアミナーゼが低下し，少し遅れてT-Bilが正常化します．しかし肝硬変症例でischemic hepatitisが発生した場合は死亡率はきわめて高くなる（60〜100％）と言われています

▶ 肝切除後に部分的な虚血域，うっ血域ができると，トランスアミナーゼは数100まで上昇しますが数日で正常値に戻りはじめます．拡大右葉切除後の症例で肝左葉が切除後の右横隔膜下の空間にころげ落ちるように移動してしまった症例を経験したことがあります．この症例ではAST，ALTともに数1,000 IU/Lまで上昇していました．肝静脈が捻じれてしまい全体がうっ血肝になったためです．緊急開腹で残肝を整復し，事なきをえましたが焦りました．いろんなことが起きるものです

▶ 検査値：トランスアミナーゼ＞1,000 IU/L，LDH上昇，T–Bil上昇，低血糖，凝固因子低下，腎機能障害

▶ 治療：虚血の原因治療に尽きます．ドパミンなどを使った報告もあるようですが，心拍出量を増やすことによる効果によるものかと考えられています

c. もともとアルコール性肝障害が合併している

- γ–GTP上昇
- AST＞ALT（2倍以上）
- ASTの上昇は正常値の8倍以下，ALTの上昇は正常値の5倍以下

　このような検査値とアルコール飲用が明らかであればアルコール性肝炎が疑われます．術後のひどい肝機能障害を含めて手術リスクが高いので，肝臓内科にコンサルトするか12週間以上の禁酒期間を経てから手術に望むことをお勧めします．

d. もともとNASH，NAFLDが合併している

　太った女性，2型糖尿病に多くみられます．NAFLD（non alcoholic fatty liver disease）は薬剤性が多く，肝腫大がみられます．

- AST＜ALT
- AST，ALTともに正常値の4倍以下

　NASHはアルコール性肝炎と同じ脂肪性肝炎（steatohepatitis）ですが，手術リスクは少ないとされています．それでも肝切除を予定するときは術前の肝予備能評価が必要です．

　アルコール飲用歴のあるNASHとアルコール性肝炎は組織学的にも血液検査でも区別がつきにくいことがあります．不明なときは禁酒期間を経てから手術を行いましょう．

3 黄疸を見たときの鑑別

- 黄疸を見たら皮膚，尿，便の色調をまず確認する
- 閉塞性黄疸，薬物性胆汁うっ滞では掻痒感が黄疸と同時に出現
- 尿中ウロビリノーゲンも確認しよう

a. 色

【皮膚】 <u>緑色</u> ➡ 閉塞性黄疸．ビリベルジンに酸化されて緑色の黄疸となります
<u>オレンジ色やレモン色</u> ➡ 溶血性黄疸

【尿】 <u>濃染（図1），尿中ビリルビンあり</u> ➡ 血中では直接ビリルビンの上昇が認められるはずです．
閉塞性黄疸，ウイルス，薬剤などの肝炎を示します
<u>濃くない，尿中ビリルビンなし</u> ➡ 血中では間接ビリルビンの上昇が認められるはずです．
溶血性黄疸でみられる所見．間接ビリルビンはAlbと結合して存在します．したがって通常，尿中には出てきません．ネフローゼがあれば出てくるかもしれませんね

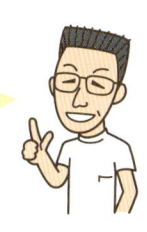

図1●濃染尿

【便】 <u>灰白色</u> ➡ 閉塞性黄疸
<u>濃褐色</u> ➡ 溶血性黄疸

b. 掻痒感

▶ 黄疸時の掻痒（図2）は急性の閉塞性黄疸によくみられます．肝細胞障害が少ないため，掻痒の原因である胆汁酸がつくられているためとされています．この場合，痒みと黄疸はパラレルに出現します．逆に肝細胞障害型の場合，掻痒が少ないか遅れます
・胆管閉塞，薬物性胆汁うっ滞：早期に掻痒感出現
・急性肝炎：遅れて掻痒感出現
▶ 慢性的な肝疾患：肝内性胆汁うっ滞においては排出障害は

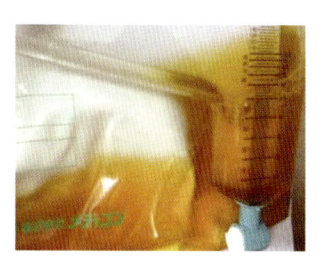

図2●閉塞性黄疸の患者の皮膚
掻痒感があるため掻爬創が認められる

ビリルビンと胆汁酸でタイミングが違うので，掻痒と黄疸の発生も時期がずれることがあります
・原発性胆汁性肝硬変，原発性硬化性胆管炎：掻痒感 → 黄疸の順に出現

c. 尿中ウロビリノーゲン

・尿中ウロビリノーゲン（-）➡ 閉塞性黄疸のことが多い
・尿中ウロビリノーゲン（+）➡ 溶血性黄疸，肝炎のことが多い
ウロビリノーゲンはビリルビンが腸管内で細菌により還元されて生成されます．腸管で吸収された後，尿より排出されます．したがって尿中ウロビリノーゲン（-）は抗菌薬による腸管内細菌叢の死滅でも起こりうることになります．

4 高カロリー輸液の副作用，肝胆道系の障害など

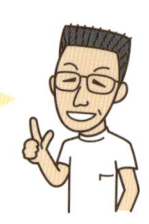

- 肝機能障害 ➡ 投与するアミノ酸，タンパク質をまず減らす
- 胆囊炎 ➡ 1日に数時間，ブドウ糖投与を中止してみる
- 高カロリー輸液による代謝への影響：
  高血糖，refeeding症候群，肝胆道系への障害がある

a. 高カロリー輸液による肝合併症

▶ 高カロリー輸液による合併症として，肝機能障害，痛みを伴う肝腫大および高アンモニア血症があります．これらはいずれの年齢でも起こりますが，乳児，特に早産児（肝が未発達である）に最も一般的にみられるとされています

▶ 消化器外科でもTPN（中心静脈栄養）の開始によりトランスアミナーゼ，ビリルビンおよびアルカリホスファターゼの上昇が示す一時的な肝機能障害がよくみられます．長く続く場合は過剰量のアミノ酸投与が原因であることを疑ってください

▶ 寄与因子はおそらく胆汁うっ滞および炎症らしいですがはっきりしないようです．治療としてはアミノ酸，タンパク質の投与を減らすと効果があることがあります

▶ 痛みを伴う肝腫大は脂肪蓄積を示唆しているので，炭水化物の補給を減らさなければならないと思います

▶ 乳児の場合は高アンモニア血症をきたすことがあります．徴候は，嗜眠，攣縮および全身性けいれん発作で，0.5〜1.0 mmol/kg/日のアルギニン補給が行われています．肝合併症を発症している乳児の場合は，アミノ酸を1.0 g/kg/日に制限する必要があります．しかし成人で高カロリーによって高アンモニア血症をきたした経験は残念ながら（？）ありません．また低体重出生児に高カロリー輸液を続けると，かなりの頻度で肝臓の線維化が起こります．経腸栄養に変更することで回避できるようです．

b. 高カロリー輸液による胆囊合併症

▶ 胆囊の合併症には胆石症，胆囊炎があります．このような合併症は，長期の胆囊うっ滞から生じるのでしょうが，対策として，カロリーの約20〜30％を脂肪により補給し，1日に数時間ブドウ糖の注入を停止することによって収縮を促進させるとよいかもしれません．食事によって摂取してもらえれば一番有効なのでしょうが．

▶ 胆汁うっ滞患者に，メトロニダゾール，ウルソデオキシコール酸，フェノバルビタールまたはコレシストキニンによる治療が有用との報告があるようですが，ウルソ®以外はこのような目的で使った経験はありません．

c. 高血糖

　経腸栄養に比べると2倍の頻度で発生します．高血糖に伴って感染症発生率も増加することが明らかです[5]．

d. refeeding 症候群

▶ 低リン（P）血症の症状として，呼吸不全，循環器障害，横紋筋融解症，けいれん，せん妄，Wernicke脳症などがみられます．術前，術後で絶食の長かった患者さん，マラスムス状態で受診した患者さん，担がん患者はリスクがあります

▶ 飢餓状態が続くと組織の温存のために，代謝の低下と細胞内のP，K，Mgの低下がみられます．このような状態のときにいきなり高カロリーが入るとインスリンが急激に分泌され代謝によってP，K，Mgが消費されます．特にP（リン）はATP，細胞膜の酵素，ヘモグロビンからの酸素解離，腎臓での酸塩基平衡調整などに関連していることから，前述のような症状を引き起こすとされています[6]

5　偽痛風

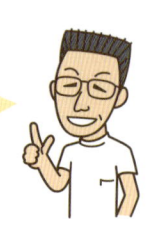

- 術後疼痛，発熱のマイナーな原因である．関節痛というよりも，発熱の原因としてよく見る．外科の高齢入院患者が手術後でもないのに発熱したというときである

- 患者さんのところに行き，服を着たまま膝，首，肩，ひじ，足と触れていくと，そのときはじめて痛そうな顔をされる．患部を覗いてみるといくつもの関節が腫脹，発赤している[7]

Case　偽痛風の既往があった症例〈70歳代後半 女性〉

絞扼性腸閉塞で緊急手術を施行．こうした緊急手術の常で，循環器，呼吸器，脳，高血圧，糖尿病，アレルギーなどの既往についてご家族に聞くが，病歴聴取はやはり不十分であった．
それでも無事に手術が終わり，経過もいいなと思っていると，患者さんはいつまでたっても離床しようとしない…どころかベッドの上で身じろぎもしない！ しかも熱がスパイク状に続いている始末．縫合不全か？ などと心配してベッドサイドに行くが，いくら腹部を診察しても何ともない．呼吸音もよい．…しかも，なんか妙に顔を医師に向けてくれない．そして患者さんは"手術をしてから体中が痛くなった"などと言い出す始末．
やれやれと思いながら左ひじを触るとすごく痛がる．左手首も右手首も痛い．首を回すようにすると痛い！こういうのが偽痛風である．
X線と頭頸部CTを撮影したら，しっかりとピロリン酸カルシウムがあちこちの関節に写っていた（図1）．後で聞くと，左肩に偽痛風の既往があった．僕らを見てくれなかったのはcrown dens症候群のせいで首が回らなかったからであった（^.^）．

A X線写真　　　**B** CT画像

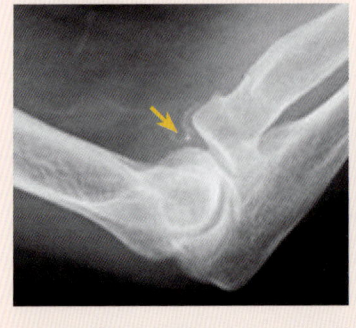 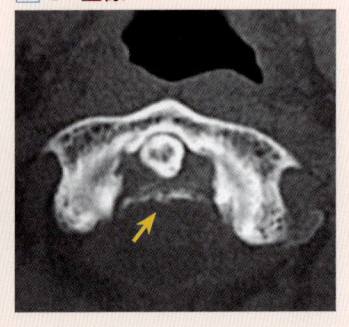

図1 ● ピロリン酸カルシウムの沈着

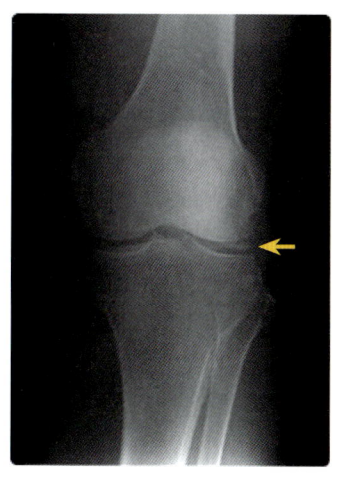

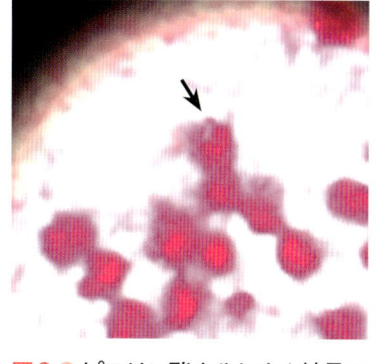

図3 ● ピロリン酸カルシウム結晶の貪食像

図2 ● 関節内にみられる石灰化

- ▶ ときに感染も合併しているので注意は必要ですが，感染がなければNASIDsで治ってしまいます．穿刺液が採取できるようなら鏡検と培養を出しておきましょう
- ▶ X線写真では薄い雲のような石灰化を関節内に認めます（図2 ➡）．原因は二水和ピロリン酸カルシウムの沈着によるもので，関節液を採取するとグラム染色で好中球内に長方形のピロリン酸カルシウム結晶の貪食像がみられます（図3 ➡）．これを自分で見つけるのは結構難しいですね
- ▶ 周術期に起きやすい理由として，術後の低Ca血症が誘因になるという話もあります
- ▶ 治療はNSAIDs，コルヒチン，ステロイド関節内注入です．感染が合併していたら抗菌薬も併用します．いろいろな種類の細菌を認めます

6　便秘

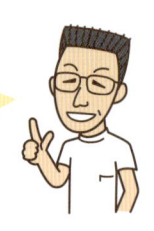

> - 便秘の患者さんは多くその診断も治療も曖昧なままになりがちである．やれ水分を摂れとかいきなり刺激の強い下剤を処方したりとか，なかには整腸剤を試してみるとか医者も患者さんも苦労している
> - エビデンスとしては2016年に改訂されたRome Ⅳ基準が有用．読んでみるといいこと書いてある．例えば洋式トイレなら足台を使ってみたらとか地面により近いトイレを使う？とか…腹圧をかけやすくなり直腸・肛門角が直線化する
> - Rome Ⅳ基準からと筆者の経験からまとめたものを示す

a. 定義

- ・回数：自発的な排便が週に3回未満
- ・硬さ：硬く小さいもの
- ・残便感，詰まった感じ
- ・腹部の圧迫や摘便など排便努力を要する

b. 原因

▶ 90％以上は機能性便秘で重大なケースではありません．10％以内で甲状腺機能低下，がん，うつ病（←最近発症の便秘）

▶ 骨盤底筋群（恥骨直腸筋）の機能不全の場合，直腸に便がたまります．大概，救急で医者が便を掻き出すことになります．診断として，左側臥位で怒責してもらうと会陰が4 cm以上膨らむ，直腸診中に怒責してもらっても恥骨直腸筋が広がる感じがしない，肛門出口の緊張が異常に高い，などを確認しています

▶ しかし多くは結腸の通過遅延です．腹圧も弱くなっていることが多い．いわゆる普通の便秘症ですね．こんな場合は患者さんに立ってもらい腹部を診察します．腹筋が弱っているため腹部が前に出てしまっています．よくよく聞くと洋式便所では排便できず和式なら何とかなるとか，なかには床に紙を置いてその上で排便していると言われる方もいます

▶ 血液が混じる場合は，がん，肛門の裂孔を考えます

▶ Ca拮抗薬，抗うつ薬，抗てんかん，パーキンソン薬，抗コリン薬，オピオイドなど薬剤が原因のことがあります

c. 検査

出血や家族歴によっては大腸内視鏡を行います．甲状腺機能，血中Caは測定しておくべきです．

d. 治療

- ▶ まず処方されている薬の中に便秘をきたすものが含まれていないか確認し可能なら中止します
- ▶ ついで**食物繊維**の多い食品を勧め，少ないものを制限します．高齢者の中には菓子パンを好む方がおられますが，糖質が多いことにより満腹感がある反面，繊維がとても少ないので要注意です
- ▶ 排便習慣については決まった時間にトイレに行く癖をつけてもらい，トイレでは台をおいて脚を上げて排便するか，前かがみで排便するように指導してください（**排便姿勢**：直腸・肛門角が直線化する）
- ▶ またサイリウムなどの繊維食品を試してみる手もあります
- ▶ **第一選択薬**：そのうえで下剤としての第一選択は，国内では**浸透圧下剤**（**ラクツロース**としてモニラック®原末：保険適応は小児と産婦人科術後の排ガス，排便．ラグノス®NF経口ゼリー：慢性便秘症に適応あり），**塩類下剤**（**酸化マグネシウム**：高齢者，腎機能低下では高Mg血症に注意），クロライドイオンチャネルアクチベーターの**ルビプロストン**（**アミティーザ®**：嘔気，腹部膨満と妊婦の早流産リスクあり．腸閉塞が疑われる場合も悪化の恐れがあります）などです．海外ではポリエチレングリコール製剤が第一選択です．国内ではマクロゴール4000（モビコール®）として2018年11月より使用可能になりました
- ▶ 肛門に便が詰まったといってERに受診された場合は骨盤直腸筋の機能不全が多く，まず**優しく摘便**します．グリセリン浣腸を使うこともありますが，とにかく1回出してしまった後で前述した処方や**大腸刺激性下剤**（**大黄末，センノサイド**：副作用として腹痛）も含めて有効なものを試しています．必ず排便姿勢の指導をしておいてください
- ▶ 運動療法についてはエビデンスが確立していませんが運動することに損はなく，さらに**腹筋**を少しだけでも鍛えるのは価値があると思います．**水分摂取の効果は否定的ですが**[8]，起床後の水分は腸蠕動の刺激になりそうです
- ▶ なおRome IV基準（2016）[9]には慢性便秘とともに過敏性腸症候群，下痢，オピオイドによる便秘なども記載されており，消化器を扱う医者にとってはいろいろ有用な情報が載っています

7　吃逆 (hiccup)

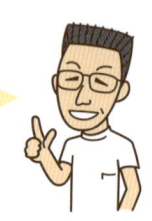

- 術後にしゃっくりが出て止まらないことが時々ある．医師側は大した問題でもないだろうと判断してしまいがちだが，その原因が術後合併症であることもあり要注意である
- もちろん患者さん本人にとっては結構悩ましい事態である．特に主治医や看護師が心配してくれないときは

a. 対応

- ▶ 薬剤としてはクロルプロマジンが有効なことがあります（コントミン® 10〜25 mg 筋注）
- ▶ シテイ（柿のへたを使った漢方薬）
- ▶ 術後レビンチューブが入っているのなら引き抜くと，止まることがあります
- ▶ 息止め，バルサルバ法，経鼻胃管吸引，経鼻胃管の挿入と引き抜き，眼球圧迫，膝を抱えて胸を圧迫するなどの方法もあります

b. 原因

　迷走神経刺激，横郭神経刺激，腹腔内の炎症，胃食道逆流，術後としては挿管刺激，薬剤（抗がん剤なども）の刺激などが原因となります．ジェムザール® という抗がん剤投与後，数日間にわたってしゃっくりが止まらない患者さんを3名経験したことがあります．この方たちにはシテイを処方ししゃっくりの継続時間を短くすることができました．シテイは最近市販もされています．

　しかしながら，しゃっくり治療に関してはエビデンスのある検討がなされていません[10]．原因の多くは神経路における刺激ですが，ときに腹部膨満，術後合併症が原因となっていることがあるので，必ず腹部診察をする必要があります．

8　術後・がん性疼痛

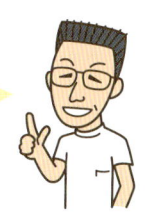

痛みを言葉で訴える患者さんは少ない！ 眉間の縦じわ，腕を含めて身動きをしないといった所見を見逃さないように

国外のガイドライン[11]，日本のガイドライン『日本版・集中治療室における成人重症患者に対する痛み・不穏・せん妄管理のための臨床ガイドライン』[12] に，術後の疼痛評価，治療について詳しく解説されています．以下はこのガイドラインを参考に筆者の経験を合わせて記載します．

1) 痛みの評価

痛みの評価は，faces pain scales（FPS），visual analogue scale（VAS），numerical rating scale（NRS）など，患者さんに点数やマークを選んで評価してもらう方法もありますが，術後などには無理なので，**behavioral pain scale**（BPS）（表1）のように我々スタッフが患者さんをみて判断するスケールの方が適当かと思います．

表1 ● behavioral pain scale（BPS）

もともと人工呼吸管理中の患者さんを対象としていますが，術後疼痛管理にも有用です

項目	説明	スコア
表情	穏やかな	1
	一部硬い（例えば，まゆが下がっている）	2
	全く硬い（例えば，まぶたを閉じている）	3
	しかめ面	4
上肢	全く動かない	1
	一部曲げている	2
	指を曲げて完全に曲げている	3
	ずっと引っ込めている	4
呼吸器との同調性	同調している	1
	時に咳嗽，大部分は呼吸器に同調している	2
	呼吸器とファイティング	3
	呼吸器の調整がきかない	4
評価	BPS＞5で有意な痛みあり	

（文献13より引用）

2) 術後鎮痛

①フェンタニル 0.5 mg（10 mL）＋生食40 mLを1〜4 mL/時で持続点滴．数分で効果発現することが多い．血圧低下がモルヒネより少ない．

②モルヒネ塩酸塩 10 mg静注，5〜10分で効果発現．半減期3〜4時間．または2〜30 mg/時で持続静注．ヒスタミン分泌あり．低血圧に注意．術後は救急外来の患者さんと違って呼吸不全になりやすい．その他の副作用として，嘔気，かゆみが出るので制吐薬などで対症療法を行います．

自己調節鎮痛法（patient controlled analgesia：PCA）での使用が効果的です．ただし硬膜外麻酔でのPCAの場合，局所麻酔薬による神経遮断で血圧低下や下肢の運動障害などが発生する可能性があります

③アセトアミノフェン（アセリオ®）1,000 mg点滴静注．体重が少なければ減量．5〜10分で効果発現．半減期2時間．最大投与量1日4 g．肝機能障害が指摘されていますが，肝硬変の患者さんであっても禁忌ではありません

④ソセゴン（ペンタジン®）15〜30 mg±アタラックス®P 25〜50 mg 筋注または生食100 mLに混注，15分ほどで点滴

⑤NSAIDs．ロピオン® 25〜50 mg＋生食100 mLを3回/日．副作用として腎機能障害，上部消化管出血，血小板機能障害，併用することでACE阻害の効果減弱．縫合不全の増加も示唆されており使用するのに躊躇します

3) がん性疼痛 ⇒ がん疼痛の薬物療法に関するガイドライン[14] を参考にしている

がん性疼痛にはモルヒネ塩酸塩注に加えて，多種類の鎮痛薬が使用できます．WHOの3段階除痛ラダーを参考に，非オピオイドから強オピオイドへと併用しながら使用します．投与法はなるべく経口的に時間を決めて投与します．

a. 経口薬

❖第1段階薬群（非オピオイド）

▶ **アセトアミノフェン（カロナール®）**：1回1,000 mgまで，1日4,000 mgまでとする

中枢性の鎮痛薬で末梢における抗炎症作用は期待できませんが，NSAIDsと併用が可能です．

▶ NSAIDs

・ロキソプロフェン（ロキソニン®）：1回60 mg　1日3回

・セレコキシブ（セレコックス®）：初回400 mg，2回目以降200 mg　1日2回

❖第2段階薬群（弱オピオイド）

▶ **トラマドール（トラマール®）**：1回25 mg　1日4回で開始し増量していく

力価 トラマール®300 mg＝モルヒネ60 mg．神経障害性疼痛に効果的であることが報告されています．便秘，悪心・嘔吐の発生頻度は低い．けいれん発作を引き起こすことがあります．

❖第3段階薬群（強オピオイド）

▶ **モルヒネ硫酸塩（MSツワイスロン®）**：1回10 mg　1日2回から開始

腎機能障害時は傾眠，呼吸抑制などの副作用が増強します．嘔気，便秘もみられます．透析時には使用しないほうが無難です．突出痛には1日分の1/6量でオプソ®を使用します．

▶ **オキシコドン（オキシコンチン®）**：1回5 mg　1日2回から開始

腎機能障害でも使用可能です．嘔気，便秘がみられます．突出痛には1日分の1/6量でオキノーム®を使用します

❖その他

▶ 〔麻薬拮抗性鎮痛薬〕**ペンタゾシン（ペンタジン®）**25 mg：オピオイド投与中だと拮抗作用が見られることがあります．嘔気は少ないですが幻覚などはみられることがあります．

▶ 〔鎮痛補助薬〕抗うつ薬（SNRI，SSRI），抗けいれん薬（プレガバリン，ガバペンチン）の効果が期待できます．しかし高齢者に使うと，結構，ふらつき，見当識障害などが起きます．

b. 貼付剤

▶ フェントス®テープ：力価4 mg＝MSツワイスロン®120 mg，オキシコンチン®80 mg 24時間有効です．効果が十分に現れるまでに半日かかります．

▶ 腎機能障害でも使用可能です．悪心・嘔吐がありますが，便秘および眠気は比較的少ないです．

▶ 突出痛にはアブストラル®です．100 μgから開始し順に鎮痛が得られるまで1段階ずつ増量します．800 μgが上限です．

c. オピオイドの副作用

呼吸障害や過鎮静は鎮痛に必要な量以上のオピオイドが投与されたときに発生しますが，嘔気やかゆみは必要量の範囲でも発生します．したがって前者には減量や拮抗薬の使用を，後者には対症療法を検討します．

▶ **過度の鎮静による呼吸障害** ➡ ナロキソン1アンプル（0.2 mg）＋生食10 mL　1〜10 mL 静注

▶ **嘔気**　・体を動かしたときに嘔気 ➡ トラベルミン®1回1錠1日3回

　　　　　・食後に嘔気 ➡ プリンペラン，ナウゼリン®

　　　　　・継続的な嘔気 ➡ セレネース®1錠（0.75または1 mg）眠前

　　　　　　　　　　　　　ノバミン®（1錠5 mg）1日3錠を分けて経口投与

　　　　　　　　　　　　　ナロキソン1/10アンプル（0.02 mg）静注

　　　　　・それでも嘔気が改善しないとき ➡ ジプレキサ®1錠（5 mg）眠前

▶ **かゆみ** ➡ アタラックス®Pカプセル25 mg 筋注，ナロキソン1/10アンプル（0.02 mg）静注

▶ **便秘，腹満** ➡ ラクツロース，酸化マグネシウム

d. 換算表

ローテーションするときには前に使用していたオピオイドが耐性になっていることが多いものです．効かないから必要以上に大量に投与されているはずで，そのまま次のオピオイドを換算表の通りに投与すると過剰になってしまいます（表2）．経験的には少なめに換算して，効果を見ながら次のオピオイドを増量していくほうが無難かと思います．

表2 ● オピオイドの換算表

薬剤	投与経路			
	静脈内・皮下	経口	直腸	経皮
モルヒネ	15 mg	30 mg	20 mg	
オキシコドン		20 mg		
フェンタニル	0.3 mg			1 mg（フェントス®テープ）
トラマドール		150 mg		

経口モルヒネ30 mgを基準にしたときの各オピオイドの相当量

9　その他の薬剤の使い方

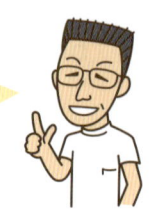

- 術後の不快な消化器症状（蠕動不全，ダンピング，嘔気，消化不良）に対応する薬剤を知っておこう
- 局所麻酔薬アレルギーに備えよう

1）胃・小腸を動かす薬

　術後にいつまでたっても腸が動かなくて困るときがあります．右結腸切除で十二指腸を剥離したとき，膵頭十二指腸切除後などにみられますが，経鼻胃管を抜去することができなくなったりします．そんなときの投薬法を記載しておきます．

- **ガスモチン®**：1日15 mgを3回に分けて食前または食後に経口投与 ➡ コリン作動性神経の刺激．したがって抗コリン薬とは併用しないほうがよいです
- **六君子湯**：1日7.5 gを3回に分けて食前に経口投与 ➡ **胃排出促進，腸蠕動亢進**
- **大建中湯**：1日7.5 g 分3回に分けて食前に経口投与 ➡ 小腸，大腸の蠕動亢進
- **エリスロマイシン**：500 mg 静注 ➡ モチリン刺激作用．膵頭十二指腸切除後などの胃排出遅延に．術後3週間目以降に使う方が効果的

2）ダンピング症候群

　胃切除後に，腹痛，ふらつき，下痢，顔がほてる，などの症状がみられます．結構簡単に治療できることがあります．

Case　ダンピング症候群の典型例〈60歳代 男性〉

早期胃がんにて胃全摘術 Roux-en-Y 再建術を施行．入院中の経過は良好．
退院後にふらつきがみられるようになったとのことで受診．特に午前中に多いとのこと．腹痛は見られないがときに下痢を呈する．入院のうえ，観察を行ったところ…起床時血圧 120/70 mmHg，朝食後2時間で血圧 70/50 mmHg．ふらつきとともに顔，手足が赤くなり，それが1時間以上続いた．典型的なダンピング症状と診断．治療としてペリアクチン®（1錠4 mg）を1日3錠のみで症状は改善した．

a. 小腸における過敏症が原因の場合

　食事直後の腹痛や顔の発赤がみられ，下痢を伴うこともあります．高張な食べものが急に小腸内に入ると，消化管粘膜からヒスタミン，ブラジキニンなどが分泌され，このような症状が発生します．ちなみにヒスタミン分泌は生体において，外界と内部環境の境（皮膚，消化管粘膜，

気道系粘膜のすぐ内側）で引き起こされます．ヒスタミン分泌に伴う腹痛，セロトニン分泌に伴う発赤と説明されています．

❖ 治療

①H$_1$受容体拮抗薬の投与，消化管局麻薬：昔から抗セロトニン効果を狙ってペリアクチン®が使われています．**ペリアクチン®**（1錠4 mg） 1回1錠1日3回
②消化管粘膜の局麻薬として：**ストロカイン®**（1錠5 mg） 1回1錠1日3回

b. 低血糖症状の場合

食事直後は高血糖がみられ，その後のインスリン分泌により低血糖になり，ふらつき，冷汗が発症します．

❖ 治療

ベイスン®を処方してください．食事は糖質を減らす．タンパク質，食物繊維を多く，水分は少量ずつとし，少なくとも食事と一緒に大量に摂るのはやめます．

ベイスン®：1回0.2 mgを1日3回，毎食直前．
　　　　　朝食後の低血糖，症状のみの訴えであれば朝食前のみも可です．

3) 嘔気

腹部手術後には腸閉塞でなくても嘔気を訴えるケースが多くみられます．強い嘔気は8％程度ですが，軽度のものまで含めると50％が嘔気を感じているという報告もあります[15]．

手術が長時間で笑気とオピオイドが大量に使用された，術後鎮痛にもオピオイドを使用，若年，女性，乗り物酔いをする，喫煙家でない，腹腔鏡下胆嚢摘出術や腹腔鏡下の婦人科系の手術で多いとされています．また低Mg，低Caが関与すると言われています．

❖ 治療[16]

- **メトクロプラミド（プリンペラン®）**：10 mg 静注．高頻度に使用されるが治療効果の指標となるNNT（number needed to treat）は30である．つまりあまり効かない
- **スコポラミン（ブスコパン®）**：10〜20 mg 静注．NNT 6
- **デキサメタゾン（デカドロン®）**1.65〜3.3 mg 静注，**ベタメタゾン（リンデロン®）**2 mg 静注．NNT 6〜7
- **ハロペリドール（セレネース®）**：ドパミン受容体拮抗薬．0.5〜2 mg 筋注 or 静注．NNT 4〜6
- **プロクロルペラジンマレイン（ノバミン®）**：5 mg 筋注．ドパミン受容体拮抗薬
- **グラニセトロン（カイトリル®）**：5-HT$_3$受容体阻害薬．NNT 6〜7
- **オンダンセトロン（ゾフラン®）**：5-HT$_3$受容体阻害薬．NNT 6〜7
- **アプレピタント（イメンド®）**：選択的NK$_1$受容体拮抗型制吐薬．NNT < 6

カイトリル®，ゾフラン®，イメンド®は悪性腫瘍治療においてのみ保険適用があり，術後には使いにくいですね．きっとよく効くだろうなと思いますけど，気軽に使えないのが残念です．

4) 消化不良

消化不良は膵外分泌機能低下時に高脂肪食を摂取すると発生します.

✛ **治療（消化酵素薬）**
- パンクレリパーゼ（リパクレオン®）1回600 mgを1日3回 食直後に経口投与
- パンクレアチン（ベリチーム®）1回0.4〜1 gを1日3回 食後に経口投与

Case　食生活の乱れで消化不良となった例〈50歳代 男性〉

6年前に十二指腸乳頭部がんで膵頭十二指腸切除術の既往あり.

最近，下痢が多くなったとの主訴で受診. 体重は保たれており，食欲もあり，腹痛などもないが，話を聞いていくと「油の浮くような便でくさい」「なぜか半年前からはじめた単身赴任先で下痢が多い」と言う. ふーん，なるほどということで詳しく食事の内容を聞くと…

自宅では妻がご飯をつくってくれるが，単身赴任先で1人のときは朝は麺類が多く（しかも天ぷら付き！），昼は会社の弁当. 夜はスーパーで半額の惣菜. どうしても酒の肴になるような揚げものが多い.

あまりにもわかりやすいパターンでリパクレオン®かベリチーム®の処方も考えましたが，それよりも単身赴任先ではてんぷら，揚げものを食べないようにと説明して診察を終了しました. それで下痢も改善. 食生活の改善も重要なのである.

---

5) 局所麻酔薬アレルギー対策

アレルギー反応としての症状は，掻痒，蕁麻疹，喘息が特徴ですが，発生は稀です.

実際には心因性反応が多く，アレルギーと誤診されるようです. 心因性反応では，動悸，過呼吸，顔面蒼白，失神感，呼吸困難，低血圧が認められます. このような症例では鎮静薬を事前に使用するとよいです.

✛ **治療**

① アレルギーの既往があるのなら2系統の局所麻酔薬を使い分けます

リドカイン，ブビバカイン，メピバカイン（アミド型）を使っていてアレルギーが発生したら
➡ **ベンゾカイン，テトラカイン（エステル型）に変更**します.

② アナフィラキシー対策：ヒスタミンの皮膚，消化管粘膜，喉頭，気道などの粘膜からの分泌を抑制するために以下の予防策を講じます. 予防なので局所麻酔薬を使う1時間程前です
- **ヒドロコルチゾン（サクシゾン®）300〜500 mg 静注**
- **H$_1$受容体拮抗薬として抗アレルギー薬　経口**
- **H$_2$受容体拮抗薬　経口または静注**

③ **発生時はアドレナリン0.3 mg 筋注**で対応します

文 献 一 覧

第1章　術前の診察から手術室まで（p17〜60）

1）Takada T, et al：Diagnostic usefulness of Carnett's test in psychogenic abdominal pain. Intern Med, 50：213-217, 2011

2）Chen YJ, et al：Cancer risks of dermatomyositis and polymyositis: a nationwide cohort study in Taiwan. Arthritis Res Ther, 12：R70, 2010

3）European Stroke Organisation, et al：ESC Guidelines on the diagnosis and treatment of peripheral artery diseases: Document covering atherosclerotic disease of extracranial carotid and vertebral, mesenteric, renal, upper and lower extremity arteries: the Task Force on the Diagnosis and Treatment of Peripheral Artery Diseases of the European Society of Cardiology（ESC）. Eur Heart J, 32：2851-2906, 2011

4）Adedeji OA & McAdam WA：Murphy's sign, acute cholecystitis and elderly people. J R Coll Surg Edinb, 41：88-89, 1996

5）Lane R & Grabham J：A useful sign for the diagnosis of peritoneal irritation in the right iliac fossa. Ann R Coll Surg Engl, 79：128-129, 1997

6）Botto F, et al：Myocardial injury after noncardiac surgery: a large, international, prospective cohort study establishing diagnostic criteria, characteristics, predictors, and 30-day outcomes. Anesthesiology, 120：564-578, 2014

7）Cudnik MT, et al：The diagnosis of acute mesenteric ischemia: A systematic review and meta-analysis. Acad Emerg Med, 20：1087-1100, 2013

8）Boey JH & Way LW：Acute cholangitis. Ann Surg, 191：264-270, 1980

9）Kang JY, et al：Acid perfusion of duodenal ulcer craters and ulcer pain: a controlled double blind study. Gut, 27：942-945, 1986

10）Wong CS, et al：Risk factors for the hemolytic uremic syndrome in children infected with Escherichia coli O157:H7: a multivariable analysis. Clin Infect Dis, 55：33-41, 2012

11）Spergel JM, et al：Variation in prevalence, diagnostic criteria, and initial management options for eosinophilic gastrointestinal diseases in the United States. J Pediatr Gastroenterol Nutr, 52：300-306, 2011

12）Schneider TA, et al：Mesenteric ischemia. Acute arterial syndromes. Dis Colon Rectum, 37：1163-1174, 1994

13）de Almeida JP, et al：Transfusion requirements in surgical oncology patients: a prospective, randomized controlled trial. Anesthesiology, 122：29-38, 2015

14）Detsky AS, et al：What is subjective global assessment of nutritional status? JPEN J Parenter Enteral Nutr, 11：8-13, 1987

15）Myles PS, et al：Restrictive versus Liberal Fluid Therapy for Major Abdominal Surgery. N Engl J Med, 378：2263-2274, 2018

16）『マクギーの身体診断学 改訂第2版/原著第3版』（柴田寿彦 他訳）, 診断と治療社, 2014

17）Fearon KC, et al：Enhanced recovery after surgery: a consensus review of clinical care for patients undergoing colonic resection. Clin Nutr, 24：466-477, 2005

18）Smith MD, et al：Preoperative carbohydrate treatment for enhancing recovery after elective surgery. Cochrane Database Syst Rev：CD009161, 2014

19）Scarborough JE, et al：Combined Mechanical and Oral Antibiotic Bowel Preparation Reduces Incisional Surgical Site Infection and Anastomotic Leak Rates After Elective Colorectal Resection: An Analysis of Colectomy-Targeted ACS NSQIP. Ann Surg, 262：331-337, 2015

20）Cheatham ML, et al：A meta-analysis of selective versus routine nasogastric decompression after elective laparotomy. Ann Surg, 221：469-476, 1995

21）「バイタルサインからの臨床診断 改訂版」（宮城征四郎/監, 入江聰五郎/著）, 羊土社, 2017

第2章　手術で役立つ手技の基本（p61〜86）

1）「手術手技の基本とその勘どころ 改訂第4版」（関 洲二/著）, 金原出版, 2002

2）Textbook of Pediatric Emergency Procedures, 2nd ed, King C, Henretig FM（eds）, Lippincott Williams & Wilkins, Philadelphia, 2008

3）Trott AT. Wounds and lacerations: emergency care and closure , 2nd ed, Mosby Year Book, St Louis 1997. p160, Elsevier

4）Sørensen LT：Wound healing and infection in surgery. The clinical impact of smoking and smoking cessation: a systematic review and meta-analysis. Arch Surg, 147：373-383, 2012

5）「Schwartz's Principles of Surgery, Ninth Edition」（Brunicardi F, et al, eds）, pp335-336, McGraw-Hill Professional, 2009

6）荒武寿樹, 他：ドレナージチューブとその管理. 外科治療, 99：458-464, 2008

第3章　知っておきたい外科疾患と外科手術（p87〜148）

1） O'Dwyer PJ, et al：Observation or operation for patients with an asymptomatic inguinal hernia: a randomized clinical trial. Ann Surg, 244：167-173, 2006

2） 「鼠径部ヘルニア診療ガイドライン2015」（日本ヘルニア学会ガイドライン委員会／編），pp26-28，金原出版，2015

3） Klinge U, et al：Are collagens the culprits in the development of incisional and inguinal hernia disease? Hernia, 10：472-477, 2006

4） Lechner M, et al：Suspected inguinal hernias in pregnancy--handle with care! Hernia, 18：375-379, 2014

5） Buch KE, et al：Management of hernias in pregnancy. J Am Coll Surg, 207：539-542, 2008

6） Neumayer LA, et al：Proficiency of surgeons in inguinal hernia repair: effect of experience and age. Ann Surg, 242：344-348, 2005

7） Wilkiemeyer M, et al：Does resident post graduate year influence the outcomes of inguinal hernia repair? Ann Surg, 241：879-882, 2005

8） Ohle R, et al：The Alvarado score for predicting acute appendicitis: a systematic review. BMC Med, 9：139, 2011

9） Choi D, et al：The most useful findings for diagnosing acute appendicitis on contrast-enhanced helical CT. Acta Radiol, 44：574-582, 2003

10） Ingraham AM, et al：Comparison of outcomes after laparoscopic versus open appendectomy for acute appendicitis at 222 ACS NSQIP hospitals. Surgery, 148：625-635, 2010

11） 『急性胆管炎・胆嚢炎診療ガイドライン2018』，医学図書出版，2018

12） Vollmer CM Jr, et al：Biliary injury following laparoscopic cholecystectomy: why still a problem? Gastroenterology 133：1039-1041, 2007

13） Keck T, et al：Pancreatogastrostomy Versus Pancreatojejunostomy for RECOnstruction After PANCreatoduodenectomy（RECOPANC, DRKS 00000767）: Perioperative and Long-term Results of a Multicenter Randomized Controlled Trial. Ann Surg, 263：440-449, 2016

14） Suc B, et al：Octreotide in the prevention of intra-abdominal complications following elective pancreatic resection: a prospective, multicenter randomized controlled trial. Arch Surg, 139：288-294, 2004

15） Allen PJ, et al：Pasireotide for postoperative pancreatic fistula. N Engl J Med, 370：2014-2022, 2014

16） Bruix J, et al：Surgical resection of hepatocellular carcinoma in cirrhotic patients: prognostic value of preoperative portal pressure. Gastroenterology, 111：1018-1022, 1996

17） van den Broek MA, et al：Liver failure after partial hepatic resection: definition, pathophysiology, risk factors and treatment. Liver Int, 28：767-780, 2008

18） 幕内雅敏，高山忠利 他：肝硬変合併肝癌のstrategy. 外科診療 29：1530-1536, 1987

19） Balzan S, et al：The "50-50 criteria" on postoperative day 5: an accurate predictor of liver failure and death after hepatectomy. Ann Surg 242(6): 824-828, 2005

20） Rahbari NN, et al：Posthepatectomy liver failure: a definition and grading by the International Study Group of Liver Surgery（ISGLS）. Surgery, 149：713-724, 2011

21） Sarr MG, et al：Preoperative recognition of intestinal strangulation obstruction. Prospective evaluation of diagnostic capability. Am J Surg, 145：176-182, 1983

22） Duda JB, et al：Utility of CT whirl sign in guiding management of small-bowel obstruction. AJR Am J Roentgenol, 191：743-747, 2008

23） Iyer S, et al：Economic burden of postoperative ileus associated with colectomy in the United States. J Manag Care Pharm, 15：485-494, 2009

24） Chen XL, et al：A prospective randomized trial of transnasal ileus tube vs nasogastric tube for adhesive small bowel obstruction. World J Gastroenterol, 18：1968-1974, 2012

25） Nauta RJ：Advanced abdominal imaging is not required to exclude strangulation if complete small bowel obstructions undergo prompt laparotomy. J Am Coll Surg, 200：904-911, 2005

26） Fevang BT, et al：Long-term prognosis after operation for adhesive small bowel obstruction. Ann Surg, 240：193-201, 2004

27） Grabau CM, et al：Performance standards for therapeutic abdominal paracentesis. Hepatology, 40：484-488, 2004

28） 大友康裕：腹腔穿刺と腹腔洗浄．救急医学 20：1342-1350，1996

29） André T, et al：Improved overall survival with oxaliplatin, fluorouracil, and leucovorin as adjuvant treatment in stage II or III colon cancer in the MOSAIC trial. J Clin Oncol, 27：3109-3116, 2009

30） Simmonds PC：Palliative chemotherapy for advanced colorectal cancer: systematic review and meta-analysis. Colorectal Cancer Collaborative Group. BMJ, 321：531-535, 2000

31） Loupakis F, et al：Initial therapy with FOLFOXIRI and bevacizumab for metastatic colorectal cancer. N Engl J Med, 371：1609-1618, 2014

32） Ando N, et al：A randomized trial comparing postoperative adjuvant chemotherapy with cisplatin and 5-fluorouracil versus preoperative chemotherapy for localized advanced squamous cell carcinoma of the thoracic esophagus（JCOG9907）. Ann Surg Oncol, 19：68-74, 2012

33）Kato K, et al：Phase II study of chemoradiotherapy with 5-fluorouracil and cisplatin for Stage II-III esophageal squamous cell carcinoma：JCOG trial（JCOG 9906）. Int J Radiat Oncol Biol Phys, 81：684-690, 2011

34）Sano T, et al：Randomized Controlled Trial to Evaluate Splenectomy in Total Gastrectomy for Proximal Gastric Carcinoma. Ann Surg, 265：277-283, 2017

35）Sakuramoto S, et al：Adjuvant chemotherapy for gastric cancer with S-1, an oral fluoropyrimidine. N Engl J Med, 357：1810-1820, 2007

36）Sasako M, et al：Five-year outcomes of a randomized phase III trial comparing adjuvant chemotherapy with S-1 versus surgery alone in stage II or III gastric cancer. J Clin Oncol, 29：4387-4393, 2011

37）Valle J, et al：Cisplatin plus gemcitabine versus gemcitabine for biliary tract cancer. N Engl J Med, 362：1273-1281, 2010

38）Horgan AM, et al：Adjuvant therapy in the treatment of biliary tract cancer: a systematic review and meta-analysis. J Clin Oncol, 30：1934-1940, 2012

39）Khorana AA, et al：Potentially Curable Pancreatic Cancer: American Society of Clinical Oncology Clinical Practice Guideline. J Clin Oncol, 34：2541-2556, 2016

40）Doi R, et al：Surgery versus radiochemotherapy for resectable locally invasive pancreatic cancer: final results of a randomized multi-institutional trial. Surg Today, 38：1021-1028, 2008

41）Conroy T, et al：FOLFIRINOX versus gemcitabine for metastatic pancreatic cancer. N Engl J Med, 364：1817-1825, 2011

42）Suker M, et al：FOLFIRINOX for locally advanced pancreatic cancer: a systematic review and patient-level meta-analysis. Lancet Oncol, 17：801-810, 2016

43）「膵癌診療ガイドライン 2016年版 第4版」（日本膵臓学会膵癌診療ガイドライン改訂委員会／編），金原出版，2016

44）Llovet JM, et al：Sorafenib in advanced hepatocellular carcinoma. N Engl J Med, 359：378-390, 2008

45）Krag DN, et al：Sentinel-lymph-node resection compared with conventional axillary-lymph-node dissection in clinically node-negative patients with breast cancer: overall survival findings from the NSABP B-32 randomised phase 3 trial. Lancet Oncol, 11：927-933, 2010

46）Baselga J, et al：Pertuzumab plus trastuzumab plus docetaxel for metastatic breast cancer. N Engl J Med, 366：109-119, 2012

47）Ito Y, et al：An observation trial without surgical treatment in patients with papillary microcarcinoma of the thyroid. Thyroid, 13：381-387, 2003

第4章　全身管理で勉強しよう（p149〜344）

A 循環器（p152〜185）

1）Roshanov PS, et al：Withholding versus Continuing Angiotensin-converting Enzyme Inhibitors or Angiotensin II Receptor Blockers before Noncardiac Surgery: An Analysis of the Vascular events In noncardiac Surgery patIents cOhort evaluatioN Prospective Cohort. Anesthesiology, 126：16-27, 2017

2）Fleisher LA, et al：2014 ACC/AHA guideline on perioperative cardiovascular evaluation and management of patients undergoing noncardiac surgery: a report of the American College of Cardiology/American Heart Association Task Force on Practice Guidelines. Circulation, 130：e278-e333, 2014

3）Spyropoulos AC, et al：How I treat anticoagulated patients undergoing an elective procedure or surgery. Blood 120：2954-2962, 2012

4）POISE Study Group, et al：Effects of extended-release metoprolol succinate in patients undergoing non-cardiac surgery（POISE trial）: a randomised controlled trial. Lancet, 371：1839-1847, 2008

5）Lee TH, et al：Derivation and prospective validation of a simple index for prediction of cardiac risk of major noncardiac surgery. Circulation, 100：1043-1049, 1999

6）Noordzij PG, et al：Prognostic value of routine preoperative electrocardiography in patients undergoing noncardiac surgery. Am J Cardiol, 97：1103-1106, 2006

7）Antoniou GA, et al：Meta-analysis of the effects of statins on perioperative outcomes in vascular and endovascular surgery. J Vasc Surg, 61：519-532.e1, 2015

8）Nohria A, et al：Clinical assessment identifies hemodynamic profiles that predict outcomes in patients admitted with heart failure. J Am Coll Cardiol, 41：1797-1804, 2003

9）Eagle KA, et al：Combining clinical and thallium data optimizes preoperative assessment of cardiac risk before major vascular surgery. Ann Intern Med, 110：859-866, 1989

10）McFalls EO, et al：Coronary-artery revascularization before elective major vascular surgery. N Engl J Med, 351：2795-2804, 2004

11）Rosenson RS & Tangney CC：Antiatherothrombotic properties of statins: implications for cardiovascular event reduction. JAMA, 279：1643-1650, 1998

12) Glickman SW, et al：Development and validation of a prioritization rule for obtaining an immediate 12-lead electrocardiogram in the emergency department to identify ST-elevation myocardial infarction. Am Heart J, 163：372-382, 2012

13) Slater DK, et al：Outcome in suspected acute myocardial infarction with normal or minimally abnormal admission electrocardiographic findings. Am J Cardiol, 60：766-770, 1987

14) Frogel J & Galusca D：Anesthetic considerations for patients with advanced valvular heart disease undergoing noncardiac surgery. Anesthesiol Clin, 28：67-85, 2010

15) Bajaj NS, et al：Impact of severe mitral regurgitation on postoperative outcomes after noncardiac surgery. Am J Med, 126：529-535, 2013

16) Lai HC, et al：Impact of chronic advanced aortic regurgitation on the perioperative outcome of noncardiac surgery. Acta Anaesthesiol Scand, 54：580-588, 2010

17) Agarwal S, et al：Impact of aortic stenosis on postoperative outcomes after noncardiac surgeries. Circ Cardiovasc Qual Outcomes, 6：193-200, 2013

18) Bonow RO, et al：2008 focused update incorporated into the ACC/AHA 2006 guidelines for the management of patients with valvular heart disease: a report of the American College of Cardiology/American Heart Association Task Force on Practice Guidelines (Writing Committee to revise the 1998 guidelines for the management of patients with valvular heart disease). Endorsed by the Society of Cardiovascular Anesthesiologists, Society for Cardiovascular Angiography and Interventions, and Society of Thoracic Surgeons. J Am Coll Cardiol, 52：e1-e142, 2008

19) Sharkey SW, et al：Acute and reversible cardiomyopathy provoked by stress in women from the United States. Circulation, 111：472-479, 2005

20) Hawn MT, et al：Risk of major adverse cardiac events following noncardiac surgery in patients with coronary stents. JAMA, 310：1462-1472, 2013

21) Devereaux PJ, et al：Aspirin in patients undergoing noncardiac surgery. N Engl J Med, 370：1494-1503, 2014

22) Tokushige A, et al：Incidence and outcome of surgical procedures after coronary bare-metal and drug-eluting stent implantation: a report from the CREDO-Kyoto PCI/CABG registry cohort-2. Circ Cardiovasc Interv, 5：237-246, 2012

23) Bhave PD, et al：Incidence, predictors, and outcomes associated with postoperative atrial fibrillation after major noncardiac surgery. Am Heart J, 164：918-924, 2012

24) Go AS, et al：Anticoagulation therapy for stroke prevention in atrial fibrillation: how well do randomized trials translate into clinical practice? JAMA 290：2685-2692, 2003

25) Gage BF, et al：Validation of clinical classification schemes for predicting stroke: results from the National Registry of Atrial Fibrillation. JAMA 285：2864-2870, 2001

26) Fink HA, et al：The accuracy of physical examination to detect abdominal aortic aneurysm. Arch Intern Med, 160：833-836, 2000

27) Brewster DC, et al：Guidelines for the treatment of abdominal aortic aneurysms. Report of a subcommittee of the Joint Council of the American Association for Vascular Surgery and Society for Vascular Surgery. J Vasc Surg, 37：1106-1117, 2003

28)「大動脈瘤・大動脈解離診療ガイドライン（2011年改訂版）」（日本循環器学会, 他）http://www.j-circ.or.jp/guideline/pdf/JCS2011_takamoto_h.pdf

29) Caprini JA：Thrombosis risk assessment as a guide to quality patient care. Dis Mon 51：70-78, 2005

30) Muñoz FJ, et al：Clinical outcome of patients with upper-extremity deep vein thrombosis: results from the RIETE Registry. Chest, 133：143-148, 2008

B 呼吸器（p186〜214）

1) Smetana GW, et al：Preoperative pulmonary risk stratification for noncardiothoracic surgery: systematic review for the American College of Physicians. Ann Intern Med, 144：581-595, 2006

2) Ordu Gokkaya NK, et al：Reduced aerobic capacity in patients with severe osteoporosis: a cross sectional study. Eur J Phys Rehabil Med, 44：141-147, 2008

3) Qaseem A, et al：Risk assessment for and strategies to reduce perioperative pulmonary complications for patients undergoing noncardiothoracic surgery: a guideline from the American College of Physicians. Ann Intern Med, 144：575-580, 2006

4) Kroenke K, et al：Operative risk in patients with severe obstructive pulmonary disease. Arch Intern Med, 152：967-971, 1992

5) Archer C, et al：Value of routine preoperative chest x-rays: a meta-analysis. Can J Anaesth, 40：1022-1027, 1993

6) Lawrence VA, et al：Risk of pulmonary complications after elective abdominal surgery. Chest, 110：744-750, 1996

7) Vogelmeier CF, et al：Global Strategy for the Diagnosis, Management, and Prevention of Chronic Obstructive Lung Disease 2017 Report. GOLD Executive Summary. Am J Respir Crit Care Med, 195：557-582, 2017

8) Saito T, et al：Prediction of operative mortality based on impairment of host defense systems in patients with esophageal cancer. J Surg Oncol, 52：1-8, 1993

9) Numata T, et al：Risk factors of postoperative pulmonary complications in patients with asthma and COPD. BMC Pulm Med 18：4, 2018

10）Sugiura H, et al：Acute exacerbation of usual interstitial pneumonia after resection of lung cancer. Ann Thorac Surg, 93：937-943, 2012

11）Chida M, et al：Incidence of acute exacerbation of interstitial pneumonia in operated lung cancer: institutional report and review. Ann Thorac Cardiovasc Surg, 18：314-317, 2012

12）Sakamoto S, et al：Acute exacerbation of idiopathic interstitial pneumonia following lung surgery in 3 of 68 consecutive patients: a retrospective study. Intern Med, 50：77-85, 2011

13）Iwata T, et al：Effect of Perioperative Pirfenidone Treatment in Lung Cancer Patients With Idiopathic Pulmonary Fibrosis. Ann Thorac Surg, 102：1905-1910, 2016

14）Raghu G, et al：An official ATS/ERS/JRS/ALAT statement: idiopathic pulmonary fibrosis: evidence-based guidelines for diagnosis and management. Am J Respir Crit Care Med, 183：788-824, 2011

15）Chan M T V, et al：Association of unrecognized obstructive sleep apnea with postoperative cardiovascular events in patients undergoing major noncardiac surgery. JAMA, 321：1788-1798, 2019

16）Bajwa SS & Kulshrestha A：Diagnosis, prevention and management of postoperative pulmonary edema. Ann Med Health Sci Res, 2：180-185, 2012

17）Kelly AM：Review article: Can venous blood gas analysis replace arterial in emergency medical care. Emerg Med Australas, 22：493-498, 2010

18）Gokel Y, et al：Comparison of blood gas and acid-base measurements in arterial and venous blood samples in patients with uremic acidosis and diabetic ketoacidosis in the emergency room. Am J Nephrol, 20：319-323, 2000

19）Thomas JA & McIntosh JM：Are incentive spirometry, intermittent positive pressure breathing, and deep breathing exercises effective in the prevention of postoperative pulmonary complications after upper abdominal surgery? A systematic overview and meta-analysis. Phys Ther, 74：3-10, 1994

20）Lawrence VA, et al：Strategies to reduce postoperative pulmonary complications after noncardiothoracic surgery: systematic review for the American College of Physicians. Ann Intern Med, 144：596-608, 2006

21）Mavros MN, et al：Atelectasis as a cause of postoperative fever: where is the clinical evidence? Chest, 140：418-424, 2011

22）Acute Respiratory Distress Syndrome Network, et al：Ventilation with lower tidal volumes as compared with traditional tidal volumes for acute lung injury and the acute respiratory distress syndrome. N Engl J Med, 342：1301-1308, 2000

23）Amato MB, et al：Driving pressure and survival in the acute respiratory distress syndrome. N Engl J Med, 372：747-755, 2015

24）Saguil A & Fargo M：Acute respiratory distress syndrome: diagnosis and management. Am Fam Physician, 85：352-358, 2012

25）Tang BM, et al：Use of corticosteroids in acute lung injury and acute respiratory distress syndrome: a systematic review and meta-analysis. Crit Care Med, 37：1594-1603, 2009

26）Zeiher BG, et al：Neutrophil elastase inhibition in acute lung injury: results of the STRIVE study. Crit Care Med, 32：1695-1702, 2004

27）Khamiees M, et al：Predictors of extubation outcome in patients who have successfully completed a spontaneous breathing trial. Chest, 120：1262-1270, 2001

C 腎機能障害（p215～238）

※1）2）は血液ガス分析関係の教科書

1）「ICUブック 第4版」（稲田英一／監訳），メディカル・サイエンス・インターナショナル，2015

2）「より理解を深める！体液電解質異常と輸液」（柴垣有吾／著），中外医学社，2007

3）Cheung AK, et al：Cardiac diseases in maintenance hemodialysis patients: results of the HEMO Study. Kidney Int, 65：2380-2389, 2004

4）Kanda H, et al：Perioperative Management of Patients With End-Stage Renal Disease. J Cardiothorac Vasc Anesth, 31：2251-2267, 2017

5）Trainor D, et al：Perioperative management of the hemodialysis patient. Semin Dial, 24：314-326, 2011

6）Chang CH, et al：Acute kidney injury classification: comparison of AKIN and RIFLE criteria. Shock, 33：247-252, 2010

7）Bellomo R, et al：Low-dose dopamine in patients with early renal dysfunction: a placebo-controlled randomised trial. Australian and New Zealand Intensive Care Society（ANZICS）Clinical Trials Group. Lancet, 356：2139-2143, 2000

8）Ympa YP, et al：Has mortality from acute renal failure decreased? A systematic review of the literature. Am J Med, 118：827-832, 2005

9）McGee S, et al：The rational clinical examination. Is this patient hypovolemic? JAMA, 281：1022-1029, 1999

D 血液（p239～255）

1）Spahn DR, et al：Patient blood management: the pragmatic solution for the problems with blood transfusions. Anesthesiology, 109：951-953, 2008

2）Musallam KM, et al：Preoperative anaemia and postoperative outcomes in non-cardiac surgery: a retrospective cohort study. Lancet, 378：1396-1407, 2011

3）Hébert PC, et al：A multicenter, randomized, controlled clinical trial of transfusion requirements in critical care. Transfusion Requirements in Critical Care Investigators, Canadian Critical Care Trials Group. N Engl J Med, 340：409-417, 1999

4）『危機的出血への対応ガイドライン』日本麻酔科学会，日本輸血・細胞治療学会，2007

5）Vlaar AP, et al：The incidence, risk factors, and outcome of transfusion-related acute lung injury in a cohort of cardiac surgery patients: a prospective nested case-control study. Blood, 117：4218-4225, 2011

6）François B, et al：Thrombocytopenia in the sepsis syndrome: role of hemophagocytosis and macrophage colony-stimulating factor. Am J Med, 103：114-120, 1997

7）Goel R, et al：Platelet transfusions in platelet consumptive disorders are associated with arterial thrombosis and in-hospital mortality. Blood, 125(9)：1470-1476, 2015

8）Buss DH, et al：Occurrence, etiology, and clinical significance of extreme thrombocytosis: a study of 280 cases. Am J Med, 96：247-253, 1994

9）Laupacis A, et al：Antithrombotic therapy in atrial fibrillation. Chest, 102(4 Suppl)：426S-433S, 1992

10）McNamara RL, et al：Management of atrial fibrillation: review of the evidence for the role of pharmacologic therapy, electrical cardioversion, and echocardiography. Ann Intern Med, 139：1018-1033, 2003

11）Go AS, et al：Anticoagulation therapy for stroke prevention in atrial fibrillation: how well do randomized trials translate into clinical practice? JAMA, 290：2685-2692, 2003

12）「肺血栓塞栓症および深部静脈血栓症の診断，治療，予防に関するガイドライン（2017年改訂版）」（日本循環器学会，他）http://www.j-circ.or.jp/guideline/pdf/JCS2017_ito_h.pdf

E 神経・精神関係（p256〜282）

1）Luitse MJ, et al：Deep coma and diffuse white matter abnormalities caused by sepsis-associated encephalopathy. Lancet, 381：2222, 2013

2）Hart R & Hindman B：Mechanisms of perioperative cerebral infarction. Stroke, 13：766-773, 1982

3）Jørgensen ME, et al：Time elapsed after ischemic stroke and risk of adverse cardiovascular events and mortality following elective noncardiac surgery. JAMA, 312：269-277, 2014

4）Sun Z, et al：Clinical diagnostic tools for screening of perioperative stroke in general surgery: a systematic review. Br J Anaesth, 116：328, 2016

5）『臨床につながる解剖学イラストレイテッド』（松村讓兒 著），p249，羊土社，2011

6）Goyal M, et al：Endovascular thrombectomy after large-vessel ischaemic stroke: a meta-analysis of individual patient data from five randomised trials. Lancet, 387：1723-1731, 2016

7）清水信行，村田英俊：脳梗塞・くも膜下出血．臨床外科，72：678-683，2017

8）「Complications in Anesthesia, 2nd Edition」（Atlee J, ed），Elsevier, 2006

9）Kattah JC, et al：HINTS to diagnose stroke in the acute vestibular syndrome: three-step bedside oculomotor examination more sensitive than early MRI diffusion-weighted imaging. Stroke, 40：3504-3510, 2009

10）Kroenke K, et al：How common are various causes of dizziness? A critical review. South Med J, 93：160-167, 2000

11）Muncie HL：Dizziness: approach to evaluation and management. Am Fam Physician, 95：154-162, 2017

12）「カプラン臨床精神医学テキスト 第3版」（井上令一/監修，四宮滋子，他/監訳），メディカル・サイエンス・インターナショナル，2016

13）Hawkins SB, et al：Quetiapine for the treatment of delirium. J Hosp Med, 8：215-220, 2013

14）Maneeton B, et al：Quetiapine versus haloperidol in the treatment of delirium: a double-blind, randomized, controlled trial. Drug Des Devel Ther, 7：657-667, 2013

15）Chow WB, et al：Optimal preoperative assessment of the geriatric surgical patient: a best practices guideline from the American College of Surgeons National Surgical Quality Improvement Program and the American Geriatrics Society. J Am Coll Surg, 215：453-466, 2012

16）菊地未紗子：死にたいと訴える患者．月刊薬事，55：2185-2189，2013

17）保坂 隆：緩和ケアにおける心身問題．臨床精神医学，43：305-312，2014

18）山岸文範：がん（緩和ケア含む），うつと自殺．「生きると向き合う わたしたちの自殺対策」（今村弥生，他/編），pp41-48，南山堂，2017

19）「てんかん診療ガイドライン2018」（日本神経学会/監，「てんかん診療ガイドライン」作成委員会/編），医学書院，2018

20）He RQ, et al：Risk of seizure relapse after antiepileptic drug withdrawal in adult patients with focal epilepsy. Epilepsy Behav, 64(Pt A)：233-238, 2016

21）堀 誠治：抗菌薬の副作用とその発現機序—濃度依存的な副作用を中心に—．日本化学療法学会雑誌，52：293-303，2004

22）上原浩志：成年被後見人である慢性統合失調症患者の身体合併症治療に関して成年後見人は医療同意権を行使しうるか．病院・地域精神医学，50：319-320，2008

F 発熱・感染コントロール（p283〜323）

1）「臨床検査法提要 改訂第34版」（金井正光/監，奥村伸生，他/編），p467，金原出版，2015

2）Meisner M, et al：Postoperative plasma concentrations of procalcitonin after different types of surgery. Intensive Care Med, 24：680-684, 1998

3）Michalik DE, et al：Quantitative analysis of procalcitonin after pediatric cardiothoracic surgery. Cardiol Young, 16：48-53, 2006

※ 4）〜 9）は抗菌薬投与についての参考文献

4) EUCAST：The European Committee on Antimicrobial Susceptibility Testing–EUCAST. http://www.eucast.org

5)「日本語版 サンフォード感染症治療ガイド 2018（第 48 版）」（菊池 賢，橋本正良／監），ライフサイエンス出版，2018

6)「ポケット医薬品集 2019 年版」（澤田康文，龍原 徹，他／著），南山堂，2019

7)『レジデントのための感染症診療マニュアル 第 3 版』（青木 眞 著），医学書院，2015

8) Brook I & Frazier EH：Aerobic and anaerobic microbiology in intra-abdominal infections associated with diverticulitis. J Med Microbiol, 49：827-830, 2000

9) Solomkin JS, et al：Diagnosis and management of complicated intra-abdominal infection in adults and children: guidelines by the Surgical Infection Society and the Infectious Diseases Society of America. Clin Infect Dis, 50：133-164, 2010

10) Matsuo M, Yamagishi F：Age-dependent error in creatinine clearance estimated by Cockcroft-Gault equation for the elderly patients in a Japanese hospital: a cross-sectional study. J Anesth, 33：155-158, 2019

11) NICE（National Institute for Health and Care Excellence）：Tests for rapidly identifying bloodstream bacteria and fungi（LightCycler SeptiFast Test MGRADE, SepsiTest and IRIDICA BAC BSI assay）(DG20)

12) Morel J, et al：De-escalation as part of a global strategy of empiric antibiotherapy management. A retrospective study in a medico-surgical intensive care unit. Crit Care, 14：R225, 2010

13) Silva BN, et al：De-escalation of antimicrobial treatment for adults with sepsis, severe sepsis or septic shock. Cochrane Database Syst Rev：CD007934, 2013

14) Anderson DJ, et al：Strategies to prevent surgical site infections in acute care hospitals: 2014 update. Infect Control Hosp Epidemiol, 35：605-627, 2014

15)「Skeletal Trauma: Basic Science, Management, and Reconstruction, 2-Volume Set, 5th Edition」（Browner B, et al, eds），Elsevier, 2014

16)「Current Surgical Therapy, 12th Edition」（Cameron J & Cameron A, eds），Elsevier, 2016

17) Cruse PJ & Foord R：The epidemiology of wound infection. A 10-year prospective study of 62,939 wounds. Surg Clin North Am, 60：27-40, 1980

18) Kurz A, et al：Perioperative normothermia to reduce the incidence of surgical-wound infection and shorten hospitalization. Study of Wound Infection and Temperature Group. N Engl J Med, 334：1209-1215, 1996

19) Greif R, et al：Supplemental perioperative oxygen to reduce the incidence of surgical-wound infection. N Engl J Med, 342：161-167, 2000

20) Hunt JL：Generalized peritonitis. To irrigate or not to irrigate the abdominal cavity. Arch Surg, 117：209-212, 1982

21)「Surgery of the Anus, Rectum and Colon, 2- Volume Set, 3rd Edition」（Keighley M & Williams N, eds），Saunders, 2007

22) Sitges-Serra A, et al：Postoperative enterococcal infection after treatment of complicated intra-abdominal sepsis. Br J Surg, 89：361-367, 2002

23) Carroll MW, et al：Efficacy and safety of metronidazole for pulmonary multidrug-resistant tuberculosis. Antimicrob Agents Chemother, 57：3903-3909, 2013

24) Zar FA, et al：A comparison of vancomycin and metronidazole for the treatment of Clostridium difficile-associated diarrhea, stratified by disease severity. Clin Infect Dis, 45：302-307, 2007

25) Louie TJ, et al：Fidaxomicin versus vancomycin for Clostridium difficile infection. N Engl J Med, 364：422-431, 2011

26) Rokas KE, et al：The Addition of Intravenous Metronidazole to Oral Vancomycin is Associated With Improved Mortality in Critically Ill Patients With Clostridium difficile Infection. Clin Infect Dis, 61：934-941, 2015

27) Högenauer C, et al：Klebsiella oxytoca as a causative organism of antibiotic-associated hemorrhagic colitis. N Engl J Med, 355：2418-2426, 2006

28) Hu Y, et al：Early removal of urinary catheter after surgery requiring thoracic epidural: a prospective trial. J Cardiothorac Vasc Anesth, 28：1302-1306, 2014

29) Peleg AY & Hooper DC：Hospital-acquired infections due to gram-negative bacteria. N Engl J Med, 362：1804-1813, 2010

30) Trautner BW & Darouiche RO：Role of biofilm in catheter-associated urinary tract infection. Am J Infect Control, 32：177-183, 2004

31) Mermel LA, et al：Clinical practice guidelines for the diagnosis and management of intravascular catheter-related infection: 2009 Update by the Infectious Diseases Society of America. Clin Infect Dis, 49：1-45, 2009

32) Rijnders BJ, et al：Watchful waiting versus immediate catheter removal in ICU patients with suspected catheter-related infection: a randomized trial. Intensive Care Med, 30：1073-1080, 2004

33) Spellberg BJ, et al：Current treatment strategies for disseminated candidiasis. Clin Infect Dis, 42：244-251, 2006

34) Sandven P, et al：Significance of Candida recovered from intraoperative specimens in patients with intra-abdominal perforations. Crit Care Med, 30：541-547, 2002

35) Playford EG, et al：Antifungal agents for preventing fungal infections in non-neutropenic critically ill and surgical patients: systematic review and meta-analysis of randomized clinical trials. J Antimicrob Chemother, 57：628-638, 2006

36) Lin HH, et al：Evaluation of the blood volume effect on the diagnosis of bacteremia in automated blood culture systems. J Microbiol Immunol Infect, 46：48-52, 2013

37) 「Mandell, Douglas, and Bennett's Principles and Practice of Infectious Diseases, 8th Edition」（Bennett JE, et al, eds）, Elsevier, 2015

38) 日本血栓止血学会学術標準化委員会DIC部会：科学的根拠に基づいた感染症に伴うDIC治療のエキスパートコンセンサス. 血栓止血誌, 20：77-113, 2009

39) 相引眞幸, 他：日本版敗血症診療ガイドラインにおけるDIC（Disseminated Intravascular Coagulation）治療. 日本腹部救急医学会雑誌, 34：801-806, 2014

40) Levi M：Chapter 139–Disseminated Intravascular Coagulation. 「Hematology, Seventh Edition」（Hoffman R, et al, eds）pp2064-2075, Elsevier, 2018

41) Scott JP & Raffini LJ：Chapter 483–DISSEMINATED INTRAVASCULAR COAGULATION. 「Nelson Textbook of Pediatrics, 2–Volume Set, 20th Edition」（Kligman RM, et al, eds）, pp2399-2400, Elsevier, 2016

42) Warren BL, et al：Caring for the critically ill patient. High-dose antithrombin III in severe sepsis: a randomized controlled trial. JAMA, 286：1869-1878, 2001

43) Vincent JL, et al：A randomized, double-blind, placebo-controlled, Phase 2b study to evaluate the safety and efficacy of recombinant human soluble thrombomodulin, ART-123, in patients with sepsis and suspected disseminated intravascular coagulation. Crit Care Med, 41：2069-2079, 2013

44) Yamakawa K, et al：Recombinant Human Soluble Thrombomodulin in Sepsis-Induced Coagulopathy: An Updated Systematic Review and Meta-Analysis. Thromb Haemost, 119：56-65, 2019

45) Singer M, et al：The Third International Consensus Definitions for Sepsis and Septic Shock（Sepsis-3）. JAMA, 315：801-810, 2016

46) Seymour CW, et al：Assessment of Clinical Criteria for Sepsis: For the Third International Consensus Definitions for Sepsis and Septic Shock（Sepsis-3）. JAMA, 315：762-774, 2016

47) Kaukonen KM, et al：Systemic inflammatory response syndrome criteria in defining severe sepsis. N Engl J Med, 372：1629-1638, 2015

48) Rivers E, et al：Early goal-directed therapy in the treatment of severe sepsis and septic shock. N Engl J Med, 345：1368-1377, 2001

49) ProCESS Investigators, et al：A randomized trial of protocol-based care for early septic shock. N Engl J Med, 370：1683-1693, 2014

50) Veterans Administration Systemic Sepsis Cooperative Study Group：Effect of high-dose glucocorticoid therapy on mortality in patients with clinical signs of systemic sepsis. N Engl J Med, 317：659-665, 1987

51) Izurieta HS, et al：Tetanus surveillance--United States, 1991-1994. MMWR CDC Surveill Summ, 46：15-25, 1997

G 糖尿病，肝機能障害，その他（p324～344）

1) van den Berghe G, et al：Intensive insulin therapy in critically ill patients. N Engl J Med, 345：1359-1367, 2001

2) Marks JB：Perioperative management of diabetes. Am Fam Physician, 67：93-100, 2003

3) Pezzarossa A, et al：Perioperative management of diabetic subjects. Subcutaneous versus intravenous insulin administration during glucose-potassium infusion. Diabetes Care, 11：52-58, 1988

4) Tamaki M, et al：Efficacy and safety of modified Yale insulin infusion protocol in Japanese diabetic patients after open-heart surgery. Diabetes Res Clin Pract, 81：296-302, 2008

5) Petrov MS & Zagainov VE：Influence of enteral versus parenteral nutrition on blood glucose control in acute pancreatitis: a systematic review. Clin Nutr, 26：514-523, 2007

6) Mehanna HM, et al：Refeeding syndrome: what it is, and how to prevent and treat it. BMJ, 336：1495-1498, 2008

7) Dieppe PA, et al：Pyrophosphate arthropathy: a clinical and radiological study of 105 cases. Ann Rheum Dis, 41：371-376, 1982

8) Young RJ, et al：Increasing oral fluids in chronic constipation in children. Gastroenterol Nurs, 21：156-161, 1998

9) Lacy BE , et al：Bowel Disorders. Gastroenterology, 150：1393-1407.e5, 2016

10) Moretto EN, et al：Interventions for treating persistent and intractable hiccups in adults. Cochrane Database Syst Rev：CD008768, 2013

11) Barr J, et al：Clinical practice guidelines for the management of pain, agitation, and delirium in adult patients in the intensive care unit. Crit Care Med, 41：263-306, 2013

12) 日本集中治療医学会 J-PAD ガイドライン作成委員会：日本版・集中治療室における成人重症患者に対する痛み・不穏・せん妄管理のための臨床ガイドライン. 日集中医誌, 21：539-579, 2014

13) Payen JF, et al：Assessing pain in critically ill sedated patients by using a behavioral pain scale. Crit Care Med 29：2258-2263, 2001

14) 「がん疼痛の薬物療法に関するガイドライン 2014 年版 第2版」（日本緩和医療学会／編）, 金原出版, 2014

15) Koivuranta M, et al：A survey of postoperative nausea and vomiting. Anaesthesia, 52：443-449, 1997

16) Gan TJ, et al：Consensus guidelines for the management of postoperative nausea and vomiting. Anesth Analg, 118：85-113, 2014

索 引

著者プロフィール

山岸文範（やまぎし　ふみのり）

新潟県厚生連糸魚川総合病院　副院長・教育研修センター長

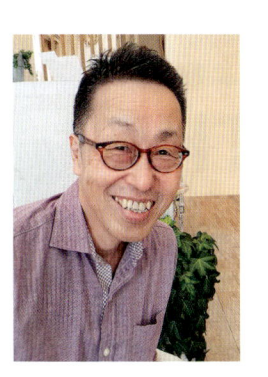

1986 年	富山医科薬科大学卒業
同年	同大学第 2 外科（消化器外科）入局
1994 年	医学博士号取得
	一時は分子生物学者を志していましたが，考え直して外科臨床一本で生きることを決め各地の病院をローテーション
2004 年	富山医科薬科大学　第 2 外科　講師
2005 年	富山大学消化器腫瘍総合外科　准教授
	外科医として生体肝臓移植にも携わることができましたが，同時に臨床研修制度で初めて研修医指導にあたる経験をしています．今から考えると反省点が多々ありました

2008 年より厚生連糸魚川総合病院　副院長

2018 年　糸魚川総合病院教育研修センター長兼務

2021 年より厚生連糸魚川総合病院　病院長

研修医のための外科の診かた、動きかた
写真と症例でイメージできる診察から基本手技・手術、全身管理

2019 年　7 月 5 日　第 1 刷発行	
2021 年　5 月 25 日　第 2 刷発行	

著　者	山岸文範
発行人	一戸裕子
発行所	株式会社　羊　土　社
	〒 101–0052
	東京都千代田区神田小川町 2-5-1
	TEL　　03（5282）1211
	FAX　　03（5282）1212
	E-mail　eigyo@yodosha.co.jp
	URL　　www.yodosha.co.jp/
印刷所	三報社印刷株式会社

ⓒ YODOSHA CO., LTD. 2019
Printed in Japan

ISBN978-4-7581-1852-1

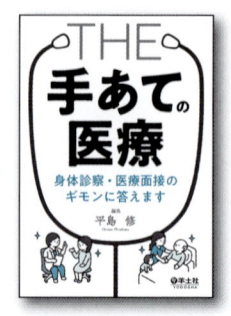
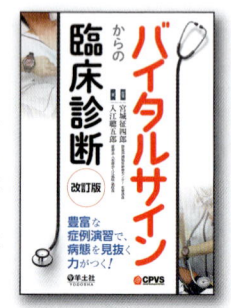
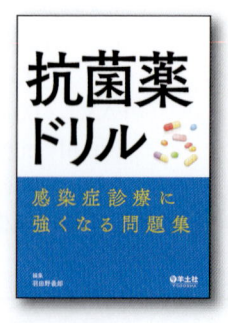
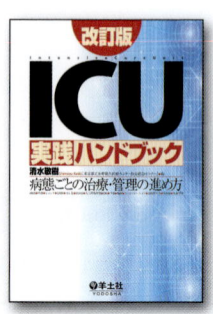